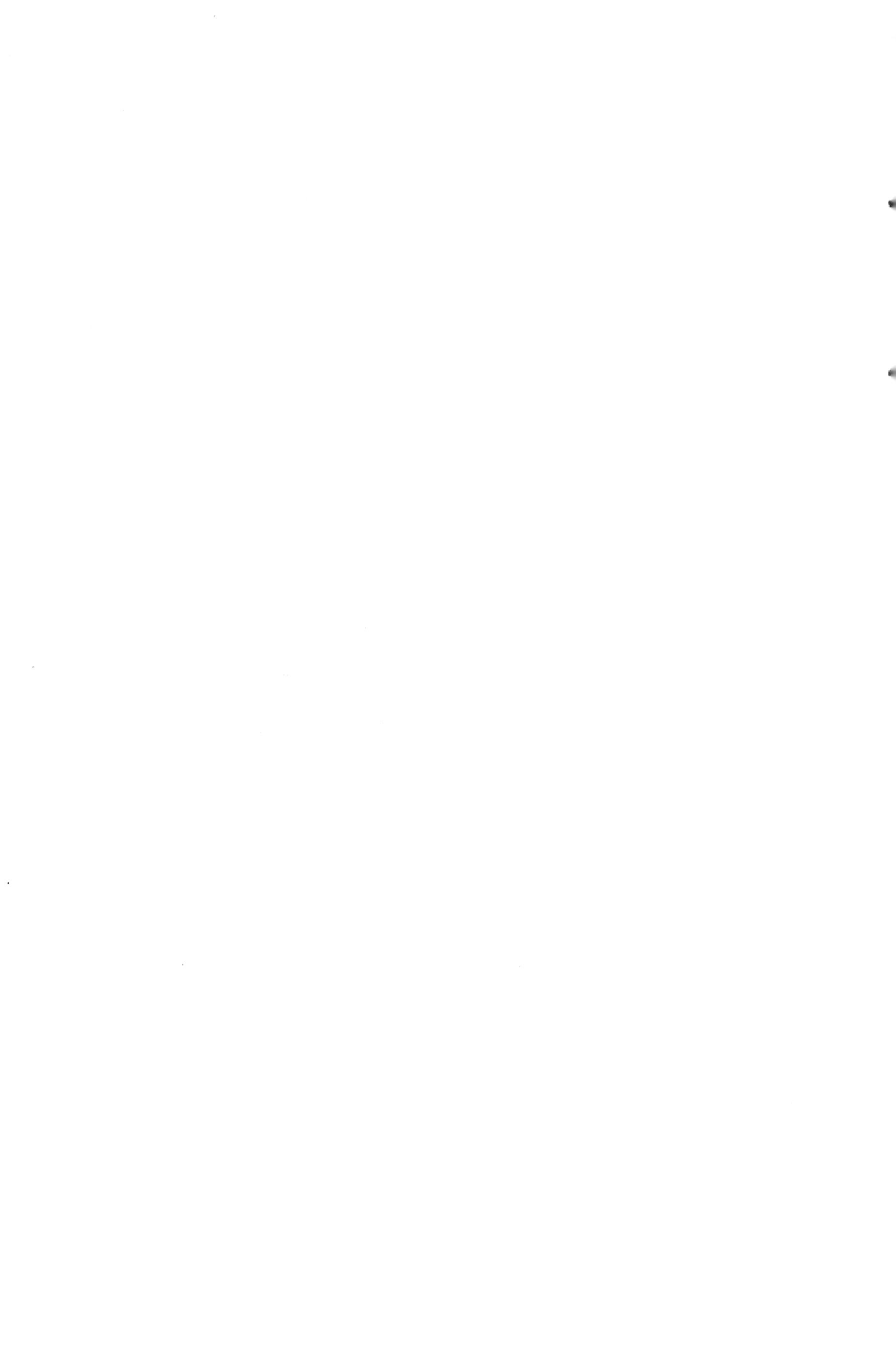

肿瘤内科治疗护理手册

Nursing Manual for Medical Treatment of Tumor

主　审　许新华
主　编　付艳枝　席祖洋　许　璐
副主编　梁前晖　周晓娣　郭　蓉　谭莉莉　向　英

科学出版社
北　京

内 容 简 介

全书分为13章，全面、系统地阐述了肿瘤内科治疗和护理。内容包括化学治疗与护理、放射治疗与护理、免疫和靶向治疗与护理、肿瘤相关急症的诊断治疗及护理、肿瘤内科治疗的静脉管理、肿瘤相关检查的临床意义及注意事项、抗肿瘤药物的实验研究。本书强调整体护理理念，联系临床实践还介绍了肿瘤患者的营养支持、心理护理、康复护理、家庭护理、安宁疗护等，将护理学与肿瘤治疗紧密结合，以人为本，充分体现肿瘤内科护理的连续性、整体性、实用性，为从事肿瘤临床的护理人员提供专科知识和技能指导。本书供肿瘤内科护理人员参考阅读。

图书在版编目（CIP）数据

肿瘤内科治疗护理手册 / 付艳枝，席祖洋，许璐主编. —北京：科学出版社，2022.8

ISBN 978-7-03-072813-5

Ⅰ. ①肿… Ⅱ. ①付… ②席… ③许… Ⅲ. ①肿瘤－内科－治疗学②肿瘤－内科－护理 Ⅳ. ①R730.5

中国版本图书馆CIP数据核字（2022）第142353号

责任编辑：郭　颖　马　莉 / 责任校对：郭瑞芝

责任印制：赵　博 / 封面设计：龙　岩

科学出版社 出版

北京东黄城根北街16号

邮政编码：100717

http://www.sciencep.com

河北鹏润印刷有限公司 印刷

科学出版社发行　各地新华书店经销

*

2022年8月第　一　版　开本：720×1000　1/16

2022年8月第一次印刷　印张：25

字数：486 000

定价：168.00元

（如有印装质量问题，我社负责调换）

编著者名单

主　　审　许新华

主　　编　付艳枝　席祖洋　许　璐

副 主 编　梁前晖　周晓娣　郭　蓉　谭莉莉　向　英

编 著 者（以姓氏笔画为序）

王君星　王雨竹　王道淑　王登宇　王璐璐　尤小云　牛　军
文　静　方　婕　艾　丹　平小琼　平来运　付艳枝　任　浪
向　英　刘　琳　刘　静　刘生容　刘世芳　刘春丽　刘静兰
祁　媛　许　璐　许新华　孙　薇　孙剑怡　年　华　苏　曼
李小超　李丹丹　李书容　李代龙　李道俊　杨　谊　杨则鹏
肖　穗　吴笑娱　余沙沙　沈　静　张　玲　张　俐　张　菊
张福平　陈　帆　陈小丹　罗玉笛　罗媛媛　金　枝　金　琳
周　娅　周芙蓉　周林姝　周晓娣　周群梅　郑　蕾　郑雪莉
官昌艳　胡　昀　钟　燕　姜灿灿　夏杨成　徐金贵　郭　蓉
郭　璇　席祖洋　唐宝玉　黄　磊　黄兆蓉　龚　梅　梁前晖
宿巧妮　董玖娅　董林林　董爱华　覃　茜　谢代琴　谢杨蓉
裴　宇　管　曼　廖　蓉　廖常云　谭东亚　谭志香　谭栋伟
谭莉莉　谭萧雅　魏　莹

主编单位　三峡大学第一临床医学院（宜昌市中心人民医院）

注：以下编著者在宜昌市医院有重名

许　璐（武汉大学中南医院肿瘤放化疗科）
向　英（宜昌市秭归县人民医院外一科）
周林姝（宜昌市秭归县人民医院妇产科）
孙　薇（宜昌市秭归县人民医院手术室）
王璐璐（宜昌市秭归县人民医院外一科）
谭萧雅（宜昌市秭归县人民医院外一科）

序

众所周知，恶性肿瘤已成为全球严重威胁人类健康的常见病、多发病。据世界卫生组织（WHO）国际癌症研究署（IARC）的 GLOBOCAN 2020 数据显示，全球每年癌症新发病例约 1929 万，前 10 位癌症类型的发病例数占全部新发癌症的 60% 以上，女性乳腺癌首次超过肺癌成为最常见的癌症；全球癌症死亡病例约 995 万，前 10 位癌症类型的死亡例数占全部癌症死亡的 70% 以上，肺癌和女性乳腺癌分别是导致男性和女性死亡的首要原因。我国癌症发病率及死亡率仍呈逐年上升趋势，且癌症谱构成发生着显著变化，恶性肿瘤仍然是中国 21 世纪最严重的公共卫生问题之一。

三峡大学第一临床医学院肿瘤中心主任护师付艳枝在肿瘤护理一线工作 28 年，长期从事肿瘤护理理论及临床实践研究，并带领团队努力钻研技术、提升服务能力、打造服务品牌，科室先后被授予湖北省肿瘤专科护士临床培训基地、湖北省 PICC 专科护士临床培训基地、湖北省静脉治疗专科护士临床培训基地、中国社会工作协会防治乳腺癌专项基金“粉红家园”团体单位等。她和她的团队紧跟肿瘤医学的发展，顺应现代社会的需求，紧密结合最新的护理实践标准、临床研究和经验，查阅了大量专业书籍、前沿文献，认真编写了《肿瘤内科治疗护理手册》一书。

本书内容丰富，全面系统介绍了肿瘤化学治疗、放射治疗、免疫靶向治疗、药物临床试验等内科治疗手段和相关检查的护理方法及注意事项。注重肿瘤患者的静脉管理、营养支持、心理护理、康复护理、家庭护理、安宁疗护等整体护理。将肿瘤治疗新进展和护理学紧密结合，理论充实，实践性强，对从事肿瘤专业的护理人员具有较高的指导意义。

许新华

教授、主任医师

三峡大学第一临床医学院肿瘤中心

前　言

恶性肿瘤仍然是中国 21 世纪最严重的公共卫生问题之一。近年来，随着肿瘤分子生物学研究的深入，精准靶向治疗、免疫治疗等技术的临床应用，使恶性肿瘤传统的手术、放疗、化疗治疗手段有了新进展，疗效得到显著提高，生存期逐渐延长，恶性肿瘤正在逐步演变成一种慢性病。对肿瘤患者的全程管理，特别是肿瘤专科护理的要求越来越高，从事肿瘤专业的护士不仅要对疾病本身有全面认识，还要对抗肿瘤治疗所致的毒副反应，患者心理、营养、康复等问题给予全面的管理，因此，肿瘤专科护理人员不断加强学习、提升能力、适应新要求至关重要。

《肿瘤内科治疗护理手册》分为 13 章，以整体护理观为理念，将护理学与肿瘤治疗新进展紧密结合，充分体现了肿瘤内科护理的连续性、整体性；较为全面介绍了肿瘤化学治疗、放射治疗、免疫治疗、靶向治疗等内科治疗手段的基础理论、护理技能、健康教育、相关检查、急症护理、临床试验研究，并遵循以人为本的护理理念，将心理、营养、康复、家庭护理、安宁疗护等知识和技能贯穿于内容中；坚持贴近患者、贴近临床、贴近社会的原则，为从事肿瘤临床的护理人员提供专业指导、传输专科知识和技能，以提升服务质量。

希望《肿瘤内科治疗护理手册》可以成为读者关注肿瘤患者的新窗口，成为肿瘤临床护士的科学指引，从而提升护理质量和护理安全，使患者获益、家庭受利、社会减负，同时也能为促进肿瘤护理成为一门专科化护理学科奉献微薄的力量。

《肿瘤内科治疗护理手册》在策划、编写过程中，各位作者、审稿人、编辑付出了艰辛的劳动，在此表示由衷的感谢，由于时间仓促及水平有限，难免存在不足和疏漏，恳请各位读者不吝指正。

付艳枝　席祖洋　许　璐

目 录

本书参考文献请扫二维码

第1章 肿瘤治疗与护理概述

第一节 肿瘤综合治疗的常见手段和方法

一、概述

恶性肿瘤虽然常原发于某一脏器，但对人体的影响却是全身性的。首先，局部生长的原发肿瘤会造成压迫、浸润，引起相关症状和体征；同时，肿瘤细胞还会通过血液、淋巴、种植等方式转移到身体的其他部位造成威胁；其次，某些肿瘤细胞尚具有内分泌功能，所分泌的类激素样物质可以引起“副肿瘤综合征”。由此可见，在肿瘤发生发展的不同阶段和时期会表现出不同的主要矛盾，如何根据患者的实际情况，充分权衡利弊，选择最佳的治疗手段，是值得我们临床思考的重要问题。

（一）人类对肿瘤的认识及治疗观念的演变历程

1. 古代阶段　认为肿瘤是体表“多余的肿块”，采用外敷、烧灼等方法治疗。

2. 中世纪阶段　认为肿瘤可以发生在全身各处，主张以内治为主，并开始用砷、锑、汞、铅等制剂纠正“体液失调”，但无有效记录。

3. 近代阶段　医学进入实验医学时代，解剖学和病理学的发展，显微镜的应用，形成了肿瘤是局部性疾病的认识，肿瘤外科学得到了迅速的发展。之后放射治疗学的发展，也是基于这一认识。

4. 现代阶段　20世纪后，医学进入理性发展阶段。随着对肿瘤本质的认识，肿瘤是一种全身性疾病的观念深入人心，肿瘤的化学治疗成为发展异常活跃的领域。

5. 20世纪60年代　人类对肿瘤的分子机制和肿瘤免疫学有了更深层次的认识，奠定了肿瘤的生物治疗和基因治疗的基础。

由生物医学模式向生物-社会-心理医学模式的转变，促使人们不断着力于肿瘤病因、发病机制的研究，由此推动了肿瘤医学的不断发展与进步。其中，得以更新的极为重要的观念是，单一的治疗手段在肿瘤治疗中存在很多不足，认识到应采用多学科参与的模式，将现有的治疗手段合理地运用到每一个肿瘤治疗环节中。由此，肿瘤综合治疗的新模式应运而生，并逐渐成为肿瘤治疗的主要选择。

1958 年，中国医学科学院肿瘤医院制定了以综合治疗为模式的肿瘤治疗方向。国际肿瘤学界也普遍认为，综合治疗的效果在多数肿瘤中优于单一治疗。很多研究单位和医院在学科以外还有综合治疗组或研究组。Abeloff 等的专著《临床肿瘤学》中已有综合治疗的章节，日本将综合治疗称为多学科治疗或集学治疗，强调了各学科之间应互相学习、补充，共同配合争取提高患者的治疗效果。可以说，在临床肿瘤学中，多数重大进展大都与综合治疗关系密切。

今天，综合应用现有的方法诊断、治疗肿瘤已经深入人心，已为广大国际、国内学术界所接受。我国著名肿瘤学家孙燕院士提出了肿瘤综合治疗的概念，即根据患者的机体状况、肿瘤的病理类型、侵犯范围（分期）和发展趋向，合理地、有计划地综合应用现有的治疗手段，以期较大幅度地提高治愈率和改善患者的生活质量。

（二）不同治疗方法在肿瘤学中的地位

1. *肿瘤外科治疗*　从历史上来看，手术是第一种根治肿瘤的方法。这种局部治疗方法的重点是控制局部生长和局部扩散特别是淋巴结的转移。虽然某些局限性肿瘤单用手术方法即可达到治愈效果，但很多肿瘤患者仅凭手术治疗是不能有效防止肿瘤复发和远处转移的。有些患者即使采用了“超根治术”，也不能取得根治性疗效。如果能联合其他治疗手段，如放射治疗、化学治疗或生物免疫治疗，可使很多肿瘤，即使是姑息性手术的患者，也能获得较好的治疗效果。

2. *肿瘤化学治疗*　指化学药物治疗，属于全身效应的治疗方法。这种方法的着眼点在于控制恶性肿瘤的扩散和转移上，强调多疗程、足剂量的给药方法，以尽可能杀灭绝大多数肿瘤细胞。化学治疗的发展历史较短，目前单独应用于多数肿瘤的姑息性治疗水平上，但对于某些肿瘤已获得了相当高的治愈率。因此，多数学者认为，化疗正从姑息性治疗向根治水平过渡。但是化疗也有其局限性，它作为一种全身性给药方式，对肿瘤细胞的选择性抑制作用不强，全身用药毒性较大。

3. *肿瘤放射治疗*　为局部治疗方法，对局部肿瘤的效应为单位剂量的细胞指数杀灭。临床上约 70% 的恶性肿瘤在治疗的不同时期需要进行放射治疗，且肿瘤放射治疗已成为一门独立的学科—放射肿瘤学，它和外科肿瘤学、内科肿瘤学共同对恶性肿瘤的治疗产生重要意义。目前，放射治疗虽已能根治多种肿瘤，但依然存在一定的局限性，若能配合其他治疗方法，则疗效可相应提高。

4. *肿瘤生物治疗*　是指通过生物应答调节剂（BRM）调动宿主的天然防御机制或给予机体某些物质来取得抗肿瘤的效应，达到治疗肿瘤的目的。其治疗效应并不强求对肿瘤的完全杀灭，只要宿主与肿瘤之间形成了平衡，肿瘤不能继续发展便达到了效应。主要有细胞因子、单克隆抗体、肿瘤疫苗和细胞分化诱导剂等。生物治疗应用于临床的时间较短，其在治疗恶性肿瘤中的地位低于手术治疗、放疗和化疗。但是随着现代生物技术的发展，生物治疗在临床运用逐渐增多，并取得令人满意的结果，其地位日趋重要。

5. *肿瘤介入治疗*　介入医学作为新兴的边缘性学科，是在医学影像设备的引导下，以影像诊断学和临床诊断学为基础，结合临床治疗学原理，利用导管、导丝等器材对各种疾病进行诊断及治疗的一系列技术。介入治疗为现代肿瘤医学的诊疗提供了新的给药途径和手术方法，更直接有效、更简便微创，逐渐得到学术界和广大患者的认同。

6. *肿瘤中医中药治疗*　中医学防治疾病的原则是“扶正祛邪”。这种祖国传统医学在调动机体的抗病能力、减轻治疗副作用方面，有着独特的长处，但对肿瘤的局部控制作用一般较差。

7. *肿瘤分子靶向治疗*　是以肿瘤的分子靶位为基础，从分子水平来抑制或逆转肿瘤细胞恶性生物学行为的一种全新的生物治疗模式，又被称为“生物导弹”。分子靶向治疗药物现已作为一种重要的治疗性药物出现在许多肿瘤，如乳腺癌、结直肠癌、非小细胞肺癌、淋巴瘤、白血病和多发性骨髓瘤等的治疗方案中。靶向药物发展非常迅猛，使生物治疗领域发生了根本的变化，由于其疗效在一定程度上不逊色于传统化疗，而且毒性相对较低，因此有专家认为靶向药物可以在综合治疗的早期得到应用，与肿瘤的常规手段有效配合而形成综合治疗体系，让患者更早、更多地获益。

8. *肿瘤免疫治疗*　是针对肿瘤细胞赖以生存的微环境，通过解除肿瘤局部的免疫抑制性微环境，来实现靶向肿瘤抗原或突破 T 细胞浸润的障碍，增强机体对恶性肿瘤的免疫杀伤功能，从而达到杀死肿瘤细胞的目的。免疫治疗作为恶性肿瘤精准治疗中的热点，为其治疗模式带来革命性的变革，不断开启和正在进行中的基础和临床研究会进一步扩大免疫治疗的适应证。相信随着研究的更加深入，免疫治疗会为肿瘤患者带来更多的曙光。

9. *其他*　肿瘤的消融治疗、热疗等，作为肿瘤的辅助治疗手段，在肿瘤的综合治疗中占有各自的地位。

（三）肿瘤综合治疗的原则

肿瘤治疗已由传统的手术、放疗和化疗“三足鼎立”发展成为手术、放疗、化疗、分子靶向治疗、免疫治疗五大常规治疗手段的局面，并综合运用于临床实践。随着肿瘤综合治疗的普遍开展，很多肿瘤的治愈率得到明显提高，且辨证论治最大限度地给患者带来裨益，使“肿瘤是可控制的慢性病”的理念逐步变为现实。肿瘤综合治疗的原则主要有以下 3 点。

1. 目的要明确　综合治疗方案中所选用的治疗手段均要有明确的目的：或为了提高总疗效；或有利于其他治疗手段的实施；或为了保存器官的外形和功能；或为了减少并发症和后遗症，减轻患者的痛苦，提高生活质量和延长生存期。在选择和决定治疗方法之前，既要充分权衡肿瘤局限与播散哪一个是主要威胁或急需解决的问题，又要充分考虑患者的机体状况能否耐受治疗，或治疗后的利大还是弊大，从而选择最佳综合治疗方案。

2. 安排要合理　在肿瘤的治疗过程中，如何有计划并合理地安排各种治疗手段以最大限度提高疗效，避免机械、盲目地将所有治疗方法叠加于患者身上而造成过度治疗、损害患者利益，是正确应用综合治疗手段的关键。因此，肿瘤的综合治疗必须以重视患者的机体和疾病两方面为前提，全面了解肿瘤患者的机体状况、病理类型、侵犯范围与分期及治疗需求的，经过多学科医师的综合分析和讨论协商，共同制订出周密的、科学的治疗方案。治疗方案中需充分体现和发挥各种治疗手段的特点，尤其需将各治疗手段合理地、科学地、有计划地进行序贯性安排和实施，使治疗过程不脱节、无停顿，更不能半途而废。同时，要善于应用肿瘤相关学科的成果和特长来补充本学科的不足，使肿瘤的综合治疗更完善、更有效。例如绒毛膜上皮癌、骨肉瘤、小细胞肺癌等，虽尽量扩大手术切除或局部照射范围，但多不能消除肿瘤细胞的远处播散，因此，须采取必要的全身性治疗措施方能实现根治的可能。还有一些肿瘤，如多发性骨髓瘤、白血病和某些恶性淋巴瘤，多数在诊断时已发生全身转移，所以化疗是首选的治疗方法，应首先进行。

3. 采用最佳组合　综合治疗方案的最佳组合要求所选用的每一种治疗手段在单一使用时其疗效最好、副作用最小，将各种最好的治疗手段有机地结合起来加以应用，从而预期达到协同和疗效相加的作用。采用最佳组合的综合治疗方案，需有效避免各治疗手段的相互影响或干扰，且不会增加并发症和后遗症。同时，还应使肿瘤的整体防治水平得到进一步提高，使更多的肿瘤患者充分受益。

如今，肿瘤综合治疗已几乎取代传统的单一治疗，在提高肿瘤治愈率的同时，也促进了肿瘤生物学的发展，促使人类对肿瘤的基因调控、生长和播散规律、异质性或不均一性（heterogeneity）、增殖动力学、耐药性（特别是多药耐药）、代谢分布等有了比较深入地认识。总之，肿瘤综合治疗体现了多学科的协作与互补，代表了现今肿瘤治疗的合理模式和今后研究发展的方向，也是提高肿瘤治疗效果的有效措施。

二、肿瘤综合治疗的几种模式

肿瘤的综合治疗需要各学科的参与，即多学科综合治疗协作组（MDT），是以患者为中心，由外科、内科、放疗科、病理科、介入科、影像科等多个相关学科相互协作，对患者的诊疗进行决策，制订最佳治疗方案。肿瘤综合治疗的基本模式主要有以下几种。

（一）传统模式——术后放化疗（adjuvant chemotherapy/radiotherapy）

这种模式的基本治疗策略是针对比较局限的早期或中期肿瘤，首先进行根治性手术切除，然后根据手术情况和病理结果合理选用化疗和（或）放疗，以消灭体内可能残存的亚临床转移灶，降低局部复发和远处转移，巩固手术治疗效果，最大化达到治愈的目的。该模式是目前最常用、最为经典的肿瘤综合治疗模式，适用于大多数实体瘤的治疗，如睾丸癌、大肠癌、软组织肉瘤等，尤其针对乳腺癌疗效显著。美国国家综合癌症网络（NCCN）指南推荐：除病理 IA 期低危患者外，各病理分期的患者在术后应常规进行化疗，对切缘阳性或淋巴结受到累及的患者还应考虑联合局部放疗。

（二）术前放化疗（Primary chemotherapy /radiotherapy）

临床确诊为恶性肿瘤后，先进行阶段性化疗和（或）放疗，使肿瘤的原发灶和转移灶缩小，降低肿瘤负荷、减低临床 TNM 分期后再进行手术，术后根据手术情况和病理检查结果再进一步合理选用化疗、放疗、生物学治疗等综合治疗手段，以尽量达到治愈的效果。术前进行化疗和（或）放疗的主要目的为。

1. 为无手术条件的患者争取手术机会，提高根治性手术的切除率；瘤体缩小亦可使手术范围相对缩小，减少损伤，并有助于术中最大限度地保留正常组织，甚至可能实现外科非手术治疗或以放疗代替外科手术。

2. 可有效清除或抑制可能存在的微小转移灶，及早预防或者减少远处转移的发生，提高长期生存率。

3. 避免手术后因体内肿瘤总量的减少、凝血机制的加强及免疫抑制而加速体内残留肿瘤的生长或转移。

4. 可降低手术时肿瘤细胞的活力，使其不易播散入血，减少术中转移及术后并发症的发生，有利于术后康复。

5. 有助于筛选有效的化疗方案。

6. 减轻梗阻、压迫和出血等肿瘤急性症状的同时，也缓解了患者精神和心理上的压力。

该模式适用于因原发灶体积大或已有区域淋巴结转移致手术切除难度大、远期治疗效果不理想的局部晚期肿瘤，以及有较强播散性倾向的肿瘤，如骨肉瘤（各期）、乳腺癌（Ⅲ期）、肺癌（Ⅲ A 期）、大肠癌、卵巢癌等。其中，骨肉瘤由于血行播散性较强，且早期常有远处转移，单纯截肢手术效果不太理想，若在术前采用 2 ～ 6 周期化疗后再行手术，其成功率大大增加，还避免了截肢的痛苦。

（三）放疗、化疗同时进行（尤因肉瘤模式）

放疗、化疗同时进行也是临床上应用较为广泛的肿瘤综合治疗模式，适用于对化疗和放疗敏感、丧失手术机会的中晚期肿瘤。如：尤因肉瘤、食管癌、鼻咽癌等。

1. 放疗化疗组合模式

（1）同步疗法：可以使原发肿瘤很快缩小，并且是控制耐药克隆的最佳方法。对于ⅡB以上的中晚期宫颈癌，过去公认的首选方法是放疗，近年来同期使用含铂化疗方案不仅加快了病灶缩小，还起到了放疗增敏的作用，从而提高了有效生存率，成为中晚期宫颈癌的治疗新模式。需特别注意的是，同步放疗、化疗可能增加患者的损伤，应选择合适的治疗剂量和使用时间，并做好治疗前的充分评估。

（2）序贯疗法：此方法可以避免放疗和化疗的毒副作用相加，患者耐受性相对较好。在使用顺序上，何种手段为先，需根据具体情况而定。对不能手术的晚期患者，多数学者认为放疗后的纤维化可引起血管闭塞使化疗药物很难进入，而主张先作化疗或放疗、化疗同时进行，如小细胞肺癌；以局部侵犯和区域淋巴结转移为主的肿瘤，以及某些出现上腔静脉综合征、颅内转移等肿瘤急症者可先行放疗，往往有较好的疗效。

（3）交替疗法：也称“三明治”疗法，即化疗 - 放疗 - 化疗。与同步放化疗相比，交替疗法的急性毒副作用减少，患者耐受性提高；与序贯疗法相比，其疗效相对更好。淋巴瘤常采用此种疗法。

2. 放疗与化疗结合应用的优势

（1）放疗、化疗可以互为补充：一般认为，放疗可以控制局部病灶，而化疗则可控制全身转移，若病例选择合适，两者联用可使患者获得长期无瘤生存。

（2）放疗可以减少肿瘤细胞的数量，控制巨大肿瘤的瘤床，还可减少或消灭化疗耐药克隆；某些化疗药物可以增加肿瘤细胞对放疗的敏感性，联合应用可提高全身治疗的效果。

（四）分子靶向治疗联合化疗、放疗

分子靶向药物进入体内会特异地选择致癌位点来结合而发生作用，使肿瘤细胞特异性死亡，而不会波及肿瘤周围的正常组织细胞，与放疗、化疗相比其副作用小，患者耐受性好。在一些常见肿瘤的综合治疗中占有越来越重要的地位，如曲妥珠单抗（Trastuzumab）主要用于表皮生长因子受体 2（HER-2）阳性的转移性乳腺癌，在单一使用时其有效率为 15% ～ 20%，若与化疗联合应用其有效率可提高至 60% 以上；分子靶向类药物抗血管生成药可增加一些肿瘤对放疗的敏感性，表皮生长因子受体（epithelial growth factor receptor，EGFR）单抗联合放疗治疗头颈鳞癌；分子靶向治疗药物之间的联合应用，如贝伐珠单抗与

厄洛替尼联用二线治疗非小细胞肺癌，中线生存时间较单用厄洛替尼的 6 ～ 8 个月提高到 12.5 个月。

（五）免疫治疗联合化疗、放疗、靶向治疗

1. 化疗可以通过提高细胞免疫原性、抑制负性免疫细胞活性等方式增强肿瘤细胞免疫应答率，而免疫治疗可以提高抗肿瘤免疫反应、从而增强肿瘤对化疗药物的敏感性，如在非小细胞肺癌中，免疫治疗联合化疗使患者获得更高的 ORR 和病理学缓解率（MPR），其中 ORR 高达 58%。

2. 放疗可以促进肿瘤抗原呈递并引发免疫介导的抗肿瘤反应，放疗与免疫治疗联合可增强抗肿瘤免疫效应，如在晚期非小细胞肺癌中，放疗联合免疫治疗使患者获得更长的 PFS 和 OS，且耐受性良好。

3. 免疫联合靶向治疗（如帕博利珠单抗联合仑伐替尼）、免疫联合抗血管生成治疗（如阿特珠单抗联合贝伐珠单抗）、免疫联合免疫治疗（伊匹木单抗联合纳武利尤单抗）等多种治疗方案的临床试验也在陆续开展中，最终结果值得期待。

（六）其他

放化疗加生物治疗、热疗加放化疗、中医中药加手术或放化疗等治疗手段的组合在肿瘤综合治疗中发挥了一定的作用。

肿瘤形成的病因和生长发展是一个多因素、多步骤的复杂过程，因此，对于肿瘤的治疗，只有通过多学科协作，充分发挥现有治疗手段的优势，合理地将其结合起来实现强强联合，以达到提高治愈率和改善患者生活质量的目的。“同病异治”和“异病同治”在一些常见肿瘤的治疗中已经显露曙光，而临床经验的积累、治疗策略和用药艺术的提高，也必然会进一步提高肿瘤治疗的疗效，给患者提供最佳的治疗保障。本书主要介绍肿瘤内科治疗相关护理。

第二节　肿瘤专科护理的发展、特点及内容

一、肿瘤专科护理的发展及特点

（一）肿瘤专科护理的发展

近几十年来，世界各国尤其是一些经济发达国家，在恶性肿瘤的病因、预防、诊断以及治疗的研究中投入了大量的人力和物力，并取得了颇有成效的研究进展和成果。

20 世纪 30 年代，我国成立了第一所肿瘤专科医院——上海中比镭锭治疗院，其后北京、天津等城市相继成立了肿瘤医院和肿瘤研究所。80 年代后，随着肿瘤发病率的不断攀升，肿瘤专科医院以前所未有的速度在我国各大城市建立起

来，各综合医院也相继成立了肿瘤科。同时，肿瘤医学也随之迅速地发展起来，一些常见肿瘤的基础与临床研究取得了显著成效，人类对肿瘤的认知已从群体、个体、细胞水平发展到分子水平。恶性肿瘤不再是“不治之症”，随着肿瘤外科手术、化疗、放疗、介入、靶向、免疫治疗等多学科治疗手段的联合应用，越来越多的肿瘤患者得以治愈或实现长期“带瘤生存”。

为了适应肿瘤医学的迅猛发展，肿瘤专科护理也迅速成长起来。20 世纪 70 年代，肿瘤护理被世界公认为一个专门的护理学科。之后，国际抗癌联盟（UICC）和美国癌症协会（ACS）联合开展了肿瘤专科护士培训工作，以吸引更多护士从事肿瘤护理工作，并培养了大量肿瘤专科护理人才，促进了肿瘤护理学科的形成和发展。1974 年美国肿瘤护理学会（ONS）和 1984 年国际肿瘤护士协会（ISNCC）的相继成立，极大地推动和发展了国际肿瘤护理事业，也加速了肿瘤护理专业化发展进程。

早在 20 世纪 60 年代，我国护士即开始参与肿瘤的预防与控制工作，如参加食管癌筛检，宫颈癌普查、普治等工作。中华护理学会于 1987 年在外科护理专业委员会里成立了肿瘤护理专业组，并召开了首届全国肿瘤护理交流会议。1989 年，中华护理学会正式成立肿瘤专业委员会，各省市护理学会也陆续成立了肿瘤护理专业委员会，并积极开展学术活动。这些发展进程不仅标志着肿瘤专科护理开始受到国内护理学界的重视，且标志着肿瘤护理在护理分支学科的重要地位得以认可。同时，全国和各省市先后举办的各种肿瘤护理学术交流活动，不仅活跃了学术气氛，传递了业务知识和专业技术，也促进了肿瘤专科护理特色的形成，推动了我国肿瘤护理事业的发展。

近年来，我国肿瘤护理学术团体在重视学科建设和发展的同时，也高度重视与国际肿瘤护理学术团体的交流和合作，不断吸取国外先进护理理念、经验和技能，拉近与国际护理水平的距离，逐渐形成了独立的专业实践领域。但我国由于护理人员的学历偏低、人力资源配置不足、医疗机构缺乏重视等诸多因素，从事肿瘤专业的护理人员未能得到分层培养和专岗使用，专业的护理服务技术也得不到有效实施。这种现状不仅无法满足肿瘤患者及社会发展的需求，亦延缓了肿瘤专业化发展的进程。

（二）肿瘤专科护理的特点

1. 肿瘤护理是一门多学科交叉的综合学科 肿瘤作为一类复杂的疾病，可发生于人类各年龄阶段，并可累及人体各组织器官。因此，肿瘤护理除涉及生理学、基础医学、护理学及边缘学科的相关知识外，还与社会学、心理学、伦理学、营养学、康复医学、老年和儿科护理学等多学科密切相关。随着护理模式的转变及人类社会的进步，肿瘤护理实践范围和工作内容也随之延伸，不仅涵盖疾病护理、症状护理、新技术与新药物使用等方面，同时，临床服务内容

中也渗透了心理护理、社会护理、患者教育、疾病预防及康复护理、临终关怀等边缘学科的实践技能。

2. *肿瘤护理是一门独立的专业实践领域*　因肿瘤疾病的特殊性，与治疗相匹配的肿瘤专科护理具有与常规护理不同的、特有的专业理论知识和操作技能。从事肿瘤专业的护理人员不仅在肿瘤症状的控制、各治疗手段的护理、静脉治疗、伤口/造口的护理方面发挥着专科护理作用，在肿瘤的预防保健、心理支持、姑息护理等边缘学科方面也展现着极其重要的作用。因此，肿瘤护理具有专业性强、实践范畴广的特点，已初步形成了自己独立的专业实践领域。

3. *肿瘤护理是一门专业服务理念强的护理学科*　肿瘤疾病可作为一个应激源，对患者的心理、社会和情感方面产生极大的影响，这样对肿瘤专科护理提出了更高要求：除重视症状的控制、并发症的积极防治外，还要重视心理、社会因素对肿瘤患者的影响，给予充分的关怀、理解及支持；重视提高患者的生活质量、提供治疗后的延续护理，帮助患者重新适应家庭、社会角色；重视健康教育，积极传播疾病的自我护理和预防知识，提高患者的自我保健能力。肿瘤护理工作从面对疾病转为面对疾病人群，从健康维护到健康促进，服务领域在扩展、服务内容在深化、服务理念在升华，逐步形成了自己的服务特色。

4. *肿瘤护理是一门重视科研和教育的护理学科*　重视护理科研和教育是专科护理发展的需要，是推动护理学科发展、提高临床护理质量的重要手段。肿瘤护理作为一门专业性极强的护理学科，应具有更专业、更完善、更系统的理论和发展方向，这需要有一批高素质的专家型人才能够运用“循证护理”的观念和方法，将理论和实践有机结合而有效促进本专科护理实践活动，并进行不断归纳、总结和研究，这样的专业化进程离不开护理科研和教育的力量。

二、肿瘤专科护理的发展趋势

（一）加强肿瘤专科护士培训和教育，培养专科性人才

护理人才的培养不仅要适应我国社会对卫生保健的需求，还要适应医疗卫生事业全面发展对护理人才的需求。肿瘤专科护士被认为是多专业团队中能为肿瘤患者提供照顾支持最核心的成员。但目前，国内往往把肿瘤专科医院的护士或综合医院的肿瘤病房护士称为肿瘤专科护士，造成概念不清，也缺乏权威认证。结合当前北京等城市培养肿瘤专科护士的实践经验，借鉴国外的理论和方法，我国应尽快建立完善、统一的培训机制和认证体系，而依托护理教育培养专科性护理人才是必经之路。另一方面，我国学历教育大多培养的是全科护士，

各护理院校几乎没有开设肿瘤护理学课程。因此，需要通过岗前培训、岗位培训、进修、学历教育、学术交流等在岗继续教育途径，让从事肿瘤工作的护理人员接受系统的专业学习，更新知识结构，提高自身素养，锤炼专业技能，才有可能沿着肿瘤专业的阶梯逐步发展，而成为专科性护理人才。

（二）完善岗位设置，做到人尽其才

医疗机构需要根据肿瘤专科护士的不同角色和功能设置不同岗位，完善相应临床岗位设置，为高起点培养的肿瘤专科护士提供用武之地。如培养乳腺癌、肺癌等专科型护士，设立疼痛专科护士、化疗和放疗专科护士、临终关怀护士等。也可借鉴国外以临床型肿瘤专科护士为目标的护理硕士培养模式，以适应临床护理对高学历专科人才的需求。

（三）拓宽肿瘤护理的服务范畴，满足社会发展的需求

肿瘤护理从最初只重视技能型操作，到目前对患者躯体症状、心理状况、社会适应、健康教育、生活质量等方面的关注，今后还会进一步拓展到社区及家庭护理领域，从而为肿瘤患者提供更广泛的边缘性服务，满足社会发展的需求。

（四）开展护理科研，促进肿瘤护理学理论体系的建设

护理科研的发展与护理品质息息相关。提高肿瘤专科护士的科研意识和科研水平，应用循证护理理念，注重肿瘤患者的整体康复，方可提高专科护理水平和临床护理质量，满足并促进肿瘤护理学科的发展。同时，各级卫生行政部门应对一些重点领域的研究予以经费上的支持，重视对护理科研骨干人才的培养、开发和使用。

（五）发展社区肿瘤服务

依托于社区卫生服务中心的舒缓照顾型家庭病床是我国现在和未来可能会重点发展的居家姑息照护服务形式，但目前惠及的人群十分有限。由于医疗资源匮乏及医疗费用巨大等现实问题，一些晚期肿瘤患者需要社区卫生服务部门为其提供长期的医疗、护理、心理、营养、理疗等方面的服务。因此，需加大对社区护士及其他相关人才的培养，甚至可以开设社区肿瘤门诊，聘请肿瘤姑息治疗、中医治疗等方面的专家定期出诊，同时与二、三级医院合作，使晚期肿瘤患者这一弱势群体在社区内得到切实有效的照护服务。

（六）积极开展国际交流与合作

肿瘤学是一门较年轻且发展迅速的学科。随着肿瘤研究和诊疗技术的进展以及新型抗肿瘤药物在临床的应用，肿瘤护理的知识和技术也需要得到不断地更新和完善。如今，世界许多国家的肿瘤护理已经发展成为专科，形成了系统的理论和技能体系，而且还在不断地完善中。因此，我国需要积极参与国际肿瘤护理学术交流与协作，使国际肿瘤护理发展的信息与动态得以传播，使我国肿瘤护理的知识和理念得到及时更新。

三、肿瘤专科护士的角色及工作内容

（一）肿瘤专科护士的角色

1. *临床实践者* 肿瘤专科护士具有丰富的专业知识、娴熟的护理技能。在临床护理工作中能解决或参与各种疑难问题、高难度操作；对肿瘤患者进行全面整体的护理评估，对急性或潜在健康问题进行诊断和管理；能评价护理措施的实施效果并对护理计划进行修改，为患者提供高质量专业服务。同时，还能指导其他护士的临床工作，注重协作，运用多学科结合的护理方法提高护理效果。

2. *教育咨询者* 肿瘤专科护士具有较强的教学能力，包括为患者、家属、照顾者提供相关护理知识及咨询；根据患者在诊断、治疗、康复各阶段的具体情况制订健康教育计划并组织实施；向不同层次的护士和护理学生讲授肿瘤护理相关课程，组织教学查房，传播本学科领域发展动态和新理论、新知识、新技能。

3. *协调者* 肿瘤专科护士具备协调各种人际关系的能力：与各部门之间进行沟通，协调患者的各项诊疗工作，使患者能获得连续不间断的护理；定期组织肿瘤患者交流会，增进患者之间的沟通与交流，促进康复；向医务人员提供患者的身心及社会等方面的信息，反馈诊疗方案实施过程中的问题及效果，给予患者高效、及时的医疗服务。

4. *研究者* 肿瘤专科护士能发挥学科带头作用，利用自身的专业知识和技能，促进本学科的发展；应具有较高的科研能力，开展护理研究，并将研究结果应用于本专业领域，优化护理程序，提高临床实践水平；应逐步实现在肿瘤预防、临床护理等领域中进行研究，推动更新专业理念和知识，促进护理学科的进步。

5. *管理者* 肿瘤专科护士应具备较高的组织和管理能力及社会活动能力。他们有改革不合理护理方式和工作流程的能力，能指导、督查和改进专科护理质量，组织密切医患关系的相关工作。在开展新业务、新技术过程中，在实践现代护理模式和提升护理质量的变革中也可发挥相应的管理和促进作用。但其管理角色与护士长行政管理角色有区别，在职责定位上应避免混淆。

（二）肿瘤专科护士的工作内容

1. 应用护理伦理学，遵循尊重、公正、行善和不伤害原则，为患者提供优质服务。

2. 积极宣传防癌、抗癌知识，促进人们建立健康的生活方式；学会识别恶性肿瘤的早期信号，积极参与或开展防癌普查工作。

3. 为患者提供系统的专业性护理，如实施有效的症状管理，预防和减轻治疗引起的不良反应，切实提高患者的生活质量。

4. 为患者提供整体康复计划，包括治疗后器官功能和心理适应的康复指导等。

5. 重视心理、社会、文化、精神因素对患者的影响，为肿瘤患者提供连续性关怀和照顾，并积极调动可利用的社会资源，激发患者的心理潜能。同时，为患者家属提供有力的支持和帮助。

《中国护理事业发展规划纲要》多次将肿瘤护理作为重点发展学科，同时也为肿瘤专科的发展指明了方向。因此，我们要把握好肿瘤专科发展的契机，不断提高专业素质，充实专业队伍，为患者提供全面、全程、专业、人性化的护理服务。

（付艳枝　徐金贵　孙剑怡）

第 2 章 肿瘤化学治疗护理

第一节 肿瘤化学治疗的分类及应用

近年来，肿瘤治疗疗效显著提高，化学治疗的作用功不可没。肿瘤化学治疗正在从以姑息治疗为目的向根治性治疗为目的的方向转变。随着科学技术的不断发展与进步，越来越多的化疗新药应用于临床，化疗新方案也应运而生，其名目更为繁杂，作用机制和用药方法也日趋复杂。

一、化疗药物的给药途径及注意事项

（一）化疗药物的给药途径

1. *口服给药* 经口服给予化疗药物较为安全、方便，且不良反应相对较少，是一种理想的给药途径。口服化疗药物一般装入胶囊或制成肠溶剂，对胃黏膜的刺激较轻，也可避免药物被胃酸破坏。根据化疗方案的不同可分为单独口服给药或联合给药（与其他给药途径同时进行）两种方式。但口服给药后药物吸收的个体差异性较大，影响因素较多，如进食后药物会受到胃酸的影响等，而使个体间疗效不一。另有一些药物，如阿糖胞苷在胃肠道内可被胞苷脱氨酶脱氨灭活，因而不适于口服给药。发放和使用口服化疗药物时应注意：独立发放，不与其他一般性口服药物混合发放；护士与患者均不要用手直接接触化疗药物，服用前可佩戴清洁薄膜手套以起到隔离保护作用；保持化疗药物胶囊或药丸的完整性，不随便开启，也不得嚼碎服用；若药丸必须掰开、分次服用时，需注意避免对人和周围环境造成污染，所有接触过的用具均用大量清水冲洗干净后备用；患者服药后需大量饮水，以减轻或避免药物毒性反应。

2. *静脉给药* 静脉给药吸收最快，药物可直接进入血管，不受食物等因素影响，因而剂量准确，是化疗药物最常用的给药方法。根据药物性质、剂型及药物的维持时间可采用静脉推注、静脉滴注或化疗泵持续静脉输注等给药方式。例如，周期特异性药物氟尿嘧啶要求持续静脉输注数天（一般为 44h），以提高疗效，减轻不良反应，还可克服其半衰期短的缺点，以达到稳定的血药浓度，

有利于杀伤肿瘤细胞。静脉给药时，护士必须熟练掌握给药技术和方法，有计划地使用静脉血管，避免选择关节、手背、下肢等处的血管给药。同时，还需谨防药物渗漏至血管外而造成严重的静脉炎、局部组织坏死溃疡，甚至肢体残疾。因此，应根据药物性质和使用方法选择适宜的血管通道（如 PICC、CVC、PORT 等），这是静脉给予化疗药物的安全保障。

3. 肌内注射给药　肌内注射后药物可于 15 ～ 30min 被人体吸收，适用于对组织无刺激性的化疗药物。使用时宜深部注射，并轮换注射部位，以利于药物的吸收。但很多化疗药物局部刺激性大，不能进行肌内注射。

4. 腔内给药　腔内化疗包括胸膜腔、腹膜腔、心包腔、膀胱内给药，主要用于癌性胸腔积液、腹水、心包积液、膀胱癌等的治疗。腔内化疗前应尽可能抽出腔内积液，再向腔内注入化疗药，并定时更换体位，使药液充分扩散、吸收。常用的腔内化疗药物有顺铂、博来霉素等。

5. 鞘膜内给药　鞘膜内给药是将化疗药物直接注入鞘膜内的方法，其局部药物浓度高，疗效相对较好，包括蛛网膜下隙注射和经Ommaya 泵给药两种途径。鞘内化疗常用于治疗脑膜白血病、非霍奇金淋巴瘤或其他实体瘤引起的中枢神经侵犯，常用药物有甲氨蝶呤、阿糖胞苷等。

6. 动脉给药　动脉化疗是将化疗药物经导管直接注入肿瘤供血动脉内的一种给药途径。因局部药物浓度高、外周血药物浓度低等特点疗效相对较好、毒性反应相对较轻。可分为直接穿刺、动脉插管、区域性动脉灌注、腹壁下动脉插管四种给药方式。适用于某些晚期不宜手术或复发的局限性肿瘤，如原发性肝癌、支气管肺癌、肝脏转移瘤等。

7. 局部涂抹　局部外用化疗药物主要是氟尿嘧啶软膏，可用于皮肤癌、乳腺癌的胸壁转移等的局部治疗。偶见皮肤局部刺激反应。目前已较少应用。

（二）化疗药物给药的注意事项

1. 给药前认真阅读药品说明书，遵循化疗药物给药原则。

2. 化疗药物的储存和保管应严格按照药品说明书要求进行，确保合适的温度和湿度，分类存放，标识清晰。

3. 严格执行三查七对，以确保用药安全。

4. 及时发现化疗药物不良反应，并及时处置。

二、化疗药物的分类及应用

（一）根据药物来源与作用机制分类

1 烷化剂　可以向其他化学分子引进烷基的化合物称为烷化剂，为细胞周期非特异性药物。其特点为该类药物有一个或多个高度活跃的烷化基团，能与细胞的蛋白质和核酸结合，使蛋白质和核酸失去正常的生理活性，从而杀死肿瘤细胞或抑制肿瘤细胞分裂。这类药物对细胞具有明显的毒性作用，尤其针对分裂旺盛的肿瘤细胞特别敏感。但这种杀伤作用选择性差，对胃肠道上皮细胞、骨髓造血细胞和生殖系统等增殖活跃的正常细胞也产生较大毒性，对体液免疫和细胞免疫功能的抑制作用也较明显，所以在临床应用中受到一定程度的限制。

（1）环磷酰胺（安道生、Cyclophosphamide，CTX）

1）用药途径：腔内注射、静脉滴注、口服。

2）适应证：用于恶性淋巴瘤、多发性骨髓瘤、白血病、乳腺癌等。

3）毒性反应：①骨髓抑制；②食欲缺乏、恶心、呕吐等胃肠道反应；③脱发；④其他：出血性膀胱炎、肝损伤、生殖系统毒性、心肌炎等。

4）用药注意事项及护理要点：①用药时需多饮水，必要时静脉补液，确保足够尿量，预防出血性膀胱炎，大剂量使用时应水化、利尿；②药物性质呈晶体或晶体粉末，应待其完全溶解后方可使用；③本药稀释后性质不稳定，应于2～3h内使用；④片剂口服时宜空腹服用，或进食时服用。

（2）异环磷酰胺（匹服平、Ifosfamide，IFO）

1）用药途径：静脉滴注。

2）适应证：用于治疗睾丸癌、卵巢癌、乳腺癌、子宫颈癌、头颈部癌、食管癌、肺癌、黑色素瘤、肉瘤、恶性淋巴瘤、急性和慢性淋巴细胞白血病等。

3）毒性反应：①骨髓抑制；②食欲减退、恶心、呕吐等胃肠道反应；③其他：出血性膀胱炎、肾损害、中枢神经损害。

4）用药注意事项及护理要点：①本品的代谢产物对尿路有刺激性，应用时应鼓励患者多饮水，大剂量应用时应水化、利尿；②同时给予尿路保护剂美司钠，每日3次，分别于IFO用药的同时（即0时段）、用药后4h、用药后8h静脉注射，强调按时给予；③尽可能减少与镇静药、镇痛药、抗组胺药及麻醉药同用，减少中枢神经系统毒性；④注意骨髓抑制反应的观察及处理；⑤本品可能加重放疗所致的皮肤反应；⑥本品水溶液不稳定，须现配现用。

（3）卡莫司汀（卡氮芥、Carmustine、BCNU）

1）用药途径：静脉滴注。

2）适应证：适用于脑肿瘤、恶性淋巴瘤、多发性骨髓瘤。

3）毒性反应：①骨髓抑制；②恶心、呕吐等胃肠道反应；③其他：肺间质病变，肝脏损害，皮肤毒性等。

4）用药注意事项及护理要点：①局部刺激性较大，注射时要避免漏出血管外；②注意骨髓抑制和肝肾功能、肺功能的观察和处理；③与西咪替丁合用时，可加重骨髓抑制作用。

（4）洛莫司汀（环已亚硝脲、Lomustine、CCNU）

1）用药途径：口服。

2）适应证：用于治疗原发性及转移性恶性脑部肿瘤。与其他药物合用，可治疗霍奇金淋巴瘤、黑色素瘤等；也曾用于消化道癌、支气管肺癌等的联合化疗。

3）毒性反应：①骨髓抑制；②恶心、呕吐等胃肠道反应；③其他：肺毒性、肝脏毒性等。

4）用药注意事项及护理要点：①为降低患者的恶心反应，应在治疗前给予镇吐药。②用餐2～4h后服用，药物吸收会更完全。③本品的骨髓抑制毒性具有延迟性和累加性的特点，应定期监测患者全血细胞计数；血小板计数＜50×10^9/L时，避免所有肌内注射。④定期检查患者的肝功能。⑤药物应在室温内储存，避免温度超过40℃，并注意防潮。

（5）白消安（马利兰，Busulfan，BUS）

1）用药途径：腔内注射，口服。

2）适应证：主要适用于慢性粒细胞白血病、真性红细胞增多症等。

3）毒性反应：①肝脏毒性；②肺纤维化；③骨髓抑制；④其他：白内障、皮肤色素沉着。

4）用药注意事项及护理要点：①严密观察血象及肝肾功能变化，根据患者对药物的反应、骨髓抑制程度、个体差异而及时调整剂量；②当患者血小板＜50×10^9/L时避免肌内注射；③本药治疗后，6个月可发生肺纤维化，应加强观察和预防；④注意观察有无感染迹象，如发热、咽痛、乏力等，以及有无出血倾向，如鼻出血、牙龈出血、黑便等；⑤避免同时服用阿司匹林；⑥本药可致皮肤色素沉着，避免日光直接照射皮肤；⑦妇女在用药期间避免怀孕；⑧指导患者多摄入液体并碱化尿液或服用别嘌醇以防止高尿酸血症及尿酸性肾病的产生。

（6）塞替哌（三胺硫磷、Thiotepa、TSPA）

1）用药途径：静脉注射或肌内注射、腔内注射、口服。

2）适应证：主要用于治疗乳腺癌、卵巢癌、膀胱癌及癌性体腔积液等，也曾用于治疗原发性肝癌、宫颈癌、黑色素瘤、胃肠道肿瘤等。

3）毒性反应：①骨髓抑制；②食欲减退、恶心、呕吐等胃肠道反应；③其他：头痛、皮疹、发热、过敏、出血性膀胱炎等少见。

4）用药注意事项及护理要点：①进行膀胱灌注化疗时按照该操作的注意事项指导患者积极配合治疗；②用药期间每周监测血常规变化，防止出现严重骨髓抑制，同时注意预防感染的发生；③注意观察患者的血清尿酸水平，别嘌醇加适当的水化可预防高尿酸血症所致的尿酸性肾病；④与放疗同时应用时应适当调整剂量；⑤不宜局部用药与全身用药同时并举，否则毒副作用加重；⑥溶液需新鲜配制，并避光、干燥、低温（12℃以下）保存。

2. 抗代谢药　这类药物主要作用于S期，为细胞周期特异性药物。它们与细胞的正常代谢物质相似，能与同一系统酶互相竞争，并与其特异酶相结合使酶反应不能继续完成，从而干扰和阻断细胞的代谢过程，阻止核酸合成。如巯嘌呤可抑制次黄嘌呤核苷酸转变为腺嘌呤核苷酸及鸟嘌呤核苷酸，而抑制肿瘤细胞的生长与增殖。该类药物可分为嘧啶抗代谢物、嘌呤抗代谢物和抗叶酸抗代谢物 3 类，其毒性作用为时间依赖性毒性，主要表现为黏膜炎。

（1）甲氨蝶呤（氨甲蝶呤、Methotrexate、MTX）

1）用药途径：静脉注射、肌内注射、腔内注射、口服等。

2）适应证：适用于各类型急性白血病，特别是急性淋巴细胞白血病、恶性葡萄胎、绒毛膜上皮癌、乳腺癌、恶性淋巴瘤、成骨肉瘤、卵巢癌、睾丸癌、宫颈癌、肺癌、多发性骨髓瘤和各种软组织肉瘤，也可用于银屑病。

3) 毒性反应：①口腔炎、口唇溃疡、恶心、呕吐等胃肠道反应；②肝功能损害，长期口服可导致肝细胞坏死或肝硬化；③大剂量应用时可出现肾脏的损坏；④长期用药可引起咳嗽、气短、肺炎或肺纤维化；⑤骨髓抑制；⑥其他：脱发、皮肤发红、瘙痒或皮疹、视物模糊、眩晕、头痛、意识障碍等。

4）用药注意事项及护理要点：①长期服用有潜在的导致继发性肿瘤的危险。②大剂量使用时，于化疗前 1 天及化疗第 1、第 2 天进行大量水化和碱化尿液，24h 尿量应达到 3000ml，尿 pH ＞ 7；并按时给予亚叶酸钙解毒，以预防大剂量治疗后所引起的严重毒性作用。③本药与放疗或其他骨髓抑制药同用时宜谨慎。④注意骨髓抑制和黏膜反应的观察和护理。⑤联合用药时应注意用药顺序，若先用本药，4 ～ 6h 后再用氟尿嘧啶则可产生协同作用，反之则产生拮抗作用。

（2）氟尿嘧啶（5- 氟尿嘧啶，Fluorouracil，5-FU）

1）用药途径：口服、静脉注射或滴注、动脉注射、腹腔注射、局部涂抹。

2）适应证：临床用于结直肠癌、胃癌、乳腺癌、卵巢癌、绒毛膜上皮癌、恶性葡萄胎、头颈部鳞癌、皮肤癌、肝癌、膀胱癌等。

3) 毒性反应：①食欲缺乏、恶心、呕吐、口腔炎等胃肠道反应；②骨髓抑制；③静脉炎或动脉内膜炎；④脱发、皮肤或指甲色素沉着、手足综合征；⑤神经系统可出现小脑变性、共济失调。

4）用药注意事项及护理要点：①严密监测血常规变化；②局部涂抹范围可出现炎性反应，停药后炎症消退，应做好患者的健康教育；③加强口腔卫生，预防口腔炎的发生；④腹泻每日 5 次以上或出现血性腹泻时应立即通知医师，必要时停药；⑤联合用药时，注意用药时序，如与亚叶酸钙合用时可增加本药疗效，应在亚叶酸钙之后使用；⑥预防性服用别嘌醇可减轻本药的骨髓抑制作用；⑦用药后应避免日光直射。

（3）巯嘌呤（6- 巯基嘌呤、Mercaptopurine、6-MP）

1）用药途径：口服。

2）适应证：用于急性白血病、慢性粒细胞白血病、绒毛膜上皮癌、恶性葡萄胎等。

3）毒性反应：①骨髓抑制；②食欲减退、恶心、呕吐等胃肠道反应；③其他：肝毒性、皮疹等。

4）用药注意事项及护理要点：①本药作用有延迟性，应注意观察有无骨髓抑制、肝功能损害和黏膜反应等；②鼓励患者多饮水，必要时大量补液，碱化尿液，预防性服用别嘌醇可防止尿酸性肾病。

（4）阿糖胞苷（阿糖胞嘧啶、Cytarabine、Ara-C）

1）用药途径：静脉注射、鞘内注射、肌内注射、皮下注射。

2）适应证：为急性粒细胞白血病、恶性淋巴瘤、肺癌、消化道癌、头颈部癌、卵巢癌、子宫癌、膀胱癌、肝癌等。

3）毒性反应：①恶心、呕吐等胃肠道反应；②骨髓抑制；③治疗初期可发生高尿酸血症，严重者可发生尿酸性肾病；④神经毒性：鞘内注射可引起头痛、下身瘫痪等；⑤阿糖胞苷综合征：发热、肌肉痛、骨痛，有时出现胸痛、结节状风疹斑、结膜炎等不适，可于用药后 6 ～ 12h 出现；⑥其他：头晕、嗜睡、脱发、肺水肿、肺功能衰竭、肝功能损害。

4）用药注意事项及护理要点：①定期检查血常规及肝、肾功能；②药液配制后稳定性可保持 24h，宜现配现用；③接受该药治疗的患者，由于肿瘤细胞迅速崩解可继发高尿酸血症，应监测血清尿酸浓度，预防性服用别嘌醇可减少或预防尿酸性肾病的发生；④鞘内注射后需平卧 6h。

（5）吉西他滨（双氟胞苷，健择，Gemcitabine，GEM）

1）用药途径：静脉滴注。

2）适应证：抗瘤谱广，对大多数实体瘤具有一定疗效，是晚期胰腺癌、晚期非小细胞肺癌的一线治疗药物，也用于淋巴瘤、膀胱癌、乳腺癌及其他实体肿瘤。

3）毒性反应：①骨髓抑制，中性粒细胞和血小板下降是其主要限制性毒性；②恶心、呕吐等胃肠道反应；③其他：皮疹、过敏、发热、肾脏损害，有发生肺水肿、间质性肺炎和不明原因的成人呼吸窘迫综合征的病例报告。滴注药物时间的延长可增大药物的毒性，需密切观察。

4）用药注意事项及护理要点：①为辐射增敏剂，与放疗同时应用可产生严重毒性，应避免；②配制本药只能使用生理盐水溶解，每瓶（含吉西他滨 200mg）至少注入生理盐水 5ml（含吉西他滨浓度≤ 40mg/ml），振荡使其完全溶解，给药时所需药量可用生理盐水进一步稀释；③配制好的溶液贮存在室温下并在 24h 内使用，不得冷藏，以防结晶析出；④静脉滴注 30min，最长不超过 60min （滴注时间的延长和增加用药频率可增大药物的毒性）；

⑤注意监测实验室结果；⑥可引起轻度困倦，用药期间不得驾驶机动车；⑦对本品过敏者禁用。

3. 抗肿瘤抗生素　是由微生物产生的具有抗肿瘤活性的化学物质，为周期非特异性药物，抗瘤谱广。这类药物可以抑制肿瘤细胞的蛋白或核糖核酸合成或者直接作用于染色体，具有杀灭或抑制肿瘤细胞的作用，包括蒽环类、博来霉素类及其他类，在化学治疗中起到重要作用。其中蒽环类具有较为明显的心脏毒性，博来霉素可致肺纤维化和骨髓抑制。

（1）多柔比星（阿霉素、Doxorubicin、ADM）

1）用药途径：静脉滴注或注射、腔内注射、膀胱灌注。

2）适应证：急性淋巴细胞及粒细胞白血病、霍奇金淋巴瘤、乳腺癌、未分化小细胞性和非小细胞性肺癌、卵巢癌、软组织肉瘤、成骨肉瘤、肾母细胞瘤、神经母细胞瘤、膀胱癌、甲状腺癌、前列腺癌、头颈部鳞癌、睾丸癌、胃癌、肝癌等。

3）毒性反应：①常见脱发（约见于 90% 的患者）；②心脏毒性：可导致严重的心肌损伤或心力衰竭，心肌损伤程度与剂量有关；③骨髓抑制；④口腔溃疡、食欲减退、恶心、呕吐等胃肠道反应；⑤皮肤反应：色素沉着、皮疹；⑥部分患者可出现关节疼痛或肾功能损害；⑦其他：乏力、发热、出血等。

4）用药注意事项及护理要点：①心脏病患者忌用，孕妇禁用。②与丝裂霉素和放疗合用会加重心脏毒性，应尽量避免。③治疗期间严密观察血常规、肝功能、心电图的变化。④用药不慎外漏可导致严重的局部组织坏死，建议采用中心静脉给药；不可肌内注射或皮下注射。⑤遵医嘱按时给予镇吐药，防治胃肠道反应，并注意饮食护理。⑥用药后可出现红色尿液，指导患者多饮水，遵医嘱应用别嘌醇，避免高尿酸血症发生，并注意监测血清尿酸或肾功能。

（2）柔红霉素（柔毛霉素、Daunorubicin、DNR）

1）用药途径：仅能用作静脉注射或滴注。

2）适应证：主要用于各种类型的急性白血病（包括粒细胞性、淋巴细胞性和单核细胞性以及粒 - 单核细胞性）、红白血病、慢性粒细胞性白血病、恶性淋巴瘤，也可用于神经母细胞瘤、尤因肉瘤和肾母细胞瘤等。

3）毒性反应：①骨髓抑制：白细胞、血小板计数下降；②胃肠道反应：常表现为恶心、呕吐、口腔炎和食管炎；③心肌损害大多发生在治疗后 1 ～ 6 个月，心电图变化多呈一时性和可逆性；④静脉外渗可出现疼痛、组织坏死或蜂窝织炎；⑤其他：发热、倦怠、头痛、眩晕、肾脏损害、过敏性皮炎等。

4）用药注意事项及护理要点：①用药时防止药液外渗，以免引起局部组织坏死，建议采用中心静脉给药；②不宜与酸、碱性药物混用，以免破坏药物性质；③用药期间注意监测心电图变化，若出现心律失常、气急和下肢水肿，应警惕充血性心力衰竭的可能；有时可发生猝死，而常规心电图无明显改变，应及早进行诊治；④定期监测血常规、肝功能变化，及时对症处理；⑤不宜与放射治疗同时进行，尤其是胸部放疗，至少停用放疗后 3 ～ 4 周才能应用该药；⑥用药后 48h 内尿色可呈红色，但无特殊临床意义，指导患者多饮水，做好健康宣教。

（3）表柔比星（表阿霉素、Epirubicin、EPI）

1）用药途径：静脉注射、静脉滴注、腔内注射、膀胱灌注。

2）适应证：主要用于治疗恶性淋巴瘤、乳腺癌、肺癌、软组织肉瘤、食管癌、胃癌、肝癌、胰腺癌、黑色素瘤、结直肠癌、卵巢癌、多发性骨髓瘤、白血病等。

3）毒性反应：①与多柔比星相似，但程度较低，尤其是心脏毒性和骨髓抑制毒性；②胃肠功能紊乱：如恶心、呕吐、腹泻；③脱发：60%～ 90%的病例可发生脱发，一般可逆，男性有胡须生长受抑；④黏膜炎，用药的第 5 ～ 10 天出现，通常发生在舌侧及舌下黏膜；⑤其他：偶有发热、寒战、荨麻疹、色素沉着、关节疼痛。

4）用药注意事项及护理要点：①用药前做好患者评估，既往放疗、化疗（如已用大剂量蒽环类药物）及老年人、骨髓功能低下、心功能不全的患者应掌握合适的药物剂量；②治疗期间严密观察血常规、肝功能、心电图的变化，如有异常应及时处理；③避免药物外渗，建议采用中心静脉给药；④用药后可出现红色尿液，指导患者多饮水，促进药物代谢；⑤与氨茶碱接触会使溶液发生变色反应，应避免；⑥禁用于血尿患者膀胱内灌注。

（4）吡柔比星（吡喃阿霉素、Pirarubicin、THP）

1）用药途径：静脉注射、静脉滴注、腔内注射、膀胱灌注。

2）适应证：主要用于治疗恶性淋巴瘤和急性白血病，对乳腺癌、头颈部癌、胃癌、泌尿系统恶性肿瘤、卵巢癌、子宫内膜癌、宫颈癌等有效。

3）毒性反应：①骨髓抑制：白细胞、血小板计数下降；②胃肠道反应：以恶心、呕吐、食欲缺乏、口腔炎和腹泻等较为常见；③心脏毒性；④局部血管静脉炎；⑤其他：肝肾功能异常、脱发、色素沉着。

4）用药注意事项及护理要点：①心肌损伤者、哺乳期妇女禁用；②治疗期间应严密观察血常规、肝功能、心电图的变化及有无继发感染等情况，发现异常及时处理；③避免药物渗漏至血管外，建议采用中心静脉给药；④用药后可出现红色尿液，指导患者多饮水，促进药物代谢；⑤溶解本品只能用 5%葡萄糖注射液或注射用水，以免 pH 的原因影响效价或浑浊，并注意现配现用，室温下放置不得超过 6h。

（5）多柔比星脂质体（楷莱，Doxorubicin Hydrochloride Liposome）

1）用药途径：静脉滴注，禁用于肌内注射和皮下注射。

2）适应证：可用作一线全身化疗药物，或治疗病情有进展的艾滋病卡波西肉瘤（AIDS-KS）患者的二线化疗药物，也可用于不能耐受长春新碱、博来霉素和多柔比星（或其他蒽环类抗生素）两种以上药物联合化疗的患者。

3）毒性反应：①最常见骨髓抑制，白细胞减少为多见；②其他常见（≥ 5%）：恶心、无力、脱发、发热、腹泻、口腔炎；③手掌 - 足底红斑性感觉异常；④心脏毒性；⑤输液相关反应：面部潮红、气喘、面部水肿、头痛、寒战、胸闷等。

4）用药注意事项及护理要点：①本品为无菌、半透明的红色混悬液，应保存在 2 ～ 8℃环境下，避免冷冻；②用 5% 葡萄糖注射液（不选用其他稀释剂，因可能使本品产生沉淀）250ml 稀释，禁止大剂量注射或未经稀释给药，药液未用完的药瓶应丢弃；③稀释液应立即使用，若不能立即使用应冷藏条件下放置不超过 24h；④宜将本品滴注管与 5% 葡萄糖静脉滴注管相连通，静脉滴注 30min 以上，以进一步稀释并最大限度地减少血栓形成和外渗的危险；⑤为刺激性药物，若发生外渗可冰敷局部约 30min，有助于减轻局部反应；⑥手掌 - 足底红斑的预防：于治疗后 4 ～ 7d 开始实施，如保持手脚凉爽、避免过热刺激、避免袜子、手套、鞋子等的束缚；⑦给药间隔不宜少于 10d，因不能排除药物蓄积和毒性增强的可能；⑧须经常进行心电图监测，警惕心脏毒性。

（6）丝裂霉素（自力霉素、Mitomycin、MIT-C）

1）用药途径：静脉注射、膀胱内灌注、动脉注射、胸膜腔内注射。

2）适应证：用于治疗食管癌、胃癌、结直肠癌、肝癌、胰腺癌等消化系统癌及非小细胞肺癌、乳腺癌、头颈部肿瘤、宫颈癌、卵巢癌及癌性胸腔积液、腹水等。

3）毒性反应：①累积性骨髓抑制；②胃肠道反应：较常见为恶心、呕吐、口腔炎和腹泻等；③脱发（中度）；④对局部组织有较强的刺激性，若药液外渗可引起局部疼痛、坏死和溃疡；⑤膀胱灌注时可出现膀胱炎、血尿、膀胱萎缩等症状；⑥其他：间质性肺炎、不可逆的肾功能衰竭等。

4）用药注意事项及护理要点：①静脉给药时宜选用中心静脉导管，不可作肌内注射或皮下注射；外周静脉给予时，若渗漏至血管外应立即停止注射，以 2% 利多卡因注射液局部封闭。②宜现配现用，本品溶解后需在 4 ～ 6h 应用。③与维生素 C、维生素 B_1、维生素 B_6 等配伍用药时，可使本品疗效显著下降。④用药期间密切监测血常规、血尿素氮、肌酐等，发现异常及时处理。

（7）博来霉素（争光霉素、Bleomycin、BLM）

1）用药途径：肌内注射、静脉滴注、皮下注射、腔内注射。

2）适应证：主要用于治疗头颈部、食管、皮肤、阴道、阴茎的鳞癌及恶性淋巴瘤、肺癌和睾丸肿瘤。

3）毒性反应：①骨髓抑制较轻；②胃肠道反应；③肺炎样症状及肺纤维化

症状，表现为呼吸困难、咳嗽、啰音、间质水肿等；④其他：发热、寒战、脱发、色素沉着、皮炎等。

4）用药注意事项及护理要点：①经常检查患者的肺功能，若明显下降应立即停药；老年患者、肺部经过放射治疗者及肺功能不全者慎用；②给药前给予抗过敏药和解热药，避免或减轻发热反应；③用 1 ～ 5ml 的注射用水或生理盐水充分溶解后行肌内注射，注射时应避开神经，并注意更换注射部位，防止局部形成硬结；④用药后避免日光直接暴晒。

（8）平阳霉素（博来霉素 A5，Bleomycin A5，PYM、BLMA5）

1）用药途径：静脉注射、肌内注射、瘤体内注射或动脉插管给药。

2）适应证：对唇癌、舌癌、齿龈癌、鼻咽癌等头颈部鳞癌有显著疗效，对皮肤癌、乳腺癌、食管癌、阴茎癌、外阴癌，肝癌、肺鳞癌也有效。

3）毒性反应：①肺毒性（肺间质病变）：可出现咳嗽、咳痰、呼吸困难等；②皮肤反应：皮疹、皮炎、色素沉着、皮肤角化增厚及脱发；③神经毒性：少数患者表现肢端麻木、疼痛、口腔炎等；④其他：过敏性休克的症状、发热、意识不清等严重反应。

4）用药注意事项及护理要点：①为防止高热和过敏反应，可用吲哚美辛（消炎痛）和地塞米松预防；②一旦出现过敏性休克表现应立即停药，立即组织急救；③用药期间应注意进行呼吸系统检查，出现肺炎的表现应停药和服用泼尼松及抗生素；④老年患者、慢性呼吸道疾病及肺功能不全者慎用。

4. *植物碱类*　其抗肿瘤有效成分早期是从植物中提取的，现在已普遍通过人工合成生产。植物碱类药物种类较多，作用机制各不相同，有的抑制 RNA 合成，有的抑制细胞的有丝分裂，可分为生物碱类、木脂体类和其他类。

（1）长春碱（长春花碱、Vinblastine、VLB）

1）用药途径：静脉注射。

2）适应证：主要用于治疗恶性淋巴瘤、绒毛膜癌、皮肤癌、睾丸肿瘤、乳腺癌、肺癌、卵巢癌等。

3）毒性反应：①骨髓抑制：白细胞、血小板减少；②食欲减退、恶心、呕吐等胃肠道反应；③周围神经毒性；④其他：静脉炎、直立性低血压、脱发等。

4）用药注意事项及护理要点：①骨髓抑制、肝肾功能损害、感染等患者慎用；②使用镇吐药防止恶心、呕吐反应；③勿在循环不良的肢体注射该药，若药液渗漏至血管外必须及时处理，否则可发生局部组织坏死；④长春新碱、长春碱以及长春地辛的中英文名较相似，应注意辨别，切勿混淆；⑤注射时避免日光直接照射；⑥密切观察不良反应，发现异常及时处理。

（2）长春瑞滨（去甲长春花碱、诺维本、盖诺、Navelbine、NVB）

1）用药途径：静脉注射。

2）适应证：主要用于非小细胞肺癌、乳腺癌、晚期卵巢癌、恶性淋巴瘤等。

3）毒性反应：①骨髓抑制较明显，主要是白细胞减少；②神经毒性主要表现为腱反射减低及便秘；③对静脉有较强的刺激性；④其他：脱发较少，有轻微的胃肠道反应。

4）用药注意事项及护理要点：①治疗期间必须严密监测血常规，及时对症处理，谨防出现严重的骨髓抑制反应；②药物外渗后必须立即给予紧急处理，如进行局部封闭（常用封闭液为利多卡因、地塞米松、碳酸氢钠等）和局部冷敷，并严密观察外渗局部皮肤变化；③配制药液时避免喷溅到皮肤或眼内，可产生严重的局部刺激，甚至发生角膜溃疡；④宜采用中心静脉给药。

（3）长春新碱（醛基长春碱、Vincristine、VCR）

1）用药途径：静脉注射、胸腔或腹腔注射。

2）适应证：主要用于急性白血病、恶性淋巴瘤、绒毛膜上皮癌、肾及神经母细胞瘤、尤因肉瘤、脑瘤及宫颈癌、乳腺癌、肺癌、平滑肌肉瘤等。

3）毒性反应：①神经毒性：为剂量限制性毒性，表现为感觉异常、肢端麻木、腱反射消失、麻痹性肠梗阻、脑神经麻痹；②局部刺激性较强，药液外渗后可引起局部组织坏死；③骨髓抑制和消化道反应较轻；④其他：脱发、血尿，偶见血压改变。

4）用药注意事项及护理要点：①与甲氨蝶呤联合用药时，先注射本品，再用甲氨蝶呤；②药液漏至血管外，应立即停止注射，用生理盐水稀释渗漏部位后进行局部封闭等紧急处理；宜采用中心静脉给药；③用药期间出现严重的四肢麻木、心动过速、腹部绞痛等症状时应立即通知医师并给予相应处理；④静脉注射药物时避免日光直接照射。

（4）羟喜树碱（羟基喜树碱，Hydroxycamptothecin，OPT，HPT）

1）用药途径：静脉注射、膀胱灌注、胸腔或腹腔内注射。

2）适应证：主要用于原发性肝癌、胃癌、头颈部癌、白血病、直肠癌、膀胱癌等。

3）毒性反应：①骨髓抑制；②恶心、呕吐、食欲减退等胃肠道反应；③泌尿系统毒性反应：尿急、尿痛、血尿；④其他：脱发、嗜睡、头痛、乏力。

4）用药注意事项及护理要点：①有明显肝、肾功能损害的患者慎用；②治疗期间应严密观察血常规、心电图的变化；③用药期间指导患者多饮水；④本药只能用生理盐水稀释，加入葡萄糖或酸性液体中会出现沉淀；⑤用药期间服用碳酸氢钠可减轻对肾脏的损害。

（5）伊立替康（开普拓，艾力，Irinotecan，CPT-11）

1）用药途径：静脉滴注。

2）适应证：用于晚期转移性结肠癌，也可用于胃癌、非小细胞肺癌、胰腺癌、宫颈癌、卵巢癌等。

3）毒性反应：①胆碱能综合征：表现为多汗、多泪、唾液分泌增多；②骨髓抑制；③迟发性腹泻；④恶心、呕吐、畏食等胃肠道反应；⑤其他：肝功能损害、疲劳、脱发等。

4）用药注意事项及护理要点：①用药期间患者避免食用可能引起腹泻的食物和饮料，禁用增加肠蠕动的药物。②延迟性腹泻：用药 24h 后出现，遵医嘱服用盐酸洛哌丁胺胶囊（易蒙停）治疗有效（首剂口服 4mg，以后 2mg，2h 给药 1 次，直至末次水样便后继续用药 12h，用药最长时间不超过 48h）；若 48h 后仍有腹泻，遵医嘱改用其他治疗，并加强观察。③注意骨髓抑制的观察及处理。④本品不能静脉推注，静脉滴注时间亦不得少于 30min 或超过 90min，且应现配现用，不得久置。⑤使用本品 24h 内可能出现头晕及视力障碍，不宜驾车或操作机器。

（6）依托泊苷（足叶乙苷，Etoposide，VP-16）

1）用药途径：静脉滴注、口服。

2）适应证：主要用于治疗小细胞肺癌、恶性淋巴瘤、恶性生殖细胞瘤、白血病；对神经母细胞瘤、横纹肌肉瘤、卵巢癌、非小细胞肺癌、胃癌和食管癌等有一定疗效。

3）毒性反应：①骨髓抑制：主要为白细胞和血小板减少；②胃肠道反应：食欲减退、恶心、呕吐、口腔炎等；③静脉滴注过快（< 30min）时可出现低血压、喉痉挛等过敏反应；④中枢神经系统毒性；⑤其他：脱发、肝毒性。

4）用药注意事项及护理要点：①生理盐水稀释，稀释后浓度不超过 0.25mg/ml，并立即使用，若有沉淀产生严禁使用；②不宜静脉推注，静脉滴注速度不得过快，时间不少于 30min；③不得进行胸腔、腹腔和鞘内注射；④用药期间应定期检查血常规和肝肾功能，发现异常及时处理。

（7）紫杉醇（泰素、Paclitaxel、Taxol、PTX）

1）用药途径：静脉滴注。

2）适应证：临床用于卵巢癌、乳腺癌、肺癌、恶性黑色素瘤等，对实体瘤如食管、头颈部、胃等癌瘤亦有效。

3）毒性反应：①骨髓抑制：主要表现为中性粒细胞减少；②过敏反应：发生率为 39%，其中严重者为 2%，多数为 I 型变态反应，表现为支气管痉挛性呼吸困难、荨麻疹和低血压；③心血管毒性：可有低血压，心动过缓；④神经毒性：常表现为轻度麻木、感觉异常和疲乏，偶见肌无力；⑤胃肠道反应；⑥关节及肌肉疼痛；⑦其他：肝毒性、脱发等。

4）用药注意事项及护理要点：①该药禁止使用 PVC 软袋及 PVC 输液器，必须采用专用的非 PVC 输液器；②根据医嘱在使用紫杉醇之前给予抗过敏预处理，如于治疗前 12h 口服地塞米松 10 ～ 20mg，治疗前 30 ～ 60min 给予苯海拉明 20mg 肌内注射，静注西咪替丁 300mg 或雷尼替丁 50mg；③大多数过敏反应发生在用药 10min 以内，严重反应常发生在用药后 2 ～ 3min，所以首次使用紫杉醇时应有医师在场，滴注初始（10min 内）速度宜慢，用药期间严密监测生命体征，给予持续心电监测，尤其 30min 以内；④为了避免出现过敏反应造成药物浪费，可先小剂量配制药物，输注无过敏反应再配制其余药物；⑤与顺铂联合用药时，应按紫杉醇 - 顺铂的顺序用药；⑥有过敏史、酒精过敏者禁用。

（8）多西他赛（泰素帝、艾素、多西紫杉醇、Docetaxel，Taxotere）

1）用药途径：静脉滴注。

2）适应证：主要治疗晚期乳腺癌、卵巢癌、非小细胞肺癌，头颈部癌、小细胞肺癌；对胃癌、胰腺癌、黑色素瘤等也有一定疗效。

3）毒性反应：①骨髓抑制：中性粒细胞减少是最常见的不良反应而且通常较严重；②胃肠反应：食欲下降、恶心、呕吐、腹泻等；③过敏反应：部分病例可发生严重过敏反应，其特征为低血压与支气管痉挛；④皮肤黏膜反应：常表现手、足、臂、脸局部出现红斑，有时伴有瘙痒；⑤其他：水钠潴留，感觉、运动及视神经毒性，肝功能异常，脱发等。

4）用药注意事项及护理要点：①治疗期间密切监测全血细胞计数和肝肾功能。②为减轻体液潴留，除有禁忌证外，用药前须预防性给予糖皮质激素类药物口服，如地塞米松等，避免漏服、错服。③可能发生较严重的过敏反应，应具备相应的急救设施；在开始滴注的最初几分钟滴注速度宜慢，以观察有无过敏反应，一旦发生过敏反应需要立即中断治疗，积极组织抢救；已知有多西他赛过敏者不能再次应用。④应用所提供的溶媒进行溶解，然后以 0.9% 氯化钠注射液或 5% 葡萄糖注射液稀释，药液配制好后需尽早使用。

（9）紫杉醇（白蛋白结合型）（克艾力，艾越，Paclitaxcl）

1）用药途径：静脉滴注。

2）适应证：适用于治疗联合化疗失败的转移性乳腺癌或辅助化疗后 6 个月内复发的乳腺癌，目前已用于多瘤种。

3）毒性反应：①骨髓抑制：剂量限制性毒性，表现为中性粒细胞减少，血小板降低少见，贫血较常见；②过敏反应：多数为 1 型变态反应，表现为支气管痉挛性呼吸困难、荨麻疹、低血压；几乎所有的反应发生在用药后最初的 10min；③神经毒性：最常见的表现为轻度麻木和感觉异常；④其他常见不良反应：脱发、心电图异常、疲劳 / 乏力，肌肉痛 / 关节痛、天冬氨酸氨基转氨酶（AST）水平升高，碱性磷酸酶水平升高、恶心、腹泻等。

4）用药注意事项及护理要点：①对紫杉醇或人血白蛋白过敏的患者禁用；②定期监测外周血细胞计数，及时发现骨髓抑制（主要是中性粒细胞减少）；③滴注时间控制在30min，并密切观察注射部位，以减少与滴注相关的局部反应；④药物配制流程：用注射器将0.9%氯化钠注射液20ml沿瓶内壁缓慢注入（时间不少于1min）→静置药瓶至少5min，保证冻干块/粉完全浸透→轻轻摇动药瓶或缓慢上下倒置药瓶至少2min，保证冻干块/粉完全分散溶解，避免形成泡沫→如产生泡沫应静止放置15min，直到泡沫消退→配制完成后的溶液应为乳白色、无可见颗粒的匀质液体，如有颗粒物则应再次轻轻地将药瓶上下倒置，以确保完全分散溶解，如发现沉淀或颜色改变则应将药液丢弃；⑤配制好的溶液应立即使用，滴注时不可使用孔径小于15μm过滤装置的输液器。

5. *激素及内分泌药物*　激素和许多肿瘤的发生和生长有密切关系，通过调节激素平衡可以有效控制肿瘤的生长。激素类药物是对机体的生长和功能起重要调节作用的化学物质，其主要作用机制是通过改变体内内分泌环境而导致某些肿瘤的消退。

（1）氟他胺（氟利坦、Flutamide）

1）用药途径：口服。

2）适应证：晚期前列腺癌。

3）毒性反应：①男子乳房女性化或乳房触痛；②少见心血管潜在性影响；③胃肠道反应较少见；④其他：失眠、疲劳、性欲减退。

4）用药注意事项及护理要点：①转氨酶高于正常值2～3倍的患者不能服用本品；②定期检测患者的肝功能、血压及全血细胞计数；③在医师指导下服药，患者不可擅自停药；④如果出现肝功能损害的症状，如皮肤瘙痒，深色尿（不包括淡黄色或黄绿色尿），恶心、呕吐、持续食欲减退、巩膜黄染或皮肤黄疸，右上腹压痛或“流感”样症状，应立即向医师咨询，确诊为该药引起的肝脏损伤时应立即停用本药。

（2）己烯雌酚（人造求偶素、Diethylstibestrol、DES）

1）用药途径：肌内注射，口服。

2）适应证：补充体内雌激素不足、前列腺癌、乳腺癌、预防产后泌乳。

3）毒性反应：①厌食、恶心、呕吐等胃肠道反应；②不规则的阴道出血、子宫肥大、子宫出血；③易诱发子宫内膜癌；④其他：头痛、体液潴留等。

4）用药注意事项及护理要点：①长期使用应定期检查血压、肝功能、阴道脱落细胞，每年一次宫颈防癌刮片，异常时及时处理；②按指定方法服药，患者不可擅自停药；③提醒患者如有不良反应立即通知医师。

（3）他莫昔芬（三苯氧胺、Tamoxifen、TAM）

1）用药途径：口服。

2）适应证：主要用于乳腺癌术后的辅助治疗，用于雌激素受体阳性者，特别是绝经后年龄 60 岁以上的患者疗效较好；晚期乳腺癌，或治疗后复发者；子宫内膜癌。

3）毒性反应：①胃肠道反应：食欲减退、恶心、呕吐、腹泻；②骨髓抑制反应：偶见白细胞、血小板减少；③长期使用可引起视网膜障碍或角膜浑浊；④生殖系统反应：月经失调、阴道出血、外阴瘙痒、子宫内膜增生等；⑤其他：多毛症、脱发、皮疹、精神错乱、肺栓塞（表现为气短）、血栓等。

4）用药注意事项及护理要点：①服药期间定期做眼科和妇科检查；②定期检测肝功能、血压及全血细胞计数；③同时使用抑酸、改变胃内 pH 值的药物时，服用时间需间隔 1 ～ 2h；④遵照医嘱按时服药，患者不可随意停药或增减剂量；⑤血栓患者忌用。

（4）来曲唑（芙瑞，Letrozole，Femara）

1）用药途径：口服。

2）适应证：用于治疗抗雌激素治疗无效的晚期乳腺癌绝经后患者。

3）毒性反应：①不良反应多为轻度或中度，以恶心、头痛、骨痛、潮热和体重增加为主要表现；②少见反应有便秘、腹泻、瘙痒、皮疹、关节痛、胸腹痛、水肿、高血压、心律失常、血栓形成、呼吸困难、阴道出血等。

4）用药注意事项及护理要点：①本药对胎儿有致畸的危险，孕妇慎用；②指导患者按时按量服药，不可随意增减剂量或停药；③定期检测患者的肝功能、血压及全血细胞计数，密切观察用药后反应，出现异常时应及时告知医师。

（5）甲地孕酮（复方甲地孕酮片，Megestrol，Megace）

1）用药途径：口服。

2）适应证：适用于晚期乳腺癌、子宫内膜癌，可用于提高食欲，增加体重，控制患者厌食。

3）毒性反应：①少数患者出现恶心、呕吐等胃肠道反应；②少有血小板减少；③皮肤反应：皮疹；④罕见有血栓形成；⑤其他：头痛、头晕、出汗、脱发等。

4）用药注意事项及护理要点：①用药期间应密切观察病情，对未控制的糖尿病及高血压患者需谨慎使用；②妊娠早期禁止服用此药；③子宫肌瘤及高血压患者、精神抑郁者慎用。

6. *其他类药物*　除上述药物类别外，还有一些抗肿瘤药物的作用机制尚未完全明了，主要有金属络合物和酶制剂等，如顺铂、卡铂、草酸铂、门冬酰胺酶等。其中铂类是最常用的、重要的一类化疗药物，其主要毒副作用为肾毒性、胃肠道毒性、骨髓抑制。

（1）达卡巴嗪（氮烯咪胺，Dacarbazine，DTIC）

1）用药途径：静脉注射、静脉滴注。

2）适应证：用于黑色素瘤、软组织肉瘤、恶性淋巴瘤。

3）毒性反应：①骨髓抑制：白细胞、血小板减少；②恶心、呕吐、食欲减退等胃肠道反应；③流感样综合征；④其他：面部麻木、脱发等。

4）用药注意事项及护理要点：①对局部组织有刺激，建议采用中心静脉给药；②药物性质极不稳定，遇光或热易变红，在水中也不稳定，应冷藏保存、避光输注，并现配现用，在30min至1h内输完；③定期检测患者的血常规、肝肾功能；④与氢化可的松、琥珀酸钠有配伍禁忌。

（2）顺铂（顺式铂、Cisplatin、DDP）

1）用药途径：静脉滴注，动脉注射，胸、腹腔内注射。

2）适应证：用于睾丸癌、卵巢癌、头颈部癌、膀胱癌、肺癌、食管癌、恶性淋巴瘤等，也可用于癌性胸、腹腔积液的治疗。与放疗联合应用时，可起到增敏作用。

3）毒性反应：①骨髓抑制：白细胞、血小板减少，一般较轻；②严重的胃肠道反应；③肾毒性：累积性及剂量相关性肾功能不全是主要限制性毒性，一般剂量每日超过90mg/m^2即为肾毒性的危险因素；④神经损害：耳鸣、听力下降较常见，有时出现末梢神经肢端麻痹、躯干肌力下降等；⑤其他：过敏反应、脱发、低镁血症，心、肝功能异常。

4）用药注意事项及护理要点：①大剂量使用本药时，为预防肾脏毒性，需充分水化，保持每日尿量2000～3000ml，必要时应用甘露醇及呋塞米，但须注意见尿补钾；②监测血常规、血清电解质、尿素氮、肌酐等，必要时予以处置；③监测末梢神经毒性及听力的表现，必要时减少剂量或停药观察；④避免采用与本品肾毒性或耳毒性叠加的药物，如氨基糖苷类抗生素、两性霉素B等；⑤本药不能接触含铝器具（因铝与顺铂会发生反应，产生黑色沉淀及气体），且静脉滴注时需避光。

（3）卡铂（卡波铂，Carboplatin，CBP）

1）用药途径：静脉滴注。

2）适应证：主要用于卵巢癌、小细胞肺癌、非小细胞肺癌、头颈部鳞癌、食管癌、精原细胞瘤、膀胱癌、间皮瘤等。

3）毒性反应：①骨髓抑制：白细胞与血小板减少与剂量相关，有蓄积作用；②恶心、呕吐等胃肠道反应；③注射部位疼痛；④其他：过敏反应、周围神经毒性、肝功能异常、耳毒性、视力损害、脱发、皮疹、瘙痒等。

4）用药注意事项及护理要点：①用药期间密切监测血常规及肝肾功能，血小板减少时加强出血倾向的观察，给予及时对症处理；②本药使用5%葡萄糖注射液稀释和配制，应现配现用，配制后8h内使用；③静脉注射时应避免漏于血管外，滴注及存放时避免日光直接照射；④本药不能接触含铝器具；⑤用药期间应随访检查：听力、神经功能、血清电解质等，异常时给予对症处理。

(4) 奥沙利铂（草酸铂，艾恒，Oxaliplatin，L-OHP）

1）用药途径：静脉滴注。

2）适应证：主要用于结肠癌、直肠癌，对卵巢癌、乳腺癌、胃癌、非小细胞肺癌、黑色素瘤、淋巴瘤等也均有效。

3）毒性反应：①骨髓抑制：多为轻中度；②胃肠道反应：食欲减退、恶心、呕吐、腹泻等；③神经毒性：以末梢神经炎为特征的周围性感觉神经病变，其特征为可蓄积、可逆，可伴有口腔周围、上呼吸道和上消化道的痉挛；④其他：发热、便秘、轻微脱发。

4）用药注意事项及护理要点：①与氯化钠之间存在配伍禁忌，因此不能使用盐溶液配制或稀释该药；②神经毒性和寒冷有关，在用药期间应注意保暖，避免接触冰凉物品或进食冰冷饮食，如铁栏杆、冷水和冷空气等；③严格把握用药剂量、浓度和速度，以免增加毒性反应；④配制和输注本药时不能接触含铝器具，也不能和碱性液体或碱性药物配伍滴注。

（二）根据药物对细胞增殖周期作用特点分类

1. *周期非特异性药物* 主要作用于增殖细胞群的各期细胞，包括 G_0 期细胞在内的药物。药物特点为作用快而强，对肿瘤细胞的杀伤力随剂量增加而加强，为剂量依赖性药物，故多采用大剂量一次给药，静脉推注为常见给药途径，如氮芥、环磷酰胺、卡莫司汀、丝裂霉素、放线菌素 D、多柔比星、博来霉素等。

2. *周期特异性药物* 仅作用于细胞周期中某一时相的细胞，或使增殖细胞停留于某一时相。其特点为作用弱且疗效缓慢，用药达到一定剂量后即使再增加剂量也不能增加疗效，故临床多采用小剂量、持续一定时间给药，以缓慢静脉注射或肌内注射为主要给药途径，如作用于 S 期的药物包括甲氨蝶呤、氟尿嘧啶、阿糖胞苷、羟基脲等；作用于 M 期的药物包括长春新碱、三尖杉碱、秋水仙碱等。

（三）根据药物作用机制和靶点分类

1. *影响核酸（RNA、DNA）生物合成的药物* 其化学结构和核酸代谢必需的物质相似，通过干扰酶的代谢反应阻碍核酸特别是 DNA 成分的合成，而起到杀伤肿瘤细胞的作用。抗代谢类化疗药多属于此类。

2. *直接破坏 DNA 并阻止其复制的药物* 通过影响或者直接破坏 DNA 的结构与功能，妨碍 DNA 的复制，使有丝分裂不能正常进行，从而杀死肿瘤细胞，如烷化剂、铂类、博来霉素等。

3. *干扰核酸转录过程、阻止 RNA 合成的药物* 多种抗肿瘤抗生素药物通过抑制 DNA 依赖性 RNA 多聚酶影响 RNA 合成，从而阻止蛋白质的合成，如放线菌素 D、柔红霉素、多柔比星等。

4. *影响蛋白质合成的药物* 该类药物通过影响微管蛋白的亚单位聚合而影响纺锤丝的形成，使细胞分裂停止在M期，如长春碱类和鬼臼霉素、紫杉醇类、三尖杉碱（干扰核糖体功能）等。

5. *影响体内激素平衡发挥抗肿瘤作用的药物* 如肾上腺皮质激素、雄激素、雌激素、抗雌激素、芳香化酶抑制剂、孕酮类等。

（四）根据肿瘤的分期和分型、肿瘤对化疗的敏感性和可能的预后、患者的身体状况以及可以联用的其他治疗手段等方面，将化学治疗分别应用于不同目的的抗肿瘤治疗

1. *根治性化疗* 是指化疗必须达到杀灭体内全部肿瘤细胞而治愈肿瘤的目的，分为诱导缓解化疗和继续巩固化疗两个阶段。根治性化疗往往需要较大的化疗剂量以达到根治的目的，因此，药物毒性反应的积极处理和支持治疗的有效力度是能否达到理想疗效的根本保障。这种方法主要用于对化疗非常敏感，且通过化疗可达到治愈或完全控制效果的肿瘤，如肾母细胞瘤、神经母细胞瘤、绒毛膜上皮癌、恶性淋巴瘤、睾丸肿瘤等。

2. *辅助化疗* 是指部分肿瘤在采取有效的局部治疗（手术或放疗）后使用的化疗，是综合治疗的重要组成部分。其目的是针对可能存在的微小转移或残留病灶进行化疗，防止肿瘤复发和转移。目前已肯定的是通过术后辅助化疗能提高治愈率的肿瘤有：乳腺癌、骨肉瘤、结直肠癌、睾丸肿瘤、横纹肌肉瘤等。

3. *新辅助化疗* 指在手术或放疗前先使用全身化疗，使局部病灶及区域淋巴结转移病灶缩小，达到缩小手术范围、增加手术切除率、增加放疗疗效、减少手术或放疗造成的损伤等目的。有时也用于部分晚期、难以手术切除的局部肿瘤患者，通过化疗使肿瘤缩小以获得手术机会。又称为术前化疗或诱导化疗。

4. *姑息性化疗* 针对某些因为患者身体状况太差或拒绝治疗等原因，无法采取手术或放疗等积极治疗方法的晚期肿瘤患者，选择全身姑息性化疗作为主要治疗手段。但姑息性化疗的疗效有限，仅可缓解患者的部分症状，减轻痛苦、提高生活质量。

5. *局部化疗* 某些肿瘤或特殊情况下需要局部使用化疗药物。尤其是静脉给药时化疗药物不能到达的病灶或药物浓度很低的病灶，可以采用局部给予化疗药物的方式，可以取得较为满意的效果。例如：胸腔内、腹腔内、心包腔内化疗治疗恶性积液；动脉介入栓塞化疗用于治疗不能手术切除的原发性肝癌及肝转移；通过腰椎穿刺进行鞘内化疗治疗脑膜白血病或淋巴瘤；肿瘤直接注射化疗等。

6. *研究性化疗* 标准化疗方案的形成常常通过Ⅰ期临床试验确定最大耐受剂量和主要毒性，Ⅱ期临床试验证明安全有效，Ⅲ期临床试验证明优越性，同时需要重复验证或meta分析确立肯定的疗效，以达成共识和形成临床指南。研究性化疗应符合临床药物试验的规范标准（good clinical practice，GCP）原则。

三、护士在肿瘤化学治疗中的作用

护士作为临床用药的主要实施者，在肿瘤化疗过程中起着不可替代的作用。

（一）化疗药物的应用特点与护理

1. *全身毒性反应大* 化疗药物是把“双刃剑”，在杀伤肿瘤细胞的同时对正常细胞也有杀伤作用，其中对骨髓细胞、胃肠黏膜细胞、生殖细胞、生发干细胞的杀伤力尤为明显。无论是口服给药还是静脉给药，多数患者会出现恶心、呕吐等消化道反应，以及骨髓抑制、免疫抑制等毒性反应，部分毒性反应发生迅猛，严重威胁患者的生命，需要护士具备良好的评判性思维能力。

2. *局部毒性反应明显* 几乎所有化疗药物都会造成血管壁不同程度的受损，主要表现为以下几个方面：静脉给药时细胞毒性药物刺激血管内壁造成静脉炎；细胞毒性药物由皮肤脉管系统渗出扩散至周围组织，导致局部炎症反应称化学性蜂窝织炎；局部炎症进一步发展造成局部组织坏死，称为渗出性坏死。发疱剂如氮芥、多柔比星、长春新碱、长春瑞滨，以及强刺激性药物如多西他赛、大剂量顺铂等，均可因其化学性、酸碱性及高渗透压等因素对血管造成损伤和刺激，导致静脉炎或更严重的局部反应。因此，化疗期间的静脉护理应成为专科护士不可忽视的重要问题。

3. *药物使用的专科性强*

（1）化疗药物的浓度和输注时间与临床疗效和不良反应密切相关。周期特异性药物作用于肿瘤细胞的某些特定阶段，其疗效与药物使用时间呈正相关，即时间越长，效果越好，如氟尿嘧啶可以连续静脉滴注44h；而周期非特异性药物的疗效则与药物浓度相关，浓度越高，效果越好。但化疗药物浓度越大，在血管中滞留的时间越长，静脉炎的发病概率就越高。有些化疗药物有明确的浓度要求和输注时间的限制，如吉西他滨200mg/瓶至少注入0.9%氯化钠注射液5ml（含吉西他滨浓度≤40mg/ml），并已证实随着输注时间的延长，其药物毒性也相应增加；长春瑞滨滴速过慢则会加重静脉的毒性反应。

（2）化疗药物配制载体有其特异性。常用化疗药物一般不选用葡萄糖氯化钠、复方氯化钠、乳酸林格液配制；奥沙利铂、卡铂与含氯的溶液存在配伍禁忌；左旋门冬酰胺酶若用生理盐水直接溶解，将因盐析而呈白浊状，故不得选用生理盐水作为配制载体；阿糖胞苷、丝裂霉素C、环磷酰胺、依托泊苷等药物只能用生理盐水配制。

（3）化疗药物的稳定性易受多种因素的影响。绝大多数化疗药物容易受到光线、湿气和温度等环境因素的影响而发生物理、化学反应。有些化疗药物由于其化学结构的特殊性，在滴注过程中有水的存在，可发生裂环、重排、水解、聚合、氧化、异构化等复杂的反应。光照还可催化上述反应的进程，加速药物分解，引起药物效价降低，甚至药物外观、性状发生改变而产生毒性。因此，化疗药物不可存放在潮湿的地方，以免药物性质受到破坏；有些药物需避光静脉滴注，如顺铂、达卡巴嗪等；而环磷酰胺、达卡巴嗪等药物经溶解后若未能及时使用将出现不同程度的药效降低。

（4）多数化疗药物的给药途径单一，如长春新碱和门冬酰胺酶只能静脉给药，不能肌内、皮下或鞘内注射。

（5）在联合化疗方案中，给药先后顺序问题涉及药物的作用机制、作用时相及药动学等相关问题，两种或多种药物同时给药或序贯给药，所产生的抗瘤效果往往存在很大的区别。大量临床研究结果表明，给药顺序安排不当不仅会减弱药物的抗瘤作用，而且会增加药物的毒性反应，甚至最终导致治疗失败。如甲氨蝶呤与氟尿嘧啶同时给药或先用氟尿嘧啶均会产生药理拮抗；先用顺铂，后用紫杉醇，其产生的骨髓抑制作用加重，毒性增加。

因此，护士在应用化疗药物前必须了解药物代谢动力学、药物性质、用法用量、给药途径、毒性反应、注意事项及用药后的效果观察，才能做好化疗患者的有效护理，最大限度地发挥化疗疗效。

（二）护士在化疗实施前的工作内容

1. 化疗前需确认的内容

（1）首先护士必须接受化疗相关知识和技能的培训，并与时俱进，不断学习前沿新药知识，掌握药物的药理作用、性质及使用注意事项等，能按时、准确、安全、合理地将化疗药物应用于临床。同时，应掌握药物的毒性作用及预防措施，尽力避免或减轻毒性反应，确保化疗疗效，提高患者的生活质量。

（2）查看患者是否签署化学治疗知情同意书。对于没有签署知情同意书的，护士有责任和义务提醒医师，切勿在未签署的情况下执行化疗。

（3）了解患者的一般情况，如：诊断是否明确；肿瘤的类型、分期和恶化程度；有无其他疾病或并发症；患者对自己病情的了解程度；患者家庭、经济、文化和社会背景等，有计划地提出针对性护理措施。

（4）配合医师进行患者的一般身体状况如肿瘤患者卡氏功能状态评分（KPS，百分法）或体力状况评分（ZPS，五分法），以及体重、营养状况等的评估。并评估患者对化疗方案的耐受能力，如心理压力、过敏史、心肺功能、血管情况等，与医师及时沟通。

（5）了解患者的各项检查结果，如肝肾功能、心肺功能、血常规（白细胞、血小板计数尤为重要）等，对有异常者应积极配合医师进行对症处理，不可盲目执行化疗。

（6）了解患者有无药物过敏史，有过敏史者应及时报告医师。对易发生过敏反应的药物，须遵医嘱做好化疗前的预处理。比如，使用紫杉醇化疗前12h给予地塞米松口服，30～60min给予苯海拉明肌内注射，以预防过敏反应的发生；左旋门冬酰胺酶在使用前或已停药一周及以上时须做皮试，结果为阴性时才可应用；另有一些药物须试验性小剂量注射后，无反应才可大剂量应用。这些药物在注射前须备好肾上腺素、地塞米松等抢救药物及呼吸机、心电监护仪等抢救器械。

（7）了解药物对静脉的刺激程度，掌握穿刺技巧、观察要点及外渗后的处理方法，合理选择静脉输注工具。外周静脉输注时应提前准备好药物外渗所需的用物。

（8）严格按照要求保管化疗药物，定期检查药物质量和有效期，确保用药的安全性、稳定性和有效性。若发现药物过期、变质及贮存不当，一律不得使用，并立即交至药剂科按规范流程处理，避免混淆。

2. 正确配制化疗药物

（1）在处理化疗医嘱和配制药物的过程中，均应以高度的责任心和慎独精神严格按照规范正确配制药物。

（2）严格遵守“三查七对”，至少两名护士仔细核对化疗相关信息，包括患者的基本信息、药物名称、给药剂量和浓度、用药时间和频次、输注速度和途径等，确保准确无误。若发现不合理医嘱或有疑问用药时，护士必须经过查证、排除疑虑后方可执行化疗，防止错误执行医嘱或执行错误医嘱而导致用药错误。

（3）在患者体液量许可的情况下，化疗药物应以有效浓度范围内的最大载体量加以配制，以尽量减少对静脉的刺激，并保证药物的稳定性。

（4）根据药物的相互作用原则、刺激性原则及细胞动力学原则，合理安排给药顺序，以促进化疗疗效，减少药物不良反应。且应遵循现配现用原则，药物配制时间不宜过早，以免影响药物效价或导致药物变质。

（5）根据化疗药物的理化性质选用合适的配制载体。药品说明书是药物配制载体选择的首要依据，用药前护士应详细阅读，避免因溶媒选择不当而使药物发生变性。

（6）经两人计算药物剂量，并确保药物充分溶解、抽吸干净，使患者的实际用药剂量准确无误。如顺铂冻干粉和环磷酰胺稀释后须经过较长时间的振荡，且抽吸后还需确认密封瓶内无残留粉末或颗粒，以达到完全溶解。

（7）掌握化疗职业防护原则和操作规范，尽量避免因药物泄露造成对人体和环境的污染。

3. 与患者和家属进行良好沟通

（1）护士应使用亲切、富有同情心且通俗易懂的语言与患者进行沟通，取得患者的充分信任，获得患者的积极配合。并做好心理护理，使患者消除恐惧、焦虑等不良情绪。

（2）应告知化疗的目的，尤其是化疗仅作为辅助治疗手段时，应让患者和家属充分了解其缓解症状及延长生命的目的，避免对治疗的期望值过高而产生误解。但对于实施保护性医疗的患者，应根据其性格特征、精神状态及对待疾病的态度，与家属统一口径后，以适当的方式向患者讲解治疗目的，避免恶性刺激导致不良后果。

（3）介绍化疗可能出现的毒性反应和应对措施，以及用药的注意事项等，让患者和家属事先有所了解，做好相关准备，且对用药后能积极配合医务人员的病情观察、及时报告不良反应具有积极作用。可采用口头、书面、讲座、视频等相结合的健康教育形式。

（三）护士在化疗过程中的监护作用

1. 正确执行化疗

（1）严格按照化疗药物的说明书和医嘱，根据药物理化特性及药物代谢动力学特点正确执行化疗。

（2）在执行化疗时须经过严格的“三查七对”，以确保患者的各项信息准确无误，并确保药物的剂量、浓度及使用方法和时间均正确，达到安全用药。

（3）口服给药时，护士应根据患者的病情、药物作用及半衰期合理安排服药时间，且看患者服药到口，做到按时、按量、准确服药，避免发生漏服、错服等不良事件而影响药物疗效。

（4）静脉给药时应根据不同的化疗药物选择不同的输注速度，并加强巡视，将滴速调节至最佳。如多柔比星、环磷酰胺等药物须快速滴注以保证足够的药物浓度；奥沙利铂滴注时间为 2 ～ 6 h；吉西他滨滴注时间为 30 ～ 60min。

（5）针对某些性质不稳定、遇光易发生化学反应的化疗药物，护士应熟悉这些特性，在静脉给药过程中使用避光袋和避光输液器，以隔离光线，保证药效。

（6）掌握联合化疗方案中药物的正确输入顺序和间隔时间，做到合理序贯用药。如在使用甲氨蝶呤 4 ～ 6 h 后，再用氟尿嘧啶可增加疗效；先用紫杉醇后用顺铂，则可提高治疗指数。但患者在使用几种非顺序性的化疗药物时，则可根据药物外渗后对组织的损伤程度，先使用非发疱性药物，后使用发疱性药物；若同为发疱性药物则先浓后稀。

2. 做好化疗的交接班工作　由于化疗药物的细胞毒性和外渗性等特点，护士在执行化疗的过程中应加强巡视，认真做好交接班，特别是一些重点药物、重点人群和重点环节。例如，输注易发生过敏反应的药物、需要在规定时间内输完的药物、外渗处理后需持续关注的患者、严重胃肠道反应可能致电解质紊乱的患者等，均应做到密切观察、每班交接、及时记录。

3. 做好静脉的管理　详见第6章肿瘤内科治疗的静脉管理。

（四）护士在化疗后毒性反应观察和处理中的作用

很多化疗药物的治疗剂量与中毒剂量非常接近，且具有各自特殊的不良反应，护士作为化疗的直接执行人，须高度重视不良反应的观察与监护，保障化疗用药的安全有效。

1. 指导患者积极参与化疗不良反应的管理，知晓重点观察内容，及时与医务人员沟通。

2. 严密观察患者化疗后的反应。动态监测生命体征和血常规变化，观察脏器功能有无异常，及时发现毒性反应并规范处理，避免严重并发症的发生。

3. 关心患者的进食情况，指导患者合理膳食。胃肠道反应期间应摄入清淡易消化、少油脂的软食，并增加食物的多元化，注意食物的色香味和饮食卫生。待胃肠道反应消失后可增加高蛋白、高热量、高维生素饮食，也可采用中医食疗方法调整食欲、补充营养，提高机体抵抗力。并指导患者多饮水，促进排尿，减轻泌尿系统的毒性反应，同时应注意补充钾盐，防止发生低血钾。

4. 一旦发生药物过敏等严重毒性反应，须立即停止该化疗药物的输注，分秒必争，迅速配合医师进行抢救。

5. 指导患者在化疗间歇期定期复查、随诊；保持乐观向上的心态，避免心理压力；注意劳逸结合，进行适度的功能锻炼，提高免疫力。

随着肿瘤医学的快速发展，化学治疗在肿瘤综合治疗中的地位仍然重要。肿瘤科临床护士需要不断学习，更新药物相关知识和化疗应用技能，熟练掌握各项护理技术，这样不仅能保障肿瘤患者化疗的安全性，也能不断提高专科护理质量，发挥专科护士在肿瘤化疗中至关重要的作用。

第二节　肿瘤化学治疗的特殊途径及护理

一、胸腔内化疗及护理

正常情况下，胸腔内液体（简称胸液）的形成与吸收处于动态平衡状态。任何原因使胸液形成过多或吸收过少时，均可导致胸液异常积聚，称为胸腔积液（简称胸水）。恶性胸腔积液（MPE）是由于肿瘤细胞浸润脏层胸膜或肿瘤直接压迫致静脉、淋巴回流受阻而导致过多的渗出液聚集在胸膜腔间隙内，是恶性肿瘤常见的并发症之一，常见病因为乳腺癌、肺癌，亦可见于淋巴瘤、间皮瘤、卵巢癌等。但肿瘤并不是造成恶性胸腔积液的唯一原因，充血性心力衰竭、感染和肺梗死等也可导致肿瘤患者发生胸腔积液。

少量恶性胸腔积液时患者常无明显症状，积液量过多时患者可出现气促、胸闷、胸痛、心悸、干咳及呼吸困难，甚至出现端坐呼吸、发绀等心肺功能不全的症状，严重威胁着患者的生命。胸腔内积液形成的速度越快、积液量越多，肺受压越明显，呼吸受限和循环受阻症状也越严重。因此，及时有效地控制胸腔积液，迅速解除肺受压，缓解症状，对于抢救患者生命、改善生存质量显得尤为重要。

胸腔内化疗是目前治疗恶性胸腔积液最常用的局部化学治疗方法。临床试验证明，局部用药后胸腔内药物浓度高于血浆的20倍，不仅可刺激胸膜形成化学性胸膜炎致胸膜粘连、胸膜腔闭塞固定，也可直接杀灭癌细胞，或通过胸膜吸收入血液抑制原发灶和转移灶，从而达到有效控制胸腔积液的目的，主要适用于胸水中癌细胞检查呈阳性的病例。临床上常用留置中心静脉导管行胸腔穿刺引流后进行胸腔内化疗的方法，对于控制恶性胸腔积液及胸腔肿瘤治疗效果明显。

（一）胸腔内化疗的临床应用

1. 胸腔内化疗方案的确定　恶性胸腔积液形成时，应对患者的身体状况、临床症状、肿瘤病理类型、胸腔积液量及增加的速度、全身化疗可能的预后等进行充分的评估，以决定治疗方案。对化疗敏感、通过全身治疗有可能控制胸腔积液的患者应尽早开始全身治疗；而对于大量胸腔积液且不断增加或已发生严重并发症的患者，应进行胸腔穿刺排液或胸腔闭式引流以尽快解除积液对肺的压迫，再向胸膜腔内灌注化疗药物或注入硬化剂、生物制剂。常用于胸腔内灌注的化疗药物有：多柔比星、顺铂、卡铂、博来霉素等，单用或联合应用；与化疗药物具协同作用的生物制剂有：高聚金葡素、白细胞介素-2、干扰素等，可与化疗药物交替或同时使用；用于硬化治疗的药物有：四环素、滑石粉、红霉素等。无论使用何种药物，胸腔注射前应尽可能彻底引流出胸腔内积液，才有可能获得最佳疗效。

2. 胸腔内化疗的操作要点

（1）首先确定穿刺点。可选取胸腔积液区实音最明显的部位作为穿刺点，一般位于肩胛下线7～9肋间；腋后线7～8肋间；腋中线6～7肋间；腋前线5～6肋间。积液量少或包裹性积液不易确定穿刺点时，可通过超声定位。

（2）根据患者病情取坐位或半卧位，常规消毒皮肤，戴无菌手套，铺洞巾，以2%利多卡因做局部浸润麻醉。

（3）左手固定穿刺点皮肤，右手持穿刺针，与胸壁成直角缓慢进针，当注射器内有积液流出时再进针0.3～0.5cm，以保证穿刺针端口进入胸腔内。将导丝经穿刺针芯送入胸腔内，拔出穿刺针，扩皮后将导管套在导丝上向前推进，退出导丝，留置导管于胸腔内（一般为10～15cm），连接引流管，并妥善固定导管。

(4) 待积液基本引流尽后，将配制好的化疗药物经胸腔引流导管注入胸膜腔内。推注药完毕以肝素盐水封管，并夹闭导管。

3. 胸腔内化疗的疗效判定标准　根据胸部X线片和B超等影像学及WHO标准评价胸腔积液的控制效果如下。

(1) 完全缓解（CR）：治疗后胸腔积液完全消失并维持4周以上。

(2) 部分缓解（PR）：胸腔积液减少50%以上，症状明显改善，维持4周以上。

(3) 无效（NC）：经治疗后胸腔积液无减少或增加。

（二）胸腔内化疗的护理

1. 胸腔内化疗前的护理

(1) 心理护理：恶性胸腔积液的患者胸闷、呼吸困难，对侵入性操作缺乏了解，多出现恐惧、紧张、多虑，甚至对治疗失去信心。操作前应向患者及家属介绍胸腔留置导管引流后行胸腔化学治疗胸腔积液的必要性和疗效、术中配合事宜、可能出现的并发症及应对策略，以解除或减轻患者的思想顾虑和紧张情绪，并得到患者及家属的充分理解和认同，取得其积极配合，签署知情同意书。

(2) 治疗前的准备：①环境准备。操作前30min室内空气流通，保持适宜的温度及湿度，无人流走动、无尘埃飞扬，符合无菌技术操作要求；有屏风或拉帘等保护患者隐私的设施，做到让患者安心接受治疗。②患者准备：完善各项常规检查；做好穿刺部位皮肤的清洁，着宽松舒适衣物；剧烈咳嗽可能影响医生穿刺的准确性，可在医务人员指导下口服可待因以控制咳嗽。③操作用物及药品准备：胸腔穿刺包、中心静脉导管、无菌手套、无菌敷贴、胸腔闭式引流瓶或引流袋、一次性注射器、吸氧装置、胶布、棉签、导管固定器、0.5%活力碘、2%利多卡因等，以及必要的抢救药物和设备。

2. 胸腔内化疗中及化疗后的护理

(1) 胸腔穿刺的护理：①患者取坐位时，协助其面向椅背骑跨于靠背椅上，两手交叉抱臂，头枕臂上，尽量使肋间隙增宽，便于穿刺；不能坐起者，协助患者取半卧位，穿刺侧前臂上举抱于枕部。②穿刺过程中指导患者保持穿刺体位，不可随意转动身体、讲话或咳嗽，若有异常不适时可举手示意，防止穿刺针发生偏移而损伤胸膜或肺组织造成气胸。③密切配合医师进行穿刺点定位、消毒、穿刺、置管、固定、引流等过程，要求技术娴熟，严格遵守无菌技术操作原则。导管置入后连接一次性引流袋，并将导管妥善固定于胸壁皮肤上，用无菌敷贴覆盖穿刺点。④严密观察患者的反应，若突然出现胸部压迫感、剧痛、晕厥、冷汗等不适，则提示可能发生“胸膜反应”，应立即告知医师，停止操作，积极配合医师进行抢救。

(2) 积液引流的护理：①引流中应密切观察患者的生命体征及意识变化，以及胸痛、胸闷、心悸、咳嗽、气短等症状有无加重，如有异常及时报告医师处理，必要时减慢或停止引流。②每日观察引流管穿刺部位有无红、肿、热、痛等炎症表现，查看无菌敷贴是否平整，有无潮湿、松散等情况。定期消毒穿刺部位皮肤并更换无菌敷贴，如有渗液、敷贴卷曲、脱落等应立即处理。③每日观察引流管是否通畅，查看并记录引流液的量、颜色、性状；引流袋酌情更换，一般每周至少更换 1 ～ 2 次。④指导患者将引流袋妥善放置于低于胸腔穿刺点 60cm 处，防止引流液逆流，活动时防止导管的过度牵拉、折叠、扭曲。⑤引流速度不宜过快、排液量不可过多，以免造成纵隔的移位及复张性肺水肿，加重呼吸困难和咳嗽。如果 24h 的引流量仍超过 100ml，则仍需继续引流，尽可能使胸膜表面形成大量粘连，使胸膜腔闭合，减少胸腔积液生成，为腔内注入化疗药物奠定基础。

(3) 灌注药物的护理：①一般持续引流 1 ～ 2d 后，24h 胸腔积液引流量少于 50 ～ 100ml 时，即可进行胸腔内灌注化疗药物，应及时通知医师并配合完成。②正确配制化疗药物，确保剂量准确并充分稀释、溶解。③匀速、缓慢地将药物注入患者胸腔内，不宜过快推注；注药过程应谨慎，分离注射器和肝素帽的前后均应确保导管处于夹闭状态，始终保持胸腔的负压状态，以免形成气胸；同时注意倾听患者主诉，出现异常不适时酌情停止注药。④注药完毕应配合医师进行正确的封管，避免空气进入胸腔。⑤注入化疗药物 2 ～ 6h，应指导患者每间隔 15 ～ 20min 变换一次体位，可采取仰卧位、俯卧位及侧卧位，使化疗药物与胸腔充分接触，保证治疗效果。⑥定期复查胸部 X 线片或 B 超，若仍有积液者应酌情重复给药。

(4) 拔管的护理：查看复查结果，结合患者症状，了解治疗效果，如胸腔积液症状消失或注药 3 次仍无效时可根据医嘱酌情拔管。拔管前告知患者尽量放松，缓慢深呼吸，拔出导管后迅速用纱布按压穿刺点，以胶布加压包扎。拔管后注意观察穿刺点有无出血、感染、皮下气肿等情况，并及时予以处理。

3. 胸腔内化疗不良反应的观察及护理　胸腔内化疗的不良反应主要为恶心、呕吐、胸痛、发热、脱发，偶有白细胞下降，但这些症状均较全身化疗轻，且发生率低，经对症处理后可得到缓解，应加强病情观察，及时发现并正确处理。胸腔内化疗还可能出现以下反应。

(1) 胸膜反应：胸膜反应是胸腔穿刺过程中较为严重的并发症，与患者年龄（年轻者反应更敏感）、体质虚弱、空腹状态、不良情绪、剧烈疼痛、反复穿刺等因素有关。因此，在进行胸腔穿刺前应做好患者的心理护理；详细询问患者的既往史，了解其对疼痛的耐受性、有无晕血史等；可遵医嘱在术前给予阿托品 0.5mg 肌内注射；对精神极度紧张的患者酌情使用镇静剂；鼓励患者进食，防止低血糖反应；采取舒适的胸穿体位，如坐在床上抱头伏于舒适小桌上；熟练掌握操作技能，准确定位，避免反复穿刺；引流积液时不可过多过快。

患者一旦出现头晕、连续咳嗽、胸闷、心悸、脉细、面色苍白、出汗、四肢发凉、血压下降、胸部压迫感、虚脱、甚至意识障碍等胸膜反应的症状时，应立即停止穿刺，取平卧位，加强保暖，观察脉搏、血压、神志的变化。症状轻者，经休息或心理疏导即能自行缓解。对于出汗明显、血压偏低的患者，给予吸氧及补充液体。必要时皮下注射 0.1% 肾上腺素 0.5ml 预防休克。

（2）复张性肺水肿：由于胸腔积液的快速引流导致萎陷的肺迅速复张而出现的急性非心源性肺水肿称为复张性肺水肿，是胸腔闭式引流最严重的并发症，发病迅速，如果未得到及时诊治，可造成不可逆的呼吸窘迫综合征及多器官功能衰竭，死亡率高达 20%。因此，引流过程中应严格控制速度和引流量，一般以每分钟不超过 5ml 为宜，第一次放液量应控制在 600ml 内，最多不超过 1000ml，避免复张性肺水肿发生。在胸水引流过程中患者如出现胸闷、气促，应立即夹闭导管，终止引流，报告医师予对症处理并密切观察患者病情变化。

（3）胸痛、发热：胸痛是由于化疗药物对局部组织刺激引起胸膜增厚、粘连，牵拉神经末梢所致。多数患者在灌注化疗药物 1h 后出现，疼痛可持续 2 ～ 3d。应向患者介绍疼痛原因，解除其思想顾虑；注意观察胸痛的部位、性质、程度，必要时遵医嘱给予镇痛药，并观察用药后反应。

发热是由于化疗后肿瘤组织发生坏死而引起吸收热，体温一般为 37.5 ～ 38℃。应注意观察体温变化，鼓励患者多饮水，必要时行温水或酒精擦浴等物理降温措施；体温高于 38.5℃时遵医嘱给予药物治疗；出汗较多者要及时更换衣物，保持床铺清洁干燥，同时注意保暖；做好口腔及皮肤护理。

（4）导管堵塞：发生堵管的原因主要为：恶性胸腔积液为血性时，其凝血纤维素膜易造成导管堵塞；积液内含有较高蛋白，致积液黏稠，易出现引流不畅；萎缩的肺逐渐复张而堵塞引流管孔致引流不畅；导管发生移位，胸腔内距离过短或过长等。应定时挤压引流管，保持引流通畅；发现引流不畅时应及时分析原因，做好对症处理。

4. 饮食护理　鼓励患者多食蔬菜水果，给予高蛋白、高热量、高维生素的清淡易消化饮食，有利于及时补充营养，增强体质，提高免疫功能。鼓励患者多饮水，以利于化疗药物代谢产物的排出，减轻肾脏毒性。若出现恶心、呕吐可予以心理支持疗法，必要时给予镇吐药。

5. 出院指导　指导患者出院后严格遵照医嘱按时、按量服药，掌握用药方法及注意事项；定期复查 B 超、胸部 X 线片及肝、肾功能等，发生病情变化时应及时就诊；戒烟酒，适度活动，并保证充足的休息及睡眠时间，避免过度劳累或情绪激动；定期来院复诊。

二、腹腔内化疗及护理

恶性肿瘤腹腔内广泛转移、进展期胃肠道恶性肿瘤术后腹腔种植复发无法再次手术，以及放射治疗的晚期胃肠道恶性肿瘤的处理，目前仍是棘手的问题。全身化疗、免疫疗法虽能缓解症状，改善生存率，但仍难免复发。

腹腔内化疗（Intraperitoneal Chemotherapy，IPC）较静脉化疗具有明显的药代动力学优势，用于局部治疗恶性肿瘤已有数十年的历史。其基本理论依据是通过导管向腹腔内灌注化疗药物，使药物直接作用于复发和转移的部位，增加药物和腹膜的接触面积，提高局部药物浓度，达到有效杀灭肿瘤细胞、减少其转移与复发、最大限度的延长患者生存期的目的。以往这一给药途径主要用于治疗卵巢癌、恶性间皮瘤等局限于腹腔的肿瘤。目前，IPC 已成为提高进展期胃肠道恶性肿瘤手术切除率以及术后辅助治疗的新途径，对控制恶性腹水也有较好疗效，可提高患者的生存期及生存质量，在肿瘤的综合治疗中发挥着重要的作用，改善了静脉化疗无法完成的腹腔内游离癌细胞阳性和镜下浆膜转移患者的抗肿瘤效果。

（一）腹腔内化疗的临床运用

1. 腹腔内化疗的作用机制　IPC 作为一项选择性、区域性治疗方法，可通过以下作用机制达到减灭腹腔微小灶、降低腹腔内转移灶形成的概率、提高疗效等临床治疗效果：①腹膜 - 血浆屏障的存在使 IPC 能在腹水中提供持久恒定的高浓度化疗药，直接作用于腹腔内游离肿瘤细胞；②腹腔内的化疗药物通过表面弥散至内脏层腹膜吸收，经腹膜淋巴管和静脉进入门静脉而到达肝脏，故门静脉血中高浓度化疗药对肝转移的防治有一定作用；③大部分化疗药经肝首过效应被代谢，以外毒形式进入体循环，故极少引起个体中毒症状，并使高剂量 IPC 成为可能；④ IPC 采用大容量（一般为 2000ml）腹腔灌注以克服腹腔内液体自由流动的阻力，保证足够的药物分布，并防止硬化性腹膜炎的发生；⑤化疗药同时杀灭腹腔内炎症细胞和血小板，减少生长因子的释放，阻断其对肿瘤细胞增殖的促进作用。

2. 腹腔内化疗的常用药物　根据化疗药物代谢动力学的原理，腹腔化疗药物的选用一般有以下几种原则：①药物与细胞周期的关系，周期非特异性药物在作用过程中浓度比时间更重要，而周期特异性药物作用时间比浓度更为重要；②腹膜渗透性要低但对肿瘤细胞有较强的穿透性；③药物敏感性与肿瘤细胞的组织学类型；④缓释剂药物；⑤抗肿瘤药物与非抗肿瘤药物的联合应用及其协同作用。目前临床上常用于 IPC 的化疗药物有顺铂、卡铂、氟尿嘧啶、丝裂霉素、多柔比星、博来霉素、足叶乙苷及一些生物制剂如干扰素、白介素 -2、单克隆抗体等。其中，顺铂由于能够穿透 50 个细胞层，加热和增加作用时间后穿透力更强，对大部分肿瘤细胞有杀伤作用，因而在 IPC 的药物选用中有重要地位。

3. 腹腔内化疗的操作要点

（1）根据患者病情确定合适的穿刺部位：①脐部与髂前上棘连线的中外 1/3 交点处；②脐与耻骨联合连线的中点上方 1cm，偏左或偏右 1.5cm 处；③侧卧位时选脐的水平线与腋前线或腋中线交叉处。对少量积液或有包裹性积液患者需在超声引导下定位穿刺。

（2）常规消毒皮肤，戴无菌手套，铺洞巾，自皮肤到腹膜层用 2% 利多卡因逐层局部浸润麻醉。

（3）麻醉成功后，操作者左手固定穿刺部位，右手持针与皮肤呈 90° 经麻醉路径逐步刺入腹壁，待感到针尖阻力突然消失时，表示针头已穿破腹膜壁层，抽到腹水确定穿刺针在腹腔内后将导管插入所需位置，一般深度为 10 ～ 15cm。抽出导丝及针套，连接引流管，妥善固定导管，记录导管型号、名称、编号，插入深度、时间及操作过程。必要时行 X 线片。整个操作过程严格遵守无菌技术操作原则。

（4）腹水患者先引流积液，待积液基本引流尽后，将配制好的化疗药物经腹腔引流导管注入腹膜腔，无腹水的患者，可直接注入化疗药物，注药完毕以肝素盐水封管，并夹闭导管。在治疗过程中患者若出现剧烈腹痛或病情进展则终止治疗或更改治疗方案。

4. 腹腔内化疗的疗效评价标准　IPC 的近期疗效评价可参照 WHO 恶性肿瘤不可测量病变疗效评定标准如下。

（1）完全缓解（CR）：腹水完全消失，并至少维持 4 周以上。

（2）部分缓解（PR）：腹水减少 50% 以上，并至少维持 4 周以上。

（3）稳定（NC）：腹水减少不足 50%，增加不超过 25%，并至少维持 4 周以上。

（4）进展（PD）：腹水增加超过 25% 以上。

（二）腹腔内化疗的护理

1. 腹腔穿刺的护理

（1）操作前应充分了解患者的生理和心理状态，做好心理疏导。向患者及家属介绍腹腔内化疗的目的及意义、穿刺时的注意事项、可能出现的并发症及应对策略等，使患者能够树立与疾病作斗争的信心和勇气，主动配合治疗，并签署知情同意书。

（2）选择温度和湿度适宜的治疗间，有保护患者隐私的设施，且符合无菌技术操作要求；准备好腹腔穿刺包、中心静脉导管、一次性引流袋及其他一次性用物和 2% 利多卡因等必要的药物；协助患者完善各项检查，如查血常规、肝肾功能，称体重、测腹围等，为医师计算化疗药物的剂量及水化输液量提供依据；指导患者术前 15min 排空尿液，防止腹腔穿刺时误伤膀胱。

（3）按照医师的要求结合病情协助患者取合适体位，充分暴露下腹部，同时应注意保暖。平卧位时，头胸部需抬高 30°，下肢屈曲；侧卧时背部垫软枕，以支撑身体，并使腹肌松弛，便于穿刺。穿刺过程中嘱咐患者不可随意转动身体、咳嗽或打喷嚏，防止穿刺针发生偏移而损伤腹壁及脏器。若有异常不适时可举手示意。

（4）密切配合医师进行置管操作，严格遵守无菌技术操作原则。穿刺后若抽出的液体为肠液或血液，医师立即拔出针头后，需用力按压局部至少 15min，并且严密观察患者有无腹痛、恶心、呕吐及腹膜刺激征，监测生命体征、面色、指端温度及颜色的变化。必要时协助进行B超检查，了解腹部是否有积血、积液。

（5）导管置入成功后连接一次性引流袋，并将其妥善固定于腹壁皮肤上。

2. 腹水引流的护理

（1）导管留置过程中每日注意观察穿刺部位有无红肿、胀痛，有无皮下淤血或腹水外渗，需保持穿刺局部清洁、干燥。发现异常时应及时告知医师予以对症处理。

（2）腹水引流时以保持适宜的引流量和速度，准确做好记录。首次引流不得超过 1000ml，大量腹水时注意分次引流为宜，避免突然大量引流腹水引起腹内压力骤降导致腹腔内出血、虚脱及休克等并发症。

3. 腹腔灌注化疗药物的护理

（1）配制和灌注化疗药物时应严格遵守无菌操作原则和“三查七对”，确保用药安全。

（2）遵医嘱在腹腔化疗的同时进行静脉“水化”，每日补液量在 2500ml 以上，必要时用 20% 甘露醇或呋塞米利尿，保持每日尿量达 2500ml 以上。

（3）灌注化疗药物前须观察穿刺部位有无渗液，确认导管在腹腔内、深度适宜且引流通畅（可先用 20ml 生理盐水冲管），各接口连接紧密，严防因渗液或导管脱出而将化疗药物灌注至皮下组织或腹壁而造成严重后果。

（4）灌注前可将配制好的化疗药液加温至高于体温 2℃左右，以减少因常温药液灌注引起患者出现腹部不适和腹痛等症状。药液灌注时避免推注过猛损坏导管而造成药物外渗或推注速度过快而引起患者不适。

（5）灌注药物后 2h 内应协助患者不断变换体位，依次平卧、侧卧、俯卧、坐位，每个体位保持约 15min，循环 3～4 次，可通过重力使化疗药物广泛分布于腹腔中，与肿瘤组织充分接触并吸收，以提高药物疗效。当患者身体不能耐受时可缩短体位保持时间，但需增加体位变换次数，同时可协助患者轻揉腹部或进行腹部热敷以加快药液的吸收。

4. *腹腔内化疗不良反应的观察及护理*　相对于静脉化疗而言，IPC可使化疗药物直接作用于肿瘤部位而发挥药理作用，有较高的药物浓度和利用度，而由于血液吸收量较少，腹腔外的其他部位血药浓度极低，故不良反应轻微。但临床工作中亦有一部分患者可出现较明显的不良反应，除常见的胃肠道反应和骨髓抑制外，也可能出现以下反应，应给予及时的观察和护理。

（1）皮下及肠管组织坏死：化疗药液误注于皮下及肠管内可导致腹壁皮下组织及肠管组织发生化学性坏死，严重时2～3个月迁延不愈。因此，灌注化疗药液前必须明确判断引流管在腹腔内且管道通畅，可用生理盐水100ml先行滴入，观察滴速较快（大于100滴/分）且滴入后腹壁无隆起，患者无特殊不适，方可灌注化疗药液。灌注过程中，护士应密切观察患者的血压、脉搏、呼吸及面色的变化，穿刺局部有无隆起、肿胀，患者有无腹胀、腹痛等不适；指导患者避免体位移动，确保灌注通畅、引流管位置正确，直到灌注完毕，再用生理盐水将管内余药冲入腹腔。若不慎将化疗药物注入至皮下，应立即停止灌注，可用生理盐水加2%利多卡因5ml和地塞米松5mg局部封闭，以防止局部坏死及坏死灶扩大。

（2）腹部不适：主要症状有腹胀、腹痛、腹泻、化学性腹膜炎、粘连性肠梗阻等。一般是由于灌注液过冷、过热或浓度过高，灌注速度过快，短时间注入了大量液体等原因刺激腹膜和肠管所引起。腹痛、腹泻一般为一过性，应给予精神安慰并采取腹部热敷，必要时使用镇痛、止泻药；对有腹水的患者应先尽可能排尽腹水，胃肠道术后患者应待肠道通气后再行灌注，以减轻腹痛、腹胀；灌注的药液可加温至40～42℃，既减少腹腔黏膜的刺激，又能起到简易热化疗的增敏作用；药液灌入腹腔后指导患者定时变换体位或酌情下床活动有利于药物均匀分布和更好地吸收而有效预防肠粘连，亦可减轻腹痛、腹胀；遵医嘱在灌注液中加入利多卡因、透明质酸酶、地塞米松等药物可减轻化疗药对腹腔的刺激作用。

（3）引流不畅：其主要原因为导管扭曲及阻塞（腹腔内血凝块、纤维组织等物质均可堵塞导管）。应每日查看贴膜有无松动，导管位置是否正确，有无扭曲、受压等现象；观察并记录引流液的量、颜色、性状；观察引流管是否通畅，定时挤压引流管或用适量生理盐水冲洗导管，定期更换引流袋；灌注时两种化疗药之间用生理盐水冲管，以防药物之间相互作用形成结晶、沉淀造成堵管。发现引流不畅时应及时分析原因，做好对症处理，未予纠正时不能随意灌注化疗药物。

近年来，IPC由单一用药发展为联合用药，由单一IPC治疗发展为结合温热灌注化疗、生物治疗以及联合新药、新技术的应用，在恶性肿瘤腹腔内广泛转移、进展期胃肠道恶性肿瘤的治疗中显示了良好的治疗效应和应用前景。

三、心包腔内化疗及护理

心包腔为脏层心包和壁层心包之间的潜在腔隙，内含有少量浆液（为25～30ml），起润滑作用，可减少心脏在搏动时与胸腔之间的摩擦。当各种原因导致心包内积聚过多液体（超过50ml）时，称为心包积液，以恶性肿瘤为病因引起的心包积液，通常叫作恶性心包积液或癌性心包积液。由于肿瘤压迫致淋巴回流受阻，或侵犯、转移至心包使心包毛细血管通透性增加，从而导致恶性心包积液的生成，是疾病进入晚期的标志之一，以肺癌、乳腺癌、白血病和淋巴瘤最为常见。肿瘤性心包积液生成速度快，具有反复性、顽固性和渗出性的特性，心包积液患者可出现气急、咳嗽、胸闷、胸痛等症状，甚至伴发心脏压塞和循环功能障碍而成为肿瘤急症，危及患者生命。因此，迅速有效地控制恶性心包积液在肿瘤心包转移患者的治疗过程中显得尤为重要。

恶性心包积液的治疗方法可分为全身治疗和局部治疗。前者适用于对化疗敏感的肿瘤，如小细胞肺癌、急性白血病、淋巴瘤、乳腺癌等，但疗效一般较差。大量心包积液时需立即使心包减压并防止积液进一步积聚，必须行局部治疗。传统单纯的心包穿刺抽液能暂时缓解心脏压塞症状，但多数患者在数小时或数日后积液可再次复发，进而导致临床症状反复出现，需要反复进行穿刺抽液，这样容易造成心包和心脏的损伤引起出血，也增加了感染的机会，且不易抽净心包内积液导致心包内注药后药物浓度低，局部治疗效果差。

心包腔内化疗有明显的药代动力学优越性，是控制心包积液的重要措施之一，腔内化疗时，心包腔药物峰值浓度和浓度时间曲线下降面积都远高于全身治疗时血浆药物浓度，可以直接杀灭或抑制肿瘤细胞，同时腔内药物约60%可以吸收入体循环再次进入肿瘤组织，从而对肿瘤细胞的杀灭产生叠加作用。近年来，临床上常采用心包穿刺引流后进行腔内化疗的方法，即超声引导下行心包内穿刺置管，持续引流心包积液至引流彻底后，再经导管向心包腔内灌注化疗药物或硬化剂以治疗恶性心包积液，可迅速缓解临床症状，同时持续引流又为腔内化疗打下良好的基础，显著提高了治疗效果和患者生活质量。

（一）心包腔内化疗的临床应用

1. 心包腔内化疗的操作要点

（1）置管前先用超声对患者的心脏进行全面检查，观察心脏大小、心包积液量及其分布，通常选择剑突下或心尖部进针，或选取距离体表最近、积液最深处为穿刺点，确定进针方向、位置及深度，做好标记。

（2）在心电监测下，患者取坐位或半卧位，常规消毒穿刺部位、铺无菌治疗巾，用2%利多卡因局部浸润麻醉。

（3）采用Seldinger穿刺法，将穿刺针刺入心包腔，待抽出液体后，送入J

型导丝；拔出穿刺针，血管扩张器扩张皮肤后，沿导丝将中心静脉导管送入心包腔内，留置导管长度10～15cm，尽量留置于心包底部；拔出导丝见心包积液流出，连接一次性引流袋；将引流管的翼形装置缝合固定于胸壁，外贴透明贴膜。

(4) 心包积液引流彻底（24h引流量≤50ml以及超声提示少量心包积液）后，即可通过中心静脉导管将配制好的化疗药物缓慢注入心包腔内，注药完毕以肝素盐水封管，并夹闭导管。

2. 心包腔内化疗常用的药物

（1）氟尿嘧啶：50～100mg溶于注射用水后行腔内注射。一般不重复使用。

（2）塞替哌：25mg/㎡溶于10ml生理盐水中用药。对敏感的恶性肿瘤的疗效优于烷化剂，但可能会引起骨髓抑制，一般不重复使用。

（3）顺铂：为广谱抗癌药物，对多种肿瘤有效。一般将顺铂40～80mg溶于生理盐水20～40ml后使用。

（4）博来霉素：30～60mg溶于生理盐水30～40ml行心包腔内注射，24～48h可重复，用药2～4次。副作用为一过性发热、胸痛、心律失常等，无血液学毒性，不影响全身化疗。

（5）其他：氮芥10～20mg；丝裂霉素6～10mg；甲氨蝶呤10～20mg。均为单次用量，可选用其中之一，以生理盐水20ml稀释后经导管注入心包腔内，视疗效情况3～7d重复，一般不超过3次。

3. 心包腔内化疗疗效评定标准　超声测定治疗前后心包积液量，以WHO标准作为疗效的判断标准。

（1）完全缓解（CR）：心包积液完全消失、心包积液症状消失维持4周以上。

（2）部分缓解（PR）：心包积液减少50%，维持4周以上，心包积液症状改善。

（3）无效（NC）：未达到上述指标。心包积液无明显减少，或心脏压塞症状、体征无缓解，甚至加重。

（二）心包腔内化疗的护理

1. 心包腔内化疗前的护理

（1）心理护理：恶性心包积液患者多表现有胸闷、呼吸困难等症状，甚至有濒死感，一般状况差，加上对具有创伤性的心包腔内化疗缺乏了解，往往出现恐惧、紧张、焦虑情绪。护理人员应及时评估患者及家属对疾病和治疗的认识，介绍腔内化疗的方法、目的、必要性，以及术中配合事宜和并发症的防治措施等；用真挚的情感、亲切的语言与患者建立良好的沟通；介绍成功病例，或让患者与相同方法治疗并取得一定效果的其他患者进行交流，以解除顾虑，建立抗击疾病的信心，并充分信任、积极配合治疗。

（2）治疗前的准备

①环境准备：建立相对隐蔽的操作环境，安静且符合无菌操作原则，并保持适宜的温度，使患者放心且放松地接受治疗。

②患者准备：心包腔内化疗的导管留置时间可能长达 1 ～ 2 个月，因此，在腔内化疗前一天应洗澡，做好皮肤准备工作；术前完善血常规、凝血四项等各项检查；腔内化疗前不宜进食过饱，并排空大小便，以免影响治疗的顺利进行。

③操作准备：遵医嘱准备操作所需物品及药品（中心静脉导管、穿刺包、化疗药物、麻醉药及其他辅助用药），并建立静脉通路。

④抢救准备：宜安排在抢救设施齐全的心脏监护病房，备好抢救物品、药品及器械（除颤仪等），做好随时抢救的准备工作。

2. 心包腔内化疗中的护理

（1）安抚患者的紧张情绪，嘱咐患者在置管过程中若感觉不适，可举手示意，切勿随意变动体位、深呼吸及咳嗽，以免影响医师操作。

（2）配合医生进行体位摆放、皮肤消毒、局部麻醉、导管置入、腔内注药等系列操作，注意动作轻柔、技术熟练。

（3）正确配制各种药物，确保药物浓度和剂量的准确性，并充分溶解。

（4）连接心电监护仪，给予氧气吸入，严密监测生命体征。仔细观察病情变化，尤其注意患者面色、心率、心律、血压及患者主诉，若出现面色苍白、出冷汗、心率加快、血压下降，主诉心慌、憋气时，应立即提醒医师停止操作，提高吸氧流量，给予对症处理，待症状略缓解后再继续操作。

（5）若患者因为病情加重而不能耐受置管操作时，应积极配合医师进行抢救。

3. 心包腔内化疗后的护理

（1）基础护理：保持病房适宜的温度和湿度，保持床铺清洁、平整，为患者提供一个洁净、安全、安静的住院环境；协助患者取舒适体位，一般取前倾位和半卧位交替更换的方式，避免局部皮肤长期受压而发生压疮；做好口腔护理，保持口腔湿润，促进食欲；做好大小便护理；保持吸氧通畅，并注意观察吸氧疗效。

（2）饮食护理：由于化疗药物的毒副作用，患者可出现恶心、呕吐等消化道反应，除常规给予镇吐药外，还应在饮食上给予必要的指导。告知患者化疗期间合理膳食的重要性，给予高蛋白、高热量、高维生素的清淡易消化饮食，多食用新鲜蔬菜、水果及适量粗纤维食物，减少豆类、牛奶等产气较多的食物摄入，避免肠道积气，保持大便通畅。必要时给予静脉营养支持，以增强体质，提高患者对治疗的耐受性。

（3）留置导管的护理

①准确记录导管置入心包内的长度，每日观察导管刻度有无变化、导管与皮肤之间的缝线有无松脱、透明贴膜有无松动及卷曲现象，若有脱管倾向应及时告知医师处理。出现缝线松动时可用导管固定装置（或思乐扣）加以固定，贴膜松动时予以及时更换，防止导管固定不当而造成脱管。

②协助患者翻身及床边活动时应先妥善安置好引流管及引流袋；引流袋需移动或提起时应先反折或夹闭导管，避免其高于穿刺点平面以上，防止引流液逆流至体内而引起感染；进行导管护理及灌注药物等操作时应注意动作轻柔，避免牵拉导管造成导管意外脱出。

③恶性心包积液多为血性渗出液，应每班观察、记录引流液的性质、颜色和量，为医师掌握病情提供资料；积液黏滞度高易出现堵塞，应注意观察引流管是否通畅，防止受压、扭曲、打折，并结合患者主诉，及时查找出现异常的原因。

④持续缓慢放液，并注意控制引流速度，尤其是大量心包积液最初引流的 6h 内，速度宜控制在每小时 100ml 左右。首次引流量不超过 300ml，以后可以逐渐增加，具体引流量可根据患者症状的改善情况及超声复查心包积液量的多少而定。持续引流 24 ～ 72h，待心包积液引流彻底后，即可进行腔内化疗。充分引流是取得较好疗效的必要条件。

⑤经引流管将充分溶解后的药物缓慢注入心包腔，观察 5min 后，如患者无不良反应，嘱患者变换体位，以利于药物与心包腔内的各部分充分接触，24h 后再开放导管进行持续引流。

⑥密切观察穿刺点及周围皮肤有无红、肿、痛等炎性反应，常规每隔 2 ～ 3d 更换透明贴膜 1 次，穿刺点皮肤消毒范围应大于贴膜面积，并待消毒液充分干燥后再粘贴透明贴膜。

（4）不良反应的护理：心包腔内化疗由于药物作用相对局限，其不良反应并不多见，部分患者可因化疗药物的毒性作用而出现轻、中度毒性反应，应做好解释工作，给予心理支持，消除患者的紧张心理，取得其积极配合。

①胃肠道反应：患者可出现不同程度的恶心、呕吐，应遵医嘱使用镇吐药以预防和控制症状；调节饮食结构，少食多餐；改善便秘，以免加重恶心、呕吐反应；调整化疗给药时间，宜在进食后 2 ～ 3h 或睡前给药；必要时给予小剂量镇静剂。

②骨髓抑制反应：部分患者可于腔内化疗后出现骨髓抑制反应，应定期监测血常规，若低于正常值，应及时给予对症处理，限制亲友探视，必要时给予保护性隔离；室内开窗通风 2 次 / 日，保持新鲜空气流通，并注意保暖，避免受凉引起继发感染；操作时严格遵循无菌原则，防止医源性感染；加强饮食卫生，

预防胃肠道感染；血小板低下时做好患者宣教，加强病情观察，预防并及时处理出血。

③其他：发热、胸痛、低血压等，为化疗药物毒副反应，发生率较低，应加强生命体征及病情的观察，发现异常及时报告医师予以对症处理。

（三）心包腔内化疗并发症的预防

心包穿刺引流后行腔内化疗术具有一定的危险性，可能出现心包积血、心室损伤、心律失常、气胸、心脏压塞及心搏骤停等严重并发症，应谨慎操作，严加预防。

1. 应由临床经验丰富的医师操作，并在心电图监护下进行穿刺。

2. 术前行心脏超声检查，准确选定穿刺点及进针方向，有条件者可在超声显影指导下进行穿刺抽液更为安全和准确。

3. 若抽出可凝固的鲜血，应立即停止穿刺或引流。

4. 术中嘱患者严密配合，避免咳嗽等活动后造成穿刺异位，必要时应用镇静剂。

5. 始终确保导管处于密闭状态，分离肝素帽、注射器或引流袋前均须夹闭导管，以防空气进入。

6. 持续引流积液时，速度不可过快、量不宜过多，防止大量血液回心导致肺水肿。

7. 局部治疗的同时给予营养心肌和其他支持治疗。

8. 术中、术后均需密切观察呼吸、血压、脉搏等病情变化，一旦出现异常须积极配合抢救。

心包腔内化疗术可有效控制恶性心包积液的再生，且操作简便易行、创伤小，便于临床观察和腔内用药，有助于减轻患者痛苦，延长患者的生存期和提高其生活质量。但对于反复腔内给药 3 次以上引流量仍＞ 50ml 者，应考虑放弃该项治疗，选择其他方法。有报道称，在心包腔内治疗无效后改行胸腔镜下心包切开引流或部分心包切除术，既保留了微创的优点又有肯定的疗效。另外，也可根据患者病情及病理类型酌情进行心包腔内化疗联合全身静脉化疗，以进一步提高心包积液的控制率，也可对全身的肿瘤细胞起到一定的控制作用，但因肿瘤晚期患者一般情况较差，所以必须选择合适的静脉化疗药物和剂量，否则患者不能耐受反而降低其生活质量。

四、肝动脉化疗栓塞术及护理

原发性肝癌（primary liver cancer，PLC，以下简称肝癌）是全球第五大常见肿瘤，是导致肿瘤相关死亡的第三大原因，为我国最常见也是最难治疗的恶性肿瘤之一。主要包括肝细胞癌（HCC）、肝内胆管细胞癌（ICC）和肝细胞癌-

肝内胆管细胞癌混合型等不同病理类型，由于其中 HCC 占到 90% 以上，故本节所指的“肝癌”主要是指 HCC。

肝癌早期症状隐匿，临床表现缺乏特征性，且进展迅速，确诊时大多数患者已经达到局部晚期或发生远处转移，严重威胁着人民群众的身体健康和生命安全。中晚期肝癌患者出现肝区痛、肝大、黄疸、乏力、消瘦、腹水等临床症状，此时往往已失去手术机会，能够手术切除者不到 30%，而放疗、化疗又无显著效果。血管介入治疗尤其是肝动脉化疗栓塞术（transcatheter hepatic arterial chemoembolization，TACE），作为一线非根治性治疗手段，经过 30 余年的发展，已成为不能手术切除的中晚期肝癌首选和最有效的治疗方法，在我国临床应用较广。

TACE 即同时进行肝动脉灌注化疗（TAI）和肝动脉栓塞（TAE），两者协调作用以达到治疗 HCC 的最佳疗效。其作用机制主要是基于肝癌患者的肝组织和正常肝组织血供的差异，即肝癌患者的肝组织 95% ～ 99% 的血供来自肝动脉，而正常肝组织血供的 70% ～ 75% 来自门静脉，肝动脉血供仅占 20% ～ 25%。TACE 能有效阻断肝癌患者的肝动脉供血，同时持续释放高浓度的化疗药物打击肿瘤，使其缺血坏死并缩小，而对正常肝组织影响较小。与全身静脉给药相比，TACE 局部药物浓度大（约大于全身给药浓度的 200 倍以上）、效果好、疗效快、不良反应轻微。

（一）TACE 的临床应用

1. 严格掌握 TACE 的适应证

（1）TACE 的主要适应证为不能手术切除的中晚期 HCC，无肝肾功能严重障碍，包括：①巨块型肝癌，肿瘤占整个肝脏的比例＜ 70%；②多发结节型肝癌；③门静脉主干未完全阻塞，或虽完全阻塞但肝动脉与门静脉间代偿性侧支血管形成；④外科手术失败或术后复发者；⑤肝功能分级（Child-Pugh）A 或 B 级，美国东部肿瘤协作组（ECOG）评分 0 ～ 2 分；⑥肝肿瘤破裂出血及肝动脉 - 门静脉分流造成门静脉高压出血。

（2）以下情况不能选择 TACE，即 TACE 的禁忌证为：①肝功能严重障碍（Child-Pugh C 级）；②凝血功能严重减退，且无法纠正；③门静脉主干完全被癌栓栓塞，且侧支血管形成少；④合并活动性感染且不能同时治疗者；⑤肿瘤远处广泛转移，估计生存期＜ 3 个月者；⑥恶病质或多器官功能衰竭者，终末期患者；⑦大量腹水，尤其是伴少尿的患者；⑧肿瘤占全肝比例≥ 70%；如果肝功能基本正常，可考虑采用少量碘油乳剂分次栓塞。

2. TACE 的治疗原则及疗效影响因素

（1）TACE 的治疗原则：TACE 治疗总的原则是在保持肿瘤受控，带瘤生存情况下，尽量减少治疗次数，以提高患者生存质量，减少经济负担。

①间隔周期需根据具体情况，如肿瘤大小、碘油聚集情况、肝功能改变、血常规及全身状况决定。在治疗间隔期可利用 CT 和（或）MRI 动态增强扫描评价肝脏肿瘤的存活情况，以决定是否需要再次进行介入治疗。中晚期肝癌一次栓塞多不能完全控制肿瘤生长，需要两次或多次 TACE 和（或）其他治疗方法联合，一般每间隔 4 ～ 6 周重复一次。此后，在肿瘤无进展的情况下应延长治疗间隔，以保证肝功能的恢复。如经过数次介入治疗后，肿瘤仍继续进展，应考虑换用或联合其他治疗方法，如外科手术、局部消融和系统治疗等。

②选择再次治疗的基本条件：前次治疗有效；肿块缩小；甲胎蛋白（AFP）水平仍较高或升高；造影显示仍有病灶未充填碘油或有新发病灶；肝功能正常或轻度异常，估计可接受再次治疗者。

（2）TACE 疗效的相关因素：TACE 的疗效主要与原发肿瘤的恶性程度及生物学行为有关。肝癌中、晚期未经治疗者其生存期一般为 3 ～ 6 个月；介入治疗可使患者带瘤生存。文献报道，肝癌中、晚期经介入治疗后，生存期可明显延长。而影响 TACE 疗效的相关因素如下。

①肿瘤的病例类型、血供情况与疗效的关系：巨块或巨块结节型对 TACE 的治疗反应好，原因是大多数病例肿瘤血管丰富，肿瘤体积大，多有包膜，一旦瘤体内为碘油充填且主要供血动脉被切断，肿瘤即发生缺血、坏死、瘤体明显缩小。而多发结节型及弥漫型对 TACE 的治疗效果较差，原因是此类肝癌常有明显肝硬化、肝功能差、肝内门静脉癌栓多见的缘故。因此，肿瘤血供越丰富、有包膜者疗效越好；肝硬化越轻、无腹水者、无动静脉瘘者疗效越好。

②门静脉主干栓塞和瘘的影响：门静脉癌栓的血管造影表现为门静脉内充盈缺损，或由癌栓动脉供应所致的门静脉内线条状影，称“线样征”；而动 - 门静脉瘘表现为动脉早期内可见门静脉显影，常见于肝周围呈“双轨征”。此两类患者虽经肝动脉化疗栓塞治疗，但预后较差：一是因为门静脉癌栓易形成肝内扩散或肝外转移；二是因为门静脉主干癌栓堵塞易导致门静脉高压，尤其伴有肝动脉 - 门静脉主干瘘时，门静脉高压更严重，常可发生消化道大出血而死亡。若门静脉主干癌栓和瘘并存时，肝动脉栓塞为禁忌，因可能诱发肝功能衰竭。

③肿瘤中碘油化疗药物沉积浓度与疗效的关系：已证明，碘油沉积不充分是癌肿不能完全坏死及复发、转移的主要原因。碘油在瘤灶内分布越是浓密，滞留时间越长，肿瘤缩小就越明显。

④肝癌的侧支血供对疗效的影响：肝脏潜在的侧支供血较多，当肝动脉发生闭塞或肿瘤较大且血供丰富的情况下，这些潜在侧支有可能开放，对肿瘤继续供血，影响 TACE 疗效。因此，对肝外侧支供血原则上是栓塞。

⑤与患者一般情况有关：年长者较年轻者疗效好；性格开朗、意志坚强、休息良好者效果更好。

3. TACE前治疗方案的选定

（1）合理制定化疗方案　常用化疗药物有多柔比星（ADM）或表多柔比星（EADM）、顺铂（DDP）、5-氟尿嘧啶（5-FU）、羟喜树碱（HPT）及丝裂霉素（MMC）等。一般联合应用2种或3种药物一次性大剂量灌注。联合用药时应考虑到不同的药物作用于肿瘤细胞的不同周期，以提高TACE疗效。常用的方案有FAM（5-FU+ADM+MMC）、FMP（5-FU+MMC+DDP）、FAP（5-FU+ADM+DDP）。

（2）选择栓塞剂：一般采用超液化乙碘油与化疗药物充分混合成乳剂，碘油用量应根据肿瘤的大小、血供情况、肿瘤供血动脉的多寡酌情掌握，也可以选用其他栓塞剂，如明胶海绵、永久性颗粒和微球等。

4. TACE的操作要点（图2-1）

（1）要求在数字减影血管造影机下进行。

（2）TACE前应分析造影表现，明确肿瘤部位、大小、数目，了解供血动脉和肿瘤血管的分布情况。

（3）采用经皮动脉穿刺，利用短导丝置入导管鞘，在X线透视下进行超选择插管至肿瘤供血动脉内，导管头端应越过胆囊、胃右与胃网膜动脉等血管。

（4）对于肝癌合并动静脉瘘者，应该注意首先要有效地栓堵动静脉瘘，再进行针对肿瘤的TAE，以防止引起肺栓塞等严重并发症和保证抗肿瘤TAE的效果；对于重度动静脉瘘者，一般主张仅采取TAI治疗。

（5）化疗药物应稀释至150～200ml，若与栓塞剂联用应注意将两者充分混合成乳剂，再经导管将混合物缓慢注入靶血管，灌注时间不小于20min。

（6）栓塞时应尽量避免栓塞剂栓塞正常肝组织或进入非靶器官。在透视监视下依据肿瘤区碘油沉积是否浓密、肿瘤周围是否已出现门静脉小分支影为界线，碘油用量通常为5～20ml，一般不超过30ml。

（7）治疗结束后，拔管、穿刺部位压迫止血，穿刺侧的肢体制动，以防穿刺部位出血和血肿形成。

（二）TACE的护理

1. 术前护理

（1）心理护理：当诊断为肝癌后，绝大多数患者可表现出明显的焦虑与恐惧，加上对TACE缺乏了解，甚至抱有怀疑、不信任的态度，心理负担进一步加重，在围术期常表现出紧张、失眠、话语增多或减少等症状，一定程度上影响到TACE的治疗效果。因此，TACE患者的心理护理，是整个治疗过程中重要的一个环节。护理人员应细致、耐心地讲解肝癌的治疗进展、TACE的优势、必要性及手术的大致过程、如何克服术中不适等，强调治疗的安全性和有效性，

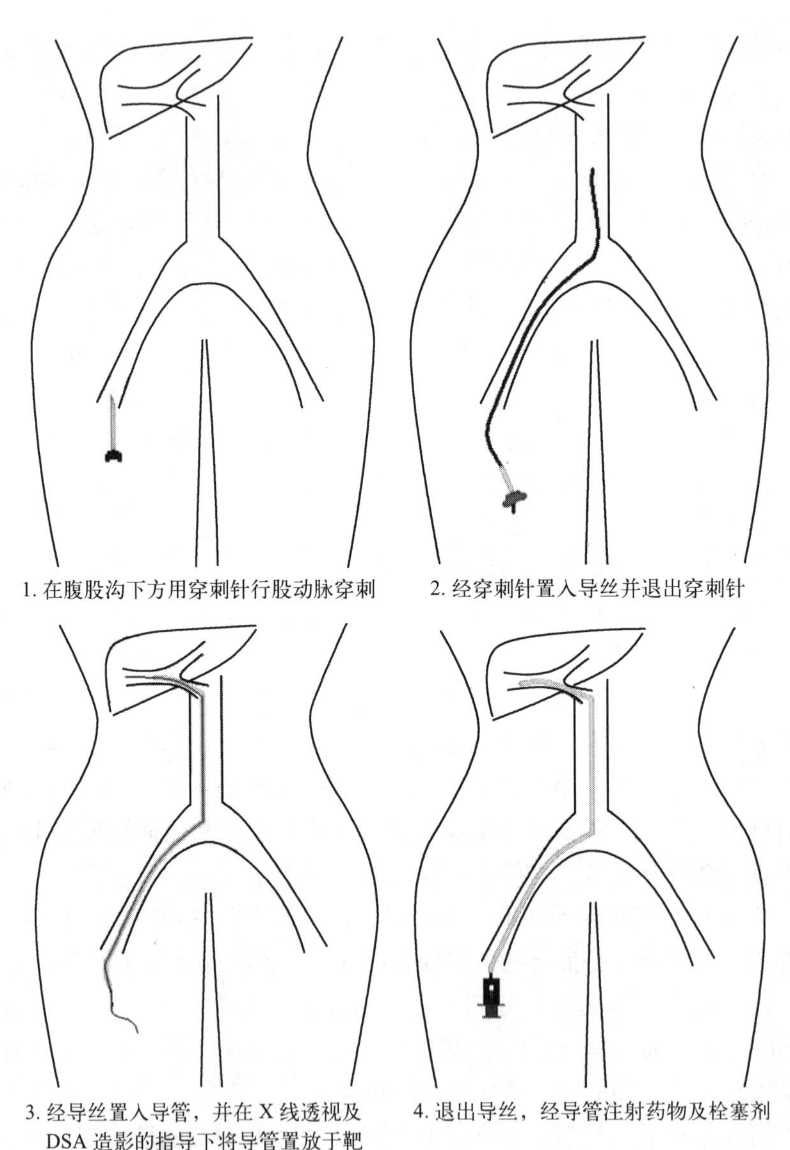

图 2-1 TACE 的操作要点

使患者及其家属产生信任并获得安全感；还可介绍成功病例以增加患者对治疗的信心，积极配合治疗。

(2) 手术前评估：术前充分评估患者的局部及全身情况，如生命体征、穿刺部位远端动脉搏动、检验结果等，并做好记录，便于术后对照。如有感染、电解质紊乱、出血等情况，应根据医嘱给予对症治疗，以改善患者身体状况，恢复凝血功能，纠正腹水及电解质紊乱等。

(3) 手术前准备

①协助患者完善心、肺、肝、肾功能及血常规、凝血功能等各项检查项目，排除TACE禁忌证。

②皮肤准备工作：手术前一天嘱患者洗澡，手术当天对穿刺部位的皮肤（大腿内侧上1/3至脐下）进行备皮。

③因术后需绝对卧床12～24h，术前2日或更早应开始训练患者床上大小便，防止术后因不习惯床上排便而引发的尿潴留。

④术前4h禁食禁饮，夏季出汗多可术前30min禁饮，术前30min肌内注射镇静剂，以免术中发生呕吐导致窒息。

⑤术前嘱患者排空膀胱，取下首饰、活动义齿等。

⑥备齐所需药品（如化疗药物、造影剂、麻醉剂、栓塞剂、镇吐药、肝素、生理盐水等）、纱布敷料、1kg重沙袋或盐袋及其他常规用物。

⑦询问过敏史，根据医嘱做好药物过敏试验。

2. 术中护理

(1) 患者进入介入手术室后，护士协助取仰卧位，尽量使患者舒适，充分暴露手术区。

(2) 建立静脉通路。协助医师对手术区进行局部消毒，铺无菌巾，用2%利多卡因局部麻醉后由医师实施TACE。

(3) 按要求配制所需化疗药及栓塞剂，保证药物的剂量准确和溶解充分，并按时有序顺利进行灌注。

(4) 注药过程中密切观察患者的面色、神志、呼吸、脉搏及血压的变化，认真倾听患者的主诉，注意有无造影剂过敏及药物毒副反应，如面红、胸闷、恶心、呕吐、呼吸困难、荨麻疹等，一旦症状严重，应立即停用药物，遵医嘱给予对症处理及抢救工作，并详细做好记录。

(5) 拔管后在腹股沟穿刺局部压迫15～20min，然后在穿刺点处盖数块无菌纱布进行加压包扎，下肢轻度外展后用7～8cm长的胶布从大腿内侧向外上压迫，固定在髂前上棘。

(6) 术毕监护患者返回病房。

3. 术后护理

(1) 常规护理

①指导患者绝对平卧12～24h，术侧肢体伸直并制动8～12h。

②在加压包扎的伤口纱布上以1kg沙袋或盐袋压迫止血6～8h，密切观察术侧肢体皮肤的颜色、温度、足背动脉搏动、伤口有无渗血等情况。若发现下肢皮温下降、感觉迟钝、趾端苍白、小腿疼痛，则应首先检查包扎是否过紧，其次考虑有无下肢静脉血栓的可能。

③ 24h 后穿刺点无明显渗血、出血，可解除局部包扎的纱布和绷带，观察并消毒穿刺点后以无菌敷料覆盖。

④密切监测生命体征，根据医嘱予心电监护、吸氧，发现异常情况立即报告医师并及时处理。

⑤饮食护理：术后禁食 6h，然后按照流食、半流食、软食和普通饮食的次序进阶，饮食宜清淡、易消化，选择高蛋白、高热量、高维生素、低脂肪饮食，限制动物油的摄入量。恶心、呕吐频繁者应暂禁食或少量进食，以减少食物对胃产生刺激。同时加强口腔护理，减轻异味的刺激。

⑥心理护理：术后随着并发症及毒性反应的显现，患者可能会出现焦虑、烦躁、不安等心理反应，除了术前使患者有一定的预见性外，术后还应给予极大的心理支持，鼓励患者积极配合治疗，战胜疾病，提高应激能力。

（2）不良反应及并发症护理

①发热：TACE 术后发热是由于化疗药物或栓塞剂注入肿瘤组织使其坏死，机体对大量坏死肿瘤组织吸收的反应，或由于无菌操作不规范造成的医源性感染，为 TACE 最常见的并发症。多数患者发生于 TACE 术后 4 ～ 8h，一般在 38℃左右，持续 1 周左右，无自觉不适者不需用药处理，多饮水、加强观察即可；高热者可用冰敷、酒精擦浴、遵医嘱使用吲哚美辛（消炎痛）栓剂或其他退热药物予以降温，并注意观察患者有无虚脱或感染征象，补充足够水分和营养，必要时进行血培养、给予抗生素治疗。

②疼痛：为 TACE 治疗后肝脏局部缺血水肿使肝包膜紧张度增加，以及造影剂、栓塞剂的直接刺激引起的手术后暂时性疼痛，为栓塞术的必然结果。疼痛一般局限于肝区，为胀痛、轻微烧灼感，2 ～ 5d 后可缓解。疼痛时护士应关心、体贴患者，分散其注意力，指导患者学会自我放松技术，如缓慢地呼吸、全身肌肉放松、听音乐等。并调整舒适的体位，严密观察疼痛的部位、性质、程度、持续时间及腹部体征、血压变化。对腹痛异常剧烈、持续时间长的患者，应及时通知医师，警惕肝破裂出血或误栓了胆囊动脉或胃十二指肠动脉，及时给予抢救处理。

③胃肠道反应：介入治疗过程中应用了大量化学药物及造影剂，患者可出现恶心、呕吐、呃逆等胃肠道反应。术中灌注化疗药物之前、术后返回病房后分别使用镇吐药，可较好地控制和缓解胃肠道反应。呕吐时指导患者将头偏向一侧，以免误吸引起呛咳或窒息，呕吐严重者给予禁食、加强止吐治疗，静脉补充营养和水分，并注意观察呕吐物及排泄物的性质、颜色、量，做好记录。呃逆可持续数天至数周，轻者可通过深呼吸运动或牵拉舌头缓解，重者则需使用山莨菪碱、哌甲酯等药物。

④穿刺部位出血：多因穿刺操作不规范、术后压迫不当或肝功能受损、凝

血机制障碍引起。术前常规检查血小板计数、凝血酶原时间等，无凝血功能障碍再行穿刺；抗凝溶栓治疗24h后方可穿刺；选择合适的穿刺点和型号适宜的穿刺针，并提高穿刺技术，股动脉穿刺点不高于腹股沟斜纹，以利于术后止血；肝素用量准确，忌浓度过高；术后压迫止血时先摸清动脉搏动点，再加压包扎不少于15min，并用沙袋压迫穿刺点不少于6h，保持髋关节伸直位8～12h，避免下肢弯曲；术后严密观察穿刺点有无出血，若出血明显，应重新定位压迫点，更换敷料，加压包扎；小血肿一般不予处理，较大范围的血肿可于24h后热敷、理疗。

⑤肝功能受损：化疗栓塞可引起一定程度的肝细胞受损。肝癌患者大多数合并肝硬化，本来就有肝功能不全和紊乱，肝动脉栓塞后周围组织血供也随肿瘤血供的下降而减少35%～40%，肝组织缺血、缺氧变得更加严重，导致肝细胞部分死亡；由于化疗药物和栓塞剂的毒性作用，不可避免地损伤正常肝细胞，引起化学性肝炎或加重肝硬化。但多为一过性肝功能异常，主要表现为胆红素、丙氨酸氨基转移酶、天冬氨酸氨基转移酶等不同程度的升高，凝血酶原时间延长，胆碱酯酶下降等。术前严格选择TACE适应证，对肝功能较差的患者先进行保肝治疗，待肝功能恢复后再行手术。术后注意观察大小便情况、皮肤巩膜颜色及腹围大小变化，加强护肝和解毒治疗，同时密切观察神志变化，时刻警惕、及时处理肝性脑病。

⑥肾功能受损：化疗药物及大量造影剂的代谢产物对肾脏会产生毒性作用而导致不同程度的肾功能损伤，严重时可引起肾衰竭。术后严密监测24h尿量、颜色及性状。嘱患者多饮水或遵医嘱增加静脉补液量，保持每日尿量在2000ml以上，加速肾毒性药物的排泄，减轻化疗药物对肾脏的损害。若出现少尿、血尿，应立即报告医师予以对症处理。

⑦骨髓抑制：TACE虽是局部治疗，但化疗药物经过肝脏的首过效应后仍有部分可进入外周循环，导致骨髓抑制，造成白细胞减少及贫血，免疫功能低下。患者对此治疗的耐受力与肝癌的病期、部位、有无肝硬化及重要脏器疾病有关。术后宜将患者安排在单人病房，定时开窗通风，保持室内空气新鲜，必要时行空气消毒；限制人员探视，避免交叉感染；严格执行无菌技术操作，避免医源性感染；遵医嘱给予升白细胞药物，以刺激骨髓造血功能；密切监测血常规变化，如白细胞$< 1.0 \times 10^9$/L时要给予保护性隔离；指导患者注意保暖，避免感冒，加强营养，增加机体抵抗力。

⑧非靶器官栓塞：TACE的一种严重并发症，包括脾梗死、胰腺坏死、胆囊坏死、肠坏死、肺栓塞等。一旦发生，往往病情严重，常需外科手术处理，所以关键在于预防。术后应密切观察患者病情变化，发现不适及时报告医师，配合处理。在栓塞过程中，导管尖端尽量越过胃十二指肠动脉，胃右动脉；控

制注射栓塞剂速度；若合并静脉瘘时，宜先用明胶海绵或不锈钢圈堵塞瘘口后再做化疗栓塞。

⑨上消化道大出血：是TACE术后严重的并发症，其死亡率较高。随着TACE次数的增加，食管静脉曲张破裂出血的机会也增多。其原因主要为：化疗后频繁恶心、呕吐导致食管贲门黏膜血管破裂；术后肝功能进一步受损，凝血功能异常；术后门静脉压增高，加重原有肝硬化形成的食管胃底静脉曲张、出血；化疗药经胃十二指肠动脉进入胃肠道引起溃疡而出血。应严格控制化疗药物的剂量，确保栓塞动脉的准确性；治疗前应常规使用镇吐药，术后使用抑酸药及胃黏膜保护药，减少呕吐、胃酸分泌过多诱发消化道出血的风险；使用维生素K_1等预防出血。术后及时给予饮食指导，根据患者情况调整饮食结构，无不适术后第3日可恢复正常饮食，主张清淡易消化的食物为主，强调少量多餐，避免粗糙、生硬、辛辣及过烫食物。严密观察生命体征变化，注意呕吐物和排泄物的颜色、量、性质。若发生消化道出血应根据出血量采取治疗和抢救措施，并按消化道出血护理常规进行护理。

⑩心脏损害：其原因可能为：a.化疗药物对心肌的毒性；b.碘油的栓塞作用，小部分碘油可进入冠状动脉末梢分支内，出现末梢分支栓塞作用而引起心肌缺血性损伤。患者可表现为心前区不适感、心慌、呼吸困难、T波轻度改变、心型肌酸激酶（CK-MB）升高，提示有心肌受损现象。治疗上应予以吸氧和使用保护心肌的药物如果糖、三磷腺苷（ATP）、辅酶A、辅酶Q_{10}、大量维生素等静脉滴注。若有频发室性期前收缩，尤其是多源性室性期前收缩，应当重视并使用利多卡因、普罗帕酮（心律平）、美西律（慢心律）等药物，并请心脏科急会诊。术后应常规给予心电监护、氧气吸入，严密观察患者生命体征及病情变化，出现异常情况及时报告医师处理。

⑪巴德-基亚里综合征：因肝静脉流出道受阻致肝脾大、严重腹水，以及腹痛、腹壁静脉曲张和黄疸为主要表现。患者可在数日内因肝肾功能衰竭而死亡。其发生原因可能系化疗药物对瘤细胞的杀伤作用及栓塞性缺血致肿瘤充血水肿，进而压迫下腔静脉或肝静脉所致。治疗上除外科手术外，还可用经皮穿刺球囊导管血管成形术、下腔静脉支架置入术，效果迅速，并发症比外科手术少。术后密切观察，一旦发生应积极配合医师进行抢救和治疗，并完善各种记录。

（三）TACE发展前景

经导管肝动脉碘油化疗栓塞术是在超选择性肝动脉造影的基础上发展起来的，可使肿瘤组织缺血、坏死、缩小，AFP降低或转阴，累计生存率1年为40%～60%，2年为20%～40%，现已有存活5年的报道，而且部分中晚期肝癌经此治疗使肿瘤缩小后获二期切除的机会，使生存率进一步提高。此技术虽然存在一定的局限性，但已公认是肝癌非手术治疗方法中疗效最好的一种，且已广泛应用于临床。循证医学证据表明TACE能有效控制肝癌患者肿瘤生长，明显延长生存期，使患者获益。

如何最大程度地减小TACE毒副作用、降低并发症的发生率，同时尽可能提高TACE对肝癌治疗的效果，是目前肝癌介入治疗亟待解决的问题。TACE与灌注化疗、射频消融（radiofrequency ablation，RFA）、外科手术和放射治疗等治疗方法联合应用是一个趋势，使肿瘤的完全坏死率成倍增加，由单一的TACE平均完全坏死率的20%左右提高到90%以上。此外，TACE结合分子生物学的治疗手段，比如结合靶向治疗、免疫治疗和基因治疗等也会越来越受到重视。希望在不久的将来，医学基础研究和临床实践能够有力地结合起来，为肝癌患者找到更加有效的治疗方法。

五、膀胱灌注化疗及护理

膀胱癌是最常见的泌尿系恶性肿瘤，在发达国家或地区发病率高，具有恶性程度高、易复发等特点，常表现为血尿（尤其是间歇全程无痛性血尿）、膀胱刺激征、排尿困难、盆腔疼痛、腰痛等症状。在临床上主要表现为两种类型：低分级的表浅肿瘤和高分级的浸润性癌。其中表浅性膀胱癌（superficial bladder cancer）占初发膀胱肿瘤的70%，以经尿道膀胱肿瘤切除手术（TUR-BT）作为诊断和治疗的主要手段，但TUR-BT术后有10%～67%的患者会在12个月内复发，术后5年内有24%～84%的患者复发，可能与新发肿瘤、肿瘤细胞种植或原发肿瘤切除不完全有关。膀胱灌注化疗是预防膀胱癌复发的重要措施，它是通过导尿管向膀胱内灌注高浓度化疗药物的一种腔内治疗方法，其目的是要发挥抗肿瘤药的细胞毒性作用，杀伤术后残留的肿瘤细胞、微小病灶或原位癌，从而减少膀胱癌的复发，提高患者长期生存率，是临床上广泛应用的治疗方法。

目前膀胱灌注化疗药物分为2种：一种为生物制剂，可以通过诱导机体的免疫功能，预防肿瘤的复发和浸润，包括卡介苗、干扰素等；另一类为化学药物，可以延长肿瘤复发的时间，有塞替哌、丝裂霉素、羟喜树碱、多柔比星等。

（一）膀胱灌注化疗的临床应用

临床工作中，膀胱灌注化疗常用于以下阶段。

1. *TUR-BT术后即刻膀胱灌注化疗*　TUR-BT术后24h内完成表柔比星、吡柔比星或丝裂霉素等膀胱灌注化疗，可以使肿瘤复发率降低39%，因此推荐所有的非肌层浸润性膀胱癌患者TUR-BT术后24h内均进行膀胱灌注化疗，但术中有膀胱穿孔或术后明显血尿时不宜采用。低危非肌层浸润性膀胱癌术后即刻行膀胱灌注化疗后，肿瘤复发的概率很低，因此即刻灌注后可以不再继续进行膀胱灌注治疗。

2. *术后早期膀胱灌注化疗及维持膀胱灌注化疗*　对于中危和高危的非肌层

浸润性膀胱癌，术后24h内即刻膀胱灌注治疗后，建议继续膀胱灌注化疗，每周1次，共4～8周，随后进行膀胱维持灌注化疗，每月1次，共6～12个月。研究显示，非肌层浸润性膀胱癌维持灌注治疗6个月以上并不能继续降低肿瘤复发概率，因此建议术后维持膀胱灌注治疗6个月即可。但也有研究发现表柔比星维持灌注1年可以降低膀胱肿瘤的复发概率。膀胱灌注治疗主要用于减少膀胱肿瘤的复发，没有证据显示其能预防肿瘤进展。

（二）膀胱灌注化疗的护理

1. 膀胱灌注化疗前的护理

（1）心理护理：膀胱癌术后定期进行灌注化疗的疗程长、费用高，加之担心肿瘤复发及化疗毒副反应发生，患者易出现对继续治疗信心不足，还可出现焦虑和恐惧等负性心理，故做好心理护理尤为重要。

①主动关心、体贴患者，应用语言和非语言的沟通技巧与患者建立融洽、友好的护患关系，取得患者的信任与合作。

②评估患者的心理状态，及时发现并合理安慰患者的负性情绪，还可通过介绍成功治疗的病例，帮助患者树立战胜疾病的信心和勇气，避免因不良情绪而影响或加重病情。

③评估患者对疾病的认识，针对膀胱癌有其多发性、易复发性，且需长期反复治疗的特点，护理人员应及时与患者和家属进行交流，向其介绍必要的病情，耐心讲解膀胱灌注化疗可有效抑制肿瘤细胞生长，防止肿瘤复发，同时说明定期进行灌注化疗的重要性和必要性，以提高患者的依从性。

④做好膀胱灌注化疗的知识宣教，包括灌注化疗的方法、常见不良反应、灌注前后的注意事项，使患者对此治疗方法有一个正确的认识，解除他们的思想顾虑，以最佳的心理状态积极配合治疗和康复。

⑤加强与患者家属的沟通，鼓励其陪伴和督促患者进行治疗，及时给予物质、经济上的支持，更重要的是给予心理和情感上的支持，以建立有效的社会支持系统，使患者能够保持积极的心态坚持治疗。

（2）治疗前的准备工作

①建立良好的操作环境：操作间定期消毒，保持适宜的温度，并设有屏风或拉帘以保护患者的隐私，使患者放心且放松地接受治疗。

②选择合适的膀胱灌注时间，宜在早晨进行。灌注前清洗会阴、排空膀胱，以利于无菌操作，并使药液在膀胱内停留较长时间而充分发挥作用。

③灌注前4h嘱患者少饮水或不饮水，避免短时间内生成过多尿液而稀释了膀胱内的化疗药物，或提前排尿影响化疗药物在膀胱内的保留时间。

④按照医嘱准确备药，化疗药物宜现配现用，并充分溶解。配药时护士要做好职业防护措施，防止化疗药物造成环境和人群的污染。

⑤了解患者一般情况，术后有膀胱穿孔时不宜进行灌注治疗；灌注期间出现严重的膀胱刺激症状时，应延迟或停止灌注治疗，以免继发膀胱挛缩。

2. 膀胱灌注化疗中的护理

(1)操作者站在患者右侧,松开床尾盖被,帮助脱去对侧裤腿,盖在近侧腿上,协助患者取屈膝仰卧位,双腿略向外展,露出会阴。然后根据男女尿道的解剖特点,严格执行无菌操作原则行导尿术。

(2) 导尿管插好后先排尽膀胱内残余尿液，再夹闭导尿管，将盛有化疗药物的注射器乳头部分与导尿管妥善连接，然后开放导尿管并缓慢注入配制好的化疗药物，注毕再注入10ml空气，最后拔出导尿管。注入空气不仅能避免化疗药物残留在导尿管中，还有利于膀胱壁扩张，使药物与膀胱黏膜充分接触，以更好地发挥疗效。对尿流不畅的患者，灌注完毕可保留尿管。

(3) 注意选择粗细、软硬度适宜的导尿管（F8 ～ F10号无菌导尿管最适宜，冬季可提前将一次性导尿管在烤灯下加热，以保持合适的软硬度），使用前需充分润滑。

(4) 插导尿管前嘱患者放松并做深呼吸以减轻尿道括约肌的紧张，插管时动作轻柔，切忌用力过快过猛而损伤尿道黏膜。

(5) 理想的膀胱灌注化疗应是化疗药物能迅速在膀胱上皮内达到有效药物浓度，而全身吸收量少，毒副作用小。因此，有效的药物浓度和把握适宜的药物保留时间尤为重要，应遵照医嘱严格执行，以确保灌注药物的疗效，但遇有疑问医嘱时切勿盲目执行。

3. 膀胱灌注化疗后的护理

(1) 药物注入膀胱后，嘱患者卧床休息，指导和协助患者经常变换体位（约间隔15min），如采取平卧、左侧卧、右侧卧、俯卧等不同体位，以使化疗药物与膀胱的各个部位均能有效接触，从而提高疗效。

(2) 灌注后应根据化疗药物不同，选择具体的保留时间，一般应让药物在膀胱内保留0.5 ～ 2 h（注：膀胱内保留时间需依据药物说明书），然后排尽尿液和药物,并注意观察患者一般情况,监测尿液pH值和药物浓度,询问有无压痛、血尿及膀胱刺激症状等不良反应。

(3) 注意不可超时灌注，如果药物保留超过预定时间，化疗药物可能灼伤膀胱黏膜，形成化学性膀胱炎，出现尿频、尿急、尿痛和血尿等症状，而影响灌注化疗的连续性。

(4) 做好患者的健康宣教

①增加机体营养摄入，指导患者进优质高蛋白、高热量及高维生素的清淡易消化饮食，忌咖啡及辛辣刺激性食物。避免烟酒及不良气体的刺激。

②待化疗药物排出后鼓励患者多饮水，饮水量每天不少于3000ml，每昼夜

尿量达2500ml以上，并养成经常排尿的习惯，其目的是加速尿液生成，稀释膀胱内化疗药物的浓度，并起到生理性膀胱冲洗作用，促使药液尽快排尽，以减少药物对尿道和膀胱黏膜的刺激，避免造成化学性膀胱炎、尿道炎等。

③在患者自身病情许可的情况下进行适当的运动，增强机体抵抗力。

④注意个人卫生，保持会阴部清洁，穿宽松棉质内裤，且勤更换。

⑤教会患者观察尿液颜色、性状及排尿情况，一旦发现异常，及时来院就诊。

⑥定期复查是了解病情有无变化和判断治疗疗效的重要手段，应明确其重要性，定期到医院复查膀胱镜：开始每3个月1次，半年后每6个月1次，2年后每年1次，同时辅以尿脱落细胞检查，发现可疑或异常情况及时告知医师处理。

（5）不良反应的观察及护理：膀胱灌注治疗的不良反应与药物剂量和灌注频率有关。其常见的局部不良反应有膀胱刺激征、尿道灼痛、药物外渗所致的会阴部不适，与药物刺激及操作不当有关；全身反应有骨髓抑制、恶心、呕吐、发热、脱发等，与药物不良反应有关。但因局部用药全身吸收少，因而极少产生全身反应。治疗过程中应加强病情观察，及时发现并正确处理不良反应。

①化学性膀胱炎：TUR-BT术后即刻膀胱灌注尤应注意，是多柔比星、丝裂霉素最主要的不良反应。须严格执行无菌操作，适当应用抗生素，延长灌注间歇时间；置入尿管后注入2%的利多卡因，在膀胱内保留5min后连同尿液一起排尽，可有效减轻膀胱刺激症状。对尿流不畅的患者，灌注完毕可保留尿管。鼓励患者多饮水，多排尿，多吃蔬菜和水果，注意休息，多数患者2～3d后症状可逐渐消失。如果有血尿持续2d以上，要及时就诊。另外膀胱灌注的药物和生理盐水的温度不能太低，膀胱灌注的速度不能过快，否则容易导致膀胱痉挛，使患者过早排尿，达不到应有的疗效。因此药物的温度应在20～25℃，2～3min注入膀胱内。

②骨髓抑制：塞替哌可导致血小板和白细胞减少。白细胞$< 4\times10^9/L$时，可应用升白细胞的药物；白细胞$< 3\times10^9/L$时应暂停化疗，积极采取综合措施，防止感染。

③尿道狭窄为膀胱内灌注化疗药物引起的迟发性毒性反应。要防止将药液注入未在膀胱内的导尿管，否则药液刺激尿道黏膜会引起尿道狭窄。稀释溶液的量要适宜，一般以40～60ml为宜，并选择合适的导尿管，严格按照无菌技术操作规程执行。

膀胱内灌注化疗药物是治疗膀胱癌的有效手段，正确有效的护理是保证患者顺利完成治疗，避免或减少不良反应发生的关键所在。只有耐心、细致地做好患者的心理护理，使患者积极配合治疗，同时规范操作，才能提高其治疗效果，保持灌注治疗的连续性，降低复发率。

第三节　肿瘤化学治疗的毒性反应及护理

一、概述

（一）化疗毒性反应的特性和相关因素

肿瘤化学治疗经过半个多世纪的发展已取得了举世公认的成就，但同时也面临着许多亟待克服和解决的问题，其中之一就是化疗药物毒性反应的预防和处理问题。由于肿瘤细胞与正常细胞间缺少根本性的代谢差异，而临床上所应用的化疗药物一般都缺乏特异性，即在杀灭或抑制肿瘤细胞的同时，也不可避免地损伤相当数量的正常细胞，尤其对于增殖活跃、分裂迅速的正常细胞如毛囊、黏膜、骨髓细胞、生殖细胞的损伤更为明显。另一方面，多数化疗药物为免疫抑制剂，作用于细胞 DNA 的结构上，具有潜在的致畸和致癌作用。另外，许多化疗药物对机体的重要器官如肝、肾脏、心脏及肺也可产生一定的毒性作用，引起这些器官功能受损，甚至危及生命。

因此，护理人员在应用化疗药物时，除了要熟悉其作用机制、适应证，遵医嘱选择恰当的用药剂量和方法外，还要清楚地了解并充分认识化疗药物的毒性反应，掌握相应的防治和护理方法，最大限度地减少毒性反应发生，这对合理使用药物、确保化疗疗效、提高患者对治疗的耐受性和生活质量等方面具有极其重要的意义。

1. *化疗毒性反应的普遍性和特殊性*　常规剂量下，绝大多数化疗药物的普遍毒性反应主要有：胃肠道反应（如食欲减退、恶心、呕吐等）、骨髓抑制（如白细胞、血小板下降）和脱发等，其中以前两者最为常见。而某些药物具有特殊性毒性反应，如博来霉素引发的肺毒性；蒽环类药物引起的心肌毒性；环磷酰胺、异环磷酰胺所致的尿路刺激症状和出血性膀胱炎；顺铂导致的肾毒性及高频率听力障碍；长春碱类所致的神经毒性；门冬酰胺酶、紫杉醇可能出现的过敏反应等。

2. *影响化疗毒性反应发生发展的相关因素*

（1）药物因素：不同的化疗药物其毒性反应表现存在很大的差异性，而联合用药的毒性反应发生率及严重程度往往大于单一用药。大多数化疗药物的毒性与用药量呈量效关系，剂量愈大，毒性反应就愈大；而化疗药物的治疗剂量往往与中毒剂量接近，若超过某一限定剂量时，可因患者无法耐受毒性反应导致化疗的中止。血管内使用化疗药物的毒性高于局部用药，如静脉给药的毒性反应高于胸腹腔给药及口服给药。

（2）患者因素：患者的一般状况及以往的治疗情况与化疗毒性反应的发生

发展存在很大的相关性。一般而言，年老患者较年轻患者更易发生骨髓抑制反应，而消化道反应相对较轻；有多次放化疗史者，对化疗药的耐受性要明显低于初次化疗者。

（3）毒性反应的防治：积极选择合适的镇吐药和造血生长因子，密切监测心肺功能并采取适当的保护措施等，对化疗药物的毒性有较好的控制作用。

作为一名肿瘤专业的护理人员，对于化疗药物的毒性反应可能导致严重后果甚至危及生命这一事实，必须要有一个清醒的认识，应根据患者的年龄、身体及经济状况、预期治疗效果等，权衡毒性反应的危害程度，严格、慎重、合理地实施化疗，并采取积极有效的防治措施，做到防患于未然，将毒性反应降至最低，以最大限度地减轻患者的痛苦，避免造成一些不可逆的严重后果。

（二）化疗毒性反应的分类和分级

1. 化疗毒性反应的分类　化疗药物的毒性反应可分为急性或慢性，自限性或永久性，非致命性或致命性。根据毒性反应出现的时间，可将其分为以下4种类型。

（1）即时型：指化疗药物应用后立即出现或数日内出现的反应，如恶心、呕吐、发热、休克、心律失常、肾功能不全、膀胱炎等。

（2）早期型：指化疗药物应用后几天至几周内出现的反应，如白细胞减少、血小板减少、口腔炎、腹泻、肠梗阻、毛发脱落、间质性肺炎、神经毒性等。

（3）迟发型：指化疗药应用后几周至12个月内出现的反应，如贫血、皮肤色素沉着、心脏毒性、肺纤维化、肝毒性等。

（4）晚发型：指化疗药物应用后几年内发生的反应，如致癌作用、不育症、第2肿瘤等。

化疗药物的毒性反应也可大致分为近期毒性和远期毒性反应：近期毒性反应是指在使用化疗药物当时和用药疗程内出现的不良反应，一般发生于给药后4周内的毒性反应。近期毒性又可分为局部反应和全身反应2大类：局部反应主要是由于化疗药物的细胞毒性作用引起的静脉炎、化学性蜂窝织炎、渗出性坏死等；全身反应包括胃肠道毒性、骨髓抑制、皮肤毒性、肝脏毒性、泌尿系统毒性、心脏毒性、脱发、过敏反应等。远期毒性反应是指在停止使用化疗药物后甚至停药多年后出现的不良反应。较为常见的远期毒性反应有生长迟缓、性腺功能障碍、免疫抑制、肝纤维化、神经损害、诱发第2肿瘤及致畸、致癌等。近年来，随着抗肿瘤治疗水平的不断提高，长期生存的患者日益增多，化疗的远期毒性越来越受到人们的重视。

2. 化疗药物毒性反应的分级标准　在肿瘤化学治疗的临床实验研究中，化疗药物毒性反应的评价与其抗肿瘤疗效的评价具有同等重要的意义，同时也是化疗疗效评价的重要指标。由于个体差异较大，为客观描述化疗药物毒性反应的严重程度，WHO 于 1970 年对其进行了分级（表 2-1）。

表 2-1 化疗药物不良反应评价标准（WHO 于 1970 年公布）

项目	0 度	Ⅰ度	Ⅱ度	Ⅲ度	Ⅳ度
血液系统（成人）					
血红蛋白 (g/L)	≥ 110	95 ～ 109	80 ～ 94	65 ～ 79	< 65
白细胞 ($\times 10^9$/L)	≥ 4.0	3.0 ～ 3.9	2.0 ～ 2.9	1.0 ～ 1.9	< 1.0
中性粒细胞 ($\times 10^9$/L)	≥ 2.0	1.5 ～ 1.9	1.0 ～ 1.4	0.5 ～ 0.9	< 0.5
血小板 ($\times 10^9$/L)	≥ 100	75 ～ 99	50 ～ 74	25 ～ 49	< 25
出血	无	瘀斑	轻度失血	中度失血	重度失血危及生命
消化系统					
胆红素 (μmol/L)	≤ 1.25×N	(1.26 ～ 2.5) ×N	(2.6 ～ 5) ×N	(5.1 ～ 10) ×N	> 10×N
转氨酶 (μmol/L)	≤ 1.25×N	(1.26 ～ 2.5) ×N	(2.6 ～ 5) ×N	(5.1 ～ 10) ×N	> 10×N
口腔炎	无	疼痛、红斑	溃疡能进食	溃疡、进流质	溃疡、不能进食
恶心、呕吐	无	恶心	呕吐，可控制	频繁呕吐，需治疗	频繁呕吐，难以控制
腹泻	无	短暂（2d） 2 ～ 3 次 / 天	可耐受（2d） 4 ～ 6 次 / 天或夜间大便或中度腹痛	不能耐受，需治疗 7 ～ 9 次 / 天或大便失禁	致脱水或血性腹泻 > 10 次 / 天或明显血性腹泻或需胃肠外支持治疗
泌尿系统					
尿素氮 (mmol/L)	≤ 1.25×N 或 ≤ 7.14	(1.25 ～ 2.5) ×N 或 7.5 ～ 14.28	(2.6 ～ 5) ×N 或 14.64 ～ 21.42	(5 ～ 10) ×N 或 > 21.42	> 10×N 或症状性尿毒症
肌酐 (μmol/L)	≤ 1.25×N 或 ≤ 106.08	(1.25 ～ 2.5) ×N 或 114.29 ～ 176.8	(2.6 ～ 5) ×N 或 185.64 ～ 353.6	(5 ～ 10) ×N 或 > 353.6	> 10×N 或症状性尿毒症
蛋白尿	无	+，< 3g/L	++，3 ～ 10 g/L	+++，> 10g/L	++++，肾病综合征
血尿	无	镜下血尿	肉眼血尿	肉眼血尿伴血块	并发泌尿道梗阻
肺	无	症状轻微	活动后呼吸困难	休息时呼吸困难	需绝对卧床

续表

项目	0度	Ⅰ度	Ⅱ度	Ⅲ度	Ⅳ度
药物热	无	＜38℃	38～40℃	＞40℃	发热伴血压下降
过敏	无	水肿	支气管痉挛，无须治疗	支气管痉挛，需治疗	过敏性休克
皮肤	无变化	红斑、色素沉着	干性脱皮水疱、瘙痒	湿性脱皮溃疡	剥脱性炎症伴坏死
脱发	无	轻度	中度	全脱，可再生	全脱，不能再生
心脏					
心律失常	无	窦性，心率＞110次/分	单灶性期前收缩（房性）	多灶性期前收缩	严重的心律失常（室性）
心功能	正常	无症状，有异常体征	短暂心功能不全，无须治疗	有症状的心功能不全，需治疗	充血性心力衰竭
神经系统					
周围神经	无	感觉异常和（或）腱反射减退	严重感觉异常和（或）无力	不能耐受的感觉异常或明显运动障碍	瘫痪
便秘	无	轻度	中度	重度腹胀	腹胀伴呕吐（肠麻痹）
疼痛	无	轻度	中度	重度	顽固性疼痛
感染	无	轻度	中度	重度	危及生命伴血压下降

注：N为正常值

（三）化疗毒性反应的处理原则

化疗药物毒性反应的一般处理原则为在不削弱化疗药主体抗肿瘤作用的前提下，调整化疗方案、用药途径及用药剂量，或者对预计可能出现的化疗毒性反应进行提前预防，对已经出现的化疗毒性反应进行对症处理或支持治疗。

近年来，随着5-羟色胺受体拮抗剂类的镇吐药、粒细胞集落刺激因子、促血小板生成素等药物的临床应用，大大减轻了化疗常见毒性反应尤其是剂量限制性毒性反应的发生，提高了按计划、足量完成化疗的可能性。

临床上在实施肿瘤化学治疗时，首先应考虑化疗适应证；其次在用药前全面评估患者的病情及各系统的功能状态，充分考虑化疗药物的毒性作用，以选择最佳化疗方案；再次应密切观察患者用药后的病情变化、毒副反应出现的时间及程度，并给予积极的预防和应对措施，减轻毒性反应的强度；另外，要了解患者的心理需求，做好心理护理，并有针对性地进行健康指导，使患者对治疗充满信心，积极配合治疗和护理。

二、胃肠道毒性反应及护理

（一）影响因素

消化道上皮细胞（胃、肠、口腔、咽等部位的黏膜上皮细胞）更新且生长快，故大多数化疗药物可抑制甚至破坏其生长，同时，化疗药物的刺激还可传导至自主神经系统和脑干，兴奋第四脑室底部的化学感受区，引起不同类型的胃肠道反应，患者常表现为不同程度的口腔黏膜炎、食欲缺乏、恶心、呕吐、腹痛、腹泻、便秘等，甚至可能出现麻痹性肠梗阻、胃肠出血、肠穿孔等并发症。胃肠道毒性反应的发生发展与化疗药物的种类、剂量、给药时间和给药方式，以及患者的身体状况有关，还受到心理、环境等因素的影响。

1. *心理因素及既往治疗效果* 治疗前的紧张、恐惧、焦虑等不良情绪，可降低患者对胃肠道反应的耐受，导致或加重胃肠道反应的发生。另外，有研究表明，患者在以往化疗期间接受抗呕吐药物治疗的有效性，对再次化疗是否发生恶心、呕吐有决定性的作用，即有效的抗呕吐治疗会减少下一次化疗发生恶心、呕吐的概率。

2. *环境因素与饮食的影响* 化疗期间，若进食环境差、气味杂，患者可出现味觉功能紊乱，极易发生胃肠道反应；食物的性质也和胃肠道反应的发生发展密切相关，若进食油腻、辛辣食物更容易引起胃肠道反应。

3. *性别与年龄的因素* 研究表明，性别和年龄是急性恶心、呕吐的危险因素。女性较男性更易发生急性恶心、呕吐；年轻患者较 65 岁以上患者更易发生，分析原因可能是年龄大的患者心理承受能力较年轻患者强、细胞代谢较年轻患者慢，比年轻患者能更好地耐受化疗引起的胃肠道反应。

4. *体质与疾病因素的影响* 体质虚弱、疲劳、机体免疫功能低下的患者，以及既往患胃肠疾病的患者，化疗后更容易发生胃肠道反应。

（二）恶心、呕吐

恶心、呕吐是化疗药物引起的最常见的早期毒性反应，也是患者最恐惧、最不可耐受的不良反应之一。70% ～ 80% 接受化疗的患者会出现恶心、呕吐，10% ～ 44% 的患者会发生预期性恶心、呕吐（ANV）。

随着止吐药物的更新和应用，20% ～ 40% 化疗引起的急性恶心、呕吐得到了良好控制，但是仍然有大量的肿瘤患者经历着不同原因、不同程度的恶心和呕吐，严重者可导致脱水、电解质紊乱、衰弱和体重减轻，加重肿瘤患者的营养障碍，引起严重的生理及心理上的不适，降低患者的生存质量。由于这类毒性反应，化学治疗既可以是有效的治疗手段，也可能是导致患者拒绝继续治疗的原因之一。

1. 发生机制　恶心和呕吐均为大脑呕吐中枢接受化疗药物刺激后产生的反应。当化疗引起的冲动刺激较弱时，患者仅发生恶心症状，而冲动刺激增强时，则产生呕吐，所以说恶心是呕吐的前驱症状。化疗药物引起恶心、呕吐的发生机制主要原因如下。

（1）化疗药物直接刺激胃肠道黏膜引起。

（2）血液中的化疗药物刺激胃肠道壁嗜铬细胞释放 5- 羟色胺（5-HT），激活小肠的 5-HT3 受体，后通过迷走神经传至位于第四脑室的化学感受区，再激活位于延髓的呕吐中枢，继而引起呕吐；或 5-HT 直接激活第四脑室化学感受区的 5-HT3 受体，兴奋呕吐中枢。

（3）不良情绪、心理或呕吐经历，可导致或加重恶心、呕吐。

2. 临床表现　患者恶心常表现为上腹部特殊不适感，并试图将胃内容物经喉咙及会厌吐出。随着刺激冲动增强，患者胸膜腔内压会因为膈肌、肋间肌、腹部肌肉的强力收缩而突然增加，导致胃内容物或部分小肠内容物不由自主地经贲门、食管逆流至口腔被排出体外，而发生呕吐反应。一般情况下，化疗所致恶心、呕吐多在应用化疗药后 1 ～ 6h 发生，有时可持续数天，甚至长达 10d 以上。

3. 分类与分度

（1）化疗药物引起的恶心、呕吐可以分为以下 3 种类型。

①急性恶心、呕吐：发生在化疗后 24h 内，大多发生于静脉给药后 1 ～ 2h。此类反应的程度最为严重。

②延迟性恶心、呕吐：发生于化疗 24h 后或者更长时间，可持续 5 ～ 7d。虽然症状较急性反应减轻，但持续时间长，严重影响患者的营养和生活质量。

③预期性恶心、呕吐（ANV）：在前一次化疗周期中已经历过恶心、呕吐的肿瘤患者再次给予化疗药物前或给药同时即发生的恶心、呕吐，为条件刺激所引起的反射，常见于既往呕吐症状控制不佳的患者。多种与化疗相关的因素，如病房的环境、药物的颜色、白衣着装的人员、其他患者出现呕吐等均可引起患者出现预期性恶心、呕吐，而患者的情绪则被认为是其发生的重要因素。

（2）化疗药物引起的恶心、呕吐根据其呕吐的次数分为 3 度。

①轻度：每天呕吐 1 ～ 4 次。

②中度：每天呕吐 5 ～ 9 次。

③重度：每天呕吐 10 次以上。

4. 护理措施

（1）相关知识宣教及心理支持

①化疗前向患者做好解释，使患者充分认识该治疗手段的重要性及可能出

现的不良反应，在心理和行为上有一定准备，避免出现焦虑、烦躁或不安等情绪。

②加强沟通，建立良好的护患关系，为患者提供心理支持，鼓励其树立战胜疾病的信心，以乐观积极的心态面对恶心、呕吐，防止不良情绪增高血液中 5-HT 而加重恶心、呕吐症状。

③暗示、意向引导、放松技术、音乐疗法及小剂量使用抗焦虑药等方法可改善患者情绪，缓解恶心、呕吐症状，尤其针对药物治疗难以生效的预期性恶心、呕吐可达到意想不到的效果。

④要因人而异地实施健康宣教，对于异常敏感和既往无呕吐体验的患者，要把握好宣教的尺度，避免造成患者过度紧张而起到相反的作用。

（2）遵医嘱及时、准确、个体化选用镇吐药物

①治疗前 0.5 ～ 1h 和化疗后 4 ～ 6h 给予镇吐药，可有效减轻恶心、呕吐症状。

②根据化疗后恶心、呕吐反应的程度，进行抗呕吐药物的合理选择。如应用效果显著的 5-HT3 受体拮抗剂；在化疗前给予抑制胃酸和保护胃黏膜的药物如奥美拉唑、氢氧化铝凝胶等；将传统的镇吐药与作用机制不同、疗效相加的镇吐药物并用，如地西泮和甲氧氯普胺合用，既可缓解患者焦虑，又能减轻甲氧氯普胺所致的锥体外系反应，从而达到增强镇吐效果的目的。

（3）合理调整化疗时间和给药方法

①由于化疗后 3 ～ 4h 血药浓度可达到高峰，而夜间大脑皮质自主神经进入抑制状态，对外界反应减弱，因此可酌情安排睡前给予化疗药物，当胃肠道反应出现时患者正处于熟睡状态，而有助于减轻恶心、呕吐。

②口服化疗药物宜在餐后 30min 或临睡前分次服用；个别需采用空腹给予的药物如替莫唑胺，须注意整粒吞服，避免嚼服，可有效降低药物对胃肠道黏膜的刺激。

③呕吐严重、营养状况差者，可考虑晚餐后静脉给药，避免影响患者进食。

（4）对症处理呕吐症状

①发生呕吐时应给予及时的关怀和生活护理，如协助漱口、及时清理呕吐物、更换床单位及衣物等。

②呕吐时协助患者取坐位、侧卧位或平卧头偏向一侧，防止呕吐物误吸入气管引起吸入性肺炎或者窒息。

③密切观察并记录呕吐物的颜色、性质、量以及 24h 出入量，动态评估恶心、呕吐、脱水的性质和程度。

④发现呕吐物异常或出现电解质紊乱、酸碱失调的症状时应遵医嘱及时留

取标本送检并予以对症处理。

⑤在镇吐药物控制的基础上，可联合非药物干预方法如针灸、指压按摩、音乐疗法等。

（5）及时补充营养：化疗期间因患者消化功能下降，应注意合理调节饮食，补充营养。可根据患者口味和个体需求，选择高热量、高蛋白质、富含维生素的清淡饮食，注意调节食物的色香味，以刺激食欲；指导患者多饮水，多吃新鲜蔬菜水果；鼓励但不可勉强患者进食，强行进食反而增加胃肠黏膜的刺激；病情允许可在进餐前后适当增加活动，以促进胃肠蠕动；严重营养失调且不能经口进食者，可遵医嘱给予肠内或肠外营养支持治疗。

（6）其他：保持病房整洁、卫生，定时通风，防止不良气味和视觉刺激；尽量避免与呕吐严重的患者住同一病房，减少不良因素刺激。

（三）口腔黏膜炎

口腔黏膜组织是由表浅的上皮层和其下部的结缔组织构成，其上皮层的基底层细胞增殖活跃(每7～14d分化更新1次),对化疗药物的刺激作用特别敏感,因此患者易出现口腔和咽部黏膜组织的急性炎症和溃疡性反应,称为口腔黏膜炎,是化疗最常见的并发症之一。

1. 发生机制　化疗药物引起口腔黏膜炎的发生机制主要有以下两方面：

（1）化疗药物对口腔黏膜组织的直接损伤：约40%的化疗患者会出现口腔黏膜炎的反应，可能是因为细胞毒药物破坏和抑制黏膜上皮细胞的增殖，延缓口腔黏膜的再生和修复过程，为寄生于口腔的细菌提供了入侵的机会和途径，导致黏膜炎和溃疡。

（2）化疗药物引起的骨髓抑制所导致的间接反应：化疗对骨髓增殖作用的抑制可造成粒细胞减少症（严重中性粒细胞减少症的特征之一即为口腔溃疡）和血小板减少症，破损的黏膜组织即成为微生物可能的侵入口，从而继发口腔黏膜炎。其发生不仅与中性粒细胞数量减少相关，且还与其下降的速度、幅度和持续时间有关。

2. 临床表现

（1）口腔黏膜炎多于化疗后2～14d出现，持续7～10d可以愈合。主要表现为黏膜充血水肿，出现假膜、溃疡、纤维化、疼痛、伤口愈合困难、出血等系列症状，影响患者进食和生活质量，导致患者营养状况改变、躯体消耗、电解质失衡等生理改变，以及焦虑、紧张等心理状态改变。同时，较长时间应用化疗药物后会引起味蕾的功能异常、感觉低下、末梢神经损伤以及口腔干燥等后果。

（2）美国癌症协会依据国家癌症研究所建立的常见毒性反应标准（CTC），将口腔黏膜炎分为5个级别，具体见表2-2。

表2-2 口腔黏膜炎分级标准

级别	症状
0级	没有
1级	无痛性溃疡、红斑或轻微疼痛，但不影响进食
2级	疼痛伴红斑、水肿或溃疡，但患者能进食固体食物
3级	疼痛伴红斑、水肿或溃疡，患者不能进食固体食物
4级	溃疡融合成片，有坏死，需要肠外或肠内营养支持

3. *相关药物* 很多化疗药物均可导致口腔黏膜炎，而且持续给药比间歇给药更易发生。

（1）抗代谢药：甲氨蝶呤、氟尿嘧啶（尤其持续静脉给药时）、卡培他滨、阿糖胞苷。

（2）抗肿瘤抗生素：多柔比星、伊达比星、放线菌素D、丝裂霉素、博来霉素。

（3）植物碱类：长春新碱、长春碱、长春瑞滨、多烯紫杉醇、紫杉醇。

（4）烷化剂：大剂量白消安、环磷酰胺。

（5）生物制剂：白细胞介素、淋巴因子激活的杀伤细胞治疗。

4. *护理措施*

（1）口腔黏膜炎的预防：加强口腔卫生是防治口腔黏膜炎的基本预防措施。目前尚无统一的口腔护理方法来预防口腔炎，但是诸多研究总结出一些预防措施。

①向患者和家属讲解口腔黏膜炎的预防和观察方法，阐述营养支持的重要性，消除患者的疑虑，鼓励坚持治疗。

②化疗前指导患者制订完善的口腔卫生计划。于睡前、晨起及三餐后使用软毛牙刷刷牙，可有效去除口腔内的食物残渣等异物，但刷牙时需避免造成口腔内的机械性损伤。同时，增加漱口的次数和力度，常选用生理盐水或者碳酸氢钠溶液漱口。生理盐水可以机械性清除口腔内的残渣，湿润并润滑口腔黏膜；碳酸氢钠在清洁口腔的同时可以中和口腔内的酸性、降低红斑的发生。

③骨髓移植、白血病和头颈部肿瘤患者在化疗开始前应进行口腔检查、预防性洁齿和必要的口腔治疗（如治疗龋齿、牙周病等），可以避免残牙断根引起口腔感染诱发溃疡。

④口腔低温法是目前预防口腔黏膜炎较为有效的方法，其作用机制为降低口腔温度使口腔黏膜接触化疗药物的浓度降低，从而使口腔黏膜炎发生率降低50%左右。可指导患者在化疗期间口含碎冰或进行颊部冰敷。

（2）口腔黏膜炎的干预

①疼痛管理：黏膜炎发生后出现的口腔疼痛可以含漱或局部涂抹药物，如粘性利多卡因、硫糖铝、庆大霉素及地塞米松等，单独使用或制成混悬液，可通过药物的局部麻醉和抗感染作用而缓解或减轻口腔疼痛，控制炎症进展，促进黏膜愈合。方法一：用2%利多卡因溶液喷雾或取15ml含漱30s，每隔3h 1次。方法二：用2%利多卡因2ml、地塞米松5mg、庆大霉素8万U配制于生理盐水250ml中，分次含漱。对于疼痛剧烈的患者，可考虑口服镇痛药或者外用芬太尼透皮贴等全身治疗。

②口腔黏膜的保护和修复：a.口腔黏膜充血、水肿，可用西地碘片含化；b.呋喃西林溶液、氯己定及1%过氧化氢溶液等有抗炎和组织修复功能；c.将硫糖铝或维生素E胶囊刺破涂于口腔黏膜或溃疡处，既可以保护黏膜，又可以促进溃疡愈合；d.含漱含有集落刺激因子的生理盐水有促进黏膜修护的疗效。

③口腔黏膜感染性病变的治疗：指导患者用生理盐水或清水漱口后，酌情口含5%碳酸氢钠、3%过氧化氢钠或制霉菌素等抗真菌药物，以鼓漱的方式保留5min后吐掉或咽下均可，4次/天，30min内不宜进食水，以使含漱药液与口腔黏膜更好的接触。对于唇周有单纯疱疹病毒感染的患者，可用无菌棉签涂抹阿昔洛韦软膏于病变处，每4小时1次，注意勿将病毒传播到其他部位。

④动态评估和观察黏膜炎的症状、治疗效果，以及患者饮水量、口腔卫生情况、机体状况等，有助于反馈信息、合理用药。

5.*饮食及生活指导*　指导患者进食无刺激性的软食，例如稀饭、面条、蔬菜泥等，避免选择坚硬、粗糙、辛辣、酸性、过冷或过热等刺激口腔黏膜的食物；若反应严重不能进食者，需遵医嘱给予胃肠外营养，以补充热量；注意多饮水，可有效预防口腔溃疡的发生。日常生活中注意劳逸结合，保持室内空气新鲜，且禁烟酒刺激。

（四）腹泻

腹泻是由于各种原因导致机体正常排便形态发生改变（呈稀水样便，3次/天以上及排便次数明显增多，多伴有里急后重）。肿瘤化学治疗可导致腹泻的发生，尤其是接受5-FU和拓扑异构酶治疗的患者，其腹泻发生率为50%～87%。若不及时处理或者处理不当，不仅会迫使化疗剂量减少或治疗延迟，导致疗效下降和病情加重；而且会由于腹泻导致的继发性脱水、代谢失调、感染和营养不良而危及患者生命。

1.*发生机制*　化疗导致腹泻最常见的机制是渗透性腹泻、分泌性腹泻和渗出性腹泻。

（1）渗透性腹泻：一般与肠道受损、饮食因素或消化问题有关。化疗药物会破坏胃肠道中分裂活跃的上皮细胞，机体消化功能减弱，不能被肠道吸收的食物渗透压较高，可通过渗透作用导致肠腔内水分增多，粪便体积和重量增加。发生渗透性腹泻的患者大便量较多，可因相关因素（例如乳糖、葡萄糖等）的消除而很快好转。

（2）分泌性腹泻：小肠和大肠分泌的液体和电解质量大于其吸收量，吸收和分泌失衡导致小肠腔存在大量的液体和电解质。此种类型的腹泻大便量一般较大，而且不能很快缓解。多见于化疗导致的肠道受损和肠道感染。

（3）渗出性腹泻：因化疗引起肠道黏膜完整性改变、上皮细胞缺失、酶功能异常和结肠吸收受损，继发黏膜炎症和溃疡，导致血浆、蛋白质、黏液、血液和大便混合流出，最终导致渗出性腹泻。此种类型的腹泻一般每日排便次数大于6次。

2. 临床表现　化疗后24h内发生的腹泻即早发性腹泻，一般症状较轻，并迅速消失；化疗24h后发生的腹泻为迟发性腹泻，如不及时控制，后果将非常严重。

（1）胃肠道症状：轻者腹泻5～10次/天，大便呈稀水样或蛋花汤样，呈黄色或黄绿色，混有少量黏液，含水分不多，且酸臭；重者腹泻频繁，可达到10次/天以上，大便呈水样或蛋花样，黄绿色，混有黏液或脓血。伴随有食欲减退、恶心、呕吐、肛门疼痛等症状，严重者可有腹痛、腹胀及中毒性肠麻痹。

（2）全身症状：轻者全身症状不明显，重者表现为精神萎靡、烦躁不安、失眠、体重减轻、高热，继而出现意识模糊甚至昏迷。

（3）水、电解质紊乱和酸碱失衡症状：严重腹泻患者可出现皮肤黏膜干燥、尿量减少、血压降低等脱水表现，以及代谢性酸中毒、低钾血症、低钙血症、低镁血症等一系列症状。

3. 相关药物

（1）高度危险导致腹泻的化疗药物：伊立替康、5-FU、紫杉醇、放线菌素D、达卡巴嗪、卡培他滨。

（2）可能导致腹泻的化疗药物：氟达拉滨、阿糖胞苷、伊达比星、米托蒽醌、喷司他丁、氟脲苷、拓扑替康、顺铂、奥沙利铂、多西他赛、培美曲塞、羟基脲。

4. 护理措施

（1）病情观察及记录：当发生腹泻时，应仔细观察患者有无腹痛或其他伴随症状，并注意评估腹泻的性质、次数以及大便的量、性状、颜色等。严重腹泻患者可出现胃肠道黏膜坏死、脱落，引起出血或穿孔等并发症，应密切观察生命体征和病情变化，及时发现并对症处理。

（2）做好皮肤护理，保持皮肤的完整性

①保持肛门周围皮肤的清洁。排便后使用清水或者肥皂水清洗肛门周围皮肤，然后涂以油性软膏（例如氧化锌软膏），避免大便持续刺激而造成肛门周围皮肤

的腐蚀和溃烂，可预防感染，促进患者舒适。

②温水或药物坐浴，每 4 小时一次，可以减轻骶尾部的不适。将 20ml 利多卡因凝胶加入 1000ml 生理盐水中进行坐浴，可以减轻局部疼痛及瘙痒；加入醋酸铝可以促进肛门周围皮肤愈合和治疗皮肤脱落。

③保持床单位整洁舒适，指导患者穿松软的棉质衣服，可减轻肛门周围皮肤刺激。

(3) 调整饮食结构及健康指导：根据患者的腹泻症状调整其饮食结构，应进食少渣、低纤维、无刺激性软食，少量多餐；每日液体的摄入量维持在 3000ml 左右，以补充腹泻丢失的水分；同时应加强饮食卫生，预防胃肠道感染；必要时遵医嘱进行胃肠外营养支持。

(4) 用药的护理：常用的止泻药物有复方地芬诺酯片、洛哌丁胺、蒙脱石散等，应遵医嘱正确使用。伊立替康引起的迟发性腹泻可高达 80% ～ 90%，其中严重腹泻占 39%，一旦发生且合并白细胞下降时，容易导致不易控制的肠道感染，因此必须遵照医嘱严格按时、按量服用洛哌丁胺；同时加强血液生化指标的监测，及时纠正水、电解质紊乱；对怀疑有合并感染者应根据大便常规及大便培养结果合理使用抗生素。用药后还应加强病情和大便性状的观察，及时了解治疗效果，并警惕便秘倾向。

(5) 健康宣教及心理支持：频繁的腹泻会消耗患者体力，增加躯体的不适，同时因害怕其他人对气味和不干净的抱怨，患者精神上会出现不同程度的紧张，使肠蠕动亢进，继而加重腹泻，所以护理人员要耐心讲解治疗方案及腹泻相关知识，教会患者自我护理技能，避免知识缺乏造成焦虑和恐惧等不良情绪，并鼓励和安慰患者，解除思想顾虑，树立战胜疾病的信心。

（五）便秘

便秘是指伴有排便困难和不适感的大便次数减少。肿瘤患者易发生便秘，尤其晚期肿瘤患者的发生率可达 75% 以上，为肿瘤压迫或进展的表现，也可以是化疗的毒性作用。在女性及老年患者中更为常见，可能导致肠梗阻。

1. 发生机制

(1) 结肠动力减低是便秘发生的主要原因。部分化疗药物如长春花生物碱类药物（如长春新碱、长春瑞滨和长春碱等）会引起自主神经系统功能障碍，进而影响胃肠道平滑肌以及结肠的肌间神经丛，导致肠蠕动减弱或麻痹性肠梗阻而出现便秘。

(2) 化疗后患者出现胃肠道反应造成饮食摄入量减少，粪便产生减少，胃肠道的蠕动随之减慢，输送至直肠的时间增加，粪便的水分可被肠道重吸收变得干硬而难以排出。

(3) 化疗期间使用的镇吐药物（如 5-HT3 受体拮抗剂）、镇痛药物（如吗啡等阿片类药物）等对中枢神经系统有抑制作用，可使大脑对排便反射引起的刺激反应变得迟钝，使驱动肠道的蠕动降低而导致便秘。

2. 临床表现　正常的排便形态改变，排便次数减少，每2～3天或更长时间排便一次；粪便量少且质硬、排出困难、有排便不尽感；同时常伴食欲缺乏及腹胀、腹痛等症状。

便秘亦可引起恶心、腹部不适，还可能导致痔疮加重或肛门撕裂，严重者出现肠道内部裂伤，严重影响患者的生活质量。部分患者甚至会因为难以忍受便秘而拒绝必要的镇痛、镇吐等药物治疗。

3. 临床分级　便秘程度的临床分级见表2-3。

表2-3　便秘的临床分级

严重程度	评价
0级	无便秘
1级	需要大便软化剂（如开塞露）或食物调整
2级	需要用缓泻药
3级	顽固的便秘，需要用手抠出大便或灌肠
4级	肠梗阻或中毒性肠麻痹
5级	与便秘相关的死亡

4. 护理措施

（1）心理支持　对患者给予必要的心理支持，并提供良好的排便环境，消除患者的紧张焦虑感。

（2）健康知识宣教

①病情允许时鼓励患者多做床下活动。卧床患者可进行规律的腹部环形按摩，以刺激肠蠕动，促进排便。

②指导患者养成良好的排便习惯，如按时如厕、排便时间充足、勿随意克制便意等，均有利于缓解便秘。

③对有肛裂、痔疮的患者，指导其每次便后清洁肛周皮肤，正确涂擦药膏，避免局部感染。

（3）针对性进行饮食护理

①鼓励患者多饮水，以每日2000～3000ml饮水量为宜，尤其晨起后应饮用适量温开水，可有效润滑肠道、软化大便。

②指导患者调整饮食结构，多食用富含粗纤维、可润滑肠道的食物如韭菜、芹菜、熟香蕉（没有熟透的香蕉含较多鞣酸，对消化道有收敛作用，反而会抑

制胃肠蠕动，加重便秘）等，避免食物过于精细。

③对食欲减退、恶心、呕吐的患者，肠蠕动随着进食量减少而减慢，应鼓励患者尽可能进食，少食多餐为宜，以促进胃肠道的蠕动。

（4）遵医嘱进行药物治疗：注意观察患者的进食及排便情况，积极处理便秘，遵医嘱使用口服缓泻药如乳果糖、番泻叶等，或使用开塞露、1∶2∶3灌肠液（50% 硫酸镁 30ml、甘油 60 ml、温开水 90 ml）灌肠等，以充分软化粪便、促进排便。有预期性便秘时可预防性给予缓泻药。需注意的是，经常便秘的老年人不宜长时间使用药物导泻，以免形成依赖性，使肠蠕动功能退化而加重便秘。

长期便秘患者要注意观察体温变化，及早发现感染征兆并及时治疗。若药物处理效果不佳、伴有腹胀或肠鸣音减弱，怀疑肠梗阻时，应及早行腹部平片，必要时给予禁食水、胃肠减压等。

三、骨髓抑制及护理

（一）骨髓抑制相关知识

骨髓功能抑制是指骨髓中的中性粒细胞、巨核细胞和红细胞数目的显著下降，是由于化疗药物对特定干细胞动力学造成影响而导致周围血液中成熟的、有功能的血细胞数量减少，为最常见的化疗毒性反应之一，90% 以上的化疗药物可以出现此反应。骨髓抑制不仅可能延缓化疗进程，影响治疗效果，而且还可能导致严重并发症而危及患者生命，造成患者快速死亡。因此，及时发现骨髓抑制并给予有效处理是确保化疗顺利进行、保障患者生命安全的重要环节。

1. 相关因素

（1）骨髓抑制的程度和持续时间与化疗药物的作用机制有关。大多数化疗药物只对增殖活跃的细胞产生较强的抑制作用，而某些化疗药物对静止期和增殖期的造血干细胞都具有抑制作用，例如，细胞周期非特异性药物亚硝脲类对骨髓的抑制周期较长，而细胞周期特异性药物甲氨蝶呤虽然可以较快引起白细胞减少，但停药后白细胞却能迅速恢复。

（2）骨髓抑制的程度也与血细胞成分的生存期有关，如红细胞的生物半衰期为 120d，血小板为 7 ～ 8d，中性粒细胞为 7 ～ 12h，所以化疗后通常最先出现中性粒细胞减少，然后出现血小板减少，而且前者一般比后者严重。

（3）骨髓抑制的程度还与患者营养状态、年龄、既往化疗史和骨髓受累程度、肿瘤的临床分期、有无骨髓转移以及化疗药物用量、治疗周期等有关。

2. 高危人群　以下人群更容易发生化疗后骨髓抑制，值得临床重点关注：疾病进展，肿瘤细胞已侵犯到骨髓的患者；免疫功能缺陷的患者；使用对骨髓细胞有明显抑制作用的化疗方案或放、化疗联合方案，以及使用抗凝药、抗抑郁药、抗生素等具有杀伤血细胞作用的药物；持续高热；原有肝肾功能不全或使用对肝肾功能有明显毒性作用的药物；蛋白质、维生素 B_{12}、叶酸、铁等营养物质匮乏而导致营养不良的患者；伴有心脏病、感染、糖尿病、弥散性血管内凝血（DIC）、再生障碍性贫血、系统性红斑狼疮的患者；患有可导致血细胞减少的疾病，如骨髓增生异常综合征；年幼、年老患者对化疗耐受力差，且骨髓造血干细胞的增殖能力差，易出现化疗后骨髓抑制。

3. 骨髓抑制的分度 根据世界卫生组织对抗癌药物急性及亚急性毒性反应的分度标准将化疗致骨髓抑制反应分为 5 度（表 2-4）。

表 2-4 化疗致骨髓抑制的分度

	0 度	1 度	2 度	3 度	4 度
血红蛋白（g/L）	≥ 110	109 ～ 95	94 ～ 80	79 ～ 65	< 65
白细胞（$\times 10^9$/L）	≥ 4.0	3.9 ～ 3.0	2.9 ～ 2.0	1.9 ～ 1.0	< 1.0
中性粒细胞（$\times 10^9$/L）	≥ 2.0	1.9 ～ 1.5	1.4 ～ 1.0	0.9 ～ 0.5	< 0.5
血小板（$\times 10^9$/L）	≥ 100	99 ～ 75	74 ～ 50	49 ～ 25	< 25

临床中需要进行紧急干预的指征有 2 个关键点：一是中性粒细胞绝对值低于 1×10^9/L，二是血小板计数低于 50×10^9/L，分别为 3 度中性粒细胞减少和 3 度血小板减少的临界点，是出现感染、出血等并发症的信号。

4. 骨髓抑制的一般规律及意义 一般认为，中性粒细胞的减少通常开始于化疗停药后一周，至停药 10 ～ 14d 达到最低点，在低水平维持 2 ～ 3d 后缓慢回升，至第 21 ～ 28 天恢复正常，呈 U 形；血小板在化疗后两周左右下降到最低值，其下降迅速，在谷底停留时间较短即迅速回升，呈 V 形；红细胞下降出现的时间则更晚。掌握骨髓抑制的一般规律具有以下意义。

(1)限定化疗疗程的间隔时间。理论上，化疗应该在最短时间内施于最强剂量，以迅速抑制或杀灭肿瘤细胞。但化疗后骨髓抑制的恢复需要时间，故很多化疗是 3 ～ 4 周为一化疗周期。

(2) 有助于及早发现骨髓抑制。根据化疗后骨髓抑制的规律，能及早发现患者出现骨髓抑制并进行相应处理。化疗后每 2 天检查一次血常规即可以达到这一目的。

(3) 为骨髓抑制的预防和处理提供依据。临床上，对 3 度和 4 度骨髓抑制必须给予及时干预已经成为共识，但对于 2 度骨髓抑制，何时必须干预，何时可以短暂观察则较为困惑，利用此规律则有助于临床决策。

（二）中性粒细胞减少症的护理

中性粒细胞减少症是化疗后的主要剂量限制性毒性，它给肿瘤患者带来显著的负面临床后果，包括危及生命的感染、住院时间延长、药物剂量减少及治疗延缓或停止等。若白细胞的最低值在 1×10^9/L 持续 7 ～ 10d，尤其是中性粒细胞绝对值低于 0.5×10^9/L 持续 5d 以上，发生严重细菌感染的机会明显增加。

1. 发生机制

（1）中性粒细胞的寿命只有 6 ～ 8h，骨髓必须不断生成此细胞才能维持机体功能。化疗药物可抑制骨髓功能并且损伤干细胞，使成熟的中性粒细胞凋亡，却得不到及时更新，即造成血液中的中性粒细胞计数减少。

（2）大剂量化疗时，如果干细胞得不到快速补充，白细胞数目会出现长时间的低谷，因此，中性粒细胞下降的时间和程度取决于化疗药物的类型和剂量。如应用抗代谢药物之后 7 ～ 14d，中性粒细胞出现最低谷，在 7 ～ 21d 恢复；抗生素类药物在使用后 10 ～ 14d 引起中性粒细胞减少，在 21 ～ 24d 恢复；亚硝脲类药物可能会导致延迟性和长期中性粒细胞减少。

2. 临床表现　肿瘤患者多有免疫功能受损，化疗后中性粒细胞的降低极易发生感染。

（1）发热超过 38℃是中性粒细胞减少症最可靠，且是唯一的感染征象，还可引起发红、肿痛、化脓等感染征象。但值得注意的是，当中性粒细胞极度减少时，患者可不出现这些常见的症状，应注意识别。

（2）常见的感染部位和相应症状如下。

①消化系统症状：消化道任何部位的黏膜炎、腹痛、腹泻等。

②呼吸系统症状：发热、咳嗽、咳痰、胸痛、呼吸困难等。

③皮肤和黏膜症状：局部发红、压痛、肿胀、皮温增高、渗液等。

④泌尿系统症状：发热、尿急、尿痛、尿频、血尿、尿液浑浊等。

⑤中枢神经系统症状：意识改变、头痛等。

⑥置入性器材如血管通道、胸腹腔引流管等的感染症状：发热、穿刺局部发红、疼痛、硬结、水肿、溢液等。

（3）中性粒细胞减少症还可能造成全身血流感染，引起感染性休克（如脓毒症休克）而导致患者死亡。

3. 护理措施

（1）一般护理

①做好患者的心理护理。化疗前应告知可能出现的骨髓抑制反应，讲解相关知识和自我护理要点，使患者有充分的思想准备和心理适应能力，正确应对骨髓抑制带来的不适，以提高患者对治疗的耐受性，主动支持和配合治疗。

②积极配合医师进行化疗前的评估，了解血常规等检验结果，对白细胞和中性粒细胞计数低者慎重选择化疗。

③化疗后定期监测血常规，必要时每天监测，发现中性粒细胞减少时，及

时给予抗生素治疗、升白细胞治疗（如粒细胞集落刺激因子、强力升白片等）、做血培养和药敏检测，必要时给予成分输血。并注意观察治疗效果，及时向医师提供信息。

④治疗和护理应尽量集中进行，使患者能够保证充足的睡眠时间，避免疲倦。

⑤加强营养也是不可忽视的重要方面。化疗中应给予必要的营养支持，如进食高蛋白、高热量、高维生素饮食或药膳等。

（2）感染的预防及护理

①医务人员和患者均应加强手卫生的执行力度，减少人与人之间的病原体传播，降低相关感染发生的风险。

②避免食用未煮熟的肉类、海鲜、蛋类和未洗净的水果、蔬菜，避免食用隔夜食物，不与他人共餐，以确保食物的安全和卫生。

③病室内应加强空气流通，保持适宜的温度和湿度，且不宜放置花草。

④白细胞计数低于 1×10^9 /L、中性粒细胞低于 0.5×10^9 /L 时需要采取保护性隔离，宜安置在单人病房、使用无菌层流床等设施或进行空气消毒 2 次 / 日；并减少亲友探视，尤其要控制患感冒者到病房探视，预防感染的发生。

⑤严密监测生命体征尤其是体温的变化，高热者给予物理降温，必要时联合使用药物降温措施；做好退热后的基础护理，保持床铺和衣物的清洁、干燥，并注意保暖，及时补充水分，适量增加食盐的摄入，以补充电解质和水分，必要时进行静脉补液。

⑥加强口腔护理，预防压疮和便秘，避免皮肤、黏膜的损伤和感染。

⑦减少或避免侵入性操作，必须进行时应细致地护理所有的留置装置，并密切观察，发现感染征象及时处理。

（三）血小板减少症的护理

随着化疗药物用量的逐渐增加，生成血小板的巨噬单核细胞会受到损害，而发生血小板减少症，一般伴随有中性粒细胞减少症。当血小板小于 50×10^9/L 时，有出血的危险；血小板小于 10×10^9 /L 时，容易发生胃肠道、呼吸道和中枢神经系统的出血，严重威胁患者的生命。因此，对于化疗患者，积极预防和处理血小板减少症非常重要。

1. 发生机制

（1）化疗药物对具有增生、分化功能的多功能造血干细胞和原始巨核细胞造成损伤；抑制巨核细胞生产血小板的能力；损伤骨髓基质细胞或微循环的结构和功能。临床观察表明，奥沙利铂、卡铂、丝裂霉素等化疗药物以抑制血小板为主，其中以吉西他滨对血小板的抑制作用最强。另外，国内学者发现使用吉西他滨化疗后，部分患者体内可检出血小板相关免疫球蛋白（PAIg），这种抗体结合在血小板表面，使血小板在单核 - 巨噬系统中破坏加速。

（2）多柔比星、柔红霉素、卡铂、顺铂、达卡巴嗪、吉西他滨、丝裂霉素、塞替哌、紫杉醇等药物可导致剂量限制性血小板减少症。

（3）卡莫司汀、洛莫司汀、多西他赛、紫杉醇、放线菌素 D、丝裂霉素、塞替哌等药物可导致血小板减少症的累积和延迟发生。

2. 临床表现

(1)腰部、软腭等部位的软组织毛细血管破裂、出血，皮肤出现散在的瘀点(微小的紫红色点）和瘀斑（紫色瘀伤）。

（2）鼻咽、口腔、胃肠道、泌尿道和上呼吸道的黏膜毛细血管非常表浅，当血小板减少时很容易出现显性出血，表现为鼻出血、牙龈出血、体腔出血等。

（3）出现头痛、恶心、喷射性呕吐、眼底出血、意识障碍、颈项强直等提示可能出现颅内出血。

（4）呕吐物、大便或者尿液的隐性或显性出血。

（5）女性患者出现月经期延长或者月经量增加。

3. 护理措施

（1）预防出血的护理

①协助医师进行化疗前的评估，严格掌握化疗适应证。如果血小板少于 80×10^9/L 时，应慎重选择化疗。

②化疗后及时监测血常规及出凝血时间。血小板值低时，应遵医嘱给予白介素 - Ⅱ、人重组血小板生成素等药物，刺激巨核细胞前体细胞的增殖，诱导巨核细胞成熟，加快血小板生成，或酌情输入成分血，以尽快补充血小板。

③当血小板低于 50×10^9/L 时，应严密观察患者的病情变化，监测生命体征，并密切注意有无出血倾向及出血症状。

④减少患者活动，并保持环境安全，使用防滑地毯和夜灯，防止磕碰或外伤（如跌倒、坠床等）导致患者意外出血；当血小板计数小于 30×10^9/L 时，应指导患者绝对卧床休息，给予心理安慰，缓解恐惧、焦虑情绪，且避免情绪波动，以降低组织细胞耗氧量。

⑤尽量减少有创性操作及留置各种导管。进行不可避免的注射时，尽可能使用小号针头，使用止血带捆绑不宜过紧、时间不宜过长，拔针后延长按压时间，至少 10 ～ 15min，并观察渗血情况；必须使用尿管等导管置入时，应尽量选择最小型号，并给予充分的润滑。

⑥避免使用任何可能导致出血的药物，如阿司匹林等含有乙酰水杨酸类的药物。

⑦预防性使用大便软化剂或缓泻药以保持患者大便通畅，但应避免使用强力泻药、栓剂及常规灌肠术。

⑧做好患者的健康教育，如避免穿紧身衣物，不宜使用牙签或牙线，不用力擤鼻涕，起床或行走时动作宜缓慢，增加富含蛋白质（因巨核细胞生成需要蛋白质）的食物，避免进食坚硬、辛辣及过热食物，且加强自我观察和护理，发现出血症状和体征时应立即通知医师和护士。

（2）出血时的护理

①做好出血患者的心理护理，以免患者过于紧张和恐惧而加重出血。同时指导患者卧床休息（大出血时应绝对卧床休息），做好生活护理。

②严密观察患者的病情变化，记录出血的量、部位及性质，加强生命体征的监测，及时发现有无继续出血倾向。

③积极配合医师进行止血、补液等支持对症治疗，必要时给予氧气吸入、心电监测、建立静脉输液通路、输血、心肺复苏等急救措施。

④发生咯血、呕血、呕吐时协助患者取侧卧位或平卧头偏向一侧，保持呼吸道通畅，防止血块、呕吐物堵塞气道，必要时用电动吸引器吸出口腔及气管内的异物。

⑤泌尿系统、消化道出血时，应密切观察尿液和大便的颜色、性状及患者的主观症状，避免进行增加腹压的动作，如剧烈咳嗽、用力大便等。

⑥出现颅内出血症状时，应绝对卧床，头部置冰袋，给予氧气吸入，并密切观察瞳孔、意识等变化。

⑦浅表部位出血的处理：皮肤出血时可局部加压，并抬高患处；鼻腔出血时可用棉球、纱布条或者明胶海绵填塞，注意保持鼻腔湿润；牙龈出血时可用冷水漱口或者使用止血纱布压迫止血；眼底出血时应取半卧位，减少眼球活动。处理过程中可酌情使用冰敷或冷敷，可收缩血管，减少出血，但需预防冻伤；局部加压时应注意力度适宜，防止阻碍血液循环。

（四）贫血的预防和护理

贫血的发生由于骨髓功能受损、红细胞生成减少或红细胞破坏增加、血容量不足等不同的机制共同导致。化疗不仅仅抑制骨髓功能和红细胞生成，而且可能造成红细胞分解、微血管出血及铁的摄入不足等后果而导致贫血的发生。由于红细胞的生命周期长，贫血往往发生在长期使用化疗药物或者多次接受化疗疗程后，一般于化疗后几周或者几个月出现。淋巴瘤、肺部肿瘤、妇科或生殖系统肿瘤患者接受细胞毒性药物治疗后发生贫血的概率较高。

1. 发生机制　细胞周期特异性化疗药物可抑制 DNA 的整体合成，对红细胞生成影响较大；细胞毒性药物可直接抑制干细胞发育成红细胞；90% 的促红细胞生成素都由肾生成，具有肾毒性的化疗药顺铂、卡铂等都会降低促红细胞生成素的水平导致贫血；抗代谢的化疗药物 5-FU、羟基脲等会触发红细胞的分解机制而导致贫血。

2. 临床表现

(1) 轻度贫血：疲乏（一般为贫血的首发症状）、活动无耐力、注意力不集中、头痛、肠蠕动减慢导致便秘等。

(2) 中度贫血：严重疲乏无力、虚弱、嗜睡、活动行为改变、心动过速、室性期前收缩等。

(3) 重度贫血：出现嗜睡或昏迷等意识形态改变、呼吸困难、发绀、低温、尿量减少、生活自理困难，以及危及生命的心律失常如室性心动过速、心室颤动、心搏骤停等。

3. 护理措施

(1) 做好患者的心理护理，告知贫血的潜在风险以及症状和体征，取得患者的充分配合。

(2) 及时评估患者有无贫血的症状如皮肤、黏膜、甲床、口唇苍白，疲劳，虚弱，心悸，头晕，脉率增快，血压下降等，为医师提供病情信息。

(3) 配合医师定期监测患者的红细胞和血红蛋白比值。当血红蛋白低于80g/L时应遵医嘱给予补充铁剂、使用促红细胞生成素（Erythropoietin，EPO）治疗，以促进红细胞生成。必要时给予吸氧、输血治疗。

(4) 女性患者在月经期应特别注意月经的量和持续时间，必要时可使用药物推迟经期。

(5) 加强患者的安全管理。出现头晕、乏力等贫血症状时，应指导患者根据活动能力适量安排日常活动，采取渐进式活动方式，如改变体位时、平卧、坐起、站立、行走等系列动作均应逐步、缓慢进行，以防直立性低血压继发头晕、目眩造成跌倒、坠床等不良后果；加强休息，以保存体力。

(6) 指导患者保持良好的饮食平衡，增加含铁丰富的食物以提高饮食质量，可食用大枣、阿胶等补血食品。

四、心血管毒性及护理

化学治疗引起的心血管毒性包括传导通路障碍（心律失常）、血管异常（高血压、低血压、雷诺综合征）、冠状动脉疾病（急性心肌梗死、不稳定型心绞痛）、心力衰竭 / 心肌病、心包积液等。如蒽环类化疗药物可损害心肌细胞，引起剂量限制性心血管毒性，是肿瘤治疗中出现心力衰竭最常见的原因，护理工作中应高度重视。

（一）发生机制

很多化疗药物可引起心血管毒性，常见的有蒽环类如多柔比星、米托蒽醌；紫杉烷类如紫杉醇、多西他赛；烷化剂如顺铂、环磷酰胺；抗代谢药物如氟尿嘧啶、吉西他滨、植物碱类等。这些药物单独或联合使用时，可使自由基增加、抗氧化剂减少使得心肌氧化增加，导致心肌细胞损伤和（或）凋亡；或直接破坏心肌细胞膜，改变心肌上离子的分布而造成心肌细胞的损伤；还可使毛细血管通透性增加，导致心肌细胞周围间质液体聚集及心肌嗜酸细胞浸润，造成水钠潴留而增加心脏负荷；亦可影响辅酶 Q_{10} 的抗脂质过氧化功能等。

（二）危险因素

心血管毒性反应的程度与化疗药物的种类、剂量、用药途径，以及患者的身体状况、年龄、肿瘤分期、既往化疗史、化疗周期数等因素有关。以下是易发生心血管毒性反应的高危人群：曾使用过对心血管有显著毒性作用的药物；原有心血管功能缺陷或心血管相关疾病（如心肌炎、心包炎、高血压、心室肥大等）的患者；伴有糖尿病、肺动脉高压、高凝状态、贫血或电解质紊乱的患者；放化疗同时使用时；幼儿患者，其对蒽环类药物的敏感性更高，可发生迟发的心肌损伤。

（三）临床表现

化疗导致的心血管系统毒性的症状、体征是非特异性的，应仔细与肿瘤心肌转移或既往心脏病史加以鉴别。

1. 轻者可无临床症状，心电图表现为心动过速，非特异性的 ST 段改变，QRS 电压降低。窦性心动过速通常是肿瘤患者心脏毒性作用的最早信号。

2. 心律失常的患者可有心悸、气短、胸闷、呼吸困难、心前区疼痛、疲乏、头晕，临床表现如心绞痛、晕厥常为室性心律失常的首发症状。

3. 心力衰竭的患者可出现心动过速、呼吸困难、颈静脉怒张、四肢发凉、苍白或发绀、尿量减少、肠鸣音减少伴恶心或者消化不良等症状。

4. 亦可出现脉管炎、毛细血管渗漏综合征、高血压等血管毒性，患者可表现为指（趾）端发凉、苍白、疼痛，以及头痛、视力障碍、疲乏、心动过速或者心力衰竭等。

5. 蒽环类药物的急性心脏毒性发生在用药后数天，与累积剂量无关，停药后常可消失，一般表现为短暂性室上性心律失常与 ST-T 改变等，约 40% 的患者可有此异常；其慢性心脏毒性发生在末次用药后数月或数年出现，与累积剂量有关，为不可逆的毒性反应，以充血性心肌病为主要表现，症状包括：心律失常、呼吸困难、干咳、双足水肿、心脏扩大、肝大淤血等。例如，多柔比星的累积剂量若超过 450 ～ 550mg/m^2，充血性心力衰竭的发生率可能达到 25%。

（四）护理措施

1. 化疗前协助医师了解患者的身体状况、有无心脏病史及其他危险因素，常规做心电图或心脏超声等检查，以评估心血管系统的基础情况；有心脏病史或心血管功能缺陷的患者，应谨慎选择化疗药物；及时纠正低氧血症、贫血、电解质紊乱等，必要时使用抗心律失常药物治疗。

2. 协助医师做好蒽环类药物总剂量（单次）和蓄积量的控制，必要时查血药浓度；根据患者情况酌情调整给药方法，如延长静脉输注时间、改变给药次数，或选用结构相近但心脏毒性较低的化疗药物，以降低心脏毒性。

3. 遵医嘱正确使用保护心脏的药物，如 1，6- 二磷酸果糖、维生素 E、三磷酸腺苷二钠、辅酶 Q_{10}、钙通道阻滞剂等，可防止心肌细胞的过氧化和巯基氧化，以保护心肌功能。

4. 严密观察病情变化，监测心血管功能，必要时给予心电监测。重视患者主诉，询问有无心悸、胸闷气短、心前区不适等症状，发现异常时立即告知医师，酌情停药，给予强心、利尿等治疗。

5. 做好患者的心理护理，解除其思想顾虑；并讲解化疗心血管毒性的症状及治疗的重要性，使患者能积极配合治疗。

6. 做好患者的健康宣教：加强休息，减少心肌耗氧量，减轻心脏负荷；自我观察主观症状，若感觉乏力、呼吸困难、头晕等异常症状时，应及时告知医务人员；避免碰触冷的物体，预防雷诺综合征；养成良好的生活习惯，例如戒烟酒、低脂饮食、少食多餐、适当运动、调节压力，从而减轻心脏负荷、减少心血管并发症的发生率和严重程度。

五、肝脏毒性及护理

肝脏作为主要的药物代谢器官，易受到化疗药物的侵害。肝损害的急性反应包括急性药物性肝炎、肝细胞坏死等，一般持续数日或数周后缓解。但随着用药时间的延长，也可出现肝脏的慢性损伤，表现为脂肪变性、纤维化、肉芽肿形成、嗜酸性粒细胞浸润（药物引起肝损害的特异性表现）等，严重影响着患者的生存质量和生存率。

（一）发生机制

1. 化疗药物及代谢产物可直接损害肝细胞，引起肝细胞功能障碍，通常表现为血清转氨酶升高，随着病情的发展可能产生脂肪浸润和胆汁淤积，一般为急性过程。

2. 化疗后造成肝静脉内皮细胞受损，引起血栓形成和肝细胞坏死，导致肝小叶下小血管阻塞，静脉回流障碍引起静脉闭塞性肝病，临床表现为血清肝酶显著升高，腹水、肝大和肝性脑病。

3. 化疗药物对肝细胞的损伤可激发肝脏内纤维细胞的修复功能，而导致慢性肝纤维化和肝硬化。

4. 由于潜在肝脏疾病的改变，阻碍化疗药物的代谢和分泌，使药物在体内的作用时间延长而增加化疗毒性。

（二）危险因素

肝损害的发生率除与化疗药物种类、给药方式及化疗方案密切相关外，还与下列因素有关：既往有肝脏感染、损伤或功能紊乱（如肝硬化、肝炎等）病史，有家族遗传性肝脏疾病（如威尔森病、血色素沉着病等），或肿瘤已侵犯肝脏（包括原发性肝癌和转移性肝癌）等，均可增加化疗致肝毒性的危险。

（三）临床表现

1. 患者表现为疲乏、精神萎靡及流感样症状；食欲减退，轻度到重度恶心，伴有不同程度的呕吐；右上腹疼痛，肝脾大；黄疸，从轻微的巩膜黄染到严重的组织黄染，伴有色素沉着、皮肤瘙痒。严重的肝脏毒性会引起肝硬化、腹水，甚至出现急性肝萎缩、中毒性肝炎、肝功能衰竭、肝性脑病等。血液实验室检验可表现为血清转氨酶、胆红素升高、凝血机制障碍等。

2. 根据世界卫生组织对化疗药物急性及亚急性毒性反应的分度标准将化疗致肝脏毒性反应分为 5 度（表 2-5）。

表 2-5　化疗致肝脏毒性的分度

	0 度	Ⅰ度	Ⅱ度	Ⅲ度	Ⅳ度
胆红素	≤ 1.25×N	(1.26 ～ 2.5)×N	(2.6 ～ 5)×N	(5.1 ～ 10)×N	＞ 10×N
SGOT/SGPT	≤ 1.25×N	(1.26 ～ 2.5)×N	(2.6 ～ 5)×N	(5.1 ～ 10)×N	＞ 10×N
碱性磷酸酶	≤ 1.25×N	(1.26 ～ 2.5)×N	(2.6 ～ 5)×N	(5.1 ～ 10)×N	＞ 10×N

注：N 为正常值

（四）相关药物

易引起肝脏毒性的药物主要有：甲氨蝶呤、环磷酰胺、顺铂、卡铂、吉西他滨、门冬酰胺酶、氮芥、卡培他滨、多柔比星、柔红霉素、放线菌素 D、伊立替康等。

（五）护理措施

1. 化疗前协助医师收集患者的既往病史和治疗史，进行肝功能检查，有异常时慎重选用化疗药物，或遵医嘱先行保肝治疗，必要时延缓化疗。但是对于肿瘤早期肝脏弥漫转移出现的转氨酶升高，应用保肝药物治疗的效果一般不明显，应及时进行化疗。

2. 化疗后严密观察患者的病情变化，定期监测肝功能，倾听患者主诉，如果出现肝区胀痛、腹水、黄疸、食欲减退、意识障碍等，应及时通知医师进行对症处理。

3. 出现肝功能损害时应协助医师调整化疗药物的剂量，必要时停止化疗。同时遵医嘱给予保肝药物，如还原型谷胱甘肽、葡醛酸钠、复合维生素 B、甘草酸二胺、维生素 C、三磷酸腺苷、辅酶 A 及一些中成药等。

4. 定期监测凝血功能，观察患者有无出凝血倾向，如有异常，遵医嘱及时给予维生素 K 等药物治疗。

5. 做好心理护理，给予患者情感上的支持，减轻患者的焦虑、紧张等不良情绪。

6. 做好健康知识宣教：指导患者注意卧床休息，避免劳累，有利于肝脏血液的供应，促进肝细胞功能的恢复；禁烟酒刺激，避免摄入所有含酒精的饮料；注意饮食调节，宜多进富含维生素、矿物质以高蛋白质的食物，不宜过多食用高糖、高脂肪类食物以免加重肝脏负担；建议穿着宽松舒适衣物，使用润肤乳液、清凉沐浴液，以减少局部刺激，促进皮肤舒适，且勿抓挠皮肤。

六、泌尿系统毒性及护理

大部分化疗药物需经肾脏过滤和（或）排泄，这使得肾脏和其他泌尿器官容易受到药物毒性的侵害，出现肾实质损伤和泌尿系统刺激反应，严重时发生不可逆的肾功能衰竭造成患者死亡。

（一）肾脏毒性及防治

顺铂、丝裂霉素、柔红霉素、光辉霉素、洛莫司汀、达卡巴嗪、环磷酰胺、大剂量甲氨蝶呤等化疗药物容易引起肾毒性，其中以顺铂和大剂量甲氨蝶呤最为突出。主要表现为尿中出现红细胞、白细胞和管型颗粒，氮质血症、少尿、蛋白尿、肌酐清除率下降、电解质紊乱、低镁血症、低钙血症等，严重者甚至无尿。

1. 肾脏毒性是顺铂的剂量限制性毒性，发生率高达 28% ～ 36%。药物主要累及肾近曲小管和远曲小管及集合管，造成肾小管上皮细胞的变性、坏死、间质水肿、肾小管明显扩张等，其毒性表现多种多样，包括从可逆性的急性肾功能损害到伴有显著肾组织病理学改变的不可逆的慢性肾功能衰竭。主要的预防和处理方法是通过有效的水化促进血液循环，减少顺铂与肾小管的接触时间，从而减轻肾毒性。水化的溶液一般选择生理盐水，因为氯化物可以抑制顺铂在肾小管的水解。

2. 常规剂量的甲氨蝶呤很少引起肾毒性，当大剂量给药时，甲氨蝶呤及其代谢产物 7- 羟基甲氨蝶呤在体内酸性环境下可沉积于肾小管，导致肾小管损伤和机械性阻塞，引起急性肾功能衰竭。所以，在大剂量用药时应给予充足的水化、利尿和碱化尿液，保持尿液 pH 大于 8，以增加甲氨蝶呤及其代谢产物的溶解度，减轻毒性作用。

（二）出血性膀胱炎及防治

可引起出血性膀胱炎的化疗药物主要有环磷酰胺、异环磷酰胺、马利兰、喜树碱等。其中，环磷酰胺和异环磷酰胺作为代表药物，其在体内的代谢产物丙烯醛是引起膀胱尿路上皮细胞损伤的主要因素，通常在大剂量静脉给药后的早期出现膀胱广泛的炎症性出血。患者主要表现为尿频、尿急、排尿困难及血尿，轻者仅有镜下血尿，重者出现顽固性反复血尿，造成贫血及血流动力学改变而出血。泌尿系统保护药巯乙磺酸钠（美司钠，Mesna）可以和丙烯醛结合，形成无毒性化合物硫醚，同时有效利尿，有助于稀释丙烯醛等代谢产物，从而减轻化疗药物对膀胱黏膜的损伤，预防出血性膀胱炎的发生。

（三）尿酸性肾病及防治

急、慢性白血病、非霍奇金淋巴瘤等对化疗敏感的肿瘤，在进行联合化疗后，大量的肿瘤细胞被迅速破坏，血液中的尿酸急骤增加，在肾脏集合管形成结晶，影响尿液生成，主要表现为少尿或无尿，尿 pH 下降，血浆尿素氮及肌酐增高出现尿毒症，临床称之为尿酸性肾病。对于尿酸性肾病的防治，除每日给予大量液体增加尿量外，还可以口服碱性药物，以利于尿酸溶解。别嘌醇可以用于预防尿酸性肾病。

（四）泌尿系统毒性的护理

1. 化疗前协助医师评估患者的年龄、疾病史、手术史、化疗史，有无使用其他有肾毒性的药物如氨基糖苷类抗生素、两性霉素 B 等，有无低血容量、营养不良等增加急性肾功能衰竭风险的因素，并进行有关肾功能的各项检查，做好充分评估，排除化疗禁忌证。

2. 遵医嘱进行充分水化。每天输液量约 3000ml，鼓励患者摄入不含咖啡因的液体（如绿茶、新鲜果汁及具有利尿通淋作用的中草药或食物煎剂）2000 ～ 3000ml，并酌情使用利尿药（呋塞米）和脱水剂（20% 甘露醇），以增加排尿次数，保持尿量在 200 ～ 2500ml 以上（或至少 100ml/h），促进药物代谢产物的排出。

3. 根据医嘱及时补充电解质，监测血液生化指标，以保持体液平衡；并注意监测尿液 pH，酌情给予碳酸氢钠、别嘌醇等碱化尿液的药物，使尿液 pH ≥ 6.5 ～ 7（使用大剂量甲氨蝶呤时尿液 pH ＞ 8），以避免机体呈酸性环境，从而减轻毒性作用，减少并发症。

4. 按时、按剂量使用解毒剂，如美司钠的给药时间为用药 0 h（即给予化疗药物的同时）、用药 4 h 后及用药 8 h 后共 3 次，予以静脉注射或滴注；亚叶酸钙于大剂量甲氨蝶呤滴完 2 h 开始使用，每 6 小时一次，一般共 12 次。使用期间，应严格进行交接班，避免遗漏或错误使用。

5. 严格执行输液计划，掌握正确的给药速度，避免滴速过慢影响解毒药物的正常使用和水化的顺利进行，并准确记录给药时间及完成时间。

6. 密切观察患者化疗期间及化疗后的病情变化，定期监测肾脏功能，了解患者有无腰痛、血尿、体重增加或肢体水肿、尿液呈深黄或浑浊等症状；详细记录24h出入量，若尿量明显减少（每小时少于15ml），甚至无尿（12h无尿），或者出量和入量明显不相符时，应及时告知医师，配合对症处理。

7. 水化、利尿治疗后，患者可能出现恶心、呕吐、头晕、疲乏、失眠、低血压等症状，应定时测量生命体征，异常时及时告知医师，并加强陪护，确保患者生命安全，防止跌倒、坠床等意外事件。

8. 向患者及家属讲解泌尿系统毒性发生的原因、机制等，使其真正理解补充足够液体及维持足够尿量的重要性，增强患者参与治疗和护理的主动意识，并指导患者学会症状的自我监测和出入量的自我管理，以便及时发现异常情况并告知医务人员。

七、肺毒性及护理

化疗药物可通过对肺部的直接毒性、机体的免疫反应及毛细血管通透性增加等病理生理变化而引起不同程度的肺部损伤，包括可逆的气道反应性疾病以及永久的弥漫性肺纤维化和结构破坏，甚至可能出现呼吸衰竭等一系列病变。肺毒性一般少见，但随着多种模式联合治疗及多靶点治疗的应用逐渐出现了更多的肺毒性。少数情况下，这些毒性反应是致命的。

（一）发生机制

1. 部分化疗药物如大剂量阿糖胞苷和丝裂霉素C等，可直接导致肺泡和肺毛细血管内皮损伤。

2. 环磷酰胺等药物从肺部代谢，形成烷化代谢产物丙烯醛（一种活性乙醛），大量代谢产物聚集后会侵蚀脂质层，造成微血管损伤。

3. 紫杉醇、多西他赛可能造成毛细血管快速渗透引起机体免疫反应，出现急性过敏反应，为肺直接损伤、肺水肿和小支气管出血等的综合反应。

4. 药物通过肝脏转化后产生反应性亲电代谢物和活性氧基，从而引起肺细胞损伤或炎症及修复肺炎。

5. 某些药物可能通过触发包括活化中性粒细胞等机制产生超氧、过氧化氢、羟基等反应性氧代谢结合物来诱导肺损伤。

（二）危险因素

一般而言，老年（尤其70岁以上的患者，随着年龄增加其抗氧化防御系统的有效性下降）、大量吸烟史、肾功能不全（导致药物排泄延迟）、高浓度供氧、同时使用其他可导致肺毒性的药物、既往有广泛肺部疾患（如COPD）、合并肺部感染者、自身免疫疾病、胸部放疗史的患者，化疗后导致肺毒性的风险会明显增加。

（三）临床表现及分度

1. 化疗药物导致的典型肺损伤主要分为急性化学性肺炎/慢性肺纤维化、

急性过敏反应、非心源性肺水肿3类。其主要临床表现为咳嗽（多为干咳）、呼吸急促、发绀、胸痛、咯血、呼吸困难、发热，重则哮喘、呼吸窘迫、呼吸暂停等，严重者可引起呼吸功能衰竭。一般起病急，伴有粒细胞增多。多年后可能发生迟发性肺纤维化。

2. 肺底可闻及小水泡音和干啰音，胸部X线片、肺功能检查均可见异常。

3. 世界卫生组织根据化疗致肺毒性的表现将其分为5度。0度：正常；Ⅰ度：症状轻微；Ⅱ度：活动后呼吸困难；Ⅲ度：休息时呼吸困难；Ⅳ度：需完全卧床。

（四）相关药物

1. 博来霉素、长春新碱、环磷酰胺、甲氨蝶呤、吉西他滨、丝裂霉素、亚硝脲类等主要引起肺炎、肺纤维化，大多呈亚急性发病。

2. 甲氨蝶呤、博来霉素、紫杉醇、多西他赛等可引起过敏反应，往往在治疗开始数小时至数日内出现。

3. 阿糖胞苷、多西他赛、异环磷酰胺、环磷酰胺等可以引起非心源性水肿。

（五）治疗要点

化疗致肺毒性的症状缺乏特异性，临床需要与肺部感染、肺内转移、放射性肺炎及心血管疾病引起的肺部症状相鉴别。因此，应尽早检测到肺毒性的迹象。其治疗要点为早预防、早诊断、早治疗。当患者出现肺毒性表现时应立即停用可导致肺毒性的化疗药物，给予糖皮质激素及抗生素治疗，同时给予止咳、吸氧、平喘等对症治疗，必要时可以给予呼吸机辅助呼吸。

（六）护理措施

1. 化疗前协助医师评估患者发生肺毒性的危险因素，严格掌握用药适应证，对高危人群应慎用或禁用肺毒性相关的化疗药物或方案。

2. 化疗期间定期监测患者的肺功能情况，如协助患者行胸部X线和CT检查，监测血氧饱和度和血气分析结果，测量每分钟肺活量和用力呼气量等；且密切观察患者的呼吸状况和主诉，及时发现干咳、气急、发绀、呼吸困难、咯血等表现。若怀疑肺毒性，应暂停化疗，立即通知医师。

3. 详细记录出入量，遵医嘱使用利尿药或补充液体等治疗，以确保体液平衡。定期测量患者体重，为是否使用利尿治疗提供依据。

4. 遵医嘱正确使用糖皮质激素、抗生素等药物，严格掌握配伍禁忌；密切观察用药后反应，正确判断药物疗效，对症处理药物不良反应。

5. 给氧时应谨防氧相关性肺损伤，一般于血氧饱和度低时才予以氧气吸入，而常规给氧可能会导致吸收性肺不张和肺表面活性剂的丢失，反而加重某些化疗药物（如博来霉素）的肺毒性。必要时使用呼吸机辅助呼吸，以迅速改善患者呼吸困难症状。同时，做好用氧护理和指导，确保患者舒适和安全。

6. 患者咳嗽、咳痰、咯血时，应注意保持其呼吸道通畅，及时清理呼吸道分泌物及血液。进食时头偏向一侧，避免误吸。

7. 提供舒适洁净、温湿度适宜的治疗环境，避免不良气味的刺激；协助患者经常变换舒适体位，如半卧位、三脚架体位（即上肢抬高伸长、双膝分开、尽量前倾）、双腿置于床侧下垂位更有利于改善患者呼吸；戒烟酒，且避免被动吸烟。

8. 指导患者每日摄入足够的热量，进食富含维生素、易消化的食物；穿宽松衣服，勤擦洗、勤更换，确保皮肤的清洁和完整性；以卧床休息为主，保存体力，在精力许可时可进行适量锻炼，有助于提高肺活量；进行呼吸训练，如做腹式深慢呼吸、缩唇呼吸等，有利于呼吸功能的恢复；化疗结束后定时随诊，及时发现迟发性肺纤维化。

八、神经系统毒性反应及护理

近年来，化疗药物引起神经毒性的发生率呈增长趋势，其主要因素有：①由于支持疗法的进步，大剂量应用化疗药物已成为可能；②随着肿瘤治疗的进步，许多恶性肿瘤患者的生存期延长，具有较长潜伏期的神经毒性作用增加；③作用于神经系统的治疗，例如治疗脑转移、原发性脑肿瘤的新药或新的治疗措施可能导致神经系统毒性作用增加。

（一）临床表现

神经毒性对中枢神经系统、周围神经系统、脑神经（CNS）均可产生直接或间接的损害。其主要表现如下。

1. *中枢神经系统损伤*　可由代谢失衡、骨髓抑制相关的感染、大剂量化疗等诸多因素引起。表现为脑功能障碍，如躯干、肢体和步态的共济失调、讲话困难、记忆丧失、注意力不集中、精神紊乱、定向障碍，严重者出现头痛、恶心、呕吐、意识改变、昏迷甚至死亡。

2. *周围神经系统受损*　由于化疗药物损伤了感觉和运动神经轴突，导致髓鞘脱失，由此减慢神经传导的速度，进而引起深部的腱反射消失。其症状和体征可能包括感觉障碍、运动障碍或者自主神经功能障碍。患者可表现为受累区域皮肤对轻微的接触和针刺感觉减退或消失，刺痛、麻木、感觉异常等现象较常见；全身对称性运动减弱，如足或腕下垂、肌痛以及肌肉痉挛等，可影响机体平衡、力量、运动水平；深部腱反射减弱或者消失；出现便秘、尿潴留、麻痹性肠梗阻等自主神经受损表现。

3. *脑神经损害*　由起源于脑干的12对脑神经之一受损所引起。患者可表现为嗅觉丧失或减退、视觉灵敏度丧失、视野改变、眼睑下垂、眼肌麻痹、眼球震颤、瞬目反射减少、咀嚼无力、面瘫、嘴角歪斜等。

（二）神经毒性的评价标准（表 2-6）

表 2-6　化疗致神经系统毒性评价标准（WHO）

	0 度	Ⅰ度	Ⅱ度	Ⅲ度	Ⅳ度
神志	清醒	短暂嗜睡	嗜睡时间不到清醒时间的 50%	嗜睡时间多于清醒时间的 50%	昏迷
周围神经	正常	感觉异常和腱反射减弱	感觉异常和（或）轻度无力	不能耐受的感觉异常和（或）显著运动障碍	瘫痪

（三）危险因素

大剂量化疗方案或药物剂量累积时药物更容易穿透血脑屏障；同时进行颅脑放射治疗的患者；肾功能损害或衰竭的患者；儿童或老年患者；使用某些可导致神经毒性的药物如类固醇等，或先前自身存在可引发神经病变的疾病如糖尿病、甲状腺功能障碍、维生素 B_{12} 缺乏等。

（四）相关药物

化疗所致的神经毒性与长春新碱、奥沙利铂、顺铂、依托泊苷、阿糖胞苷、左旋门冬酰胺酶、甲氨蝶呤、长春碱类药物、异环磷酰胺、氟尿嘧啶、紫杉醇类等药物有关。

（五）护理措施

1. 护理人员要熟练掌握化疗相关知识和技能，准确执行医嘱，确保药物种类、剂量和使用方法的正确性，避免神经毒性的相加作用。

2. 使用奥沙利铂期间，应指导患者避免进食冰凉饮食或接触冰凉物体，勿暴露于寒冷空气和空调冷风中，防止冷刺激加重该药的神经毒性；或遵医嘱输注钙、镁制剂，以对抗该药产生的神经毒性。

3. 有的药物如依托泊苷（VP-16）等会引起直立性低血压，故在用药过程中应注意观察输液滴数，指导患者卧床休息或减少活动，告诉患者缓慢改变体位，避免发生直立性低血压。如厕时需要有人陪同，避免发生意外。

4. 正确使用镇痛药物和抗抑郁药物治疗周围神经病变所导致的疼痛。亦可采用非药物管理方法，如做瑜伽、打太极拳、深呼吸、冥想、引导想象等，达到身心放松的目的。

5. 密切观察化疗毒性反应，定期做神经系统功能检查，及时评估机体受损程度及范围。一旦出现神经功能异常时，应根据医嘱减少药物剂量、停止使用药物或更换其他低神经毒性的药物，亦可酌情使用营养神经的药物，如 B 族维生素、甲钴胺、谷维素等。

6. 若患者出现肢体运动或感觉障碍、意识障碍，应加强安全管理，不宜让患者进行缝纫、打开水等可能造成刺伤、灼伤、烫伤的活动，不接触过冷或过热物体；给予细致的生活护理和有效的心理护理，减少意外事件的发生，增强患者战胜疾病的信心；并适当给予按摩、针灸、被动活动等可加快血液循环的措施，促进神经系统功能恢复。

7. 为患者创造一个安全、舒适、安静的治疗和康复环境，减少周围的噪音，避免室内外堆砌障碍物而造成患者碰伤、摔伤、跌倒等。

九、疲乏及护理

癌症相关性疲乏是一种痛苦的、持续的疲劳感或精疲力竭感，是一种身体上、情绪上的主观感受，与活动量不成比例，而与癌症或癌症治疗相关，常伴有功能障碍。

（一）临床表现

所有化疗药均可引起患者的疲惫及乏力感，长期化疗可导致患者一般状况下降，多数患者在化疗期间感觉非常疲倦和四肢乏力、精神萎靡、出虚汗、头晕、头痛、嗜睡、体重下降、虚弱，同时患者可出现冷漠、注意力不集中、记忆力减退、沮丧等症状。这些症状可持续 1 ～ 2d，有时也可持续较长时间。化疗引起的疲乏可以从体力、精神、心理、情绪等方面严重影响患者的生活质量及患者对治疗的耐受性和依从性。

（二）护理要点

1. *严密观察病情变化*　密切观察患者有无疲乏症状，多与患者沟通交流，通过语言交流准确了解患者有无疲乏感受，及时准确观察诱发疲乏相关因素的发生情况，例如有无骨髓抑制、消化道反应、睡眠不足、水电解质及酸碱平衡失调等加重疲乏的相关因素。

2. *睡眠的管理*　为患者创造光线柔和、通风、温湿度适宜，安静、舒适的睡眠环境；尽可能在熟悉的环境中入睡，穿纯棉宽松的衣服，注意床垫和枕头的舒适性；根据患者的习惯制定睡眠时间表，指导患者有困意时就上床睡觉，入睡困难时不要呆在床上；睡眠前避免过度活动、饮食过饱及进刺激食物，如咖啡、茶水、巧克力等；睡觉前洗热水澡、温水泡足、喝热牛奶或者蜂蜜可以帮助睡眠；睡觉前避免被其他人破坏睡眠，例如集中完成夜间治疗、拒绝电话和会客，不要思考苦恼的事情；鼓励患者在入睡前听轻音乐，达到舒缓压力、分散注意力的目的；在病情许可的情况下，鼓励患者逐渐增加白天活动时间和次数，以利于晚间睡眠。

3. *加强患者营养及饮食护理*　合理的营养摄入有利于消除疲乏，恢复体力。指导患者进食高热量、高蛋白质、富含维生素、易消化的食物，高热量饮食可增加能量及防止体重的下降，增加蛋白质的摄取能促进细胞的修复和再生，缩短疲劳持续的时间，并减轻疲劳的程度；对于进食困难的患者必要时可采取完全胃肠外营养，利用营养添加剂以维持最佳的营养状态；准确记录患者的24h出入量。

4. *加强重度疲乏患者的安全护理* 对于重度疲乏患者，要加强安全管理，必要时卧床休息，减少活动；必须要活动时，护理人员或者家属要陪伴在旁，防止坠床、跌倒事故的发生；护理人员认真落实生活护理，协助患者进行床上擦浴、洗头、口腔护理、皮肤护理等；将患者经常使用的物品放置在容易拿取的地方，减少其活动量和体力消耗。

5. *心理护理* 疲乏患者常因为疲倦而不能做任何事情、不能集中精力，因为自己不能自理而感觉沮丧，部分患者认为疲劳意味着他们不能做好事情或者是病情的恶化。护理人员要加强认知护理，向患者宣教疲乏的相关知识，落实健康知识宣教，向患者提供积极向上的警句格言、建议等，增强患者战胜疾病的信心；鼓励患者参加娱乐及与朋友、家人、病友谈心等活动；轻、中度疲乏患者，在病情许可的情况下可以借助轮椅、手杖等在护理人员或者家属的帮助下去户外散步，有利于缓解疲乏程度。

十、其他毒性反应及护理

（一）皮肤毒性

接受化疗、生物治疗或靶向治疗的患者都可能产生一系列的皮肤毒性反应，如皮疹、丘疹、脓疱、红斑、血管神经性水肿、指（趾）甲变形等，还可出现与某些特殊药物相关的皮肤特异性改变。

1. *临床表现*

（1）皮肤过敏反应：最常表现为一过性红斑和荨麻疹，皮肤瘙痒，可分布于患者局部或全身皮肤。一般于用药后数小时出现，持续数小时后消失。有时也在化疗后数天发生迟发型过敏反应症状，严重者引起剥脱性皮炎。

（2）皮肤色素沉着：是由于化疗药物造成皮肤、黏膜黑色素沉积增多而引起的局部皮肤颜色加深，一般仅局限于甲床、口腔黏膜或用药静脉区域。常发生在用药后2～3周，持续10～12周或更长时间。

（3）皮肤角化：博来霉素对皮肤具有独特的毒性作用，长期使用后可引起手掌、足底、面部和创伤区域等部位的皮肤角化、增厚，严重时可影响外观和功能，干扰日常生活。

（4）部分药物如氟尿嘧啶和卡培他滨可引起“手-足综合征”，表现为用药后数周或数月出现手足部位的麻木、感觉迟钝、刺痛感、烧灼感及触痛感等，局部皮肤可出现红斑、肿胀、脱屑、水疱及疼痛加重，严重者可出现脱皮、指（趾）甲脱落。

（5）光敏性增高：即皮肤对阳光的敏感性增高，表现为稍微接触阳光即可出现皮肤的急性晒伤和颜色加深（晒斑）。在用药时发生，亦可在用药后由于接触阳光而激发。

（6）药物外渗引起的局部皮肤反应：主要指刺激性或发疱性化疗药物外渗导致的静脉损伤表现（具体见本书第 4 章第二节）。

2. 护理措施

（1）对于预知有皮肤过敏反应的化疗药物，使用前遵医嘱预防性使用抗过敏药物。

（2）加强病情观察，皮肤反应出现时及时告知医师，必要时需停止化疗。可根据经验使用维生素 A 和维生素 B_6 预防皮肤角化、感觉异常。

（3）皮肤瘙痒明显时，可遵医嘱局部涂擦炉甘石洗剂等刺激性小的药物，减轻瘙痒症状，不可随意滥用止痒药剂。必要时可予抗过敏或糖皮质激素治疗，继发感染时可使用抗生素。

（4）指导患者保持局部皮肤的清洁及完整性。勤剪指（趾）甲，避免抓挠致皮肤破溃而造成感染发生；用温水清洁皮肤，避免使用肥皂、刺激性沐浴液及过冷、过热的水而增加物理和化学性刺激；用不含芳香剂、酒精和凡士林的润肤油，防止皮肤干裂。

（5）避免阳光直接暴晒，可穿戴具有遮阳功能的衣服、帽子、墨镜或伞，也可使用防紫外线系数高、含有氧化锌的防晒霜。

（6）做好患者的心理护理，告知患者停止化疗后皮肤毒性症状可逐渐消退，从而减轻患者的焦虑和不安。

（二）脱发

化疗药物对毛发生长初期快速分裂的生发干细胞的生长抑制作用非常敏感，化疗后易造成生长期的毛发脱落。另外，化疗本身的应激反应也可引起生长终期的毛发脱落。脱发并不是一个严重的生理并发症，但在肿瘤患者的心理上却是最具创伤性的不良反应之一，可致形象紊乱、性欲减退、自信心低下，甚至可能导致患者放弃治疗。环磷酰胺、多柔比星、柔红霉素、异环磷酰胺等是引起脱发的高危药物。

1. 临床表现　约 65% 的化疗患者会出现不同程度的脱发，其程度取决于药物的作用机制、剂量、血清半衰期、给药途径、联合化疗的应用和治疗前的毛发情况等。身体各部位的毛发可在患者梳洗过程中脱落或自然脱落，常发生在用药后 1 ～ 2 周，连续给药 1 ～ 2 个月后最为明显。毛发脱落通常是暂时性的，在化疗完成的 1 ～ 2 个月后可逐渐恢复生长。

2. 护理措施

（1）护理人员应给予精神和心理上的支持，鼓励患者勇敢面对，避免产生恐惧和焦虑心理。患者在脱发之后（部分或全部脱发），毛发会重新生长。一般来说，这种生长在化疗实施过程中可见到多次。并且令人惊奇的是，脱发患者经过几个月后头发再次生长常长得更黑更浓，故患者不必为此忧虑。

（2）帮助患者调整好心态，由于压力过大，不能合理的分解压力，出现紧张、烦躁等心理状况，导致体内无法供给头发应有的营养而导致大量脱发。化疗前可剪短头发，便于整理和清洗；洗发和梳发时动作轻柔，且应避免烫发、染发、吹发，避免阳光直射；脱发后协助患者维护自身形象，如佩戴假发、头巾、帽子等，以增强患者信心。

（3）采取积极的预防措施减轻化疗药物对毛发的毒性损伤。如酌情采用头皮低温法：化疗时头部可以冷敷或戴冰帽或使用电子冷疗装置，以使局部皮肤降温，减少头皮血流量，防止药物循环到毛囊，减轻化疗药对毛囊的损伤。

（4）补充维生素 E，可抵抗毛发衰老，促进细胞分裂使毛发生长，多吃鲜莴苣、卷心菜、黑芝麻、核桃等食物。补充硒类食物提高机体免疫力，提高化疗的效果。

（三）过敏性反应

许多化疗药物都可能发生过敏反应，但发生率超过 5% 的药物仅占少数，以左旋门冬酰胺酶和紫杉醇最为常见，为化疗限制性毒性。护理人员应对可发生过敏反应的化疗药物有全面的了解，尤其对可能致死或产生严重过敏反应的药物要给予高度重视。

1. 临床表现　患者可突然出现支气管痉挛、呼吸困难、喘鸣、面色潮红、血管性水肿、皮疹、瘙痒、肢体痛、低血压，严重者可出现过敏性休克，危及患者生命。左旋门冬酰胺酶的过敏反应常发生于治疗最初期，紫杉醇的过敏反应发生在用药后最初 10min 内，严重反应也可发生在用药后 2 ～ 3min。

2. 护理措施

（1）询问患者药物过敏史，已知过敏时应避免选用此种化疗药物。一些特殊化疗药物如左旋门冬酰胺酶在使用前或更换厂家及批号时应做过敏试验，试验结果为阳性时不能使用该药物。

（2）给药前准备好各种抢救器械和药物，如心电监护仪、呼吸机、肾上腺素、利多卡因等，并遵医嘱应用地塞米松、苯海拉明等预防过敏反应的药物，做好必要的预防措施。

（3）静脉滴注化疗药物时，开始 5 ～ 10min 滴速应缓慢，严密观察患者用药后的反应，尤其针对易致敏的药物应进行生命体征的监测，并做好记录。若出现过敏反应，应立即停止该化疗药物的输注，且更换输液器及液体，同时通知医师，就地配合抢救。

（4）避免同时使用其他容易引起过敏反应的非化疗药物。

（四）肿瘤治疗相关认知改变

认知功能是健康大脑正常工作的表现，包括运动功能、语言功能、执行功能、视觉空间能力、集中注意力、信息处理速度、学习及记忆力等。化疗患者的认知功能受到治疗及治疗以外多种因素的影响，其有关机制并没有完全明确，可能与化疗导致的DNA损伤、神经毒性效应、贫血、细胞因子（参与神经功能和修复、神经递质代谢）变化、激素水平和（或）绝经状态的改变等相关。其发生和发展因患者的年龄、性别、文化背景、智力、遗传、心理状态，以及化疗方案、剂量强度、同时服用其他药物（如类固醇）等，而存在较大差异。针对化疗后认知改变，目前并无非常有效的预防和治疗措施，但可积极采用以下干预方法。

（1）化疗前评估患者的认知功能及潜在的影响因素，如焦虑、抑郁、疲乏或绝经状态等，选择合适的化疗药物、剂量及治疗方案，在确保疗效的情况下尽量减少化疗药物对机体的毒性作用。

（2）指导患者正确认识肿瘤治疗相关认知改变，并知晓相关影响因素、常见症状等，学会自我观察和自我调节，增强主动预防和治疗意识。

（3）指导患者保证充足的休息和睡眠，积极治疗贫血，减轻疲乏；病情允许可进行适度的功能锻炼，并运用放松技巧、音乐疗法等心理干预方法，改善不良心理状态，提高机体免疫力。

（4）运用玩智能游戏、学习新技能、算算术题等方法，经常锻炼大脑，提高应对和反应能力。

第四节　肿瘤化学治疗患者的健康教育

一、健康教育概述

健康教育与健康促进同属于健康教育学的重要内容，前者是通过知识、信念的改善来改变行为，注重主观参与；后者强调行为改变所需要的政策、环境支持，融主观参与与客观支持于一体。两者相辅相成，互为依赖。健康教育是健康促进的组成要素，没有健康教育，健康促进便失去了基础；健康促进为健康教育提供了强有力的社会支持，健康教育必须向健康促进发展，否则行为改变的效果将受到影响或难以持久。

（一）健康教育的概念

健康教育是通过有计划、有组织、有系统的社会教育活动，使人们自觉的采纳有益于健康的行为和生活方式，消除或减轻影响健康的危险因素，预防疾病，促进健康，提高生活质量，并对教育效果做出评价。其核心是教育人们树立健康意识、促使人们改变不健康的行为生活方式，并养成良好的行为生活方式。

健康教育是一种以健康为中心的全民教育，需要全社会人群的参与，它贯穿于人们生老病死和生产、生活的全过程。通过健康教育，能帮助人们了解哪些行为是影响健康的，并能自觉的选择有益于健康的行为生活方式。它绝不仅限于传播卫生知识，而是积极地帮助人们获得有益于健康的信息，形成和发展有益于健康的观念，提高自我监督和自我评价技能，不断提高生活质量。

（二）健康教育的目的和任务

1. *健康教育的目的*　健康教育的目的是增进个人和群体对健康的认识，树立正确的健康意识；改善生活环境和人际关系，消除健康危险因素，增强人们的自我保健意识和能力，养成良好的行为和生活方式；促进个人和群体有效利用卫生保健资源，预防非正常死亡、疾病及残疾的发生，提高全民族的健康水平；增强健康理念，从而理解、支持和倡导健康政策、健康环境。

2. *健康教育的任务*

（1）帮助患者或健康人建立对预防疾病和保持自身健康状况的责任感，使之自觉自愿的担负起维护自身健康的责任。

（2）创造有利于个体行为改变的环境，促进个体采用明智的决策，选择有利于健康的行为。

（3）指导人们通过不断学习，保持自我健康。

（4）提供教育，指导患者掌握疾病护理、康复知识，提高患者自我保健和自我护理能力，使之成为真正健康和重视生命质量的人。

（三）护士在健康教育中的重要作用

医院健康教育是指以健康为中心，以医疗保健机构为基础，为改善患者及其家属、社区成员和医院职工的健康相关行为所进行的有组织、有计划、有目的的教育活动。护士与患者及社会人群广泛接触，教育机会多，且护士数量大、分布广、教育人力资源丰富，所以，护士是适宜开展健康教育的职业群体，在健康教育中发挥着极其重要的作用。

随着医学模式的转变，健康教育逐渐成为整体护理的重要组成部分。现代护理学赋予护士的根本任务是“帮助患者恢复健康，并帮助健康人提高健康水平”。《中华人民共和国护士管理办法》第二十二条提出：护士有承担预防保健工作、宣传防病治病知识、进行康复指导、开展健康教育、提供卫生咨询的义务。因此，开展健康教育是护士应尽的义务和职责。

1. *为服务对象提供大量有关健康的信息*　护士应根据人群的不同特点和需要，为其提供有关预防疾病、促进健康的信息。把健康知识传播给公众，唤起人们对自己及社会的健康责任感，使人们投入到卫生保健的活动中来，从而提高大众的健康水平。

2. 帮助服务对象认识影响健康的因素　影响健康的因素多种多样，主要包括了环境因素、人群的行为和生活方式方面等因素。环境因素包括了自然环境和社会环境，对人类的健康和生存有直接的影响。护士应帮助人们认识危害个体健康的环境因素及不良的行为和生活方式，根据人群、家庭和个体的具体情况，有针对性地教育人们保护环境，鼓励人们保持健康的生活方式和行为，提高人群的健康素质。

3. 帮助服务对象确定存在的健康问题　护士通过对患者及其家属的沟通交流，了解个人、家庭、社区的各种资料，分析判断影响服务对象身心健康的危险因素，帮助服务对象认识其周围现存和潜在的健康问题，通过健康教育的实施，帮助服务对象提高自我分析、自我评估、自我护理的能力，掌握基本的医疗保健知识，培养个人的健康责任感，避免和消除不良生活习惯和心理情绪对身心的影响，建立良好的生活方式，以恢复和保持健康。

4. 指导服务对象采纳健康行为　护士为服务对象提供有关卫生保健的知识和技能，使其能够运用以解决自身的健康问题，从而增进人群自我保健能力。比如，护理服务的重要载体是患者。即以“患者为中心”，尽量缩短就诊时间、提供及时有效的治疗、祛除身心痛苦，更多地给予精神上的呵护、心理上的安慰、行为上的指导，尊重和同情患者，尽力满足患者的现实需求和潜在的需求，是提升服务质量的出发点。

5. 开展系统的健康教育　患者和家属在就诊过程中，不仅需要有消除疾病、恢复健康的要求，而且还有获取相关疾病知识，提高自我保健能力的需求。为此应采取形式多样的宣传方式，便于患者接受教育信息，如根据不同疾病在休息、锻炼、饮食、服药等方面的注意事项制作不同的宣传单，针对性发放给患者，以增强患者的遵医行为，减少疾病复发，促进患者康复。

要实现以上作用，护士应熟练掌握护理专业知识与技能，具备评估服务对象对健康需求的能力，设计、执行和评价护理健康教育计划的能力，开展健康教育活动的能力，以及较强的组织与协调能力。

二、化学治疗围治疗期的健康教育

随着肿瘤患病率的增加、综合治疗的进展、患者生存期的延长，以及社会需求的日益增长，肿瘤患者的健康教育显得越来越重要。由于社会环境和文化程度的差异，肿瘤患者在化学治疗的各个阶段表现出不同的心理和行为反应，甚至可加重化疗的毒副反应，影响到化疗疗程的顺利完成。因此，在肿瘤专科护理工作中，护理人员应对肿瘤患者化疗围治疗期分阶段地实施健康教育，对减轻症状、减少不良反应、增加舒适度、提高生活质量、安全顺利完成治疗、延长生命有着重要意义。本章将结合临床具体讲解化学治疗前、中、后期的患者健康教育内容。

（一）化学治疗前的健康教育

1. 讲解说明

（1）化疗是利用化学药物杀死肿瘤细胞、抑制肿瘤细胞生长繁殖和促进肿瘤细胞分化的一种治疗方法，是治疗恶性肿瘤的重要手段。经过几十年的发展和运用，化疗已经使许多患者减轻了痛苦，控制了症状，甚至使部分患者达到了治愈的效果，从而改变了以往“肿瘤是不治之症”的历史。

（2）医师将根据肿瘤的类型、病理分期和身体整体状况，全面平衡利弊，制订出适宜的、个体化的化疗方案。但化疗也是一把“双刃剑”，在杀死肿瘤细胞的同时，对正常细胞也有杀伤作用，患者应正确认识化疗毒副反应，做好思想准备，并主动了解化疗毒副反应的相关知识和应对技巧。

（3）化疗有多种给药方式，如口服、皮下注射、静脉注射、鞘内注射等，患者应谨遵医嘱，配合医务人员按时、按量用药，反应明显时可及时与医务人员联系。其中最常用的是静脉输注，它是一种全身性治疗手段，从使用化疗药物的第 1 天算起，一般 21d 或 28d 为一个周期，连续化疗 2 ～ 3 个周期后进行疗效评价。

（4）学会调整心态，重视与家属、医务人员、病友间的沟通和交流。以治愈的病例为典型，树立战胜疾病的信心，并时刻保持积极乐观向上的精神面貌。

（5）肿瘤是消耗性疾病，应充分认识营养饮食摄入的重要性。患者应与家属共同选择合适的饮食结构，有助于疾病的康复，以及化疗的顺利进行。

2. 行为指导

（1）积极配合医务人员完善各项相关检查，包括血常规、肝肾功能、心电图等。

（2）经常开窗通风，保持室内空气流通、光线充足，窗台上可放一些花草，陶冶情操。温馨舒适、安静优雅、温度适宜的生活环境有利于身心休息，促进病友间的人际关系，增强心理治疗效果。

（3）有烟酒嗜好者，应戒烟戒酒。因为烟酒刺激不仅能加重自身病情，且不利于他人健康和良好环境的营造。

（4）应用化疗前，需充分了解化疗的注意事项和可能发生的不良反应，积极配合医师签署化疗知情同意书。

（5）化疗前一晚要保证良好、充足的休息和睡眠。睡前可用温水泡脚或饮热牛奶，有助于促进睡眠。如果仍有入睡困难，可根据医嘱适当应用催眠药。

（6）根据自身情况和化疗方案，积极配合医务人员选择合适的静脉治疗血管。由于治疗疗程长，化疗药物对静脉的毒性作用大，建议选择中心静脉血管输注。

(7) 化疗当日宜提前进食早餐，避免化疗引起明显胃肠道刺激，而影响食物的吸收。

(二) 化学治疗中的健康教育

1. 讲解说明

(1) 化疗过程中会出现不同程度的恶心、呕吐、白细胞下降等不良反应，对肝肾功能、心功能及造血功能均存在一定的损害，应积极配合各项治疗，预防或减轻治疗毒副反应。

(2) 主观症状是指自身主观感受到的异常感觉或不适。应充分重视化疗过程中及时反映自身主观感受的重要性，有助于医务人员了解病情和观察疗效，便于对症处理，以减轻不适，提高生活质量。

(3) 可通过心理、饮食、运动等方面的调护而减轻毒副反应，增强机体抵抗力。

2. 行为指导

(1) 卧床休息，根据自身状况适当作床上、床边的活动，如四肢屈伸、翻身、坐立等，有利于促进血液循环。病情允许可下床做户外活动，如散步、打太极拳、做健身操等，以增强体力，提高免疫力。

(2) 注意个人卫生，保持皮肤清洁和干燥，尤其应加强口腔和外阴部的清洁，每次进餐前后漱口，睡前晨起用软毛牙刷刷牙，每日清洗会阴，勤换内衣裤。

(3) 勤翻身，加强皮肤完整性的保护。

(4) 可多说话、嚼无糖口香糖或做张口叩齿运动，以促进口咽部活动，减轻口咽部溃疡及充血水肿症状。

(5) 饮食应遵循高维生素、高热量、高蛋白质、低脂肪、清淡易消化、以植物性食物为主的原则，多食新鲜蔬菜和水果；必要时应接受静脉营养输入，以补充机体消耗，增强抵抗力。

(6) 多饮水，可促进药物代谢及体内毒素的排泄，亦可促进排便。配合护士记录出入量，预防肾脏毒性的发生。注意保持大小便通畅，必要时适当增加粗纤维食物的摄入，若 3d 未解大便需告知医护人员采取通便措施。

(7) 静脉输注化疗药时，应避免肢体的活动，防止药液外渗。若出现穿刺部位疼痛、烧灼或其他异常感觉，要立即告知护士，切不可勉强忍受。一旦发生药液外渗，要接受和配合护士进行局部处理，预防组织坏死溃疡的发生。

(8) 坚持疗程治疗，与医务人员一起克服身体的不适和心理负担，不宜半途而废。

(三) 化学治疗后的健康教育

1. 讲解说明

(1) 对肿瘤患者来说，保持放松、平和的心态尤为重要。出院后应多与家属、同事或朋友交流，善于表达内心感受，并充实日常生活，如看电影、听音乐、阅读书籍、参加肿瘤知识宣传活动等，甚至可以做一些力所能及的家务劳动，以保持愉快的心情，建立坚定的治病信心，积极准备下一治疗疗程，从而战胜病魔。

（2）化疗疗程的间隔时间是根据疾病性质而科学制定的，不能凭自我感觉而随意推迟，或自暴自弃而随意放弃，按时化疗是延长生命、提高生存质量的关键，故要严格遵守。

（3）肿瘤是一种易复发的疾病，不能简单地以为临床症状缓解、病灶消失作为康复指征，应提高警惕，注意身体的微小变化，尤其应重视定期复查，这是及时了解疾病进展、评价治疗效果的重要措施。按疗程完成治疗后应每3个月复查一次，2年后每6个月复查一次，5年后可以每年复查一次。复查项目一般包括：血、尿、便三大常规，血液生化，同位素，超声检查，必要时做CT、ECT、MRI，查看全身有无淋巴结肿大、局部有无肿块等，如有异常及时与医师联系或回院复诊。

（4）化疗后家属应继续关心和支持患者，不仅从房间的布置以及患者情绪的调理、良好生活习惯的建立等方面予以合理安排，还应鼓励和协助患者制订切实可行的治疗和康复计划，支持患者参加社会或病友间的公益活动，对其治病信心的树立和良好心态的形成起到良好的促进作用。但家属的这种关心和支持若过于谨小慎微，对患者的治疗过程过于紧张和担心，反而会因紧张气氛而增加患者的压力，因此，家属应尽力营造轻松愉快的生活氛围，陪伴患者克服各种困难，亦可鼓励患者进行适当的家务和活动，不仅有利于促进患者的身心康复，且可培养患者的成就感，促进价值观的形成。

2. 行为指导

（1）出院后应注意休息，待饮食和体力逐渐恢复后即可进行适当的运动，如散步、气功、太极拳、体操锻炼等，有利于肿瘤患者体能的恢复，有效减轻治疗后的癌因性疲乏，避免继发性能力丧失。但应注意运动的方式、频率、强度、持续时间、监管方式等，不宜疲劳锻炼，每天超过60min的运动反而会加重患者的疲乏。

（2）保持房间内空气新鲜，每天开窗通风2次，每次30min。避免去人多拥挤、空气污浊的场所，避免接触患传染性疾病的患者，如感冒、麻疹、水痘等。并注意防寒保暖，根据气温变化及时增减衣物。

（3）保持大便通畅，若大便干燥可使用开塞露或其他缓泻剂，以防干结的大便划伤肛门造成感染。男士宜使用电动剃须刀，以免普通刮胡刀割破皮肤造成出血。勤整理房间，确保室内空间宽敞，避免物品摆放杂乱造成磕碰。

（4）建立良好的生活习惯，早睡早起，戒烟酒。加强个人卫生，如睡前晨起刷牙、饭后漱口，勤洗澡、勤换衣，饭前便后注意洗手。

（5）学会主观症状的自我观察和家庭护理，警惕任何感染先兆的指征，如发热、发冷、盗汗、腹泻、尿频、尿急、尿痛、咳嗽、咽痛、阴道有异常分泌物或发痒等，出现不适应及时到医院复查，结果异常应咨询医师予以及时处理。

（6）食欲恢复后，应注意加强全身营养，并保持充足的饮水量，每日2000～2500ml。

（7）遵医嘱按时、按量、按序服用药物，出现不良反应及时就诊。

三、化学治疗毒性反应的健康教育

（一）癌因性疲乏

1. 讲解说明

（1）癌因性疲乏是由于肿瘤及其相关治疗（如化疗）引起患者长期紧张和痛苦而产生的一系列主观感觉，如虚弱、活动无耐力、不能集中注意力、动力或兴趣减少等，与活动强度无关，不能通过休息或睡眠缓解。有研究显示，82%～96%的化疗患者易感到疲乏，且在肿瘤治疗和康复的过程中长期存在，大量消耗患者精力，严重影响患者的营养及功能状态，所以应给予充分重视，积极预防和控制。

（2）引起癌因性疲乏的原因很多，如电解质紊乱、营养不良、贫血、缺氧、感染、睡眠不足、情绪紧张等，应尽可能减少或避免上述因素的影响。

（3）活动锻炼是目前已得到证明的可有效干预癌因性疲乏的重要措施，特别是有氧运动，如散步、慢跑、做广播体操、打太极拳、练气功等，可缓解肌肉紧张和精神抑郁，减轻心理紧张，使大脑皮质放松，达到减轻或消除疲劳的作用。

2. 行为指导

（1）早期有氧锻炼：每天在病房走廊散步（首先推荐，因运动量不大且简便易行，不受时间、空间等条件限制）30min，1～2次/天；上下楼梯每天3次，每次约30min；同时还可以选择骑自行车、游泳、打太极拳、跳交谊舞等，值得注意的是：每天超过60min的运动反而会加重疲乏症状。执行有氧锻炼前需评估脉搏和活动耐受度，根据自身的病情、年龄、身体状况调节活动量，注意运动的方式、频率、强度、持续时间、监管方式等，遵循循序渐进、劳逸结合的原则，并注意持之以恒，且把“练身”和“练心”有机地结合起来，提高对抗癌因性疲乏的效力。任何呼吸短促、脉搏加快、肌肉酸痛等不适症状出现时均应考虑停止锻炼，并立即通知医护人员。

（2）饮食干预：注意食物多样化，若化疗期间白细胞下降，患者可以进食一些补气养血、营养丰富的食物。

（3）调整睡眠：可穿宽松的棉质内衣，使用柔软舒适的床上用品，睡前做一些能使自己放松的事情，比如泡热水澡、泡脚、喝热牛奶或看书等，避免刺激性饮食或运动，做好睡眠卫生的管理有助于提高睡眠质量。遵照医嘱按时服用止痛药，有效控制疼痛和其他症状，必要时可服用促进睡眠的药物。每天睡眠时间宜保证在 7 ～ 8h，最好能午睡 30min 至 1h，但须注意睡觉和起床的时间应规律，避免长时间的赖床和午睡，养成正常的睡眠觉醒节律。

（4）音乐及行为疗法：选择平静舒缓的音乐，如《春天来了》《水上音乐》《二泉映月》等，亦可通过渐进式肌肉放松、冥想、深呼吸、意念想象等放松心身的方法，改善情绪，有效减轻焦虑和抑郁等不良心理，达到缓解疲劳的效果。

（二）恶心、呕吐

1. 讲解说明

（1）由于化疗药物的不同，呕吐发生的频率及程度存在较大的差异。单药以顺铂（DDP）的呕吐率最高，几乎 100%；呕吐率较高的药物还有环磷酰胺（CTX）、多柔比星（ADM）约 70%。

（2）呕吐的发生也存在个体差异。因性别、年龄不同，每个人对药物的敏感性不同。一般来说，年龄较大、体弱、女性患者易发生恶心、呕吐，或者因为精神因素而条件反射地发生恶心、呕吐反应。因此，应调整心态，以积极乐观的情绪应对化疗反应，切忌因为精神负担重、恐惧而诱发或加重胃肠道反应的发生。

（3）药物治疗是恶心、呕吐的主要治疗方法。随着医疗技术的发展，积极预防和控制恶心、呕吐已成为肿瘤学家共同研究的内容，且获得了较为可喜的治疗效果，患者应积极配合医务人员进行抗呕吐治疗。

2. 行为指导

（1）积极配合医务人员评估恶心、呕吐发生的可能性，评估可能导致恶心、呕吐加重的心理问题，尽量避免相关因素。

（2）主动创造良好的生理、心理环境，以预防恶心、呕吐的发生。如定时开窗通风，避免接触不喜欢的气味，减少油烟等不良刺激；根据喜好选择音乐及行为疗法等措施，舒缓心情，减少顾虑。

（3）配合医务人员预防性应用止吐药，一般在化疗药物使用前 30min 静脉给药或餐后睡前口服给药。

（4）选择营养丰富和易消化的食物，早餐宜在 6 时左右，晚餐宜在 19 时左右，以延长给药与进食的时间差，可减轻反应，促进食物吸收，保证进食量。

（5）感觉恶心时可做深慢呼吸或采用分散注意力的方法，如与朋友聊天、看电视等，亦可将柠檬、橘子皮或柚子皮放置于鼻前，以减轻症状。若恶心症状严重，应减少活动，忌突然快速起床而诱发呕吐。

(6) 呕吐后立即用温水漱口、擦洗面部，并取侧卧位或头偏向一侧以防呕吐物误吸入气管，并注意观察呕吐物的量及性质，若量多伴有咖啡色或鲜红色物质时应及时报告医师，必要时留少量呕吐物化验检查。呕吐严重时，可暂禁食，以减轻胃肠负担。餐前、餐后及睡前刷牙可去除口腔残留的呕吐物异味，以增进食欲。

（三）腹泻、便秘

1. 讲解说明　75% 的肿瘤患者会发生不同程度的化疗后腹泻，主要是由于化疗药物对胃肠黏膜细胞的直接抑制或破坏作用，同时也与肠道继发性感染、情绪紧张等诸多因素有关。因严重的腹泻可引起黏膜坏死、脱落，以致穿孔，应予以高度重视，并加强症状的自我观察和护理，避免引起腹泻或腹泻加重的相关因素。

化疗后便秘通常伴有腹胀、腹部不适或疼痛，发生率为 15% 左右。这是由于化疗药物的神经毒性引起胃肠道平滑肌应激性下降、胃肠道蠕动减弱所致，还与镇吐药物及其他减弱胃肠道蠕动药物的使用及肿瘤本身的压迫、脱水、焦虑、长期卧床、活动过少等有关，应正确认识，配合医务人员寻找便秘的原因并积极接受治疗。

2. 行为指导

(1) 腹泻

①保持身心放松，劝阻探视人员的来访，主动创造一个安静舒适的环境，尽力解除精神上不良因素的影响。

②体力低下时可在床上或床边排泄，但需避免因为害怕其他人对气味和不干净的抱怨，造成精神上的紧张使得肠蠕动亢进，反而加重腹泻。使用便盆时动作应轻柔，避免划伤皮肤。

③注意观察腹泻的性质和次数，如有加重或性质异常，应及时告知医务人员，并按要求留取大便标本进行检验。按时按量服用止泻药、肠黏膜保护药，注意观察大便性状，若有便秘倾向，也应及时向医护人员反映，及时调整用药。

④调整饮食结构，增加促使大便成形的食物；注意饮食卫生，防止胃肠道感染；腹泻难以控制时应配合医务人员进行胃肠外营养支持。

⑤腹部加强保暖。便后及时用温水清洗，并轻轻沾干，以保持肛门周围皮肤的清洁和干燥，防止感染或损伤皮肤；肛周局部可涂以保护性软膏或乳剂以缓解皮肤不适感；穿宽松棉质内衣裤以减少皮肤刺激。

(2) 便秘

①养成晨起后空腹饮用 200 ～ 300ml 温开水的习惯，补充经过一晚上的消化吸收而丢失的水分；日常应多饮水，每日 2000 ～ 3000ml 为宜，可以有效润滑肠道、软化大便，有利于代谢废物的排出。

②调整饮食结构，以富含粗纤维素的食物为主，有利于促进胃肠道的蠕动，缓解便秘。

③在病情允许的情况下进行适量、适度的活动，以刺激肠蠕动，分散紧张情绪，促进排便。体力弱不能下床活动时应勤翻身，进行规律的腹部环形按摩，方法为：取仰卧位，全身肌肉放松，缓慢呼吸，将手掌置于肚脐上方，用拇指及四指指腹沿顺时针方向按摩，再逆时针方向按摩，反复进行，以有效促进肠蠕动，促进粪便的排出。

④养成良好的排便习惯：即使没有便意也可按照过去的排便习惯，按时入厕诱导排便，对预防便秘有较明显的帮助；有便意时切不可忍耐和克制，并创造相对隐蔽的排便环境及充裕的排便时间；及时处理便后气味和环境，减轻心理负担，对排便习惯的重建起到良好的促进作用。

⑤配合医务人员正确应用粪便软化药或缓泻药，如果导片、番泻叶、开塞露等，必要时可在化疗药或镇痛药使用之前预防性给予。便秘不能缓解时，应配合医护人员进行灌肠处理。

⑥若出现肛裂、痔疮，应于每次便后及时清洁肛周，在医师指导下使用痔疮膏等药物，避免造成局部皮肤感染。

（四）口腔合并症

1. 讲解说明

(1) 很多化疗药物（如抗代谢类药物和细胞毒性抗菌素）使用后可引起黏膜，特别是口腔黏膜的脱落性炎症，其发生率约为 40%，多在化疗后 2 ～ 14d 出现，持续 7 ～ 10d 可愈合。严重者可伴有溃疡、味觉异常，应引起化疗患者的充分重视，采取积极的预防和控制措施。

(2) 执行完善的口腔卫生计划是有效预防口腔合并症的基本措施，应在医护人员指导下合理制订并严格执行。

(3) 口腔合并症发生后积极的治疗和处理，可有效延缓或避免严重并发症的发生，有利于口腔炎的早期愈合。

2. 行为指导

(1) 正确认识口腔合并症的发生原因、预防和治疗措施，避免思想疑虑，减轻焦虑情绪，积极配合治疗。

(2) 常规漱口尤其重要，应在每天饭前、饭后用生理盐水或者碳酸氢钠溶液漱口。睡前、晨起及三餐后用牙刷或海绵仔细清洁口腔，以减少口腔内通过漱口无法清除的食物残渣，但需注意动作轻柔，选用软毛牙刷，避免造成口腔黏膜及牙龈的机械性损伤。

(3) 化疗开始前到专科进行口腔常规检查，排除口腔疾病，及时治疗口腔疾病，如龋齿、牙周炎等。

（4）口唇可涂润滑剂，保持黏膜湿润。口腔干燥无溃疡形成时，可以饮用柠檬水和嚼口香糖促进唾液分泌，也可以使用人工唾液喷雾剂。勿用牙签剔牙，以免划伤口腔黏膜。禁烟酒刺激。

（5）化疗期间口腔内含冰块或颊部冰敷，可使黏膜血管收缩，减少化疗药物到达口腔黏膜的量（使用草酸铂的患者除外），从而减少口腔合并症的发生。

（6）明确全身营养支持的重要性，增加高蛋白质、高维生素及高热量饮食的摄入，忌食腌熏、辛辣及坚硬食物，以免刺激并损伤口腔黏膜。若口腔炎症面积大且疼痛明显，可暂时禁食，配合医护人员进行全胃肠外营养。

（7）已发生口腔溃疡并伴有疼痛时，可遵医嘱应用龙胆紫溶液涂于患处，再用 2% 利多卡因液喷雾给予镇痛，并配合完成局部对症治疗。

（8）掌握口腔黏膜炎的自我观察方法，如溃疡面的范围、大小、颜色、疼痛程度及舌苔的变化等，若有加重或其他异常现象应及时告知医务人员。

（五）骨髓抑制反应

1. 讲解说明

（1）骨髓细胞的增殖异常活跃，所以绝大多数化疗药物对其具有杀伤作用，引起不同程度的骨髓抑制反应，最初表现为白细胞尤其是中性粒细胞减少，还可以发生血小板、红细胞、血红蛋白的减少，甚至可发生再生障碍性贫血。

（2）骨髓抑制不仅会延缓化疗疗程的顺利进行，而且可影响治疗效果，同时可能导致严重并发症而危及生命。因此，应高度重视骨髓抑制反应，并及时发现骨髓抑制的先兆表现，如乏力、发热、咳嗽、头晕等，感觉异常时及时到医院就诊。

（3）骨髓抑制反应虽然可能导致严重后果，但及时有效的对症治疗可避免并发症的发生，所以不可因为担心发生骨髓抑制反应而拒绝继续化疗，应正确认识并保持积极乐观的心态。

2. 行为指导

（1）针对白细胞减少的患者，健康指导的重点是如何预防感染，避免相关并发症。

1）保持室内的空气清新，温湿度适宜，每日开窗通风 2 ～ 3 次。及时增减衣服，避免受寒感冒。

2）限制探视人员，避免到人群聚集、易发生感染的环境中，必须外出时最好戴口罩，以免发生交叉感染。

3）预防口腔感染：餐前、餐后漱口，早晚刷牙，保持口腔清洁。

4）保持皮肤清洁，勤擦洗、勤洗头、勤换衣物和被服、勤剪指甲，但动作应轻柔，避免损伤皮肤。

5）学会观察容易发生感染的部位，如口腔、皮肤、肛周有无红、肿、热、痛及完整性破坏的现象，异常时及时通知医师。

6）加强营养，食欲缺乏时可少食多餐，以确保足够的进食量。需特别注意饮食卫生，以新鲜不隔夜的食物为主，以免造成胃肠道感染。进食量少或不能进食时，应配合医务人员进行鼻饲营养或静脉营养。

7）积极配合医师进行升白细胞治疗，按期复查血常规。

8）加强休息和睡眠，保证充足的体力。

（2）针对血小板减少的患者，健康指导的重点是如何预防出血。

1）根据自身病情结合检验结果，适当减少活动，增加卧床休息时间。活动时动作宜缓慢，避免突然改变体位，宜遵守体位变换3步曲，即平躺30s、坐起30s、站立30s，然后再开始行走，以防止跌倒、磕碰导致身体受到挤压或造成外伤。当血小板$< 20\times10^9$/L时，要绝对卧床休息，床上排便。

2）保持室内适宜的温湿度，可使用空气湿化器，防止鼻黏膜干燥而增加出血的可能。鼻腔干燥时，可用薄荷油滴鼻剂或液状石蜡润滑鼻腔，每日3～4次，防止鼻黏膜干裂出血；如有鼻痂，切勿用手抠痂，并避免用力擤鼻涕或揉擦鼻部，避免外力撞击鼻部，防止大出血的发生。鼻腔少量出血时可用清洁棉球填塞止血，并局部冷敷；出血量大且止不住时应立即告知医师或立即到医院就诊。

3）使用软毛牙刷刷牙，忌用牙签或牙线剔牙，宜进食少渣软食，避免食用坚硬、粗糙、带刺或油炸食物，防止牙龈和口腔黏膜损伤后造成出血。口腔内出血时，查找出血部位并对症止血，及时清除口腔内陈旧血迹，避免口臭影响食欲或造成感染。

4）眼部不适或已有出血时勿用力揉眼，并减少活动，防止眼底出血或再出血。保持情绪稳定，避免过于兴奋和激动，并注意保持大便通畅，多喝水、多吃新鲜水果及蔬菜，大便时避免过度用力，以免颅内压升高而引起颅内出血。时刻警惕有无颅内出血的征象，如头痛、呕吐、视物不清、烦躁不安等，一旦出现应立即通知医护人员。

5）男性剃须时宜用电动剃须刀；勤剪指甲，不随意抓挠皮肤或结痂处；饮水、食物、沐浴的温度不宜过高，均可防止皮肤损伤而造成出血。

6）学会自我观察出血症状，如皮肤有出血点或瘀点、瘀斑，大便带血或呈柏油样、小便赤红、痰液带有血丝、呕吐物为咖啡色、眼底血丝、刷牙时出血等，均应及时告知医护人员。

7）配合医师进行升血小板治疗，按期复查血常规。各部位穿刺后应延长局部压迫时间，至少10min，避免热敷局部，防止穿刺点渗血或皮下出血发绀。

（3）针对贫血的患者，健康指导的重点是如何改善贫血。

1）根据贫血的症状，结合检验结果，调整活动的频率和量，以减少组织细胞耗氧量。轻度贫血，即血红蛋白为90～120g/L时，可进行适当的室外活动，但须避免重体力劳动或剧烈的体育锻炼；中度贫血，即血红蛋白为 60 ～ 90g/L 时，应多卧床休息，减少活动量，可进行一些身体可以耐受的室内活动或简单的日常自理活动；重度贫血，即血红蛋白为 60g/L 以下时，应绝对卧床休息，并做好生活护理。

2）起身、坐起、站立或行走时，动作均需缓慢，防止发生直立性低血压而出现晕厥造成跌倒、受伤。尤其上厕所或沐浴时，应有人陪伴左右，避免意外事件发生。

3）进食含高铁和富含维生素的食物。少饮茶，因为茶叶中的鞣酸可阻碍身体内铁质的吸收，加重贫血。一般以富含营养、易于消化、不伤脾胃的食物为饮食原则。多进软食，不吃辛辣及生硬食物，不饮烈酒，并注意饮食卫生、饮食有节。

4）出现头晕、心悸等症状时应及时报告医护人员，并积极配合医师进行升红细胞治疗，按期复查血常规。

（六）心脏毒性反应

1. 讲解说明

（1）心脏是由有限再生能力的细胞构成，所以化疗药物对心脏可以产生近期及远期毒性反应。心脏毒性的发生与化疗药物的累积剂量、静脉给药方式、有无心脏病史及高血压病史等因素有关，对患者的后续治疗及生存、预后具有重要的影响，所以必须高度重视，积极配合医务人员进行心脏毒性的预防和控制。

（2）并非所有的化疗药物都可引起心脏毒性反应。以多柔比星、表柔比星、紫杉醇、大剂量氟尿嘧啶、顺铂等为主要代表药物，可发生不同程度的心脏毒性反应，但使用这些药物时也无须恐惧，医护人员会采取相应的预防和处理对策。一旦发生心脏毒性反应，也不必惊慌，很多药物如曲美他嗪、薯蓣皂苷、还原谷胱甘肽，以及中成药参麦、香丹等，均能有效保护心脏、减轻心脏毒性，促进心脏功能恢复，因此必须对医师的治疗方案给予支持和配合。

（3）心脏毒性反应主要表现为心悸、胸闷、疲劳、心律失常，部分患者可出现进行性呼吸困难等症状，应学会识别毒性反应，重视症状的自我观察和及时反映，配合医师进行诊治。化疗前的心电图检查、症状和病史的询问、既往治疗史的评估，以及化疗过程中的病情观察，也是预防化疗心脏毒性的重要措施，应给予充分理解和配合。

2. 行为指导

（1）化疗前积极配合完成常规心电图、动态心电图、心脏超声等相关检查，协助收集各项相关资料和信息，使医师能及时、准确地获取心脏功能情况。

（2）配合护士监测心率、节律的变化，出现心悸、胸闷等症状时应及时告知，必要时配合进行心电监测，记录24h出入量。

（3）配合护士进行强心、护心等药物治疗，护士调节好合适的输液滴数后，切不可随意调节滴速，以免造成心脏负荷的增加，加重心脏毒性反应。

（4）保证良好的休息和睡眠，心功能不全时须绝对卧床休息，以减少心肌耗氧量，减轻心脏负荷；饮食上注意少食多餐，可避免饱食而加重心脏负担。

（5）配合吸氧治疗。进行床边活动时避免牵拉鼻导管，不可自行关闭氧气或调节氧流量，以免错误操作造成呼吸道黏膜的损伤。吸氧时若出现鼻腔干燥或局部皮肤破损时可告知护士予以生理盐水或药膏进行湿润和涂擦。

（七）肝脏毒性

1. 讲解说明

（1）多数化疗药物需要在肝脏内进行代谢，因此，化疗后可出现不同程度的肝细胞损伤，即发生肝脏毒性反应，可表现为肝区疼痛、厌油、黄疸、肝大、胆红素升高等，严重时可导致肝硬化、凝血机制障碍等后果，应充分重视，学会化疗后的自我观察，出现上述症状后及时告知医务人员。

（2）及时有效的预防措施和对症治疗可避免或减轻肝脏毒性反应，所以切不可因为担心发生肝脏毒性而拒绝化疗，从而丧失治疗疾病的最佳时机，应正确认识此毒性反应，并保持积极乐观的心态，配合和支持相关治疗。

2. 行为指导

（1）配合医师收集用药史、饮酒史、肝病史等基本信息，便于医师了解肝脏功能。

（2）化疗前、后积极配合医务人员进行肝功能检查，出现异常指标时，配合进行保肝药物及其他对症治疗。

（3）食物软硬适度，宜清淡易消化；可进食一些具有清肝、柔肝作用的食物，如牛奶、胡萝卜、莲子、薏苡仁、淮山药、苦瓜、冬瓜、西瓜等，以改善肝功能。忌油腻、高脂肪、高糖及辛辣刺激性食物。

（4）保持心情舒畅，减轻焦虑，保证充足的睡眠和良好的休息。

（5）严格戒酒戒烟，减轻肝脏损害。

（八）肾及膀胱毒性

1. 讲解说明　化疗药物进入人体后经肝脏代谢，其代谢产物最后由肾脏和膀胱排出体外，这个过程会产生毒性作用而造成肾脏和膀胱的损害。因此，应充分认识化疗期间大量饮水、静脉补液、维持足够尿量的重要性，可加快化疗药物及代谢产物的排出，以减轻对肾脏和膀胱的损害及全身反应。

2. 行为指导

（1）增加饮水量，每日3000ml以上，使尿量维持在每小时不少于100ml。还需配合进行大量静脉液体的补充。

（2）膀胱充盈时应及时排空膀胱，防止尿潴留。

（3）按照医师的要求记录出入量，正确使用 pH 试纸并监测尿液 pH 值，若低于 6.5 应立即报告，配合进行碱化尿液治疗。

（4）若出现膀胱刺激症状，如尿急、尿频、尿痛等不适，应及时告知医护人员。

（九）神经毒性

1. 讲解说明

（1）化疗药物引起的神经毒性主要包括外周神经系统毒性、中枢神经系统毒性和感受器毒性 3 方面，常见于长春碱、奥沙利铂、紫杉醇、顺铂、氟尿嘧啶及异环磷酰胺等药物。

（2）外周神经系统毒性反应主要表现为感觉过敏或疼痛（尤以四肢末端明显，双手更为显著），感觉减退，四肢麻木无力，腱反射低下或消失，面神经麻痹等；部分患者出现周围神经毒性反应后可出现中枢神经系统的损害，表现为小脑共济失调、头痛、头晕甚至意识障碍；感受器毒性表现为视觉、听觉、嗅觉及味觉系统功能的异常。应充分认识毒性反应的临床表现，学会识别，出现后及时向医务人员报告。

2. 行为指导

（1）配合医师定期做神经系统检查，应用营养神经药物，如维生素 B_1、维生素 B_6 等，改善神经中毒症状。

（2）部分药物如草酸铂，其神经毒性与冷刺激有明显的相关性，用药期间应避免接触冰凉的物体，如使用空调、喝冷水、吃冷饮、接触冷水、触碰金属把手等。

（3）若出现肢体活动或感觉障碍，应及时报告医师，配合进行按摩、针灸及被动活动。

（4）善于整理物品，主动创造一个安全、舒适的居住环境，避免灼伤、烫伤，减少磕碰、滑倒。

（十）脱发

1. 讲解说明

（1）正常人约有 10 万根头发，其中 10% ～ 15% 处于静止状态，其他大部分都在活跃生长。多数化疗药物可通过血液循环造成皮肤毛囊的损害，引起不同程度的脱发。

（2）毛发脱落是化疗常见的副作用之一，但并不一定都会发生，且只是暂时的，停药后会重新生长。脱发的时间、程度与病情、治疗效果无关，而是因人而异，应正确认识，避免过度担心脱发而抗拒化疗。

2. 行为指导

（1）使用中性温和或弱酸性的洗发护发用品，不宜使用有刺激性的香皂或强碱性的洗发露，不宜使用过热的水洗头；洗头后勿用高温吹风机吹干头发，应选择适宜的干发温度，避免对头发造成再次损害；宜经常使用软梳子梳头，可以刺激头皮血液循环，有利于头发营养和头皮呼吸；忌烫发或染发，以避免化学药品对头皮的刺激。

（2）出现明显脱发现象时，可以先剪短头发，便于整理和清洗。常理发对毛囊可产生机械刺激，有利于促进毛发生长。

（3）脱发后不要盲目地使用速效生发剂，因速效生发剂会带来异常的刺激，对防治脱发毫无益处。

（4）选择适宜的假发套或帽子、头巾等，佩戴后不仅可以保护头皮，避免阳光直射，还可以起到保暖和美观的作用，在脱发期间重拾美丽，恢复自信，从而更好地接受治疗。

（5）科学搭配膳食结构，经常食用富含B族维生素及蛋白质的食物，如鸡蛋、牛奶、肉类、花生、豆制品、新鲜蔬菜和水果等，有利于预防脱发和促进头发的生长，并可保持头发的光泽。

（6）解除思想顾虑，坚定治疗信心，保持心情舒畅和思想开朗，有利于毛发生长。

（7）化疗期间可使用冰帽，对减缓脱发有一定的作用。

四、化学治疗患者的饮食指导

（一）化疗常规饮食指导

1. 讲解说明

（1）50%以上的肿瘤患者在治疗前伴有不同程度的营养不良，最终导致恶病质。化学治疗是许多恶性肿瘤的必要治疗手段，但化疗毒副反应加剧了患者的营养不良状况，加速了病程的恶化。合理营养膳食的摄入能预防和纠正肿瘤患者的营养状况，有利于治疗的顺利进行和疾病的恢复。

（2）中医也非常重视病后食物的调养作用，认为它是肿瘤患者恢复健康的一个重要手段。中医认为饮食调理的优势在于：食物营养丰富，是补养气血、调节机体阴阳平衡的必需品；食物具有性味，通过它可以纠偏疗疾，且性味平和无毒；食物与药物相比资源丰富，价格低廉。故在肿瘤的治疗和康复中，应充分重视饮食调理的作用。

（3）化疗患者的饮食指导须依据患者的病情、体质、疾病类型及毒副反应而异，但应遵循肿瘤患者饮食的基本原则，即高蛋白、高热量、高维生素、易消化、以植物性食物为主的多样化膳食。但以植物性食物为主的膳食并不意味着完全素食，而是应将植物性食物占据每日饮食的2/3以上。

2. 行为指导

(1) 摄入足够乳制品。各种形式的乳制品均含有丰富的维生素A、维生素B、维生素D及钙和一定量的蛋白质，可每日食用2杯牛奶（或酸奶）或1杯炼乳，分2～3次给予。

(2) 摄入足量蛋白质。肿瘤是一种消耗性疾病，特别是蛋白质的消耗尤甚，可以食用鱼肉、鸡蛋、瘦猪肉、牛肉、羊肉、家禽及豆类和豆制品等含蛋白质和B族维生素非常丰富的食物。每日食用4个鸡蛋、100～150g肉食及豆制品若干，分2～3次给予，可基本满足蛋白质的需要。

(3) 摄入米饭、面条、馒头、麦片等谷物类，可提供糖类、B族维生素及铁质。

(4) 多进食富含维生素的新鲜蔬菜和水果，亦可提供矿物质，如柑橘类是维生素C的主要来源，深色绿色蔬菜则可提供丰富的维生素A。

(5) 多食可增强免疫功能的抗癌食物，如菌类、黑（白）木耳、艾菊、茎甘蓝、黄花菜、南瓜、胡萝卜、洋葱、芦笋、杏仁、无花果等。

(6) 尽量减少高糖食品的摄入。研究表明，肿瘤细胞对糖的摄取能力是正常细胞的10～20倍，所以应减少糖类摄入，阻断肿瘤细胞的主要能量来源。但并不是完全禁食，因为糖也是人体必需的营养物质。

(7) 饮食宜清淡，烹饪方式以蒸、煮、烩、炒、汤为主，不吃含有致癌物质的食物，如含亚硝胺类的腌制、烟熏、反复煎炸的食物；不吃过热、味重、肥腻、坚硬粗糙及高脂肪食物；避免食用酸渍（不包括糖醋味）、霉变、烧烤、烧焦食品以及色素、香精等。

(8) 禁烟酒。定时定量、少食多餐。

(9) 和家属一起营造良好的进食环境和气氛，进食时心情愉悦，不忧虑、不生气。心情舒畅可增加食欲，有助于食物的消化吸收，有利于营养的摄取和病体的康复。

(10) 不宜忌口。切勿相信忌口可“饿”死肿瘤的说法，消除营养支持治疗可促进肿瘤生长和远处转移的顾虑。

(11) 适当运用中医饮食调理方法，采用辨证食疗，对稳定病情、预防和控制肿瘤复发和转移有一定的作用。

（二）化疗毒副反应的饮食指导

1. 讲解说明

(1) 几乎所有的化疗药物都会引起不同程度的恶心、呕吐、食欲减退、口腔炎、腹泻及便秘等胃肠道反应，从而造成体重减轻、营养不良，严重者不能进食，耐受性和抵抗力明显下降，甚至导致各种相关并发症的发生。

(2)研究发现，β胡萝卜素及硒有提高机体免疫功能的作用，富含维生素 A、维生素 C、维生素 E 的食物中所含抗氧化营养素可以减轻化疗不良反应，另外，机体在补充营养素后24h其营养成分可以达到最大血液浓度，是化疗的最适宜期，有利于化疗的顺利进行。

总之，合理的饮食调理在化疗过程中发挥着重要的作用，尤其对化疗毒副反应有一定的预防和缓解作用，且可增强患者体质和免疫功能，提高患者对治疗的耐受力，保障后续治疗。

2. 行为指导

(1) 积极配合医务人员评估身体状况及毒副反应的性质和程度，为合理调节饮食结构提供信息。食欲减退者可根据自身口味选择清淡易消化饮食，采用煮、炖、蒸等烹饪方式，注意食物色、香、味，以促进食欲；宜少食多餐，餐间睡前加食些点心，以补充热量，亦可食用山楂、萝卜等健脾开胃食品；适度活动，可于餐前 30min 进行，每次 10 ～ 15min 为宜，以促进消化；若喜好的食品不利于健康，但食后感觉舒适，且食欲增加、情绪好转，也可适量选用，无须过于禁忌而影响进食量。

(2) 呕吐者根据呕吐的程度灵活掌握进餐的种类、量和时间。症状轻微时可适量进食，依口味选择软质、温凉、富有营养的饮食，如自己喜好的蔬菜、水果、糕点等，忌生硬、粗糙、过甜、油腻、辛辣的食物；尽量限制食用含 5-羟色胺（5-HT）丰富的香蕉、核桃、茄子等，少食含色氨酸丰富的红肉、海蟹、黄豆等，以减少体内游离 5-HT 含量，减轻 5-HT 兴奋呕吐中枢引起的呕吐反应；进食时速度宜缓慢，并充分咀嚼，刺激唾液分泌，有利于消化；餐后 1 ～ 2h 避免平卧，以免食物反流引起恶心和呕吐；在饭前、饭后、睡前坚持刷牙以去除口腔异味，促进食欲；经常开窗通风，驱散室内的刺激性气味或油烟味，主动改善进食环境。

(3) 腹泻时，宜进食少渣、低纤维、无刺激性的易消化软食，可增加一些能使大便成形的食物如生香蕉、白米饭、馒头、面条等，以及含钾丰富的食物，如橘子、桃子、杏等；避免进食粗纤维、带叶蔬菜及生冷食物，以及含油量高的坚果、含酒精或咖啡因的饮料；多饮热水或淡绿茶水，每日至少 3000ml。

(4) 出现口腔炎、舌炎、食管炎和口腔溃疡等口腔并发症时，宜进食温凉、无刺激性软食，忌食过热、过冷及坚硬食物；摄入足量的主食，因含有丰富的 B 族维生素；增加蛋白质及维生素 C 的摄入，促进溃疡创面愈合；避免食用过酸食物或果汁，如柑桔、菠萝等，以减少局部刺激。

(5) 腹胀、便秘者宜多饮水，进食新鲜蔬菜、水果，尤其是富含粗纤维素的食物如韭菜、芹菜、山药、地瓜等，以及具有润肠通便作用的食物，如熟香蕉、蜂蜜、芝麻、核桃等；宜食粗粮、杂粮，避免干酪性和过于精细的食物；避免进食易产气的食物如红薯、高粱、玉米、豆类、糖类、碳酸饮料等。

(6) 急慢性白血病、淋巴瘤等对化疗药物敏感的患者在化疗后可能出现尿酸急骤增加而阻塞肾小管，所以应注意控制含高嘌呤的食物，如肉类、动物内脏、花生、瓜子，并限制蛋白质摄入量，可多吃新鲜蔬菜和水果。

(7) 出现骨髓抑制时

①白细胞减少者：多食用有助于升高白细胞的食物，如黑鱼、黄鳝、牛肉、奶类、瘦肉等，以提高免疫功能。

②血小板减少者：以补气养血、滋阴凉血、止血为食疗原则。可进食无渣、富含优质蛋白质、多种维生素和含铁丰富的蛋类、牛奶、豆类、蔬菜、水果、海产品等，促进巨核细胞的生成；注意细嚼慢咽，谨防鱼刺和碎骨，避免进食坚硬、油炸、辛辣、过热的食物，防止划伤口腔和食管黏膜而引起出血。

③贫血者：多吃菠菜、蛋黄、猪肝、海带、豆类、猕猴桃等富含维生素C和铁的食物，亦可促进铁的吸收；气血亏虚者可多吃人参、银耳、山药、大枣、桂圆、莲子，以达到补气养血的功效。另外，合理的药膳是治疗贫血较为有效的辅助治疗方法，如黄芪鸡汁粥、红枣黑木耳汤、猪血豆腐汤等均简便易行、效果显著，贫血患者可经常食用。

（三）肿瘤科化学治疗健康教育处方

化学治疗健康教育处方

尊敬的病友：

您好！非常荣幸您能选择我们，我们将与您并肩抗战病魔！为了帮助您正确面对疾病并顺利完成化学治疗，请仔细阅读以下内容，并积极配合。

1. 化学治疗前

(1) 了解化学治疗的目的、药名、可能出现的不良反应及预防措施。

(2) 了解化疗药物对静脉可造成损伤，应配合医务人员选用合适的静脉输注器材，如PICC或其他中心静脉导管进行输注，可有效避免药物对血管的刺激。

(3) 配合完善各项检查，保持积极乐观的心态，保证充足的休息和睡眠；做好进食、饮水、排大小便等相关准备。

2. 化学治疗期间

(1) 化疗不良反应存在个体差异，无须过度紧张，应放松心情，避免加重不良反应。

(2) 选用外周静脉输注化疗药物时，输注过程中若出现穿刺部位疼痛、肿胀及周围皮肤发红等异常现象，应立即关闭输液器并告知护士，以便根据具体情况采取及时有效的处理措施。

（3）多饮水，每日饮水量在 3000ml 以上，保证尿量达 2000ml 以上。

（4）减少人员探视，预防交叉感染的发生。

（5）学会自我观察用药后反应，如恶心、呕吐、腹痛、腹泻、血尿、便血、发热等，发生时应及时告知护士。

（6）及时处理呕吐物、排泄物，水池和便池应多次冲洗。

（7）在医务人员指导下合理调整饮食，纠正营养不良、体重减轻等现象。

3. 化学治疗结束

（1）与医务人员保持联系，遵照医嘱定期复查，出现乏力、发热等不适应及时就诊。

（2）加强营养，进食高蛋白、高热量、易消化的饮食，不良反应重者可合理调节饮食结构，为下一阶段治疗提供身体保障。

（3）劳逸结合，进行适当的功能锻炼，避免过度劳累。

护士签名：__________

年_____月_____日

肿瘤患者如何缓解疲乏症状

尊敬的病友：

您好！非常荣幸您能选择我们，我们将与您并肩抗战病魔！癌因性疲乏是肿瘤患者的一个常见症状。它不同于一般的疲乏，其发生快、程度重、持续时间长，不能通过休息来缓解。有什么办法来缓解疲乏呢？

1. 早期有氧锻炼　每天在病房走廊慢步 30min；上下楼梯每天 3 次，共 30min 左右，同时还可以选择骑自行车、散步、打太极拳、跳交谊舞等。强度控制在心率 120 次 / 分以内。注意活动量要根据自身的病情做相应调整，遵循循序渐进、劳逸结合的原则。在锻炼过程中注意观察锻炼的效果和身体情况，如有异常症状要立即通知医护人员。

2. 通过饮食来改善　请您主动告知想要食用的食物，同时家属应注意食物多样化，烹调时多采用蒸、煮、炖的方法，忌食煎炸辛辣等刺激性食物。若化疗期间红细胞下降，可以进食一些补气养血、营养丰富的食物。

3. 休息和睡眠

（1）调整睡眠：避免长时间的午睡，只有想睡时才睡，控制卧床时间，在固定的时间点睡觉和起床以恢复正常的睡眠觉醒节律。

（2）减少刺激：睡前避免刺激性饮食或运动，可行热水泡脚、按摩涌泉穴或喝热牛奶以促进睡眠。

（3）放松训练：在就寝前进行放松训练，如深呼吸、冥想等，并逐渐培养成睡前习惯。

在治疗过程中，如果您遇到任何困惑和疑虑，请记住：我们时刻在您身边！

护士签名：__________
年____月____日

化疗毒副反应的饮食指导

尊敬的病友：

您好！非常荣幸您能选择我们，我们将与您并肩抗战病魔！为了帮助您正确应对化疗毒副反应，顺利完成化疗，早日恢复健康，请您仔细阅读以下内容，并积极配合。

1. 厌食者的饮食指导

（1）注意食物色、香、味，少食多餐；改善进餐环境，注意光线柔和，可配以轻音乐。

（2）餐间睡前加食点心，可选择热量高的甜食或饮料，以补充热量。

（3）早晨胃口稍好，早餐应供给每日营养需要量的1/3。

（4）适度活动，以增加食欲：一般餐前30min进行，每次10～15min。

2. 恶心、呕吐者的饮食指导

（1）改善进食环境，避开油烟味，避免接触任何不喜欢的气味。

（2）根据口味吃软质的温凉饮食，如糕点、去皮鸡、喜爱的蔬菜、水果等；餐前30～60min遵医嘱口服镇吐药，以利于进食。

(3) 进食速度宜慢，充分咀嚼，利于消化；进餐与饮水间隔1h，饭后1～2h避免平卧。

（4）出现恶心时应缓慢深呼吸，或做吞咽动作、聊天、听音乐等以分散注意力；呕吐时可试吃盐薄脆饼干或苏打饼干。

（5）适当增加室外活动，呼吸新鲜空气，促进食欲。

3. 口腔干燥者的饮食指导

（1）每天饮水2000～3000ml，经常湿润口唇及口腔。

（2）2～4h漱口或刷牙1次。

（3）进食前可喝饮料或含化酸梅糖；宜多食滋阴生津的甘凉食物，如藕汁、荸荠汁、梨汁、绿豆汤、冬瓜汤、西瓜、菠萝、山楂等。

(4) 饭后咀嚼口香糖，可清洁口腔，同时充分咀嚼、叩齿可刺激唾液分泌，保持口腔湿润。

4. 口腔炎、咽喉炎者的饮食指导

(1) 避免过热、过冷、坚硬食物，应进食软食或半流质饮食，如牛奶、蒸鸡蛋、土豆泥、面条、肉丸等。

（2）避免进食酸性、刺激性食物或果汁，如柑桔、菠萝等。

（3）疼痛明显时可于饭前 15min 应用镇痛药，以增进饮食。

5. 便秘者的饮食指导

（1）定时排便，若超过 2d 未解大便需告知医师，必要时使用粪便软化剂，以排空肠道、促进食欲。

（2）每日饮水 2000 ～ 3000ml，吃富含纤维素的食物，如新鲜水果、蔬菜、梅干等。

6. 腹痛、腹泻者的饮食指导

（1）少吃多餐，宜进温热无渣流质或易消化的清淡软食；食用或饮用富含钠、钾及较高可溶性纤维的食物或汤，如燕麦、淀粉类、大米、谷类、去脂肉汤等；避免进食产气食物（豆类、花菜、苏打）、油腻食物（肥猪肉、奶油）、柑桔类、酒精、咖啡和含高不溶性纤维的食物（麦麸、坚果、种子、蔬菜）。

（2）每天饮水或饮用冲淡的果汁至少 3000ml。

7. 骨髓抑制者的饮食指导

（1）白细胞减少症：每日开窗通风 2 ～ 3 次，营造良好的进餐环境；餐前、餐后漱口，早晚刷牙，保持口腔清洁，促进食欲；宜食蜂王浆（滋补、健脾，但乳癌患者忌食）、大枣（益气养血、健脾）、枸杞（益气血）、香菇（提高免疫功能）等，可吃黄鳝、泥鳅等有助于升高白细胞的食物及山楂、萝卜等健脾开胃食品。

（2）血小板减少：宜多食富含优质蛋白质、多种维生素和含微量元素铁较多的蛋类、牛奶、豆类、新鲜蔬菜和水果、海产品等。

（3）贫血：可多吃人参（在医生指导下食用）、银耳、山药、大枣、桂圆、莲子，以补气养血。亦可应用药膳疗法，如黄芪鸡汁粥、肝粥、红枣黑木耳汤、荔枝干大枣、豆腐猪血汤等是较好的药膳方。

8. 附药膳配方

（1）黄芪鸡汁粥

功效特点：益气血、填精髓，适于体虚、气血双亏、营养不良的贫血患者。

食物材料：重 1000 ～ 1500g 的母鸡 1 只，黄芪 15g，大米 100g。

制作：将母鸡剖洗干净浓煎鸡汁，将黄芪煎汁，每次以粳米 100g 煮粥。

用法：早晚趁热服食。

（2）肝粥

功效特点：补肝、养血明目，适用于气血虚弱所致的贫血、夜盲症、目昏眼花等症。

食物材料：猪肝（羊肝、牛肝、鸡肝均可）100 ～ 150g，大米 100g，葱、姜、油、食盐各适量。

制作：将动物肝洗净切成小块，与大米、葱、姜、油、盐一起入锅，加水约700g，煮成粥，待肝熟粥稠即可食。

用法：每日早、晚空腹趁热顿食。

(3) 红枣黑木耳汤

功效特点：清热补血，适用于贫血患者。

食物材料：黑木耳15g，大枣15个。

制作：将黑木耳、大枣用温水泡发放入小碗中，加水和适量冰糖，再将碗放置蒸锅中蒸1h。

用法：每日服2次，吃木耳、大枣，喝汤。

(4) 荔枝干大枣汤

功效特点：补气血，适用于失血性贫血。

食物材料：荔枝干、大枣各7枚。

制作：将荔枝干与大枣共煎水。

用法：每日服1剂，分2次服。

(5) 豆腐猪血汤

功效特点：补血。

食物材料：豆腐250g，猪血（羊血、牛血也可）400g，大枣10枚。

制作：将大枣洗净，与豆腐、猪血同放入锅中，加适量水，煎煮成汤。

用法：饮汤，食枣。15日为1个疗程。

在治疗过程中，如果您遇到任何困惑和疑虑，请记住：我们时刻在您身边！

护士签名：__________

年____月____日

第五节　肿瘤化学治疗的职业防护

现阶段所使用的化疗药物大多数为细胞毒性药物。细胞毒药物（Cytotoxic drugs, CD）是指在生物学方面具有危害性影响的药品，包括生殖系统毒性、致癌、致畸胎或损伤生育及低剂量时致一系列器官损害的毒性药物。其具有独特的毒理作用，可作用于核酸转录、微管蛋白合成、DNA结构及影响核酸合成而导致细胞死亡。这种毒理作用在正常组织细胞和肿瘤细胞之间缺乏选择性，因此对经常接触化疗药物的医务人员会带来一定的职业危害，亦可能引起一些长期潜在的危险，严重威胁着医务人员的身心健康。

一、肿瘤专科护士的职业危害

职业危害（Occupational Injuries，OI）是指工作中某些职业危害因素导致工作人员身心健康受到伤害，包括职业危害所导致的损伤及与工作有关的疾病。由于肿瘤发病率的日益增长、化疗药物的不断更新和使用、新型仪器的临床运用以及滞后的防护现状等，使得肿瘤科临床护士在这种特殊的工作环境中经常暴露于各种职业危险中，导致免疫力降低甚至染上疾病。因此，护士必须要了解身边的职业性危害因素，才能有效地做好自身防护。

（一）生物因素

主要为病原微生物引起的感染，不仅危害护士的健康，也是引起医院感染的主要原因之一。在临床护理工作中，肿瘤科护士可通过频繁接触患者的体液、血液、呕吐物、排泄物等，经消化道、呼吸道、血液和皮肤接触等途径而感染乙肝、丙肝、艾滋病、结核杆菌、流感等病毒，从而感染疾病。据美国疾病预防控制中心（control disease center，CDC）监测统计，每年因感染血液传播疾病而死亡的医护人员超过数百万人，其中护士占63%。

（二）化学因素

1. *化疗药物* 有致癌、致畸和脏器损害等潜在威胁。肿瘤科护士在配制、使用化疗药物及处理化疗废弃物或污染物时，药物粉末或气溶胶可通过皮肤、呼吸道、消化道等途径进入人体内而受到影响，现阶段护士的防护意识淡薄、防护设施不到位、防护制度不健全等现状加重了化疗药物的职业危害。

2. *消毒剂* 护士进行各种无菌操作、处理医疗废物、浸泡消毒器械、进行环境清洁和消毒时都可能接触到含有挥发性和刺激性的化学消毒剂，造成皮肤、黏膜、内脏甚至中枢神经系统损害。

（三）物理因素

1. *针刺、锐器伤* 据调查，60.5%的医务人员被医疗器械刺破皮肤至少在1次以上；注射器针头是发生针刺伤的主要医疗器械，占57.78%；其次为输液器头皮针头，占26.52%。针刺、锐器伤是护士最常见的职业伤害，多发生于抽血、肌内注射、静脉注射、处理医疗废物等行为时。锐器伤结合病原微生物侵入，是传播血源性疾病的主要途径，目前已证实有20多种病原体可经此损伤途径接触传播。

2. *辐射危害* 主要有放射线、紫外线等。肿瘤科护士均受不同程度的电离辐射与非电离辐射的危害，如护士在进行病室消毒时不可避免要接触紫外线，对皮肤和眼睛产生刺激作用；协助医师使用各种肿瘤诊断治疗仪时，护士可受到电磁场、射线的辐射等。长期小剂量的接受辐射，不仅会影响女性的生育能力，导致不孕、流产、死胎等，而且可能会导致恶性肿瘤的发生。

3.噪声危害　工作场所及其周围的机器声、器械碰撞、设备移动、仪器报警、人群流动、人员说话、患者的痛哭或大声喊叫、关门和电视的声音都是病房噪音的主要来源。护士长期在噪音下工作不仅会使听力下降，而且易造成神经系统、心血管系统、内分泌系统的功能紊乱，如睡眠障碍、血压升高、心悸、焦虑等，影响身心健康。

4.运动性损伤　在临床护理工作中，护士的体力劳动多、强度大，如搬运仪器、护送患者、移动医疗物品等行为，容易扭伤腰背和肩、肘、腕等关节，造成自身损害；为患者翻身、弯腰进行操作时，可因劳累和不慎而出现腰背疼痛、脊柱损伤等；长期站立、行走，下肢静脉曲张的发生率高于其他人群。

（四）心理社会因素

肿瘤患者由于疾病和治疗的痛苦，亦遭受死亡的威胁，常表现抑郁、焦虑、恐惧、绝望等情绪，可能会无端发脾气或不配合治疗，甚至训斥护士。肿瘤科护士长期面对这些悲怨痛苦、生离死别等不良刺激，心理健康会受到严重影响。美国卫生界人士普遍认为：尽管护士有体谅患者、进行周到护理的满腔热情，但这种热情因长期倦怠、社会认同率低、社会性心理损伤等，使护理工作变得表面机械化，甚至不能为提高患者生活质量而给予帮助。另外，护士高强度的劳动、频繁的夜班、紧张的晋升和专业考核、可能面临的社会暴力等一系列来自工作方面的压力，以及照顾老人和孩子等来自家庭的压力，相互叠加，使她们身心疲惫，力不从心。

二、化疗药物的职业危害

芬兰职业卫生协会从接触化疗药物的护士尿液标本中检测出活性诱变剂（一种能使细胞的基因物质发生永久性改变的物质）；Hirst 不仅研究出这种致畸变作用，而且还直接从护士尿液中检测出一定浓度的化疗药物及其代谢产物，同时证明多种化疗药物可以通过皮肤和其他途径进入人体；威尔逊则指出：表柔比星会与皮肤上的蛋白质结合，而不能从皮肤上被洗掉；国内学者采用单细胞凝胶电泳法对单个细胞 DNA 的损伤进行检测，证明职业接触化疗药物可损伤细胞的 DNA。上述研究表明，护理人员在接触化疗药物过程中具有潜在危害性，频繁接触化疗药物后会因蓄积作用而产生毒性反应。随着化疗方案的不断更新，临床用药剂量越来越大，联合用药已取代单一用药，肿瘤科护士在进行护理操作过程中接触并被动吸收化疗药物的危害也日益增加。

（一）职业接触化疗药物的途径

20 世纪 70 年代，澳大利亚卫生部门通过特殊显影实验已经证实，在配制化疗药物过程中，当掰开粉剂安瓿、抽取瓶装药液拔针等操作时均有肉眼观察不到的药液逸出，形成含有毒性微粒的气溶胶或气雾，直接危害医务人员或污染环境造成众多危害。化疗药物可通过以下途径进入人体。

1. 经皮肤吸收　经皮肤进入人体是医护人员被动吸收化疗药物的主要途径，其吸收的速度和量取决于接触化疗药物的时间、局部皮肤的血液循环和皮下脂肪的厚度及是否正确佩戴手套和穿隔离衣等。可发生在以下环节。

（1）在领取、摆放、保管、配制化疗药物等护理操作时，不慎将密封瓶、安瓿瓶打破导致药液溢出。

（2）配制化疗药物时，注射器与针头衔接不紧、过度排除注射器内空气、稀释密封瓶时瓶内压力过大均可导致药液外溢。

（3）连接管、输液器、输液袋等的渗漏和破裂导致的药物泄漏。

（4）进行化疗操作时，护士不按规范使用化疗防护用品（如不戴手套或只戴单层手套）；不慎接触到沾有化疗药物的注射针头或药瓶碎屑而增加皮肤接触的机会。

（5）处理化疗废弃物时，徒手分离注射器和针头、毁形输液管、丢弃空瓶、处理被患者的呕吐物和排泄物污染的床单和衣物等，护士均有可能经皮肤沾染化疗药液。

（6）未启封的化疗药瓶外部可有药物污染，接触时未采取防护措施则有皮肤暴露的危险。

2. 经呼吸道吸入

（1）未在静脉药物配制中心（PIVAS）或垂直层流的生物安全柜内配制化疗药物，且通风设备差时，空气中可弥漫药物微粒的气溶胶或气雾，导致医护人员经呼吸道被动吸入化疗药。

（2）口罩佩戴不正确，在进行化疗操作时出现药液喷洒直接进入呼吸道；或污染环境后通过呼吸道进入人体。

（3）尚有余药的化疗药瓶久置于操作台、化疗药外溢后未及时处理，药液挥发后可导致空气污染。

3. 经口摄入

（1）配制、执行化疗药物或处理化疗废弃物后未彻底清洗双手即饮水、进食。

（2）进食被化疗药物污染的水和食物。

（3）在化疗药物配制区域或被化疗药污染的环境中嚼口香糖、饮食，空气中的药物微粒可通过口腔进入。

（二）职业接触化疗药物的危害

护理人员在进行化疗操作时，其被动吸收化疗药物的剂量很小，但是由于药物毒性反应具有剂量依赖性的特点，会因为频繁接触产生蓄积作用而导致毒性反应，如对造血系统、消化系统、生殖系统等均可产生不同程度的损害。其对职业人群的作用绝大多数是滞后、潜在的，因而长期未被充分重视。职业接触化疗药物的危害程度与暴露于细胞毒药物的时间、强度和个体敏感性有关。

1. 骨髓抑制　化疗药物对生长活跃的骨髓细胞非常敏感，尤其是多柔比星、丝裂霉素、氮芥、环磷酰胺等。因此，护士职业接触化疗药物后可出现白细胞明显下降，随机体蓄积剂量的增加，也会影响到血小板和红细胞数量和形态的变化。有研究表明，在频繁接触化疗药物的护理人员中，有近42%出现外周白细胞下降，33%出现血小板降低，同时血液中中性粒细胞和单核细胞的凋亡率明显高于无化疗药物接触史者。

2. 生殖系统损害　职业暴露于细胞毒药物对生殖系统的影响已得到充分证实。国内外流行病学调查表明，护士孕前和孕期接触化疗药物，对胚胎和胎儿的生长发育会产生不良影响，可通过胎盘运转造成胚胎或胎儿宫内接触，而引起畸胎、异位妊娠和流产。Stoker研究证明，女性医务人员职业性接触化疗药物可致流产，接触组自然流产率为26%，明显高于对照组。另外，环磷酰胺、长春新碱等药物还会引起卵巢功能减退，出现月经不调甚至闭经。

3. 皮肤黏膜反应　主要表现为局部刺激症状，如咳嗽、眼睛或鼻腔黏膜不适；皮肤出现红、肿、热、痛、荨麻疹和变态反应，甚至溃烂坏死；脱发亦是化疗药物引起的皮肤毒性反应，常见于蒽环类、紫杉类、鬼臼类及烷化剂等。随着接触药物种类和剂量的增加，皮肤黏膜反应更加明显。

4. 致癌作用　职业接触化疗药物后，其毒性作用在人体内蓄积增加可产生远期毒性反应。研究发现，经常接触化疗药物护士的外周血淋巴细胞染色体突变，姊妹染色体交换频率增大，DNA断裂增多，可能导致若干年后发生白血病、恶性淋巴瘤等与化疗药物相关的恶性肿瘤。

5. 其他影响

（1）有研究表明，在没有通风的区域配制和给予化疗药物后，护士可发生头晕、头痛、恶心、呕吐、舌炎、口腔溃疡、腹泻和过敏性反应等。

（2）长期接触化疗药物会导致心肌炎、失眠、疲惫乏力、抵抗力下降、易患感冒、注意力不集中、内分泌失调等。随着接触化疗药物的时间延长，这些中毒症状会越来越重。

三、化学治疗的职业防护

我国由于肿瘤专科起步晚，在化疗防护方面仍处于较低水平，整体职业防护意识薄弱，影响了护理人员职业防护措施的实施。但随着化疗药物的职业危害性被广泛重视，根据化疗药物剂量依赖性的特点，探讨出可通过减少接触剂量而实现化疗防护的目的。化疗药物的安全防护需要遵循以下两个原则：医院工作人员尽量减少与化疗药物的不必要接触；尽量减少化疗药物对环境的污染。

（一）对专业人员的要求和管理

1. *完善化疗防护制度和流程*　建立健全化疗防护相关制度和政策，要求专业人员遵照执行；制定化疗药物配制、执行、外溢、处置和运送等系列标准操作规程（SOP），为安全防护操作提供规范和指导。由中国抗癌协会护理专业委员会委托中国协和医科大学附属肿瘤医院、北京肿瘤医院和天津医科大学附属肿瘤医院制订并即将出台的《化疗药物安全操作指南》，将对化疗药物配制的环境、配制的防护器材、专业人员管理、配药前准备、配药操作规程、静脉给药、操作者误触化疗药物处理、化疗药物外溅后处理、人体排泄物的安全处理等进行详细的规定，将成为有效防范化疗药物职业危害的管理规范。

2. *加强化疗防护教育与培训*　从事化疗专业的医护人员必须经过职业防护教育与培训，包括化疗基础知识、化疗毒副作用及其预防和处理、化疗潜在的职业危害及防护措施等，使专业人员全面掌握并规范化疗防护操作程序，增强防护意识，保障职业安全。对可能被动接触化疗药物的清洁工人、护工等都应进行相关知识的教育，以做好自我防护和环境防护。这在预防和控制职业暴露中起着非常重要的作用。

3. *重视专业人员健康*　对经常接触化疗药物的医护人员建立健康档案，每年定期体检，包括对白细胞及分类、血小板、肝肾功能等项目的监测，及时关注其健康状况。发现医护人员健康问题应及时报告或调离化疗科室。同时可采取人员定期轮换、合理安排休假等措施，促进损伤机体的修复。

4. *有效保护特殊人群*　关心护士健康，有效保护处于妊娠期及哺乳期的化疗专业人员，避免直接接触化疗药物。在此期间可安排及时调离化疗科室或从事非化疗性质的护理工作。

（二）对防护设备的要求和管理

1. *防护设备和设施的准备*

（1）静脉配液中心：国际上较为通用的化疗药物使用管理模式为设置静脉配液中心（PIVA），采用集中管理模式，即由经过培训的专业人员在防护设备齐全的化疗备药操作室负责所有化疗药物的配制及供应。这种管理模式既能保证配制药液的质量，节省人力和设备，也最大限度缩小了化疗药物污染的范围，有利于职业安全和环境保护。目前我国大多数医院防护条件差，仍采用的是不科学的分散管理模式，扩大了化疗药物的接触人群和空间，增加了医务人员职业暴露的危险。

（2）生物安全柜：国际权威机构制定的安全防护措施规定：配制所有化疗药物需在垂直气流生物安全柜（biological safety cabinet，BSC）（图 2-2）内进行，可以防止含有化疗药物微粒的气溶胶或气雾对操作者和周围环境的危害，达到双方面保护的目的。

①生物安全柜作用原理：其垂直层流装置可使空气在操作台内循环过滤，通过台面以下的过滤吸附器充分过滤和吸附药物的微粒及空气中的尘粒，以保持洁净的、无污染的备药环境；安全柜内的负压状循环气体，可使操作者与操作台之间形成空气屏障，防止柜内的污染空气外溢；柜体侧面的排气孔装有吸附剂，可吸附溢出的药物微粒，防止污染气体排出至外界环境中。

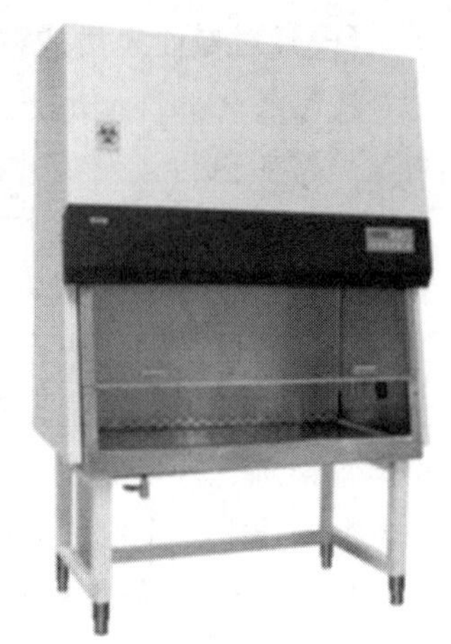

图 2-2　生物安全柜

②生物安全柜的防护作用：二级生物安全柜可用于化学治疗的职业防护，其独特之处在于经过高效空气过滤器（HEPA）过滤的垂直层流气流可从安全柜顶部不断吹下（被称作“下沉气流”），不仅可避免备药环境被微粒物质污染、保持其洁净状态，也可保护操作者及周围环境不被化疗药物微粒气溶胶或气雾所污染。依照生物安全柜的气流风速、排气方式和循环方式可分为A1型、A2型、B1型、B2型4个级别（图2-3），应根据临床防护要求予以选择。

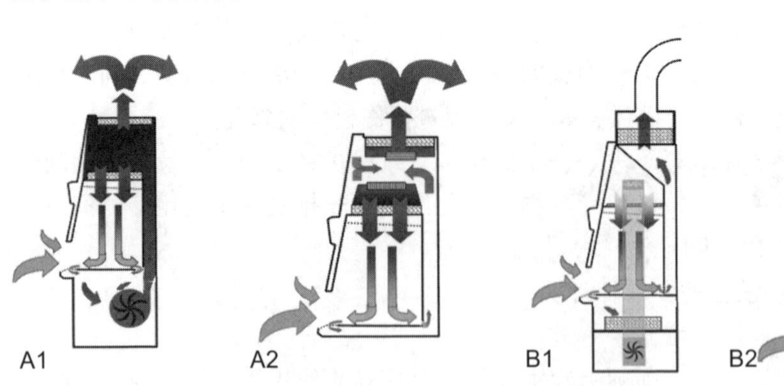

图 2-3　生物安全柜不同级别的作用原理

(3) 专门的化疗配药间：对于不具备专门配药设施的医院，应设置专门的化疗配药间。配药间应设在人流较少处，室内安装通风橱或排风设备，保证空气的流通，备有单独的洗手设施。化疗配药间为限制区，与办公室之间有明确的分区，入口有醒目的标识，内有防护措施和药物外溢应急程序的警示。在配药区域内尽量避免频繁的物流及人员进出，禁止进食、饮水、吸烟、嚼口香糖、化妆、储存食物等，并防止将沾染化疗药物的物品带出配药间。无此条件者，应选择偏僻处进行化疗药物的配制，且需要有良好的通风设备，以减少对周围环境的污染。

2. 防护用品和医疗器具的准备

(1) 个人防护用品（图 2-4）

①手套：美国食品药品监督管理局（FDA）要求经过渗透性试验的手套才能作为化疗专用手套。Slevin 研究结果表明，由于乳胶手套具有弹性，其佩戴后可胀大变薄而出现小孔，不能防止化疗药物渗透至皮肤；聚氯乙烯手套具有防护作用，但其在使用时不能紧贴皮肤而造成操作不便。所以，建议在应用化疗药物（包括配药、给药和处理医疗性废弃物）时，应使用双层手套，即在聚氯乙烯手套外再戴一层无粉乳胶手套，不仅方便操作，亦可有效提供防护。使用之前应检查手套有无破裂，通常每 60min 或手套破损、被药物污染时需要及时更换，且不可重复使用。在戴手套之前和脱手套之后都必须充分洗手。

②防护服：要求由低渗透性、无絮状物材质制成，前部完全封闭，袖口加长并能卷入手套之中。穿戴时，防护服袖口需套在内层手套的外面，外层手套需完全覆盖防护服的袖口以充分保护皮肤。防护服须一次性使用，脱后不得重复使用。有明显污染、离开配药区前和处理化疗药品后需要丢弃。

③防护面罩：是目前最广泛使用的呼吸道防护器材。需选配合适的面罩，掌握佩戴面罩后正确的呼吸要领，以预防药物喷溅到眼睛和面部及佩戴不佳造成的不适。

④其他：正确使用护目镜（不能用普通眼镜替代）、一次性口罩（有条件者采用 N95 防护口罩）、一次性帽子等，防止药物外溢致人体吸收。

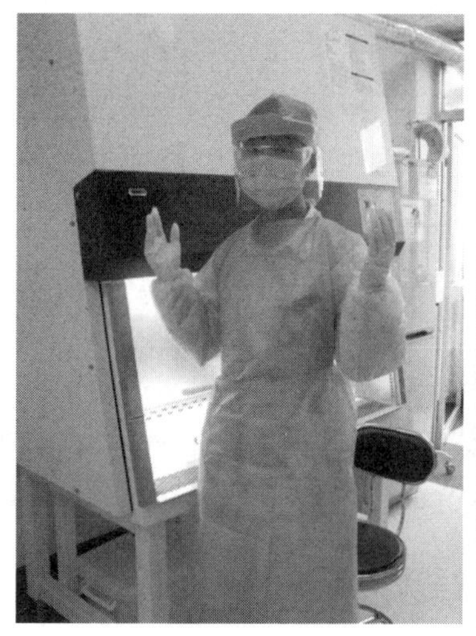
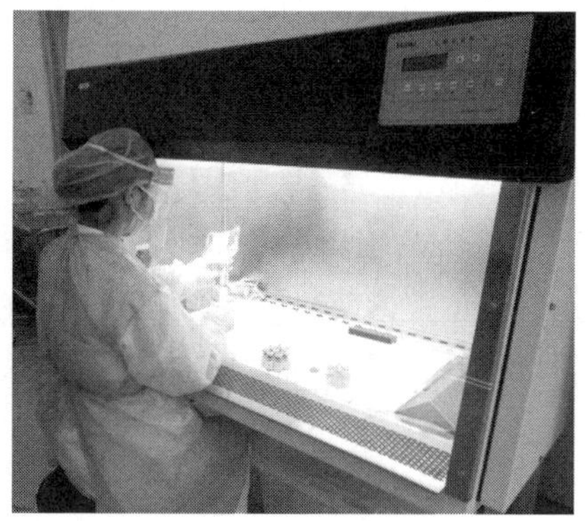

图 2-4　配制化疗药物时的个人防护

(2) 其他防护用品和医疗器具：临床应改善医疗器具，采取适宜的防护设备，严格遵守化疗防护原则。如操作时使用一次性防渗透防护垫、一次性注射器、防泄漏化疗废弃物收集容器、防渗透专用污物袋等，以避免专业人员在接触化疗药物时由于操作不慎而造成潜在危险。并提倡使用无排气管的软包装输液袋，防止有毒气体排至空气中；建议医院根据临床化疗药的应用剂量采购多种药物剂型，减少专业人员的备药过程；建议药厂尽量使用瓶装制剂，注意包装安全，运送时采用无渗透性密封装置并注明特殊标志，防止运输过程中药瓶破损造成污染。

（三）化疗防护操作流程

1. 备药时的防护

（1）所有化疗药物应在生物安全柜内配制，配制前首先启动紫外线灯进行柜内空气消毒，30min 后再进行配药，以保持洁净的备药环境。

（2）操作者不宜佩戴首饰如戒指、耳环、项链和手表等，以免造成污染。在配药前用流动水洗手，佩戴一次性防护口罩（口罩需带鼻夹）及圆帽（圆帽能完全遮住头发）、面罩、聚氯乙烯手套和无粉乳胶手套，并穿防渗透防护服。配药完毕不得将个人防护用品穿戴出配药间。

（3）操作台面应覆盖一次性双层防渗透性防护垫（上层为吸水材料，下层为防水材料），防止操作不慎导致药液污染台面，并有利于护士清洁。操作过程中一旦污染或备药完毕应立即拆除、更换。

（4）配药中严格执行无菌技术操作和三查七对原则，避免造成化疗药物污染和配制错误而增加处理程序。

（5）加注安瓿类化疗药物时可按照“弹、锯、消、掰”4 个操作步骤进行，即轻弹安瓿瓶颈部，将附着的药液或粉末弹至瓶底；以砂轮轻轻割锯安瓿颈根部，防止过度用力或操作不当造成安瓿瓶破碎；用 75% 乙醇溶液消毒安瓿颈部及以上部分；掰开安瓿时垫以无菌纱布，防止安瓿折断时药物四处飞溅或玻璃碎片划破手指及手套。

（6）溶解粉状药物时，溶媒应沿安瓿或密封瓶的瓶壁缓慢注入瓶底，待药粉浸透后再行振动，防止动作幅度过大导致药液逸出。

（7）密封瓶药物稀释后应立即抽出瓶内气体，防止瓶内压力过高导致药液从针眼处溢出；亦可采用双针头抽吸药液的方法，保持排气针头在液面以上，以及时排除瓶内压力。抽吸药液后应在瓶内进行排气和排液，然后应用无菌棉球或纱布裹盖住针孔，再撤出针头。

（8）抽吸药液应使用较大容量的一次性注射器，并应注意抽出药液不宜超过针筒长度的 3/4，防止针栓从针筒中意外滑落。

（9）配制结束后将药液放在一次性防渗漏无菌巾内备用，并再次 2 人核对药名、剂量、浓度等。

（10）操作完毕，用 75% 乙醇溶液擦拭生物安全柜的操作台面及内部其他表面。其后，脱去手套及防护用品丢弃于配药区域内的专用容器中，并用肥皂及流动水彻底洗手及淋浴，以减少药液在皮肤上的残留量。

2. 给药时的防护

(1) 化疗药物应由经过专业培训的注册护士给予，严格遵守给药操作规程。

(2) 给药前护士应做好个人防护：洗手、戴一次性防护口罩、双层手套、圆筒帽等。

(3) 静脉给药时应采用密闭式静脉输液法，稀释溶媒以软包装输液袋为宜，避免操作时有毒气体逸出，同时方便液体输完后医疗废物的处理。

(4) 需从墨菲滴管加入化疗药物时，须严格消毒后再用无菌棉球围住滴管处加药，注意加注速度不宜过快，并确保连接处衔接紧密，以防药液从管口溢出。

(5) 化疗输注前后用与溶媒相同的溶液进行输液管的冲洗，不可使用化疗药液排空气或直接拔针，可避免药液污染环境和药液残留或外漏于皮下。

(6) 静脉给药结束后按规范处理输液器、输液袋等医疗用具，并充分洗手、沐浴。

3. 化疗废弃物的处置

(1) 配药后的空安瓿和药瓶应放置在带盖密闭、防穿透、防泄漏的专用容器中（有特殊的警示标志），以防药液挥发污染室内环境。

(2) 注射器、输液器等用品均应一次性使用；所有化疗废弃物包括用过的防护服、防护垫、圆帽等均需及时放入细胞毒药物专用的密闭袋中，不可堆积存放，并经1000℃高温焚烧处理；针头置于锐器盒中，集中统一处理。

(3) 在处理化疗后48h内患者的尿液、粪便、呕吐物或分泌物时，须做好个人防护，以免药物沾染皮肤及衣物，若不慎污染需立即清洗或按化疗废弃物处理；使用后的水池、马桶需反复用水冲洗。

(4) 医院内应设有污水处理站，以有效处理患者的排泄物，防止对环境造成污染。

4. 化疗药物溢出的应急管理

(1) 化疗药物溢出后，应立即标明污染范围，提示其他人员避免接触。并正确评估暴露于溢出环境的人员，若皮肤或衣物直接接触药物，须立即用肥皂及流动水彻底清洗。

(2) 处理污染区域的人员必须做好个人防护措施后方可进行处理，如戴好一次性口罩、圆筒帽、双层手套、防护衣、护目镜等。

(3) 少量药液（$<$ 5ml 或 $<$ 5mg）溢出至操作台面或地面时，应用吸水性强的纱布垫或棉球吸附药液；大量药液（$>$ 5ml 或 $>$ 5mg）溢出时，应用正面吸湿、反面防渗漏的吸收力强的纱布棉垫覆盖在药液上，使溢出液充分吸收。如果为粉末状药物溢出，则应用湿的吸附性强的纱布垫清除，防止粉尘飞扬，污染空气。

（4）溢出的区域需用清洁剂和清水擦洗 3 遍，再用 75% 乙醇擦拭 2 遍。

（5）溢出药物未处理完前禁止其他人员进入污染场所内。

（6）化疗药物若不慎溅入操作者眼内，应立即用大量清水或生理盐水持续冲洗 5min，然后遵医嘱处理。

（7）药物溢出造成工作服、被单等可重复使用的物品污染时，应由受训人员迅速用清洁剂和清水清洗，再放入专用洗衣袋中立即送洗。

（8）处理完毕，所有不可重复利用的污染物品如破碎的玻璃药瓶和一次性污染物品等均应放入化疗废弃物专用容器中密闭处理，并有特殊警示标志。

（9）认真评估并记录药物溢出的原因及药物名称、溢出量、处理过程、相关人员等，分析原因，制订相应对策。

（四）化学治疗应急预案：化疗药物外溢的应急程序（图 2-5）

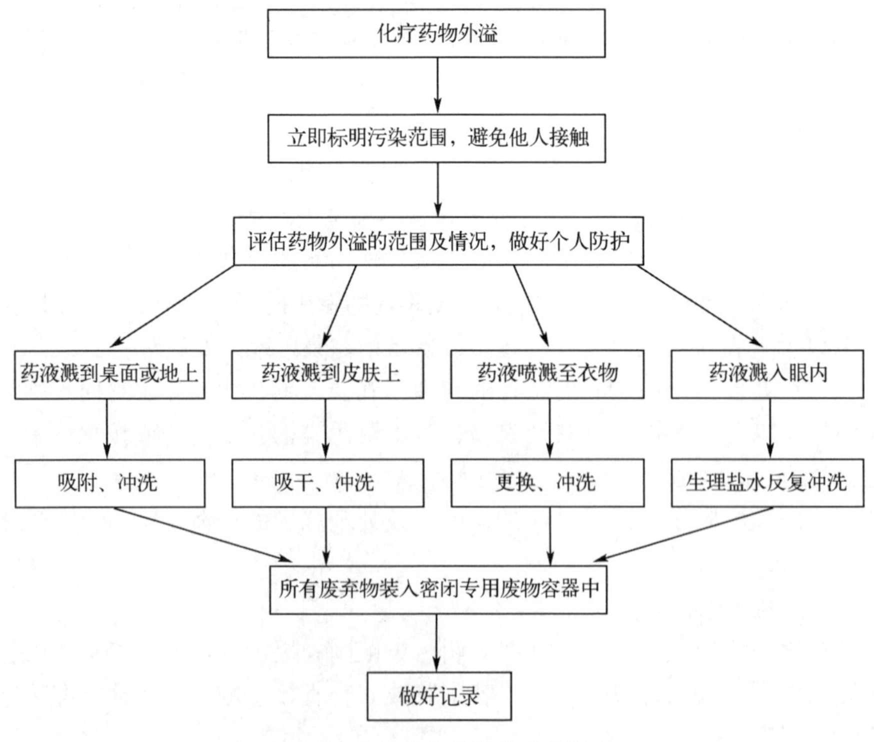

图 2-5　化疗药物外溢的应急程序

1. 化疗药物外溢后立即标明污染范围，避免他人接触。

2. 评估药物外溢的范围及情况，做好个人防护，如戴双层手套、口罩、使用防溢包。

3. 药液溅到桌面或地上：若为粉剂，用湿纱布轻轻吸附，避免用力擦拭；若为水剂，用干纱布吸附，再用肥皂水和清水清洗。

4. 药液溅到皮肤：在第一时间内用棉球或吸水布吸干皮肤上药液后再用清水冲洗，切不可来回擦拭。

5. 药液溅入眼内：用生理盐水反复冲洗。

6. 药液喷溅到衣物：立即更换、冲洗。

7. 将所有废弃物装入密闭专用废物容器中。

8. 记录外溢药物的药名、量、处理方法、处理人等。

（许 璐 钟 燕 王君星 苏 曼 年 华
郑雪莉 谢代琴 罗玉笛）

第 3 章 肿瘤放射治疗护理

第一节 概 述

放射治疗简称放疗，与外科手术治疗、化学治疗、靶向治疗、免疫治疗共同构成恶性肿瘤的主要治疗手段。放射治疗是一种利用各种放射线，如同位素产生的α、β、γ射线和各类X线治疗机或加速器产生的X线、电子线、质子束及其他粒子束等放射线治疗恶性肿瘤的方法（有时也可治疗良性病变，如术后瘢痕）。其适应证较广泛，几乎适用于全身所有部位的肿瘤；而禁忌证则分为绝对禁忌证和相对禁忌证：前者包括终末期肿瘤患者、大量胸腔积液、腹水、空腔脏器穿孔、恶病质、大出血、急性感染、严重的肝肾功能损害和心力衰竭等；后者包括体力状况较差、精神疾病、肝肾心脑等重要脏器功能不全及血常规异常等。

1895 年德国实验物理学家 Roentgen 发现的 X 线和 1896 年 Curie 夫妇发现的放射性元素 Ra（镭）为肿瘤放射治疗奠定了基础，标志着放射诊断和放射治疗两个学科的诞生。随着放射物理学和放射生物学的深入研究，光子、电子、质子、中子及碳粒子等放射线已在临床中得到应用，放射肿瘤学逐渐发展成为一门高度专业化的临床学科。在最近20多年，放射肿瘤学依赖于计算机技术的广泛应用、医学影像技术及仪器设备的进步，放射治疗技术得到了迅速发展，从二维时代跨入了三维、四维精确放疗年代，最大限度地做到精确定位、精确计划、精确治疗，在更好地保护正常组织的前提下，提升肿瘤的受照射剂量进而提高了肿瘤控制率。

放射治疗可使肿瘤细胞的生长受到抑制、损伤、退化、萎缩直到死亡。某些情况下单纯放射治疗可达到手术的效果，如Ⅰ～Ⅱ期肺癌经“立体定向放疗”的 5 年生存率可达到 93%。更多情况下放射治疗与其他治疗手段综合应用，对提高肿瘤患者的生存率和改善生存质量作出重要贡献。研究表明，70% 左右的恶性肿瘤患者在病程的不同阶段需要采用放射治疗，约有 40% 的恶性肿瘤可以通过放射治疗得以根治。

一、放射治疗相关术语及其定义

1. 肿瘤区（GTV）　指通过体检、影像学检查、病理检查确定的临床病灶、转移的淋巴结和其他转移的病变。包括原发肿瘤区、区域淋巴结转移肿瘤区和远处转移肿瘤区。

2. 临床靶区（CTV）　指按一定的时间剂量模式给予一定剂量的肿瘤的区域，包括 GTV、亚临床病灶和肿瘤可能浸润的区域。CTV 是在静态影像上确定的，没有考虑器官的运动和治疗方式。

3. 内边界（IM）　因器官生理运动而外放的边界。IM 常围绕在 CTV 周围，用来补偿生理运动和器官位置、大小和形状等变化，如呼吸运动、内脏蠕动、膀胱直肠充盈状况以及心脏跳动等。IM 的范围，定义为内靶区。

4. 计划靶区（PTV）　为了保证 CTV 能得到既定的照射剂量，国际辐射单位与测量委员会（ICRU）将治疗摆位、治疗机放射野位置变化等因素引起的 ITV 变化范围称为摆位边界（SM）。SM 的范围，定义为 PTV。

5. 治疗区（TV）　通常指 90% 等剂量曲线包绕的照射野范围。理论上应该使治疗区与计划靶区的形状相一致，但在临床上，通常 TV 均大于 PTV。

6. 适形指数（CI）　指治疗体积与计划靶体积之比，是靶区适形度大小的判断标准，可作为优化治疗计划的指标之一。

7. 照射区（IV）　通常指对一定的照射技术及射野的安排，50% 等剂量曲线包绕的照射野范围。IV 位于治疗区外但仍处于照射野之内，其大小直接反映了治疗方案设计引起的体积积分剂量即正常组织剂量的大小。

8. 危及器官（OAR）　有可能因放射治疗而受到损伤的正常器官。它们的耐受剂量对治疗计划或处方剂量会产生影响。

9. 计划危及器官体积（PRV）　在危及器官基础上外放一定边界所包括的体积。

10. 剂量热点（hot spot）　指靶区以外正常组织接受的剂量超过靶区 100% 剂量的区域，当热点面积超过 $2cm^2$ 时才有临床意义。

11. 戈瑞（Gy）　放射治疗剂量单位。是表征物理量的一种国际单位，即 1kg 被辐照物质吸收 1 焦耳的能量为 1 戈瑞。1Gy（戈瑞）=100rad（拉德）=100cGy（毫戈瑞）。

二、放射治疗常用的设备

放疗设备主要分为：①远距离 ^{60}Co 治疗机；②浅层、深部 X 线治疗机；③医用电子直线加速器；④磁共振模拟定位机；⑤近距离后装治疗机；⑥质子和重粒子治疗设备。^{60}Co 治疗机和 X 线治疗机均属于早期放疗设备，由于自身的缺陷点逐渐被摒弃。医用直线加速器是目前最主流的放疗设备，其基本原理是利用微波将电子沿直线加速到较高能量，产生适宜不同病变深度及临床条件的高能电子线成X线。此外，还有一些产生特殊高能射线的放疗设备如质子及重粒子加速器。近距离后装治疗机属于肿瘤近距离治疗设备。

三、放射治疗常用的照射方式

（一）按放射源与病变的距离

1. 远距离放射治疗（teletherapy）　又称外照射，应用最多，指放射源距人体有一定的距离（一般指放射源至皮肤距离＞50cm），集中照射于人体某一部位的一种放射治疗方法。外照射时放射线必须通过皮肤、正常组织才能达到肿瘤，肿瘤剂量受到周围正常组织耐受量的限制，肿瘤组织剂量均匀。体内的剂量分布取决于射线的类型（X线、电子线）、能量、源皮距、体内组织的密度等。^{60}Co治疗机、直线加速器等均属于此类。

2. 近距离放射治疗（brachytherapy）　又称内照射，是指利用人体天然体腔（如宫颈、鼻咽、食管等）将密封的放射源置于肿瘤附近（放射源与治疗靶区的距离为0.5～5cm），也可以经体表或管腔穿刺将放射源置于肿瘤内部（如前列腺癌等），也可称之为腔内和组织间放射治疗。其特点是放射源可以最大限度地贴近肿瘤组织，靶区剂量分布高，周边剂量跌落快，使肿瘤组织得到有效的杀伤剂量，而周围正常组织受量较低，可有效地保护正常组织和邻近器官。临床上多用作外照射的补充治疗手段。

（二）按放射实施方式

1. 二维放疗（2D-RT）　指在二维平面进行的常规放疗。如常规放疗中鼻咽癌的颈部切线野、肺癌的前后对穿野、乳腺癌术后胸壁电子线照射等。

2. 三维适形放疗（3D-CRT）　依据患者的CT三维图像，通过一定的手段（如治疗过程中使用的铅挡块），在不同方向重建照射野，调整放射线束的三维形状，使得高剂量区的分布与病变（靶区）一致，从而提高肿瘤照射量，减少周围组织的照射剂量，提高治疗增益比，是一种高精度的放疗。

3. 调强适形放疗（IMRT）　是3D-CRT的拓展，较之具有更显著的剂量分布优势。它采用精确定位、逆向设计、精确计划和精确照射的方式，实现了适形与剂量的统一，是放疗史上划时代的进步。

4. 容积旋转调强放疗（VMAT）　是一种先进的、兼有旋转照射优点的动态IMRT技术。该技术实现了让放射线随着肿瘤厚度、体积、位置等变化调弱、增强，可给予患者最适合的放射线强度，还可对肿瘤进行360°旋转照射。较传统方式照射范围更大、更灵活、更精准，完成一次治疗只需2～6min，因此具有“快、准、优”的特点。

5. 立体定向放射外科（SRS）和立体定向放射治疗（SBRT）　SRS是一次

性大剂量治疗，其特征是三维、小野、集束、单次和大剂量照射，以达到肿瘤消融的效果；同时靶区边缘产生陡峭的剂量跌落，形成类似“手术刀”的剂量切缘，也称作伽马刀或“X线刀”。而SBRT是进行小分次、大剂量照射，尽量提高靶区的照射剂量，并减少靶区外正常组织的受量。

6. 图像引导放射治疗（IGRT）　其作用在于解决运动靶区的准确适形治疗问题，具体实现方式有在线校位、自适应放疗、屏气、呼吸门控、四维放疗技术和实时跟踪技术。适用于各种放疗方式，更适合位于复杂解剖位置和重要器官旁的肿瘤放疗，如头颈部肿瘤放疗对脑干的保护，以及脊柱旁肿瘤放疗对脊髓的保护。

7. 质子治疗（Proton Therapy）　是放射肿瘤学中一种新兴的放射治疗方法，尤其适用于眼部肿瘤、较大体积的深部肿瘤和对常规辐射（X线、γ线）敏感性差的肿瘤的治疗。由于质子束在生物组织中的优良剂量分布特性，可使高辐射剂量集中于肿瘤部位，减少对周围正常组织的损伤。在质子治疗中引入质子生物效应可进一步提高治疗的精确度。

四、放射治疗常用的分割方式

（一）常规分割放疗（CFRT）

每天治疗1次，每次放疗剂量1.8～2.0Gy，每周照射5次，疗程4～8周，适用于大部分恶性肿瘤的放射治疗。此方式可让患者既有足够放射剂量控制肿瘤，也最大程度避免放射急性反应。

（二）超分割放疗（HyperRT）

每天照射2次，每次1.1～1.3Gy，2次照射间隔时间＞6h，每周照射5d。在不增加晚期反应组织损伤的基础上，降低每次分割剂量，增加每日照射次数，提高总剂量，以提高肿瘤控制率。超分割放疗能保护晚期反应组织，增加对肿瘤的杀灭效应。

（三）大分割或低分割放疗（HypoRT）

每次放疗剂量3～12Gy甚至更高，高于常规分割，一次或几次治疗，较常规分割缩短总治疗时间。

（四）加速超分割放疗（HART）

每天照射2～3次，2次照射时间间隔≥6h，分割剂量和总剂量低于常规分割，总疗程缩短。其目的是减轻晚期放疗反应，减少治疗过程中肿瘤增殖对疗效的影响。适用于快速增殖的肿瘤。

五、放射治疗的分类

（一）根治性放疗

根治性治疗指在足够剂量的放疗后肿瘤可被治愈，患者可获得长期生存，在治疗过程中或治疗后发生一些放疗毒副作用是不可避免的，但应控制在可接受的限度内。

（二）姑息性放疗

目的是缓解患者的症状、减轻痛苦、提高生活质量，主要用于病程较晚、临床治愈比较困难的晚期肿瘤患者的镇痛、止血、解除梗阻和压迫等。如肿瘤骨转移患者的镇痛放疗、脑转移患者的全脑放疗等。放射剂量较低，一般不会产生严重的毒副反应，以不增加患者痛苦为原则。

（三）术前放疗

用于肿瘤突破原发器官、对周围组织有侵犯的患者，如直肠癌、宫颈癌的术前放疗。术前放疗可能使肿瘤缩小，减少手术野内瘤细胞的污染，允许手术切除范围小些，防止术中引起肿瘤的种植和播散，为根治性手术创造条件。

（四）术中放疗

对手术中不能彻底切除的肿瘤、手术区有残留的肿瘤、肿瘤浸润的周围区域及淋巴引流区给予一次性大剂量的放射治疗，其优点是可以在直视下进行照射，靶区清楚，准确性高、能很好保护正常组织；其缺点是只能照射一次，不符合分次照射的原则。常与外照射配合治疗局部晚期肿瘤，如胰腺癌的术中放疗。

（五）术后辅助放疗

常用于肿瘤根治术后，对肿瘤和淋巴引流区域进行照射，以提高肿瘤的局部控制率，减少远处转移风险。如乳腺癌、肺癌、直肠癌和妇科肿瘤等的术后放疗。

（六）同步放化疗

可以增加局部疗效，减少或消灭远处转移，但是会增加全身或局部毒性反应。常用于局部晚期肿瘤的根治方式，如头颈肿瘤、Ⅲ b 期非小细胞肺癌的同步放化疗；或作为术前放疗的一种方式，如直肠癌术前同步放化疗。

（七）预防性放疗

目的在于提高局部控制率，主要针对亚临床病灶的治疗，通常用在肿瘤根治性手术后，如小细胞肺癌的预防性全脑照射、睾丸精原细胞瘤的髂血管淋巴引流区的预防照射。

六、放射治疗的影响因素

（一）与辐射有关的因素

1. 辐射种类　α 粒子电离密度大，β 粒子电离密度较 α 小；高能 X 和 γ 射线是外照射中最常见的射线类型，其穿透力很强，电离密度较 α、β 小。

2. 剂量　在一定剂量范围内，剂量愈大效应愈显著。

3. 剂量率　单位时间内的照射剂量，单位为 cGy/min。通常剂量率愈大，效应愈显著。

4. *照射面积* 照射面积愈大，放射损伤愈大。

5. *照射部位* 腹部照射的反应最明显，其次是盆腔、头颈、胸部和四肢，照射部位的不同，其效应也各异。

6. *分次照射* 总剂量相同时，分次愈多，间隔愈长，效应愈小。

（二）与机体有关的因素

即使辐射的各种物理因素相同，生物机体或组织对辐射的反应也会有较大的差别，这就是放射敏感性的差别。放射敏感性即肿瘤对射线的反应，是指在一定剂量、时间和照射野内，各种组织细胞对放射线反应的强弱或速度快慢的情况。与机体有关的影响放射敏感性的因素主要如下：

1. *种系* 种系演化愈高，组织结构愈复杂，放射敏感性就愈高。

2. *个体发育* 放射敏感性随个体发育过程而逐渐降低，胚胎的最初阶段最敏感，幼年比成年敏感，老年相对不敏感。

3. *器官、组织和细胞* ①高度敏感的组织：淋巴、胸腺、胃肠上皮、骨髓、性腺和胚胎组织；②中度敏感组织：感觉器官、皮肤上皮、内皮细胞、唾液腺、肾、肝和肺组织；③轻度敏感组织：中枢神经系统、内分泌腺和心脏；④不敏感组织：肌肉、骨组织和结缔组织。

4. *亚细胞和分子水平* 细胞内各种大分子的相对放射敏感性的顺序为DNA＞RNA＞蛋白质。

5. *细胞周期* 一个完整的细胞周期包括分裂间期（G_1期、S期、G_2期）和分裂期（M期）两个阶段。有实验证明，M期细胞对于照射很敏感；在间期细胞中，G_2期对放射线最敏感，与M期细胞的敏感性相似；其次是G_1期；S期细胞相对不敏感。

6. *氧效应* 细胞中氧的含量很大程度上影响了肿瘤的放射治疗。临床上应用高压氧舱、吸入纯氧等方法可以提高肿瘤细胞的氧含量，或者放疗前使用乏氧细胞增敏剂可以增加射线对肿瘤细胞的杀伤能力。

7. *贫血* 临床实践发现，贫血患者的放射敏感性较差，其局部控制率和远期生存率方面均显著差于血红蛋白正常者。在治疗前应纠正一般情况、纠正贫血、控制感染等。

目前，肿瘤放射敏感性的生物学机制尚未阐述清楚，但文献报道，选择理想的放射源、选择合适的剂量分割方式、应用药物增敏、加温治疗（如热疗技术）、利用氧效应、应用基因靶向治疗等途径可以增加放射敏感性。

（三）正常组织和器官的放射反应

正常组织有一定的耐受剂量，临床上可接受的最小器官损伤剂量为TD5/5，是指按照标准治疗条件下5年后所造成的严重放射损伤的患者不超过5%；最大的器官损伤剂量为TD50/5，是指标准治疗条件下5年后所造成的严重放射损伤的患者不超过50%。根据组织结构、放射反应的特点和发生时间，可分为早反应组织和晚反应组织：早反应组织是指机体内那些分裂、增殖活跃并且对放射线早期反应强烈的组织，如上皮、黏膜、骨髓等；晚反应组织是指那些无再生能力或增殖能力低下、损伤后难以修复代偿其功能的组织，如脊髓、肾脏、肝脏、皮肤等。通常情况下，肿瘤属于早反应组织，危及器官属于晚反应组织。降低照射的分割剂量，对晚反应组织的保护作用更大。

七、放射治疗的实施过程

入院完成临床检查及诊断→确定治疗目的→确定放射源→制作患者固定装置与身体轮廓→模拟机下摄片或CT模拟→确定靶区体积/肿瘤体积及剂量/危险器官及剂量→制订治疗计划、设计放射野并计算选择最佳方案→制作铅挡块→确定治疗计划→验证治疗计划→签字→第一次治疗摆位→摄验证片→开始每天放疗→每周摄验证片→每周核对治疗单→每周检查患者→治疗结束时进行总结→随诊。

第二节 放射治疗不良反应及护理

所有的正常组织都有一个辐射量的极限，而放射反应一般是辐射对正常组织影响的结果。在放射治疗过程中，放射线在杀伤肿瘤组织的同时不可避免地对正常组织也造成损伤，从而发生放射治疗不良反应。放射反应的程度视照射剂量、照射体积及个人对放射线的敏感程度而不同，临床上会表现出不同的症状，大部分症状在治疗结束后会逐渐消失，也有一些反应会造成组织器官功能的下降。放疗全程予以科学有效的管理，可帮助患者顺利完成放射治疗。

放射治疗不良反应的分类及临床表现如下。

按放射损伤部位可分为全身反应和局部反应，而按发生时间的早晚可分为急性放射性损伤和晚期放射性损伤：前者发生于治疗期间，一般在照射2～3周开始、在放疗结束后缓解，表现为组织细胞的增殖和再生，主要有胃肠道黏膜、皮肤细胞组织、骨髓的快速增殖；后者一般发生于放射治疗后6个月甚至2年后，主要表现为中枢和外周神经系统、软骨、骨组织、肾脏、真皮的缓慢增殖，纤维细胞和结缔组织的过度生长，形成广泛的纤维化，有时会出现威胁生命的一些临床表现。

（一）全身反应

全身反应多在胸腹部大野照射、全身及全淋巴结照射时发生。接受局部放射治疗的患者很少出现全身放射反应，即使出现也很轻微、对放射治疗无影响。

1. *临床表现* 可表现为一系列的功能紊乱与失调，如疲乏、头晕、精神不振、失眠、恶心、呕吐、食欲下降、食后胀满感、性欲减退等。

2. *对症处理* 评估患者的全身状况，一般情况较差者应及时纠正贫血、脱水、电解质紊乱等情况。如有感染，须先控制感染后再行治疗。如有伤口，应妥善处理，一般应待伤口愈合后开始放疗。

3. *观察与护理* ①加强宣教：向患者及其家属介绍放射治疗相关知识、治疗计划、治疗流程、放疗可能出现的不良反应及需要配合的事项等，发放射治疗宣教手册，减少或消除患者焦虑情绪和恐惧心理，积极配合治疗。②确保舒适：给予安静安全、温馨舒适的环境；定时翻身，予以舒适卧位。③劳逸结合：保证充足的睡眠，减轻疲乏；进行力所能及的家务和娱乐活动、有氧运动，不仅能转移注意力，还可减轻腹胀不适感，减轻放疗反应。④加强营养：合理膳食，鼓励患者进食高蛋白、高维生素、高热量饮食，以提高免疫功能；尊重患者饮食习惯，无须过多忌口，但应忌食油腻、煎炸、烟熏、坚硬、不易消化的食物；不能进食者可用鼻饲高价营养，必要时予以静脉营养；放疗前、后半小时应避免进食，以免引起畏食反应；每日饮水 2000 ～ 3000ml，可使放射治疗所致肿瘤细胞破裂死亡而释放的毒素迅速排出体外，从而减轻全身反应。⑤注意风险管理，谨防跌倒 / 坠床、脱管、压力性损伤等意外事件。

（二）骨髓抑制

放射治疗总量较高时，可引起骨髓抑制。

1. *临床表现* 美国放射肿瘤协作组（RTOG）的骨髓抑制分级标准及相应临床表现见表 3-1。

表 3-1 RTOG 骨髓抑制分级标准及临床表现

	0 级	1 级	2 级	3 级	4 级	临床表现
白细胞（$\times 10^9$/L）	≥ 4.0	3.0 ～＜ 4.0	2.0 ～＜ 3.0	1.0 ～＜ 2.0	＜ 1.0	典型表现为头晕、乏力、精神萎靡、低热、食欲缺乏等
血小板（$\times 10^9$/L）	＞ 100	75 ～＜ 100	50 ～＜ 75	25 ～＜ 50	＜ 25 或自发出血	轻者可有皮肤出血点、瘀斑、牙龈渗血、鼻衄，重者可出现脏器出血，如呕血、黑便、血尿、脑出血等
中性粒细胞（$\times 10^9$/L）	≥ 1.9	1.5 ～＜ 1.9	1.0 ～＜ 1.5	0.5 ～＜ 1.0	＜ 0.5 或败血症	免疫系统受损很可能发生严重的细菌感染，常出现体温升高、口腔溃疡、淋巴结肿大等

续表

	0级	1级	2级	3级	4级	临床表现
血红蛋白(g/l)	＞110	110～95	＜95～75	＜75～52	--	因血液携氧能力下降，常可表现为疲乏无力、心悸气促、皮肤黏膜苍白、呼吸急促、头晕眼花、记忆力下降等

值得注意的是，机体免疫力下降可引起病毒感染如带状疱疹，可沿神经分布，多见于胸背部肋间神经与下肢，其次是三叉神经，表现为疱疹呈串珠状大小不一，透明、伴疼痛，严重时可累及全身，剧痛伴发热。

2. *对症处理* ①1级骨髓抑制的患者可口服生血药物。②2～4级骨髓抑制的患者，可暂停放疗、皮下注射升血针，必要时输注血液制品、予保护性隔离，待血常规正常再行放疗，谨防自发性出血和败血症的发生。③病毒感染如带状疱疹，应以抗病毒、营养神经、增强免疫力治疗为主，保持局部皮肤清洁和完整，加强营养改善全身状况。

3. *观察与护理* ①保持床铺清洁、干燥，衣物柔软舒适，勤换洗、勤剪指甲。②治疗、护理应集中进行，以保证患者充足的睡眠和体力。③保持口腔清洁卫生，必要时行口腔护理，使用软毛牙刷。④保持大便通畅，必要时给予缓泻药以预防便秘。⑤注意保暖，促进血液循环，谨防呼吸道感染。⑥注意风险管理：3级骨髓抑制患者，应增加卧床休息的时间，减少活动量，下床时采取渐进式活动方式，防止头晕乏力造成的跌倒事件；4级骨髓抑制患者应绝对卧床休息；外出时佩戴口罩，减少探视以防感染；严密观察病情、血常规变化、大小便颜色和月经量，有无视物模糊、头痛、头晕、呕吐的不适，避免让患者暴露于易引起感染的环境中。

（三）放射性皮炎

放射治疗通常采用外照射，射线通过照射野皮肤到达肿瘤组织，因此照射野皮肤不可避免会受到损害，表现为皮肤黏膜炎症性损伤。放射性皮肤损伤通常发生在放射治疗的2～4周，发生率高达95%，其中湿性反应发生率为10%～15%，其程度与患者的营养状况、吸烟史、肥胖、放射源种类、照射总剂量和区域、有无同步化疗和合并疾病等因素有关。

1. *临床表现* 随着累积照射剂量的增加，患者照射野皮肤可逐渐发生改变，从正常皮肤到皮肤红斑，逐渐出现干性脱皮或湿性皮炎，甚至出现溃疡出血。汗腺和皮脂腺的破坏可引起皮肤干燥、皮肤萎缩和纤维化造成皮肤弹性丧失。患者还可能出现疼痛伴瘙痒而影响生活质量，严重时需暂停放疗。RTOG急性放射反应分级标准，将放射性皮炎分为Ⅳ级。

（1）0级：无变化。

（2）Ⅰ级：滤泡样暗色红斑/干性脱皮/脱发/出汗减少。

（3）Ⅱ级：触痛性或鲜色红斑/片状湿性脱皮/中度水肿。

（4）Ⅲ级：皮肤褶皱以外部位融合的湿性脱皮，凹陷性水肿。

（5）Ⅳ级：溃疡、出血、坏死。

2. *对症处理* ①Ⅰ级：一般无须特殊处理，需注意避免撕剥皮痂。出现瘙痒时可涂擦激素软膏或炉甘石洗剂。也可涂抹比亚芬软膏保护放射区域皮肤（在放疗前应清洗掉药物）。②Ⅱ级：可用生理盐水清洗后喷涂抗菌药液，也可外用美宝湿润烧伤膏、重组人表皮生长因子或银离子敷料。③Ⅲ、Ⅳ级：有脓性分泌物时可先取分泌物培养，再用双氧水清洗，并酌情选用庆大霉素、维生素B_{12}、地塞米松等稀释溶液进行湿敷，或喷涂抗菌药液、表皮生长因子等。必要时选用敏感抗生素。

3. *观察与护理* ①做好健康宣教，使患者充分了解放射性皮炎发生的相关因素，认识皮肤自我管理的重要性，掌握照射野皮肤的保护方法，减少人为加重皮肤反应。②保持照射野皮肤的清洁干燥，用温水和性质温和的沐浴液蘸洗，避免用力摩擦；使用皮肤保湿剂（如金盏花、赛肤润等），不可擦拭刺激性物品。③穿柔软宽松、吸湿性强的纯棉内衣，勤洗勤更换；颈部照射时穿无领开衫，不用化纤类围巾。④照射野皮肤禁贴胶布，禁用冰袋、热水袋；每周修剪指甲，避免搔抓、撕剥皮肤；剔毛发时宜用电动剃须刀，以免增加皮肤损伤概率。⑤放疗开始直至结束后半年左右应注意防晒，可予以防晒霜保护，避免风吹和阳光直射。⑥每天观察和评估放射野皮肤，出现皮肤改变时给予及早干预。⑦肛门区域的放疗建议每天坐浴，便后清洗并保持干燥。

（四）放射性口腔黏膜炎

口腔黏膜上皮细胞每7～14天更新一次，受放射线照射后可因口腔黏膜细胞数减少、唾液分泌量减少、口腔自洁作用降低而引起菌群改变，还可因炎性细胞趋化、炎性物质释放增多、口腔pH值下降造成黏膜屏障破坏，以及中性粒细胞计数减少、同步放化疗等因素，引起口腔黏膜发炎、破溃。多在放疗第3周出现，其严重程度与放射源、累积照射剂量和照射面积、有无烟酒史、口腔感染等高危因素有关。常表现为口腔黏膜的红斑、水肿、糜烂和溃疡等。80%以上头颈部放疗患者会发生放射性口腔黏膜炎（RTOM），50%以上会发生3～4级RTOM，重度RTOM可导致治疗中断。

1. *临床表现* WHO口腔黏膜炎分级标准（中华护理学会团体标准《放化疗相关口腔黏膜炎预防和护理》）推荐如下。

（1）0级：无症状。

（2）Ⅰ级：口腔黏膜出现红斑，伴有疼痛，但不影响进食。

（3）Ⅱ级：口腔黏膜出现红斑、溃疡，但能进食固体食物。

（4）Ⅲ级：口腔黏膜出现严重红斑和溃疡，不能进食固体食物。

（5）Ⅳ级：溃疡融合成片，有坏死，不能进食。

2. *对症处理* ①对口腔干燥的患者，指导其多饮水（小口多次饮用），使用润唇膏，咀嚼无糖口香糖或刺激唾液分泌的新鲜水果；选择合适的漱口液，如碳酸氢钠溶液、康复新溶液、复方氯己定溶液等；张口困难者，可指导患者使用口腔清洁专用海绵棒清洁湿润口腔。②对相关疼痛进行评估和护理，进食前可使用2%利多卡因溶液或含有镇痛药物成分的溶液漱口；按时、按剂量服用镇痛药物；避免将凝胶类镇痛药涂抹在口腔后部。③低剂量激光治疗可促进组织修复，减轻炎症和疼痛，可酌情使用。④当口腔黏膜极度充血、糜烂、出血，溃疡加重并有脓性分泌物，剧痛不能进食时应暂停放疗，禁食，给予静脉营养或鼻饲饮食。⑤早期识别口腔黏膜炎继发感染征象，及时通知医师；及时留取标本进行病原学检查；进行抗感染治疗时，应按时给药，并观察药物不良反应。

3. *观察与护理* ①积极行健康宣教，帮助患者以积极的态度面对疾病。②放射治疗前应进行口腔检查，拔除龋齿，治疗牙龈炎和牙周炎。③每日治疗前可采用口腔保湿剂，口含冰块、水溶性果冻等润滑口腔，减轻放射线引起的损伤。也可使用药物预防：细胞因子（如GM-CSF、EGF）、黏膜保护剂（如氨磷汀、谷氨酰胺等）、非甾体抗炎药（如盐酸苄达明漱口水）等。④鼓励患者每日自我评估口腔情况1～3次，有异常变化及时告知医护人员，评估至愈合或治疗结束后2周。⑤戒烟、酒，保持口腔清洁，多喝水；根据患者情况调整食物的黏稠度、软硬度及摄入方法，避免进食热、酸、辛辣、粗糙等易损伤或刺激口腔黏膜的食物。必要时予以肠内营养、鼻饲饮食、肠外营养。⑥使用软毛牙刷刷牙，宜用含氟牙膏，至少2次/天；使用不含酒精的溶液漱口，如生理盐水或3%～5%碳酸氢钠溶液，先含漱，再鼓漱，每次时间至少1min，6次/天；清水漱口后，再使用口腔黏膜保护剂或促进口腔黏膜修复的药物；谨慎佩戴义齿。⑦鼓励患者每日做张口、鼓腮、叩齿等功能锻炼。

（五）放射性涎腺炎

放射治疗对涎腺的损伤，会导致吞咽、咀嚼、味觉、食欲、语言、睡眠等方面出现问题，致患者社交活动下降，甚至出现焦虑、紧张、抑郁等情绪改变；同时唾液分泌减少，导致龋齿、黏膜炎症、真菌感染及味觉丧失等多种并发症，影响患者生活质量。

1. *临床表现* 主要表现为口干，还可出现腮腺区的肿胀、疼痛，严重者皮肤发红、皮温升高，并伴有发热。RTOG放射性涎腺炎的分级如下。

（1）0级：无变化。

（2）Ⅰ级：轻度口干、涎液稍稠可有味觉的轻度变化如金属味，这些变化不会引起进食行为的改变，如进食时需水量增加。

（3）Ⅱ级、Ⅲ级：轻度到完全口干，涎液变稠变黏，味觉发生明显改变。

（4）Ⅳ级：急性涎腺坏死。

2. *对症处理* ①放疗时最大限度地将放射剂先集中到靶区，缩小照射野和照射野内涎腺的体积，减轻涎腺放射性损伤。②通过自体颌下腺移植技术，可使放疗时屏蔽转位的颌下腺，从而保存一定的分泌功能，患者无主观口干症状。为创伤性治疗，临床较少应用。③使用细胞保护剂（如氨磷汀等）和促涎剂（如毛果芸香碱等），可改善头颈部恶性肿瘤患者放疗后早期和晚期的口干症状。

3. *观察与护理* ①鼻咽癌及口腔癌等患者在放疗第一周，应避免进食酸性食物，以免刺激腮腺过度分泌堵塞腮腺，或加重腮腺损伤；可增加食物中液体的摄入量，进食流质或半流质食物，少量多次饮水，餐前餐后漱口，以保持口腔湿润和口腔卫生；可饮用金银花、石斛、麦冬等滋阴生津药茶；尝试使用香料或调味品刺激味觉，增加味蕾的敏感性。②重度口干患者，可指导其在睡眠时佩戴口罩，以减少口腔内水分蒸发，减少口干醒来喝水的次数，提高睡眠质量。③腮腺位于耳前皮下，按摩双侧脸颊部或进行饶舌、咀嚼等康复运动可增加局部血液循环，刺激腮腺功能恢复。

（六）放射性咽喉炎

一定量的射线照射后，咽喉部会出现黏膜干燥、萎缩，腺体破坏或咽黏膜溃疡，咽反射减弱或消失等症状，严重者导致治疗中断、加重病情。

1. *临床表现* 咽喉干痒疼痛，张口吞咽说话困难，异物感，黏膜红斑、严重者可出现片状假膜反应。喉水肿也可出现，一般在治疗后6个月恢复，出现喉咙肿痛，声音嘶哑，甚至呼吸困难等。

2. *对症处理* ①给予雾化吸入，以康复新等漱口液含漱或缓慢吞咽。②口含碘喉片、薄荷喉片、六神丸、牛黄上清丸等。③酌情予以镇痛、抗炎、糖皮质激素治疗。

3. *观察与护理* ①注意口腔卫生，养成良好的刷牙漱口习惯。放疗前做好充分的口腔准备，如洁牙、拔除龋齿等，防止口腔感染。②放疗期间多饮水（温水为宜，每日宜超过1500ml），食用清淡、柔软、富含维生素的食物和水果，避免进食辛辣刺激性及油腻食物。③禁烟酒，避免身处干燥和污染的环境中，注意保暖避寒，防止感冒。

（七）放射性食管炎

放射线可导致照射野中的正常食管上皮细胞受损，食管黏膜发生充血、水肿以及机体免疫力下降引起的食管感染。一般在放射治疗开始后2周出现。

1. 临床表现　初期表现为进食不适、食管黏膜充血、水肿、吞咽困难，随后出现进食或吞唾液时疼痛，慢慢演化为持续性的局部疼痛或胸部烧灼感。RTOG 分为如下 0～4 级。

（1）0 级：无放射性食管炎症状。

（2）1 级：轻度吞咽困难，需采取表面麻醉药物或非麻醉药物镇痛，进食半流质食物者。

（3）2 级：中度吞咽困难或疼痛，需采取麻醉药物镇痛，进食流质食物。

（4）3 级：重度吞咽困难或疼痛，且伴随脱水或身体质量下降超过 15%，需采取鼻饲或静脉输液手段补充营养者。

（5）4 级：出现完全梗阻、溃疡、穿孔或瘘管。

2. 对症处理　①以抗炎、镇痛、减轻水肿为主，其治疗药物主要包括抗生素、黏膜保护药、激素、维生素等。②疼痛剧烈不能进食的患者，饭前可含服生理盐水 +2% 利多卡因 + 庆大霉素 + 地塞米松的混合液，以减轻吞咽疼痛。③出现胸背剧痛、脉搏细速、血压下降、呛咳等症状，应警惕食管出血和穿孔，迅速启动应急预案，立即给予畅通呼吸道、高流量给氧、止血补液等急救处理。

3. 观察与护理　①进柔软饮食或半流质、流质食物，少量多餐；忌辛辣、粗糙、过热、过硬及黏性食物；忌烟酒。②进食速度宜慢，不宜过饱，不宜进餐后立即平卧，以减少食物反流。③进食后饮少量温开水以冲洗食管，减轻食管炎症状。④保持口腔清洁，尤其临睡前、进食后应及时漱口。⑤口服康复新液时告知患者缓慢下咽并平躺，延长药物在食管内的停留时间。⑥食物温度 40℃左右，以免烫伤食管黏膜。⑦食物 / 药物须捣碎，细嚼慢咽，以免块状食物卡在食管狭窄处。

（八）放射性肺炎

放射性肺炎是胸部肿瘤进行放射治疗后常见的并发症，发生率达 5%～15%。在放射线的作用下，患者的肺泡腔内会发生浆液纤维性渗出、肺泡壁水肿加重，以及透明膜形成和肺泡、细支气管上皮脱落等情况，严重时会出现肺广泛纤维化、肺萎陷。

1. 临床表现　①急性放射性肺炎：表现为低热、咳嗽、胸闷等，伴感染时可出现高热，重者可表现为呼吸困难、胸痛、持续性干咳，常发生在放疗后 3～4 周。②慢性放射性肺损伤：主要是肺纤维化造成，表现为咳嗽及肺功能减退，往往在治疗后 2～3 个月出现，常因感冒而诱发急性发作，严重致患者死亡。RTOG 放射性肺炎的分级如下。

（1）0 级：无变化。

（2）Ⅰ级：轻度干咳或劳累时呼吸困难。

（3）Ⅱ级：持续咳嗽需麻醉性镇咳药 / 稍活动即呼吸困难，但休息时无呼吸困难。

（4）Ⅲ级：重度咳嗽，对麻醉性镇咳药无效，或休息时呼吸困难或影像有放射性肺炎证据 / 间断吸氧或需皮质激素治疗。

（5）Ⅳ级：严重呼吸功能不全 / 持续吸氧或辅助通气治疗。

2. 对症处理　①遵医嘱应用放射防护药，如阿米福汀、氨溴索等。②予以止咳、祛痰、平喘、中药、补充维生素等对症治疗。③合理选用敏感抗菌药物，一般应用 5 ～ 7d。④酌情使用口服或静脉滴注糖皮质激素。⑤必要时给氧，严重时予以机械通气支持治疗。

3. 观察与护理　①保证患者充足的休息，注意保暖，避免受凉、感冒。②进行肺功能训练，包括有氧运动、腹式呼吸、缩唇呼吸等。③尽量卧床休息，取半坐卧位，进行翻身叩背，促进咳痰。④多饮水，加强营养，进食足够热量、蛋白质、维生素的清淡易消化饮食。保持室内空气清新，保持床单及衣服清洁干燥。

（九）放射性直肠炎

骨盆内脏器接受放疗后会出现直肠放射性损伤，发生率达 10% ～ 30%，且病程反复，迁延不愈，严重影响患者的生活质量。

1. 临床表现　主要表现为大便次数增多、肠鸣音增强、分泌物增多、疼痛，排便次数增多、水样腹泻，有时有黏液血便，严重者有直肠出血。发生在直肠者还可有里急后重等症状，RTOG 放射性直肠炎的分级如下。

（1）0 级：无变化。

（2）Ⅰ级：轻微腹泻 / 轻微痉挛 / 每天排便 5 次，轻微直肠渗液或出血。

（3）Ⅱ级：中度腹泻 / 中度痉挛 / 每天排便＞ 5 次，过多直肠渗液或间歇出血。

（4）Ⅲ级：需外科处理的阻塞或出血。

（5）Ⅳ级：坏死 / 穿孔 / 窦道。

2. 对症处理　①急性放射性肠炎主要以控制感染、镇痛止血、收敛止痉等对症治疗为主。②慢性放射性肠炎可给予“思密达 + 地塞米松 + 庆大霉素 + 温盐水”或中药或黏膜修复剂等保留灌肠。③症状明显者，予以对症处理，并暂停放疗。发生严重的腹痛、腹胀、腹泻、血便等肠道出血或穿孔的症状时，应指导患者禁食并立即报告医师。

3. 观察与护理　①保持大便通畅，密切观察大便的颜色、次数、性质及量。②给予低油、无渣饮食，避免食用含奶、豆浆、乳糖和易产气的食物。禁食辛辣、刺激及粗纤维食物。③保持肛周皮肤清洁干燥，穿棉质宽松内裤，勤更换；便后用温水清洗肛周和外阴部，局部可涂氧化锌软膏或冰片滑石粉。④予以药物灌肠时，注意避开病变处，充分润滑管道前端，动作轻柔缓慢，避免造成黏膜损伤，且药温以 38℃为宜。⑤无便血症状时可鼓励患者做提肛运动以恢复肛门部肌肉功能。

（十）放射性阴道炎

大多数宫颈癌患者接受的是外照射和近距离放疗，放疗时其阴道前段、宫颈部位受量较高，可引起阴道黏膜放射性反应，使肿瘤组织细胞坏死脱落，聚集在阴道内，容易造成阴道分泌物增多，引发或加重感染。

1. 临床表现 RTOG 放射性阴道炎的分级如下。

（1）0 级：阴道黏膜无变化、无症状。

（2）Ⅰ级：阴道黏膜充血、水肿，轻度疼痛。

（3）Ⅱ级：阴道黏膜充血、水肿，点状溃疡。

（4）Ⅲ级：阴道黏膜充血、水肿，片状溃疡，上覆白膜，疼痛加剧。

（5）Ⅳ级：阴道黏膜大面积溃疡、剧痛，需要终止放疗。

2. 对症处理 ①阴道局部用药可提高宫颈癌放疗患者阴道清洁度，降低放射性阴道炎的发生率，主要有片剂、乳膏、栓剂、阴道环和水凝胶剂等如聚维酮碘软膏、妇洁舒洗液、水凝胶及岗松、苦豆草、冰片、黄檗等中药制剂。②放疗期间及出院后 6 个月内每天阴道冲洗 1 ～ 2 次，出院后半年至 2 年内每周冲洗 1 ～ 2 次。正确的阴道冲洗可使患者的阴道粘连率、阴道狭窄率及阴道感染率明显下降。

3. 观察与护理 ①向患者进行放疗知识的宣教，包括目的、作用、治疗前的准备、治疗中的注意事项等。②每晚坚持温水坐浴，更换宽松柔软内裤。③会阴部禁用肥皂擦洗，禁用碘酒、酒精等刺激性消毒剂，局部皮肤忌搔抓、撕剥，防止皮肤损伤发生感染。

（十一）放射性膀胱炎

当放射线对前列腺、宫颈以及子宫等部位的恶性肿瘤进行照射时，会不同程度的损伤膀胱，并在盆腔照射 3 ～ 4 周或更短时间内，发生概率 50% ～ 60%。

1. 临床表现 主要为持续或反复的、难以控制的肉眼血尿，多伴发尿频、尿急、尿痛，严重时可出现膀胱大出血，部分患者会发生膀胱功能障碍，表现为膀胱感知障碍、收缩功能障碍、自主排尿功能缺失、尿潴留等，少数患者日久可能形成膀胱阴道瘘。放射性膀胱炎分为 4 级。

（1）Ⅰ级：轻度上皮萎缩，轻度毛细血管扩张（镜下血尿）。

（2）Ⅱ级：中度尿频，广泛毛细血管扩张，间断性肉眼血尿。

（3）Ⅲ级：重度尿频和排尿困难，重度广泛毛细血管扩张（常伴瘀斑），频繁血尿，膀胱容量减少（＜ 150ml）。

（4）Ⅳ级：坏死 / 膀胱挛缩（容量＜ 100ml），重度出血性膀胱炎。

2. 对症处理 予以抗感染、止血等对症支持治疗，高压氧治疗，膀胱内灌注药物，外科治疗等；必要时暂停放疗，使用药物治疗。

3. *观察与护理*　①多饮水，保证每日入量3000ml以上。②养成定时排尿的习惯，忌憋尿，每次排尿后清洗会阴部，防止逆行感染。③放疗前排空尿液，治疗过程中适当填塞保护膀胱；膀胱灌注前亦应排空尿液，灌注后勤翻身、改变体位，使药液充分接触膀胱内壁。④指导患者行盆底肌功能锻炼。

（十二）放射性脊髓炎

当脊髓受到大剂量的放射线照射，出现以脊髓白质和其他神经组织受损为主的病理表现，与放射治疗的方式、剂量、治疗时间、机体免疫状态等诸多因素有关。据统计，有0.8％～3.51%的患者放疗后发生放射性脊髓炎，大多在放疗结束后6个月至3年内发生。

1. *临床表现*　初始症状隐匿，少数呈急性，临床表现可以有各种各样，如单侧或双侧的感觉丧失、下肢乏力、活动不便、本体感觉减退等。早期放射反应：一般发生在放疗后1～6个月，典型症状是患者低头弯腰时下肢有触电及麻痹感，反复数次后症状明显减轻，休息后能再次出现，称为L′Hermitte征（俗称低头麻），高位损伤可波及上肢而致颈背疼痛。晚期放射反应：一侧或双侧缓慢进行性温觉减退或感觉异常（麻木），小腿无力、瘫痪，RTOG放射性脊髓炎的分级如下。

（1）0级：无变化。

（2）Ⅰ级：轻度L′Hermitte征。

（3）Ⅱ级：重度L′Hermitte征。

（4）Ⅲ级：在或低于治疗脊髓水平有客观的神经体征。

（5）Ⅳ级：同侧，对侧象限性瘫痪。

2. *对症处理*　①以预防为主，如照射野设计时避免在脊髓重叠。②发现早期症状应及时处理，主要使用血管扩张药、血管活性药、神经营养药（大剂量）、活血化瘀中药、糖皮质激素、维生素B和维生素C等，以减轻水肿、改善循环、促进神经细胞恢复和抑制免疫反应。③可给予理疗及高压氧舱治疗。

3. *观察与护理*　①注意保暖，四肢禁冷。②进行主动和被动康复功能锻炼，如按摩、伸展和屈曲四肢。

（十三）放射性脑损伤

放射治疗1周后即可出现放射性脑损伤，以照射结束后6～47个月最为常见，是放疗后神经细胞和颅内血管受损引起的一系列病理生理改变。其发生与程度与放疗的剂量、照射体积范围、年龄、时间、身体状况等有关。可分为急性型、早迟发反应型和晚迟发反应型，其中晚迟发反应型最常见。

1. *临床表现*　早期脑损伤会出现头晕头痛、吞咽困难、记忆减退、癫痫、嗜睡等表现，后期脑损伤会出现认知障碍、共济失调、肢体异常、意识障碍。颅内高压性头痛常为持续性的整个头部胀痛，阵发性加剧，伴喷射状呕吐及视力障碍。

2. *对症处理* ①发生颅内高压性头痛时，遵医嘱立即使用脱水剂；高流量吸氧；抬高床头15°～30°，呕吐时应去枕平卧，头偏向一侧防止窒息。②癫痫发作时正确使用脱水剂、糖皮质激素、抗癫痫药物治疗。

3. *观察与护理* ①对于语言障碍的患者，应营造轻松安静的语言交流环境，鼓励通过手势、卡片、唇语、手机输入等方式表达自己的意愿；鼓励家属多与患者交流，给予足够的耐心和支持；同时进行语言康复训练。②指导患者进行缩唇、叩齿、卷舌、鼓腮、吹气、咳嗽等口腔训练。③可适当控制会客，使患者情绪稳定，减少病室内人员流动，预防感冒。④散步等活动时有人陪伴，预防跌倒。

（十四）放射性心脏损伤

放射性心脏损伤（RIHD）是指由于电离辐射导致的心脏功能及结构的损伤，主要发生在接受胸部放疗的肿瘤患者，如淋巴瘤、乳腺癌、肺癌、食管癌等。10%～30%的放疗患者在放疗后10年内出现放射性心脏损伤，包括慢性心包炎、心肌纤维化、冠心病、主动脉钙化以及瓣膜功能不全或狭窄。

1. *临床表现* 轻者表现为血清酶谱升高、心功能降低，各种心律失常及心电图异常；重者则为急慢性心包炎、心肌炎、甚至全心炎，远期会导致心肌硬化及冠心病。放射性心脏损伤的分级如下。

（1）0级：无症状。

（2）Ⅰ级：无症状或轻微症状；一过性T波倒置和ST改变，窦性心动过速＞110次/分（静息时）。

（3）Ⅱ级：轻微劳累时心绞痛；轻度心包炎；心脏大小正常；持续不正常T波和ST改变，QRS低。

（4）Ⅲ级：严重心绞痛；心包积液；缩窄性心包炎；中度心力衰竭；心脏扩大；心电图正常。

（5）Ⅳ级：心脏压塞/严重心力衰竭/重度缩窄性心包炎。

2. *对症处理* 由于尚缺乏行之有效的治疗方法，因此做好放射性心脏损伤的防护非常重要。如尽可能减少胸部放疗过程中心脏所受辐射剂量，应用对心血管系统有保护作用的药物。加强心脏监测，及时发现放射性早期心脏损伤，及时给予强心、利尿、吸氧等对症支持治疗。早期应用激素可以减轻心肌损伤。

3. *观察与护理* ①注意休息，预防感冒。②进食低盐、低脂、易消化饮食，保持大便通畅。③严格控制输液滴速，避免加重心脏负荷。

（十五）放射性肾损伤

肾脏作为对射线敏感的组织之一，其放射性损伤不可避免。射线诱导的肾损伤，涉及肾小球、肾小管和肾间质细胞之间复杂的相互反应，包括炎性细胞浸润、肾小球硬化、肾小管萎缩、间质纤维化和血管改变。其损伤程度与照射剂量和方式、个体的敏感性等有关。卵巢癌及其他腹部恶性肿瘤经腹部放疗后可发生严重的肾损伤。

1. 临床表现

（1）急性放射性肾损伤：一般发生于肾脏受到射线照射后 6 ～ 12 个月。临床特征为初期可出现呼吸急促、头痛、恶心、呕吐和极度疲倦等症状；后期可能出现水肿、中重度高血压、贫血、心力衰竭、蛋白尿、管型尿和镜下血尿，并出现进行性氮质血症。

（2）慢性放射性肾损伤：急性放射性肾损伤迁延不愈可发展为慢性放射性肾损伤。后者起病缓慢，临床表现类似慢性间质性肾炎。或因长达数年的射线照射而发病，病变较轻，缺血过程较缓慢。其常见症状有蛋白尿、低渗尿、贫血、高血压、水肿和缓慢进展的肾功能减退 [包括血尿素氮（BUN）和肌酐（Cr）升高，肾血流量减少]。

2. 对症处理　①予以一般支持和对症治疗，保持水、电解质及酸碱平衡，提高受照者的机体免疫力。②血管紧张素转换酶抑制剂和血管紧张素Ⅱ受体拮抗剂起到降压、降尿蛋白及保肾的作用，可减轻肾损伤。③放射性肾损伤引起的贫血，可用促红细胞生成素治疗。④发生严重肾功能衰竭时，可行血液或腹膜透析治疗，必要时可考虑行肾移植术。

3. 观察与护理　①卧床休息为主，积极预防呼吸道感染。②保持大便通畅，避免腹内压突然增加导致继发性出血。③动态观察血尿、生命体征及血细胞计数的变化。④宜高糖、高维生素、低蛋白饮食，以减轻肾脏负担。⑤禁用对肾功能有损害的药物。

第三节　肿瘤放射治疗患者的健康教育

接受放射治疗的患者常会出现各种并发症或不良反应，引起身心不适，甚至导致治疗中断。因此，在放射治疗过程中，护理人员应实施有效的健康教育，让患者了解放射治疗的基本知识及放射反应的防治方法，对减轻症状、消除恐惧、增加舒适度、提高生活质量、安全顺利完成治疗有着重要意义。

一、头颈部放疗患者健康教育

头颈部放疗常包括喉癌、口腔癌、上颌窦癌、舌癌、鼻咽癌、食管癌等的放射治疗。

（一）放疗前

1. 休息 30min，避免剧烈运动。

2. 摘除金属牙套等金属物质。

3. 女性患者建议剪齐耳短发。

4. 治疗牙齿疾病，填充龋齿，拔除短期内难以治愈的患牙和残根（放射治疗3年内禁止拔牙）；治疗牙龈炎及牙周炎。一般性口腔治疗完成后间隔2～3d开始放疗，拔牙后需待伤口愈合10～14d方可进行放疗。

5. 喉癌患者须将金属气管套管更换为塑料材质或硅胶材质的套管，防止金属套管影响疗效及可能发生次波射线对局部造成损伤。需学会清洗、消毒和更换气管内套管的方法。根据咳痰量每日清洗内套管1～3次，及时清理分泌物，定期更换瘘口处的纱布，污染时及时更换。

（二）放疗中

1. *口腔护理* 注意口腔卫生，饭前、饭后、睡前漱口。用软毛牙刷刷牙，推荐使用含氟牙膏。口腔疼痛者可予以生理盐水250ml加利多卡因10～15ml稀释液含漱。进食困难者可进行鼻饲或静脉补充营养。

2. *饮食宣教* 进食高蛋白、高维生素、易消化饮食，多吃新鲜蔬菜水果，忌食煎炸、辛辣、过硬、过热、刺激性食物，以减少对口腔黏膜的刺激。少食多餐，细嚼慢咽，注意进食后的反应。多饮水，每日2000～3000ml，可常喝滋阴生津茶如金银花、石斛、参须、麦冬等，保持口腔清洁和湿润。禁烟酒。

3. *皮肤护理* 保持放疗标记清晰，如有模糊，及时找医师描画，确保放疗准确。每天观察评估放射野皮肤，如出现红肿、瘙痒等症状时及时告知医护人员予以处理。放疗区皮肤禁用刺激性洗护用品或药品，每日可涂抹赛肤润予以保护。穿宽松、全面、低领衣物。放疗期间及结束后3～10个月，放疗照射野应避免暴晒，可打伞或涂防晒霜。

4. *体重管理* 合理膳食，均衡营养，保持体重相对稳定，避免短时间内体重变化超过2kg。

5. *鼻腔护理* 鼻咽癌患者应保持鼻咽腔清洁，用生理盐水或专用鼻腔冲洗剂300～500ml（温度36～38℃为宜）行鼻腔冲洗，每天1～2次。其目的是清洁鼻腔和增强放射敏感性，防止因冲洗不彻底或未按时冲洗而导致鼻咽部感染或影响放疗效果。进行鼻咽冲洗时压力不可过大，不可做吞咽动作，也不可说话；如有冲洗液从口腔流出不可咽下；冲洗后立即漱口，并轻轻单侧擤鼻，以排净冲洗液；有鼻咽局部出血时禁止冲洗。鼻腔干燥可予以液体石蜡或鱼肝油滴鼻。鼻出血时保持镇静、平卧、头偏向一侧，不要将血咽下，立即通知医师。

6. *气管切开护理* 喉癌患者长期携带气管套管，可引起喉反射功能降低，因此应将痰液及口内分泌物及时排出，防止痰液干燥结痂，可加强气道内湿化。外出时套管口可覆盖薄层纱布防止粉尘进入。半喉切除患者不能摘洗外套管，全喉切除患者清洗外套管后及时放回，防止气管造口挛缩狭窄。

7. *放射性食管炎的护理*　食管癌患者在放疗后 1 ～ 2 周可出现程度不一的放射性食管炎，表现为较前加重的吞咽疼痛、梗阻和进食困难。这些反应多为暂时现象，会随着肿瘤的缩小和放疗的结束而减轻或消退。可在进食后饮少量温开水冲洗食管，以减轻局部炎症和水肿；进食后散步或坐 30min 后再平卧休息，以减少食物反流。

（三）放疗后

1. 保持良好的口腔卫生，建议每年专业洁牙一次。3 年内避免拔牙，拔牙前一定要告知医师既往有接受放疗的病史。

2. 出院后若出现呼吸困难、吞咽困难、局部出血、造瘘口有不适应及时就诊。

3. 预防感冒，防止发生急性蜂窝织炎。

4. 坚持功能锻炼，劳逸结合。鼻咽癌放疗患者坚持终身行鼻腔冲洗。

5. 科学饮食，均衡营养，多饮水，避免进食辛辣、刺激性食物。

（四）功能锻炼

1. *张口训练*　分为主动张口锻炼及被动张口锻炼。

（1）主动张口锻炼法：①嘴巴尽量张至最大（图 3-1），保持 5s 后闭合，每日 3 次，每次 30min；②叩齿运动（图 3-2）：上下齿相互叩击，用力不宜太大；③鼓腮运动（图 3-3）：闭住口唇向外吹气，使腮部鼓起，用手心轻轻按摩两腮及颞颌关节（图 3-4），每天 2 次，每次 3 ～ 5min，鼓腮与吸吮相结合（图 3-5）；④吞咽运动（图 3-6）：舌尖轻轻抵上、下牙龈向左向右滑动，然后做吞咽动作，使唾液下咽，每日数次，以晨起锻炼为佳；⑤弹舌运动（图 3-7）：微微张口，使舌头在口腔内部弹动，发出“嗒嗒”的声音；⑥鼓水运动（图 3-8）：每次进食后口含 10 ～ 20℃温盐水漱口行鼓水运动；⑦含话梅或咀嚼口香糖等练习舌的搅拌和吞咽功能。

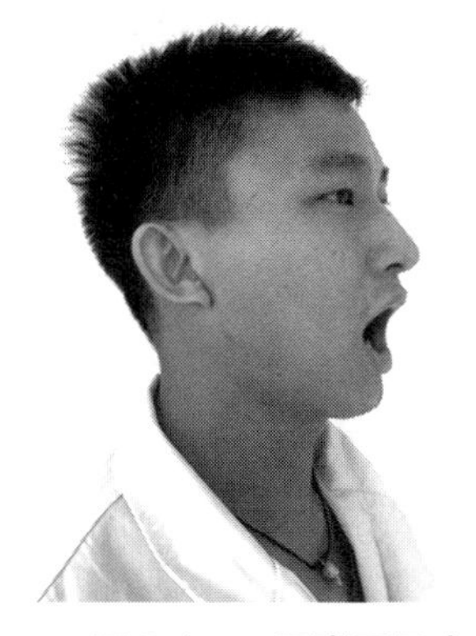

图 3-1　口唇张至最大

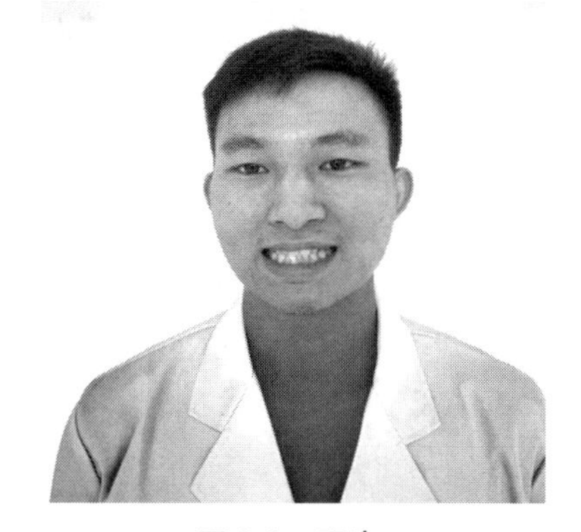

图 3-2　叩齿

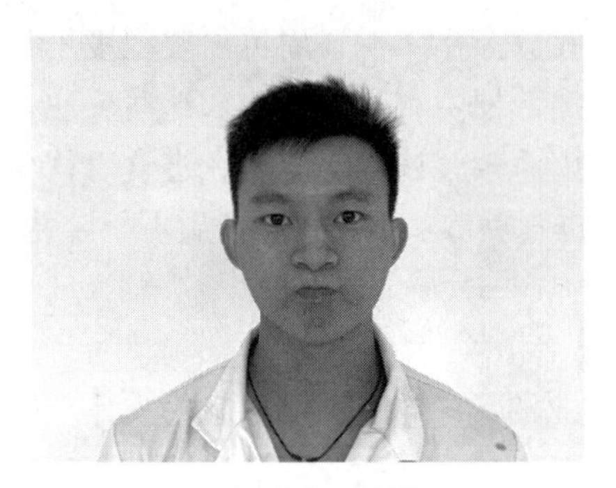

图 3-3 鼓腮

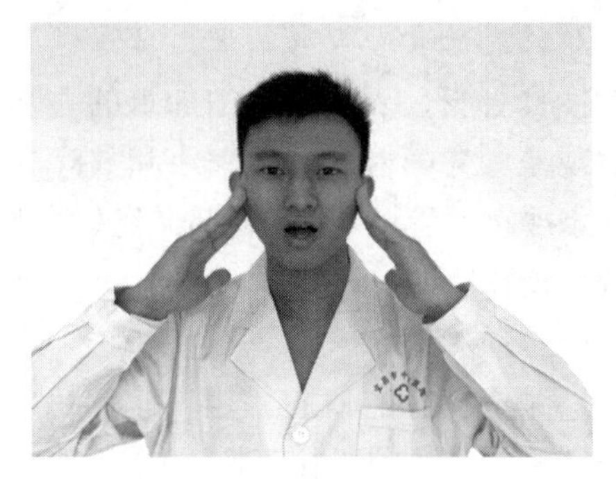

图 3-4 按摩两腮和颞颌关节

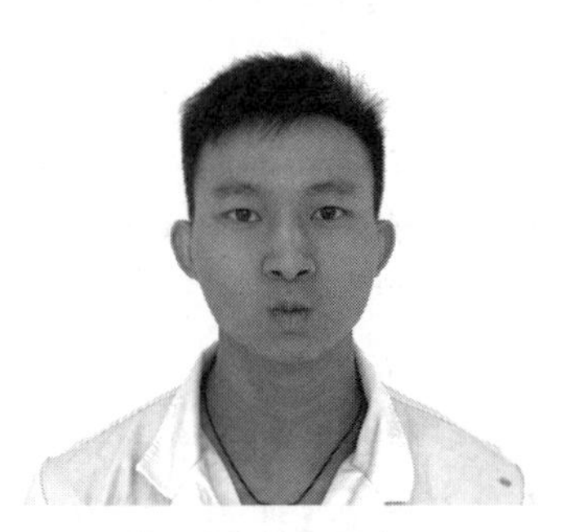

图 3-5 吸吮

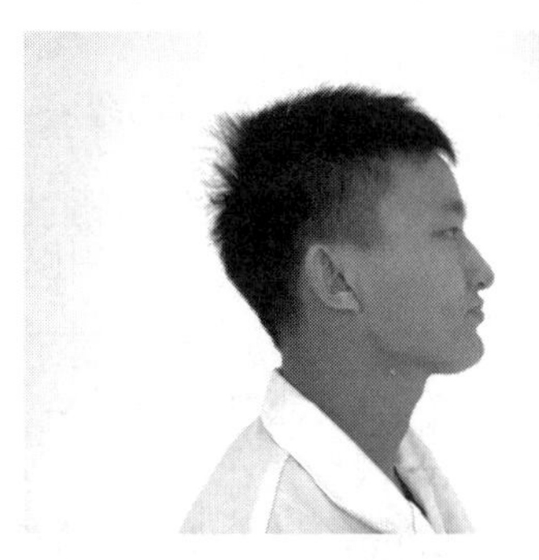

图 3-6 吞咽

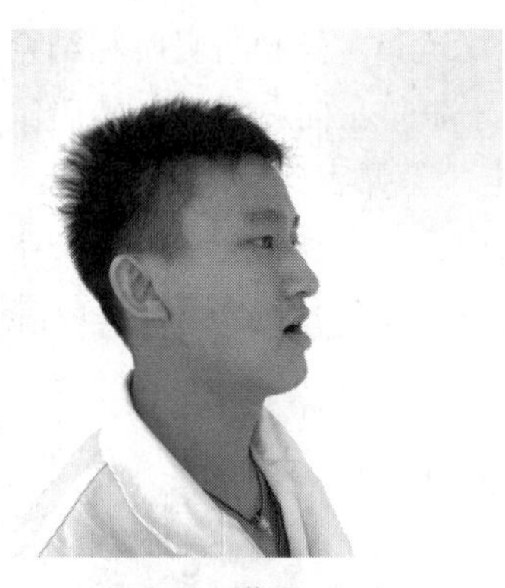

图 3-7 弹舌

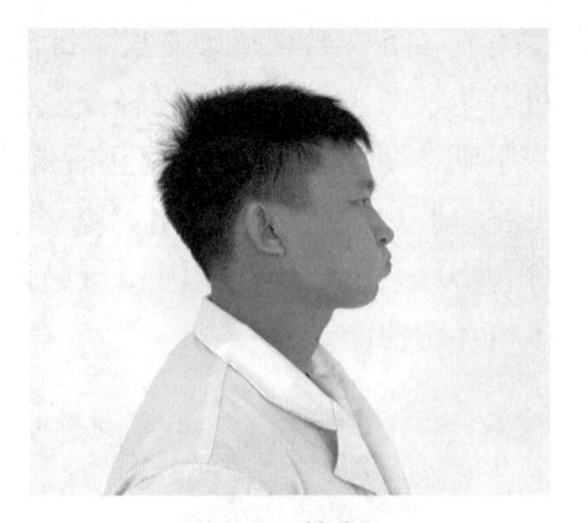

图 3-8 鼓水

（2）被动张口锻炼法：①软木塞法：根据患者门齿距，将大小合适的软木塞置于上下门齿之间咬合；②食物辅助锻炼法：通过缓慢饮水、含吃水果和啃吃水果的方法增加被动张口的次数；③开口器法：适用于张口严重受限的患者。将开口器闭合，从嘴角一侧轻轻横向插入至门齿，再竖起来，拧紧螺旋将口最大限度地张开，停留 3 ～ 5s 松开，再撑 3 ～ 5s，反复多次。

2. 语音功能锻炼　舌癌切除后虽然修复了舌体，但语言功能受损，需要长时间的锻炼。①唇训练：术后 2 周进行，噘起嘴唇做吹口哨状，发“呜咿音”，上下唇内缩发“吧”音，鼓起两颊发“啪”音；②舌功能训练：包括伸缩舌、顶舌、弹舌、舔舌、卷舌及吸管练习；③发音训练：先行简单的声母发音，再练习字和词组的发音。

3. *颈部旋转运动* 按顺时针和逆时针旋转颈部（图 3-9），上下点头和左右摇头交替缓慢进行，每次转颈至最大限度持续几秒再进行下一个动作，每天至少 2 次，每次 5 ～ 10min。严重高血压或颈椎病患者禁做。

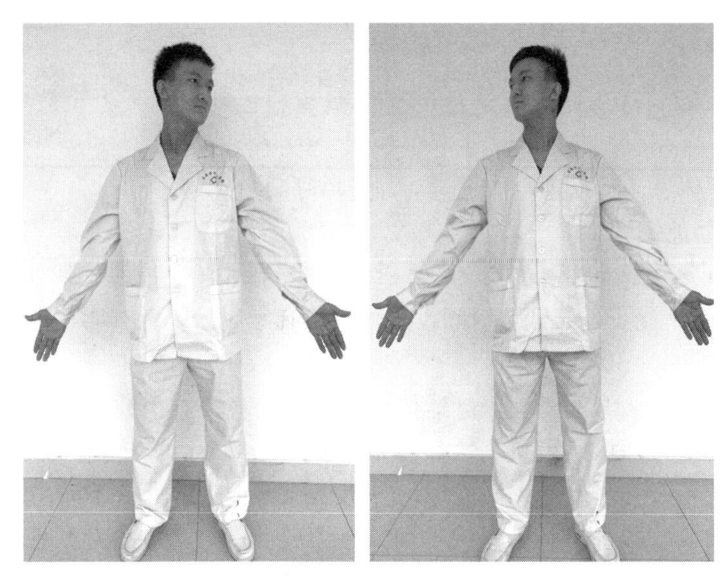

图 3-9 颈部旋转运动

4. *自行鼓膜按摩术* 示指扪住外耳道，交替进行压、松运动，以改善听力，防止鼓室粘连。

5. *放疗* 结束后 3 ～ 6 个月仍需坚持以上功能锻炼。

二、肺癌放疗患者健康教育

（一）放疗前

1. 保持室内空气清新，戒烟酒，并避免被动吸烟和接触油烟以及一些致癌环境。

2. 保证充足的睡眠和休息，注意保暖，避免受凉感冒及交叉感染。

3. 加强营养，适当锻炼以增强体质。

4. 放疗前 1h 不宜进食，并静卧 30min。

（二）放疗中

1. *皮肤护理* 着柔软、宽松的纯棉衣服，保持记号线的清晰；放疗局部勿使用刺激性强的碱性洗涤剂，不涂刺激性药膏，勿抓挠皮肤。

2. 咳嗽、咳痰　取舒适卧位，呼吸困难时取半坐卧位。刺激性干咳可遵医嘱服用镇咳药。

3. 发热　一般行物理降温，体温超过38.5℃时报告医师。多饮水，每日约2000ml。

4. 咯血　平卧位，头偏向一侧，禁食水。

5. 放疗　过程中如有头晕、头痛、呼吸困难、恶心、呕吐等不适，需及时告知医护人员。

（三）放疗后

1. 放射野局部皮肤仍需避免物理摩擦和理化刺激，至少至放疗结束后一个月。

2. 合理休息，适当进行体育运动，避免呼吸道感染。

（四）功能锻炼

1. 有氧运动　包括步行、爬楼梯等。步行时速度稍快，快步行走15～30min，耐受后逐步延长锻炼时间；爬楼梯应有家属陪同，有明显呼吸困难时需休息，每次15～30min，每天2次。

2. 腹式呼吸及深呼吸　取舒适体位，放松全身，右手放在腹部肚脐，左手放在胸部，缓慢深吸气到肺最大容量后屏住呼吸2～5s，逐渐增加到10s，然后缓慢呼出。吸气时，最大限度地向外扩展腹部，胸部保持不动；呼气时最大限度地向内收缩腹部，胸部保持不动。连续进行10～20次为1遍，早晚各训练1遍。

3. 缩唇呼吸　以鼻吸气，缩唇呼气，呼气时将口唇吹成口哨状，使气体通过缩窄的口型缓缓呼出。缩唇程度以不感费力为度，一般吸气时间为2s，呼气时间逐渐延长或保持到10s以上。

4. 甩手运动　身体站直，脚伸直，腿稍弯，肛门上提，脚趾用力抓住地下，两脚距离等于肩宽；两臂同方向前后摇甩，向后稍用力，自行摆回；两臂伸直不宜弯，眼睛向前看，精力集中。

5. 扩胸运动　双臂伸直，手掌向下，向前平举；手掌向下缓慢而有力地分别向两侧做扩胸动作，然后从两侧收回到身体两侧。

6. 叩击胸背法　五指并拢向掌心稍弯曲成空心掌，腕部放松；迅速而规律的叩击胸部痰液聚集的肺叶；从肺底到肺尖，从肺外侧到肺内侧，每一肺叶叩击1～3min，叩击同时鼓励患者做深呼吸和咳嗽咳痰。

7. 吹气球锻炼法　深吸气后用力将气球吹大，后放气。连续吹气球5～10min为1遍，每天锻炼2遍。

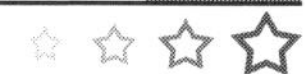

三、乳腺癌放疗患者健康教育

（一）放疗前

1. 保持心情舒畅，可佩戴假发、帽子或头巾，佩戴义乳，以纠正形象紊乱所致的负面情绪，增强自信心。

2. 家属主动关心患者，为其创造轻松愉快的环境，并给予心理和社会支持。

3. 照射前30min不能进食。

（二）放疗中

1. *饮食护理* 进食高蛋白、高维生素、高热量、低盐、低脂肪、富含膳食纤维的食物，如蛋类、乳类、鱼类、新鲜蔬菜和水果。避免食用高脂肪、辛辣、烟熏、油炸食物，并多饮水。

2. *皮肤护理* 保持照射野透气、干爽，站立或行走时保持患侧手叉腰，卧位时宜将患肢上举过头顶或外展，使腋窝处皮肤尽量敞开；放射标记线如有模糊及时请医生补画；外出时打伞防晒，避免阳光暴晒；照射野皮肤不可粘贴胶布，不可搔抓，不可涂酒精、碘酒、红汞、油膏等，避免冷热刺激。

3. *患肢水肿护理* 避免进行高强度的上肢锻炼、搬运重物，忌热水浸泡、暴晒、桑拿等暴露于高温环境的活动，以免引起上肢血流过快；避免穿戴过紧衣物、首饰、手套等，以免引起淋巴回流不畅；患肢避免外伤、抽血、注射、测量血压和长时间下垂，一旦发生皮肤损伤，立即予以处理；可由淋巴水肿治疗师通过专业的手法促进患侧上肢的淋巴液回流。

（三）放疗后

1. 放疗结束后1～2周皮肤反应可能会加重，要继续保持放射野皮肤清洁，穿棉质宽松上衣，免受理化因素的刺激。照射野不能热敷、按摩、理疗等，如发现局部皮肤破溃应及时去医院就诊。

2. 术后2年内每3个月进行随访1次，术后2～5年每6个月随访1次，术后5年以上随访的时间可适当延长至每年1次。

（四）患侧上肢功能锻炼

1. *活动指、掌、腕关节*（图3-10A～D） 如屈伸、旋转手指，松握拳、屈腕运动，每天6次，每次10遍。

2. *手指爬墙运动*（图3-11A～C） 双腿稍分开直立于墙前约20cm，患肢肘部稍弯曲。手掌置于墙上与肩水平同高，用中指、示指紧贴墙壁。手指高举过头，尽量达到最高限度，直至手臂完全伸直为止，然后双臂再向下移动到原位。每天6次，每次10～15min为宜，但应注意循序渐进的原则，以患者不疲劳为度，切不可盲目过度运动，防止发生皮下积液。还应注意在爬墙前先活动手腕、手臂、肩部关节，揉松腋窝瘢痕组织。

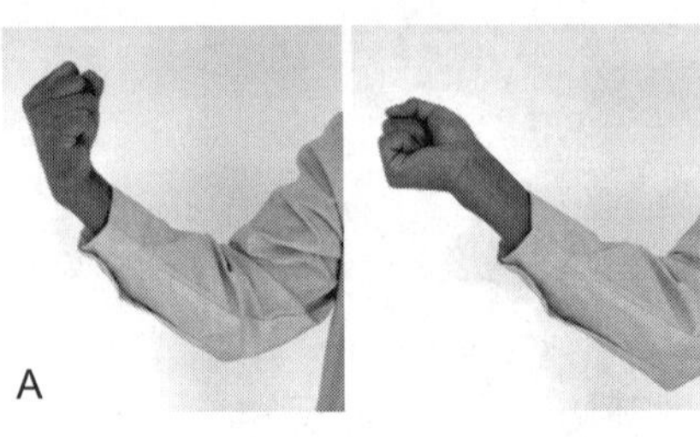

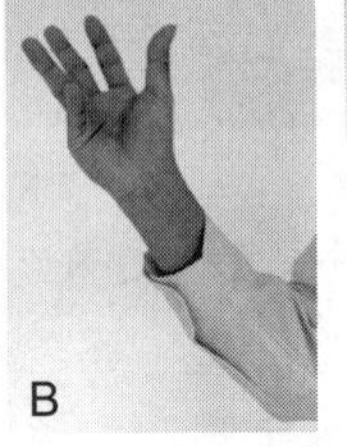

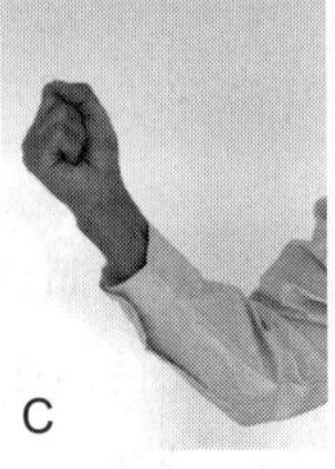

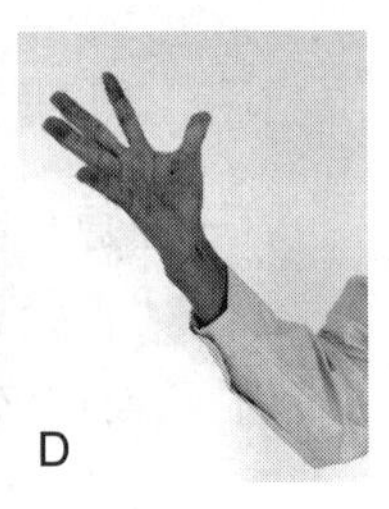

图 3-10　指掌腕关节锻炼

A. 活动腕关节；B. 旋转手指；C. 握拳；D. 松拳

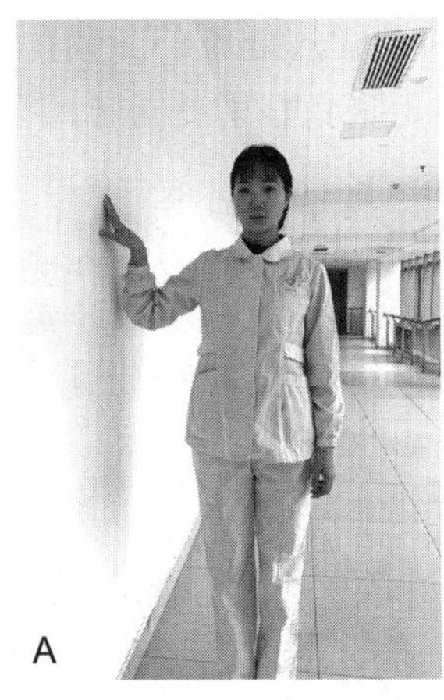

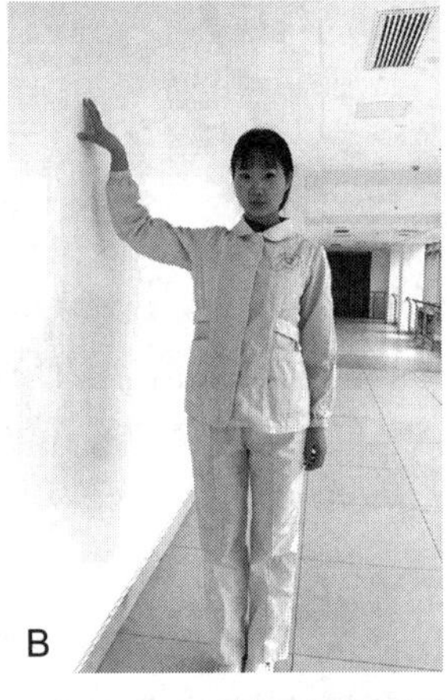

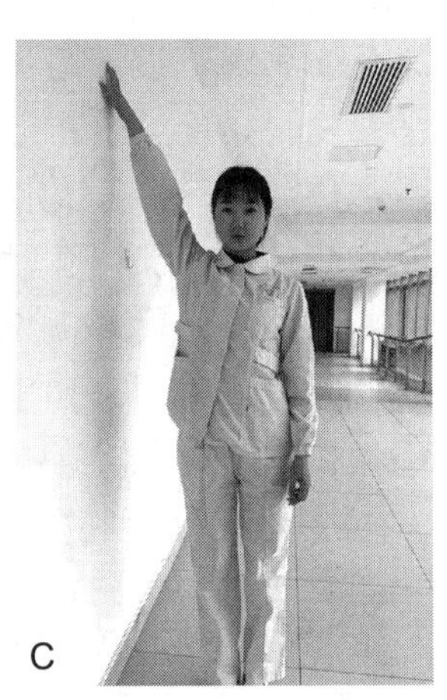

图 3-11　手指爬墙运动

A. 手指爬墙低；B. 手指爬墙中；C. 手指爬墙高

3. *上肢运动、前臂运动*　前臂进行伸屈运动（图 3-12A、B），活动肘关节，进行屈肘运动，每天 6 次，每次 10min。上肢旋转运动（图 3-13A、B）：患侧自然下垂，五指伸直并拢，自身体前方逐渐抬高患肢能到达的最高点，再向身体外侧旋转逐渐回复原位，亦可反方向练习；上肢尽量伸直避免弯曲，动作连贯。上肢后伸运动（图 3-14）：患者抬头挺胸，患侧握拳自然下垂，然后尽量地向后摆动患肢，回复原位，重复 10 遍。

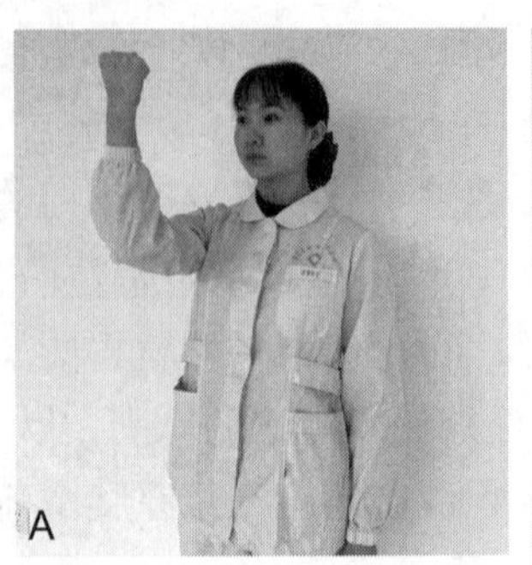

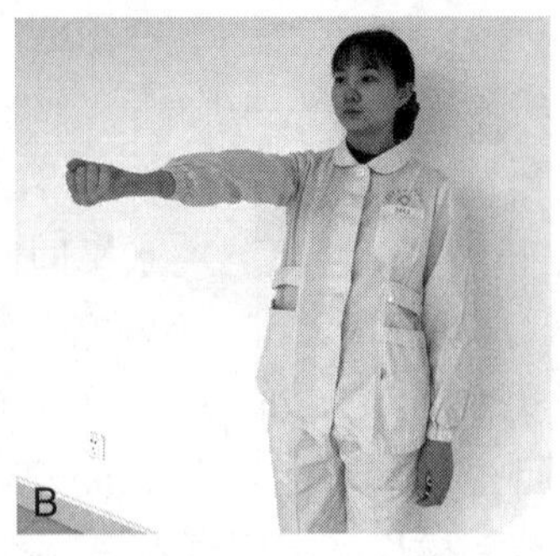

图 3-12　前臂伸屈运动

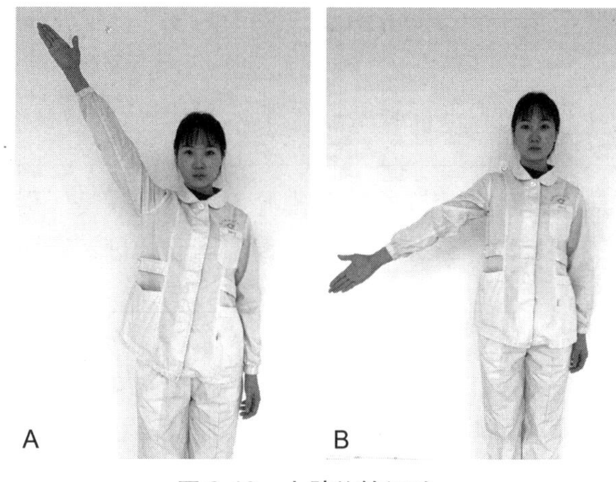

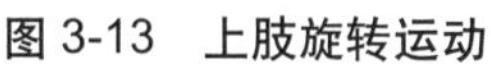
图 3-13　上肢旋转运动

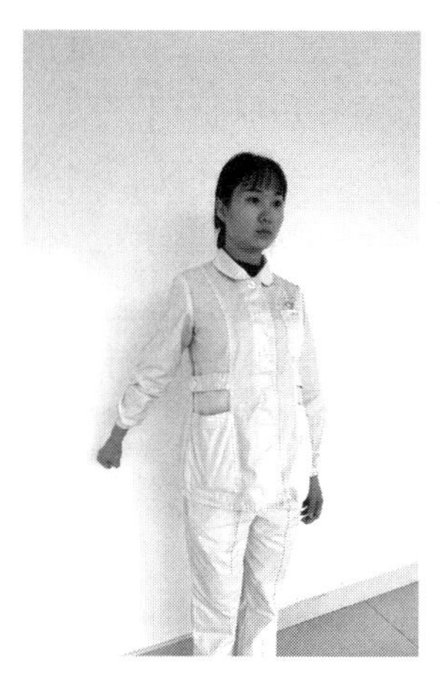
图 3-14　上肢后伸运动

4. *耸肩运动*　自然站立，双脚与肩同宽，双臂自然下垂，向上抬肩（图 3-15），回归原位（图 3-16），重复 10 遍。

5. *肩部旋转运动（图 3-17）*　自然站立，双脚与肩同宽，目视前方，双肩做旋转运动。向前、向后重复做 10 遍。

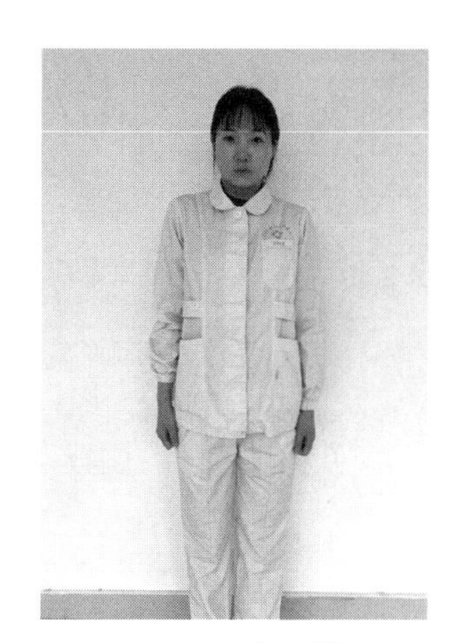
图 3-15　向上抬肩

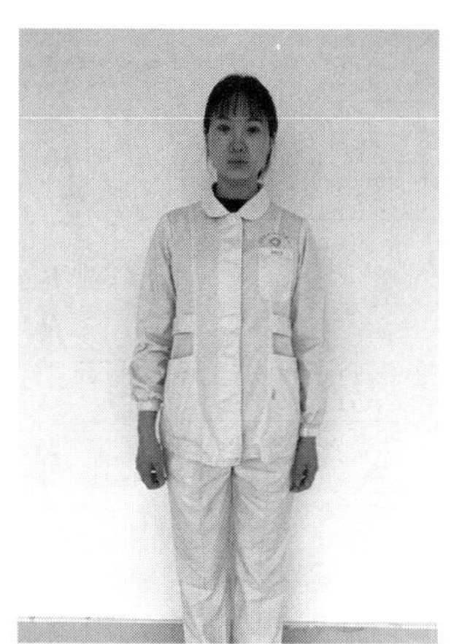
图 3-16　回归原位

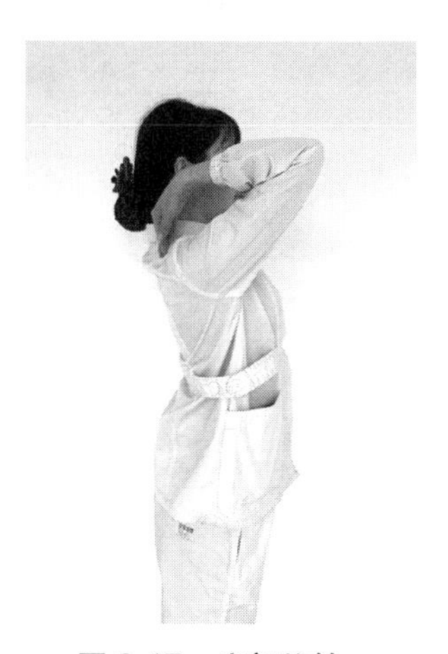
图 3-17　肩部旋转

6. *扩胸运动*　见肺癌患者功能锻炼。

7. *负重锻炼*　在日常生活中进行适当的提、拉、抬、举物体的各种负重锻炼，以增强患侧上肢的力量，负重不超过 5kg。

四、软组织肉瘤放疗患者健康教育

（一）放疗中

1. 皮肤护理：大剂量照射后可出现放射野皮肤反应，以及皮下组织纤维化。

应穿宽松衣裤，保持放射野皮肤清洁干燥，防止放射性皮炎的发生。其他同头颈部放疗皮肤护理。

2. 并发症预防：病理性骨折以预防为主，避免剧烈弯腰、转体等体位改变，减少活动频次和幅度。

3. 行皮瓣移植后 1 ～ 2 年应重复使用冷、热、触摸等方式刺激皮瓣，促进神经系统感觉信息处理，有助于感觉功能恢复。但要掌握温度和力度，避免损伤皮瓣。

（二）功能锻炼

大剂量照射后可能发生肌肉纤维化，少数患者可发生严重皮下和肌肉纤维化而影响下肢运动功能，个别患者出现软组织坏死。应进行肢体功能锻炼，遵守循序渐进的原则，以不感到疲惫为宜。以下练习均可分 5 ～ 10 次完成。

1. 趾关节练习（图 3-18）　取平卧位，练习趾关节伸屈运动，每天 50 ～ 100 次。

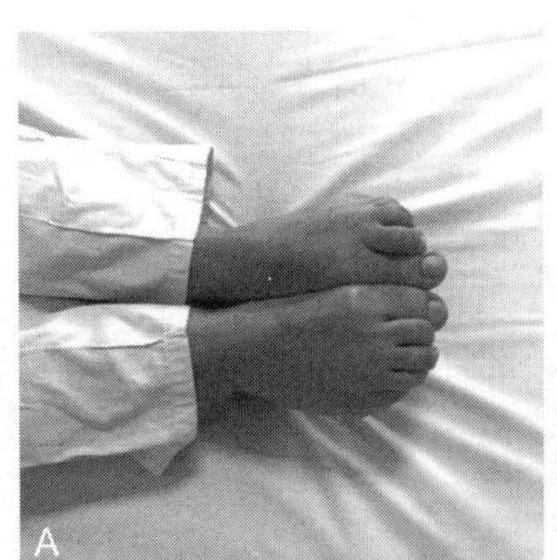

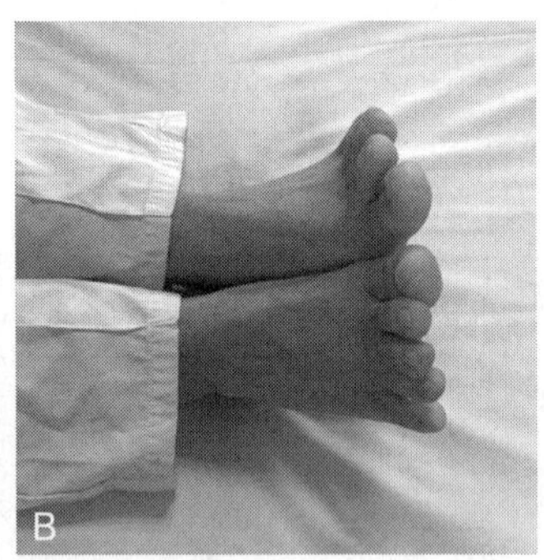

图 3-18　趾关节伸屈

2. 踝关节练习（图 3-19）　取平卧位，主动用力上勾足再恢复到原来的位置，每天 50 ～ 100 次。

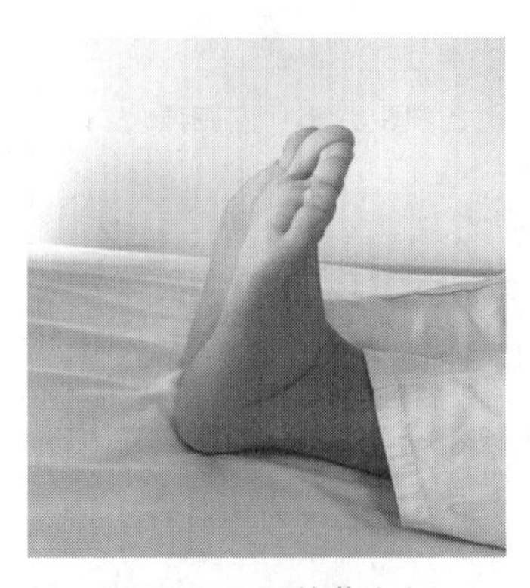

图 3-19　踝关节上勾

3. 股四头肌练习（图 3-20）　取平卧位，将膝关节伸直，将患侧下肢抬起，坚持 5 ～ 10s 后放回原位，每天 30 ～ 50 次。开始在家属或康复师的帮助下进行练习，逐渐过渡到自己单独练习。

4. 屈髋屈膝练习（图 3-21）　取平卧位，患者主动进行下肢屈曲练习，每天 30 ～ 50min。

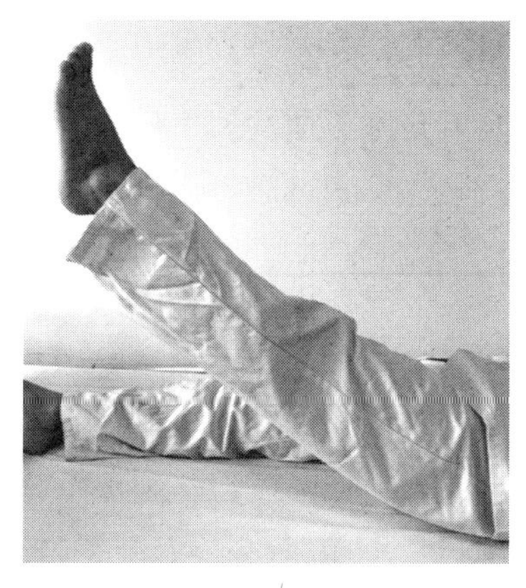

图 3-20　股四头肌练习

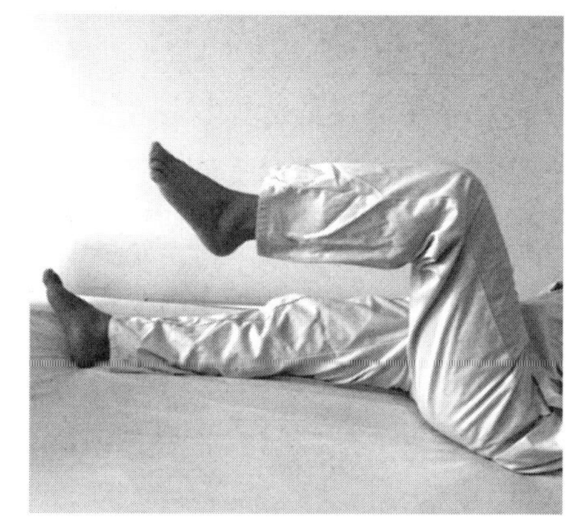

图 3-21　屈髋屈膝练习

5. 髋关节外展练习（图 3-22）　双侧髋关节外展练习，交替进行，每天各 20 ～ 30min。

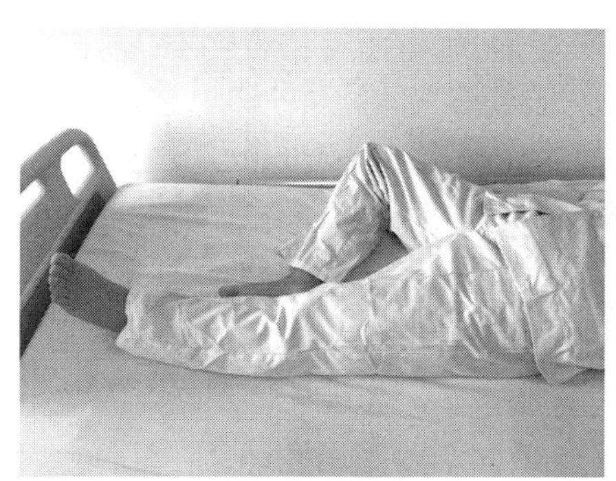

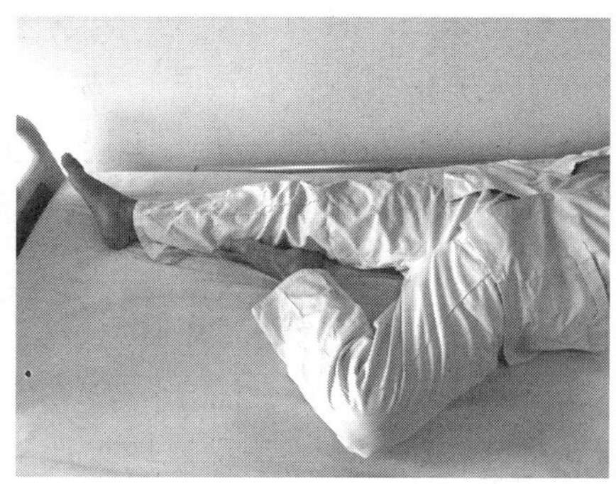

图 3-22　髋关节外展练习

五、盆腔放疗患者健康教育

主要包括宫颈癌、子宫内膜癌、结直肠癌、膀胱癌、前列腺及睾丸肿瘤等疾病的放疗。

（一）放疗前

1. 穿柔软宽松、吸湿性强的棉质衣物，避免摩擦，并摘除佩戴的金属饰品及金属物品。

2. 行外阴备皮和阴道冲洗。

3. 体温超过37.5℃，或出现腹胀、腹痛、月经来潮及时告知医师处理。

4. 放疗前30min避免进食，并排空大小便，以减少直肠、膀胱受照射剂量，同时便于填塞阴道。便秘者治疗前给缓泻药。

5. 妊娠期妇女最好先做人工流产或引产，哺乳期停止哺乳。

（二）放疗中

1. *皮肤护理* 保持放射野标记线清晰和照射野部位清洁、干燥，可用温水蘸洗。穿宽松、柔软、全棉衣物，勤换内裤。局部皮肤可涂氧化锌软膏，可予以痱子粉或芦荟胶止痒，禁止粘贴胶布和用手搔抓，禁用冰袋、暖具、万花油、碱性皂类，禁涂刺激性或含重金属药物。如为较重的湿性皮炎，应充分暴露患处，使用生理盐水＋庆大霉素＋重组表皮生长因子稀释液外敷，以预防感染及促进修复。

2. *饮食护理* 规律饮食，合理搭配，少量多餐。以高蛋白、高热量、易消化吸收的食物为宜，多食富含维生素A和维生素C的新鲜水果蔬菜，忌辛辣刺激食物，保持大便通畅。每天饮水量2000～3000ml，预防尿路感染或膀胱炎，或喝柠檬水，碱化尿液，缓解膀胱刺激征。

3. *注意* 观察有无腹痛、腹泻、血便、尿频、尿急、尿痛、血尿等直肠/膀胱反应。

4. *妇科瘤腔内放疗应注意* ①坚持每日行阴道冲洗1次，及时清除陈血、脓液和坏死脱落组织，提高放射敏感度，预防盆腔腹膜炎及阴道粘连。②治疗期间禁止性生活。③每天进行1次阴道扩张，每次5～10min，5～10个月为1疗程，操作时应注意动作轻柔，选择大小适宜的阴道扩张器。

（三）放疗后

1. 放疗后静卧30min，并避免进食，预防放射性肠炎。

2. 出院后一个月内应注意保护照射野皮肤，避免加重局部损伤。

3. 在可耐受的情况下尽早恢复性生活，防止阴道狭窄和粘连。注意动作轻柔和舒缓，1～2周1次为宜。如果阴道干燥、性交困难时可借助润滑剂，防止摩擦出血和感染。

4. 腔内放疗结束后6～12个月仍需进行阴道冲洗，防止感染发生。

（四）功能锻炼

可进行提肛肌收缩锻炼：有意识地收缩尿道、阴道、直肠括约肌，然后放松。如此反复50～100次，每日2～3遍。站、坐、行均可进行，有利于增加阴道肌肉张力。

（五）定期随诊

治疗结束后每3个月体检1次，共2年；然后每6个月体检1次，共5年，第5年后每年体检1次。3年内每年行盆腔CT检查1次。术后1年内行肠镜检查1次。

（郭　蓉　李书容　唐宝玉　刘世芳　张　菊
尤小云　李小超　黄　磊　周林姝）

第4章 肿瘤免疫靶向治疗护理

第一节 分子靶向治疗护理

肿瘤的发病率呈持续增长趋势，现已成为严峻的社会负担。肿瘤分子靶向治疗（molecular targeted cancer therapy）是以肿瘤细胞过度表达的某些标志性分子为靶点，选择针对性的阻断剂，有效干预受该标志性分子调控，并与肿瘤恶性生物学行为密切相关的信号传导通路，最终通过抑制肿瘤细胞增殖、诱导其分化或凋亡、干扰细胞周期，或抑制肿瘤细胞浸润和转移等环节，而发挥治疗肿瘤的作用。这种治疗方法主要针对在肿瘤发生、发展中起关键作用的靶分子及其调控的信号传导通路，增强了抗肿瘤治疗的特异性和选择性，相比传统的放化疗，对正常细胞影响较小。

1997年美国食品药品监督管理局（Food and Drug Administration，FDA）批准全球第一个分子靶向药物利妥昔单抗治疗CD20表达阳性的淋巴瘤，实现了对肿瘤细胞特异性杀伤药物开发的梦想，真正揭开肿瘤分子靶向治疗的序幕。目前众多肿瘤分子靶向治疗药物获准上市，使大量的敏感患者生存期延长、生活质量改善，亦使人们对肿瘤的认识和治疗理念发生革命性转变。

一、肿瘤分子靶向治疗药物的作用机制和分类

肿瘤分子靶向治疗是在细胞分子水平上，针对已经明确的致癌位点（该位点可以是肿瘤细胞内部的一份蛋白分子或一个基因片段），来设计相应的治疗药物，药物进入体内会特异性选择致癌位点与其相结合而发生作用，导致肿瘤细胞特异性死亡，不作用或较少作用于正常组织细胞，又称生物导弹。肿瘤分子靶向治疗具有高度特异性、选择性、亲和作用，且毒性反应轻、个体化程度高等特点。

根据作用靶点的不同，肿瘤分子靶向治疗药物可分为以下3类。

（一）针对肿瘤细胞内靶点的药物

1. 酪氨酸激酶抑制剂（tyrosine kinase inhibitors，TKI） 能抑制酪氨酸激

酶自身及底物磷酸化，三磷酸腺苷上的磷酸基便不能转移到许多癌基因及其产物的酪氨酸残基上，致癌基因不能活化，从而抑制肿瘤细胞的增殖，促进其凋亡。根据是否存在相应的胞外受体，TKI 又可进一步分为受体型 TKI 和非受体型 TKI，前者主要包括单靶点的 EGFR-TKI 如吉非替尼、厄洛替尼、埃克替尼，和多靶点的 TKI 如拉帕替尼、索菲替尼、舒尼替尼等；后者主要包括伊马替尼、尼洛替尼、达沙替尼等。

2. 酪氨酸激酶信号通路下游关键分子抑制剂　主要有 MEK 激酶抑制剂 AZD6244、mTOR 特异性抑制剂西罗莫司及其半合成衍生物依维莫司。

3. 针对细胞周期调节、凋亡调控和表观遗传修饰的靶向制剂　包括蛋白酶体抑制剂硼替佐米、小分子抑制剂类黄酮、DNA 甲基转移酶抑制剂地西他滨、组蛋白去乙酰化酶抑制剂伏立诺他等。

（二）针对肿瘤细胞膜靶点的药物

1. 针对生长因子受体的单克隆抗体（简称单抗）　肿瘤细胞常因生长因子（一大类通过与其受体结合、促进细胞生长的多肽）受体突变而致细胞增殖失控，针对这些受体的单抗可阻断细胞增殖信号通路的过度活化，抑制肿瘤细胞的生长。目前应用较多的是针对表皮生长因子受体（epithelial growth factor receptor，EGFR）的单抗，主要包括西妥昔单抗、帕尼单抗、尼妥珠单抗和曲妥珠单抗等。

2. 针对细胞膜分化抗原的单抗　主要是针对血液系统恶性肿瘤细胞高表达的分化抗原簇（CD）分子的药物，如利妥昔单抗、阿仑珠单抗等。

3. 抗肿瘤单抗偶联物　以单抗为载体，与放射性核素、免疫毒素或细胞毒素偶联构成单抗偶联物，通过单抗结合到肿瘤细胞上，利用放射性核素、免疫毒素或细胞毒素来杀伤细胞，如替伊莫单抗、托西莫单抗等。

（三）针对肿瘤细胞生长微环境的药物

肿瘤微环境包括血管、细胞外基质、间质细胞、少量免疫细胞，是肿瘤细胞赖以生存、增殖的土壤和侵袭、转移的必经之地。目前针对肿瘤微环境研究较多的是抗肿瘤血管生成药物，如贝伐珠单抗、索拉非尼、重组人内皮抑素、沙利度胺、来那度胺等。

二、肿瘤分子靶向治疗药物的临床应用

临床上更习惯于按分子结构进行分类，将肿瘤分子靶向治疗药物分为单抗类和小分子化合物类两大类，以及其他分子结构的药物和重组人血管内皮抑素。目前临床常用的肿瘤分子靶向治疗药物主要如下。

（一）单抗类

1. 利妥昔单抗（美罗华，汉利康，Rituximab）　其作用靶点是非霍奇金淋巴瘤 B 细胞表面的 CD20 受体，具有抗体依赖和补体介导的细胞毒作用，导致

B淋巴（瘤）细胞的溶解或凋亡。

（1）适应证：主要用于治疗非霍奇金淋巴瘤（NHL），包括并不仅限于：①复发或耐药的滤泡中央型淋巴瘤。②先前未经治疗的CD20阳性Ⅲ～Ⅳ期滤泡性非霍奇金淋巴瘤。③ CD20阳性弥漫大B细胞性非霍奇金淋巴瘤等。

（2）用法用量：仅能静脉滴注，不能静脉推注或快速滴注。成人单药治疗，推荐剂量为375mg/m^2，每周1次，共4次，不宜减量使用。联合化疗方案使用时，于每个化疗周期的第一天使用，化疗的其他组分应在本品后使用。

（3）溶液制备和输液：①本品为澄清至微乳光、无色或淡黄色液体，使用前应确认药瓶内无异物、絮状物及沉淀。②抽取所需剂量，加入生理盐水或5%葡萄糖溶液中，稀释至浓度为1mg/ml的溶液；轻柔颠倒输液袋使其混合，避免产生泡沫。③稀释液在室温下可保存12h，在冷藏（2～8℃）条件下可保存24h。④给药前预先使用解热镇痛药（如扑热息痛）、抗组胺药（如苯海拉明）、糖皮质激素，并配备急救药械。⑤使用独立的不与其他药物混用的输液管，由专业人员给药。初次滴注：起始滴注速度为50mg/h，若无输液反应1h后可每30min增加50mg/h，直至最大速度400mg/h；以后滴注：起始滴注速度为100mg/h，如无输液反应，每30min增加100mg/h，直至最大速度400mg/h。⑥用药过程中可发生寒战、发热、荨麻疹、支气管痉挛，甚至出现暂时性低血压等过敏反应、致命的输液反应，多在首次输注2h内发生。滴注过程应严密监护，对严重反应特别是出现严重呼吸困难、支气管痉挛和低氧血症的患者应立即停止滴注；待所有的症状消失和实验室检查恢复正常后才能继续滴注，此时滴注速度不能超过原滴注速度的一半；如再次发生相同的严重不良反应，应考虑停药。

2. 曲妥珠单抗（赫赛汀，群司珠单抗，Trastuzumab） 是一种重组DNA衍生的人源化单抗，特异性地作用于人表皮生长因子受体-2（HER-2）的细胞外部位。

（1）适应证：① HER-2阳性的转移性乳腺癌、早期乳腺癌，单用或与化疗联用。②与化疗联用，治疗HER-2阳性的转移性胃癌。

（2）用法用量：仅静脉滴注，不能静脉快速注射或静脉推注。①每周给药方案：初始剂量4mg/kg，静脉输注90min以上；维持剂量2mg/kg，若首次输注耐受性良好，后续输注时间可为30min。② 3周给药方案：初始剂量8mg/kg，静脉输注约90min；维持剂量6mg/kg，若首次耐受性良好，后续输注时间可为30min。

（3）溶液制备和输液：① 2～8℃避光保存和运输。②使用配套稀释液（避免使用之外的溶剂）进行复溶，缓慢注入、轻轻旋动、不可振摇，避免产生过多泡沫（若产生少量泡沫，可静置西林瓶约5min）。③复溶后溶液为无色至淡黄色的透明液体，使用前肉眼观察有无变色或颗粒；冷藏条件下可稳定保存28d，不得冷冻；浓度为 21mg/ml，可多次使用，28d 后余液应丢弃。④抽取所需剂量加入 250ml 生理盐水输液袋(不可使用 5% 葡萄糖溶液，因其可使蛋白聚集)中，轻轻翻转混匀，不可与其他药物混合或稀释。⑤配制好的溶液应立即使用，若不能使用可在 2 ～ 8℃下保存 24h。⑥输注后可发生寒战和（或）发热、呼吸困难、低血压、支气管痉挛、心动过速、血氧饱和度下降、呼吸窘迫等输注反应和肺部反应，多发生在输注过程中或 24h 内。对轻至中度输注反应应减慢输注速度；对呼吸困难或临床显著的低血压患者，应立即停止输注给予药物治疗，并监控至症状完全消失；对发生严重和危及生命的输注反应者强烈建议永久停止本品输注。⑦如果漏用本品：未超过一周时，应按照给药方案尽快给予常规的维持剂量，无须等待至下一治疗周期，此后按给药方案按时给予维持剂量；已超过一周时，应按给药方案尽快重新给予初始剂量，此后按方案按时给予维持剂量。

3. 恩美曲妥珠单抗（赫赛莱，Trastuzumab Emtansine）　是一种靶向 HER-2 的抗体 - 药物偶联物（ADC），含有人源化抗 -HER2 IgG1 曲妥珠单抗，该抗体通过稳定的硫醚连接体 MCC 与微管抑制药物 DM1（美坦新衍生物）共价结合。

（1）适应证：单药适用于接受了紫杉烷类联合曲妥珠单抗为基础的新辅助治疗后仍残存侵袭性病灶的 HER2 阳性早期乳腺癌患者的辅助治疗。

（2）用法用量：静脉输注给药，不得静脉推注或快速静脉注射。推荐剂量为 3.6mg/kg，每 3 周一次。

（3）溶液制备和输液：①本品为白色至类白色无菌冻干粉饼，2 ～ 8℃避光贮存。使用前应仔细检查西林瓶标签，防止用药错误，尤其避免与曲妥珠单抗（赫赛汀）相混淆，并配备急救药物及设备，以便抢救时立即使用。②将本品用无菌注射用水复溶，轻轻旋转西林瓶直至完全溶解，切勿用力甩动。复溶液为澄清至微乳光溶液，无可见微粒，如果外观检查其含有可见微粒、浑浊或变色，切勿使用。③取所需剂量的复溶液，添加到 0.45% 氯化钠或生理盐水 250ml 的输液袋中，不应使用葡萄糖（5%）溶液，会引起蛋白质聚集。④复溶液和稀释液若不能立即使用，应在 2 ～ 8ºC 下贮藏＜ 24h，此后必须丢弃，切勿冷冻。⑤若使用生理盐水稀释后输注，需用含 0.2μm 或 0.22μm 过滤装置的输液器，使用 0.45% 氯化钠稀释时则可不用。输注时不得与其他药物混合或稀释。⑥起始剂量时采用 90min 输注，输注后至少 90min 内观察发热、寒战或其他输液相关反应；如患者耐受性良好，则后续给药时采用 30min 输注，在输注期间和输注后至少 30min 内密切观察患者反应。如果患者出现潮红、呼吸困难、低血压、哮鸣、支气管痉挛和心动过速等输注相关症状，应减慢输注速率或中断给药。出现危及生命的输液反应时，应终止治疗。⑦血小板减少症为最常见的不良反应（24.9%），也是最常见的导致治疗中止、剂量中断和剂量下调的不良反应，可以频繁的进行血小板监测。外渗后输注部位可出现红斑、触痛、皮肤刺激、疼痛或肿胀等，给药期间应对输注部位密切监测，防止可能的皮下外渗。还可出现出血、腹痛、骨骼肌肉疼痛、恶心、呕吐、转氨酶升高等不良反应，多为1级或2级，应谨防3级或4级不良反应的发生。⑧当给药延迟或漏用时，应尽快给药，切勿等到下次计划周期时给药，同时应调整给药时间表，确保后续给药间隔为3周。

4. 西妥昔单抗（爱必妥，Cetuximab） 是针对EGFR的免疫球蛋白G1（IgG1）的单抗，与EGFR特异性结合后竞争性抑制表皮生长因子（EGF）和其他配体（如TNF-α）与EGFR的结合，阻断磷酸化和受体相关激酶的激活，从而抑制细胞生长，诱导细胞凋亡，从而达到抗肿瘤的效果。

（1）适应证：用于治疗表达EGFR、RAS基因野生型的转移性结直肠癌，与伊立替康联合用于经含伊立替康治疗失败后的患者。①联合FOLFOX[奥沙利铂+亚叶酸钙+5-氟尿嘧啶（5-FU）]或FOLFIRI（伊立替康+亚叶酸钙+5-FU）一线治疗RAS野生型（wt）转移性结直肠癌患者。②与铂类和氟尿嘧啶化疗联合，用于一线治疗复发和（或）转移性头颈部鳞癌。

（2）用法用量：可用输液泵、重力滴注或注射泵进行静脉给药。每周给药1次，初始剂量为400mg/m^2，之后每周剂量为250mg/m^2。可单独给药或联合其他化疗药物使用，化疗药物的使用须在本品滴注结束1h后开始。

（3）溶液制备和输液：①放于2～8℃的冰箱内冷藏保存，禁止冷冻，勿剧烈振荡，开启后立即使用。②本品为无色、澄清、透明溶液，应使用生理盐水稀释，输注结束时亦使用生理盐水冲洗。③使用单独的输液管输注，首次给药：滴注前至少1h给予抗组胺和皮质类固醇药物，缓慢滴注速度不超过5mg/min，滴注时间120min；随后每周给药：滴注速度不超过10mg/min，滴注时间为60min。④过敏反应可发生在首次输注的数分钟内，通常伴有支气管痉挛和荨麻疹，甚至发生致命的输液反应，须在专业医师指导下使用，并备齐急救药物和设备。用药过程中及用药结束后1h内密切监测生命体征。15min内发生的过敏反应应立即停止输注，后续输注前应进行风险获益评估；15min后及后续输注中发生的过敏反应，做相应处理。

5. 贝伐珠单抗（安维汀，安可达，Bevacizumab，Avastin） 是一种重组的人类单克隆IgG1抗体，可结合人类血管内皮生长因子（VEGF）并防止其与内皮细胞表面的受体结合，即通过抑制VEGF的生物学活性而起作用。

（1）适应证：与化疗药同用治疗转移性结直肠癌，亦可用于不可切除的晚期、转移性或复发性非小细胞肺癌。

（2）用法用量：静脉输注，不能静脉推注或快速注射。推荐剂量为5mg/kg，每14天静脉给药1次，直至病情进展。应在术后28d后，且手术切口完全愈合后使用。

（3）溶液制备和输液：①本品为无色透明、浅乳白色或灰棕色的无菌液体，应于2～8℃冷藏条件下、避光保存于原包装中，忌冷冻、忌摇动。②使用生理盐水进行稀释（不应使用糖溶液配制或与糖溶液混合），抽取所需剂量配制成终浓度在1.4～16.5mg/ml的溶液，小瓶内剩余部分应弃去。③配制好的溶液宜现配现用，若需存放可于冷藏条件下最长保存8h，使用前肉眼观察溶液内有无颗粒物质和变色。④首次使用应在化疗结束后，且静脉输注时间需持续90min；若耐受良好，第二次输注时间可为60min以上，以后的静滴时间可控制在30min以上。⑤若出现消化道穿孔、需要医学处理的伤口开裂、严重出血、肾病综合征或高血压危象应永久停用。

6. 尼妥珠单抗（泰欣生，Nimotuzumab）　是一种以EGFR为靶点的人源化单克隆IgG1抗体，能竞争性结合EGFR，阻断由EGFR与其介导的下游信号传导通路，从而抑制肿瘤细胞增殖、诱导分化、促进细胞凋亡、抑制肿瘤血管生成、增强放化疗疗效。

（1）适应证：用于与放疗联合治疗EGFR表达阳性的Ⅲ/Ⅳ期鼻咽癌，还可用于神经胶质瘤、消化道肿瘤等。

（2）用法用量：可用100mg或200mg加生理盐水250ml，静脉输液给药。首次给药应在放射治疗的第一天，并在放射治疗开始前完成。之后每周给药1次，共8周，患者同时接受标准的放射治疗。

（3）溶液制备和输液：①本品为无色澄明液体，在2～8℃条件下储存和运输，不得冷冻。②应在有经验的临床医师指导下、并具备相应抢救设备和药物的条件下使用。③使用生理盐水稀释，静脉输注时间应持续60min以上。④给药过程中及给药结束后1h内需密切监测患者状况，及时发现和处理输注反应。

7. 地舒单抗（安加维，Denosumab）　是一种人免疫球蛋白G2（IgG2）单抗，对核因子-κB受体活化因子配体（RANKL）具有高特异性和亲和性，从而达到抑制肿瘤生长和减少骨破坏的目的。

（1）适应证：用于治疗不可手术切除或者手术切除可能导致严重功能障碍的骨巨细胞瘤。

（2）用法和用量：仅可通过皮下途径（上臂、大腿上部或腹部皮下）给药，不能通过静脉、肌内或皮内途径给药。推荐剂量120mg，每4周1次，治疗第1个月的第8日和第15日分别给予120mg额外给药。

（3）溶液制备和输液：①在2～8℃条件下冰箱内避光保存，勿冷冻、勿剧烈摇晃。给药前从冰箱取出并置于原包装中恢复至室温，一般需要15～30min。②本品为澄清、无色至淡黄色溶液，给药前应目视检查是否存在颗粒物质和变色，若出现变色、浑浊、含大量颗粒或外来颗粒物，请勿使用。③给药同时需给予钙和维生素 D 以治疗或预防低钙血症，不应与双膦酸盐合并用药。④若出现颌骨坏死、牙脓肿、牙齿感染等不良反应时应终止使用本品。

8. 帕尼单抗（Panitumumab） 为完全人源化 IgG2 单克隆抗体，其靶向作用于 EGFR，阻止其与 EGF 或转化生长因子 a 结合，从而阻断肿瘤细胞生长。

（1）适应证：用于化疗失败的转移性结直肠癌。

（2）用法和用量：推荐剂量 6mg/kg，经 60min（≤ 1000mg）或 90min（> 1000mg）静脉滴注，1 次 /14 天，不得静脉推注。

（3）溶液制备和输液：①避光、2 ～ 8℃条件下冷藏，不可冷冻、不得振荡。②本品为无色溶液，可能含小量可见半透明至白色无定形蛋白质微粒，给药前应肉眼观测有无异常颗粒物质和变色。③取所需剂量用生理盐水 100ml 稀释，轻轻倒置混匀，小瓶内剩余药物应丢弃。④须使用低蛋白结合 0.2μm 或 0.22μm 微孔径过滤器的输液器，通过输注泵进行输注。输注结束后再用生理盐水冲洗输液管路，以避免与其他药品混合。⑤对轻度输注反应可减慢滴注速率 50%，对严重输注反应、急性角膜炎或角膜炎恶化者须终止输注。

9. 帕妥珠单抗（帕捷特，Pertuzumab） 是重组人源化单抗，与 HER-2 的细胞外二聚化结构域（亚结构域Ⅱ）发生特异性结合，抑制肿瘤细胞增殖和促进细胞凋亡。

（1）适应证：与曲妥珠单抗和化疗联合作为具有高复发风险 HER-2 阳性早期乳腺癌患者的辅助治疗。

（2）用法和用量：仅用于 HER-2 阳性的乳腺癌患者，推荐起始剂量为 840mg，静脉输注 60min。此后每 3 周给药一次，给药剂量为 420mg，输注时间 30 ～ 60min。不得采用静脉内推注或快速注射，不宜减量给药。

（3）溶液制备和输液：①于 2 ～ 8℃条件下避光贮存，不得冷冻和振摇。②本品为无菌、澄清至微浊、无色至浅棕色溶液，给药前应目视检测有无颗粒和变色。③抽取所需剂量，加入 250ml 生理盐水中，轻轻倒置输液袋混匀药液，勿振摇，避免起泡。不得使用 5% 葡萄糖溶液或其他液体稀释，不得与其他药物混合。仅供单次使用，余药应弃去。④配制后立即输注，若不能，可储存于 2 ～ 8℃条件下最多放置 24h。⑤和曲妥珠单抗联用必须序贯给药，但两者可按任意顺序给药。若停止曲妥珠单抗治疗，则帕妥珠单抗亦应停用。⑥输注过程及输注完毕 30 ～ 60min 均应密切观察，若出现输注反应可减慢输注速度或中断给药；若出现严重的超敏反应（如速发过敏反应），应立即停止输注，且永久停药。

（二）小分子化合物类（表 4-1）

表 4-1　小分子化合物类（口服制剂）一览表

药物名称		主要适应证	口服剂量及用法	漏服处理方法	主要不良反应
通用名	商品名				
甲苯磺酸拉帕替尼片	泰立沙	联合卡培他滨治疗 HER-2 过度表达的，既往接受过蒽环类、紫杉醇、曲妥珠单抗治疗的晚期或转移性乳腺癌	1250mg，1 次 / 日，饭前 1h 或饭后 2h 后服用	如漏服 1 剂，第 2 天不需剂量加倍	胃肠道反应、皮肤干燥、皮疹，其他如背痛、呼吸困难及失眠等
甲磺酸阿帕替尼片	艾坦	用于既往至少接受过 2 种系统化疗后进展或复发的晚期胃腺癌或胃 - 食管结合部腺癌	850mg，1 次 / 日，餐后 30min（每日服药的时间尽可能相同）以温开水送服	漏服剂量不能补充	需特别关注血压升高、蛋白尿、手足综合征、出血等不良反应
阿法替尼	吉泰瑞	用于晚期非小细胞肺癌的一线治疗及 HER-2 阳性的晚期乳腺癌患者	40mg，1 次 / 日；餐前至少 1h 或餐后至少 2h 服用，即不应与食物同服；整片吞服	如漏服，距下次服药时间大于 12h，应尽快补服	腹泻、高血压、皮肤相关不良反应、间质性肺炎等
克唑替尼	赛克瑞	用于间变性淋巴瘤激酶阳性的局部晚期和转移的非小细胞肺癌	250mg，2 次 / 日；胶囊整粒吞服，可与食物同服	如漏服 1 次，则应立即补服，除非距离下次服药时间少于 6h；如服药后呕吐，则在常规时间服用下一剂	视力障碍、恶心、腹泻、呕吐、水肿、肝功能异常、视觉异常等
埃克替尼	凯美纳	用于既往接受过至少一个化疗方案失败后的局部晚期或转移性非小细胞肺癌	125mg，3 次 / 日，空腹或与食物同服，高热量食物可能明显增加药物的吸收	如漏服 1 次，则应补服，除非距离下次服药时间在 12h 内；不能在下次吃药擅自加量或补服	皮疹、腹泻、转氨酶升高等，应特别关注间质性肺炎的发生

续表

药物名称		主要适应证	口服剂量及用法	漏服处理方法	主要不良反应
通用名	商品名				
甲磺酸奥希替尼片	泰瑞沙	用于既往经EGFR-TKI治疗时或治疗后出现疾病进展，并且经检测确认存在EGFR T790M突变阳性的局部晚期或转移性非小细胞性肺癌	80mg，1次/日，在每日相同时间服用，进餐或空腹时服用均可；整片和水送服，不应压碎、掰断或咀嚼	如漏服1次，则应补服，除非下次服药时间在12h以内	腹泻、皮疹、皮肤干燥和指（趾）甲毒性、间质性肺炎等
盐酸厄洛替尼	特罗凯	用于EGFR基因具有敏感突变的局部晚期或转移性非小细胞肺癌	150mg，1次/日，空腹服用，至少在饭前1h或饭后2h服用	如漏服1剂，第2天不需剂量加倍	腹泻、皮疹、胃肠道异常、间质性肺炎等
吉非替尼	易瑞沙	用于EGFR基因具有敏感突变的局部晚期或转移性非小细胞肺癌；既往接受化疗失败的局部晚期转移性非小细胞肺癌	250mg，1次/日，空腹或与食物同服	如漏服1次，应尽快服用，除非距离下次服药时间不足12h；不可为弥补漏服的剂量而服用加倍的剂量	腹泻、皮肤毒性、间质性肺炎、肝脏毒性等
赛瑞替尼	赞可达	用于此前接受过克唑替尼治疗后进展的或对克唑替尼不耐受的间变性淋巴瘤激酶阳性的局部晚期或转移性非小细胞肺癌	450mg，1次/日，与食物同时服用，并在每天的同一时间给药，整粒吞服	如漏服且距离下次服药时间在12h以上时，应补服；若发生呕吐，不应服用额外剂量	腹泻、恶心、呕吐、肝脏异常、皮疹、贫血等。发生感染性肺炎和呼吸衰竭应终止服用

续表

药物名称		主要适应证	口服剂量及用法	漏服处理方法	主要不良反应
通用名	商品名				
安罗替尼	福可维	用于既往至少接受过 2 种系统化疗后出现进展或复发的局部晚期或转移性非小细胞肺癌	12mg，1 次 / 日，早餐前口服；连续服药 2 周，停药 1 周，即 3 周为 1 个疗程	如出现漏服，确认距下次服药时间短于 12h，则不再补服	高血压、乏力、手足皮肤反应、胃肠道反应、肝功能异常、出血、高脂血症、蛋白尿等
奥拉帕利	利普卓	用于对铂敏感的复发性上皮性卵巢癌、输卵管癌或原发性腹膜癌，在含铂化疗达到完全缓解或部分缓解后的维持治疗	300mg，2 次 / 日，饭前饭后均可；整片吞服，不应咀嚼、压碎	如漏服 1 剂，应按计划时间正常服用下一剂，无须补服	恶心、呕吐、腹泻、味觉障碍、疲乏、关节痛、贫血等
索拉非尼	多吉美	用于不可切除的肝细胞癌、晚期肾细胞癌	400mg，2 次 / 日，空腹或伴低脂、中脂饮食服用	如漏服 1 次，应立即补服，但若距离下次服药时间很近则不再补服	疲劳、体重减轻、皮疹 / 脱屑、脱发、腹泻等，需警惕心脏缺血和（或）梗死、出血、高血压、胃肠道穿孔等
瑞戈非尼	拜万戈	用于不能通过手术切除及使用其他已上市药物治疗无效的晚期胃肠道间质瘤	160mg，1 次 / 日，每天同一时间与食物服用(低脂早餐)，整片吞服	不得在同一天服用两剂药物弥补前一天漏服的剂量，如果出现出血、呕吐，同一天内不得再次服药	需警惕出血、皮肤毒性、高血压、心脏缺血和心肌梗死、胃肠道穿孔等

续表

药物名称		主要适应证	口服剂量及用法	漏服处理方法	主要不良反应
通用名	商品名				
舒尼替尼	索坦	用于治疗失败或不能耐受的胃肠间质瘤，不能手术的晚期肾细胞癌	50mg，1 次 / 日，与食物同服或不同服均可	如漏服 1 次，则应补服，除非距离下次服药时间不足 12h 则不再补服	疲劳、发热、腹泻、恶心、呕吐、黏膜炎 / 口腔炎、腹痛、便秘、高血压、皮疹、手足综合征、呼吸困难、出血等
甲磺酸伊马替尼	格列卫	用于治疗慢性髓性白血病急变期、加速期或 α- 干扰素治疗失败后的慢性期患者；不能切除和（或）发生转移的恶性胃肠道间质肿瘤	400mg 或 600mg，1 次 / 日，在进餐时服用，并饮一大杯水	若漏服 1 次，则应补服，除非距离下次服药时间不足 12h	中性粒细胞减少、血小板减少、贫血、水肿、恶心、呕吐、肌肉骨骼痛、腹痛、腹泻、皮疹、疲劳等
凡德他尼片	凡德他尼	用于治疗不能切除，局部晚期或转移的，有症状或进展的髓样甲状腺癌	300 mg，1 次 / 日，与食物同服或不同服均可	若出现漏服，离下次服药时间小于 12h 则可不用补服	腹泻、皮疹、恶心、高血压、头痛、疲乏、食欲减退和腹痛等

（三）其他分子结构类

1. 重组人血管内皮抑制素（恩度，Recombinant Human Endostatin） 通过抑制形成血管的内皮细胞迁移来抑制肿瘤新生血管的生成，阻断了肿瘤细胞的营养供给，从而达到抑制肿瘤增殖或转移的目的。

（1）适应证：与 NP 化疗方案联用，治疗初治或复治的Ⅲ / Ⅳ期非小细胞肺癌。

（2）用法和用量：静脉给药，与 NP 方案联合给药时，在治疗周期的第 1 ～ 14 日每天给药一次，每次 7.5 mg/m^2，连续给药 14d，休息 1 周，再继续下一周期治疗。通常可进行 2 ～ 4 个周期的治疗。

（3）溶液制备和输液：①于 2 ～ 8℃避光保存，为无色澄明液体，如遇有浑浊、沉淀等异常现象，则不得使用。②将本品加入 500 ml 生理盐水中，匀速静脉滴注，滴注时间 3 ～ 4h。③过敏体质或对蛋白类生物制品有过敏史者慎用。

2. 硼替佐米（万珂，Bortezomib） 是哺乳动物细胞中 26S 蛋白酶体糜蛋白酶样活性的可逆抑制剂。

（1）适应证：单药用于治疗至少接受过一种或一种以上治疗后复发的多发性骨髓瘤。

（2）用法和用量：仅用于静脉注射给药，严禁鞘内注射。单药治疗的推荐剂量为单次注射 1.3 mg/ ㎡，每周注射 2 次（至少间隔 72h），连续注射 2 周后停药 10 天。3 周为 1 个疗程，最多持续 8 个疗程。

（3）溶液制备和输液：①本品为白色或类白色块状物或粉末，避光、不超过 30℃处保存。②须用生理盐水完全溶解后在 3 ～ 5s 通过中心静脉导管或外周静脉注射，随后用生理盐水冲洗。③具有细胞毒性，配制时需戴手套和其他防护用品，避免皮肤直接接触。

三、肿瘤分子靶向治疗的不良反应及管理

与细胞毒性药物相比，分子靶向治疗药物虽没有细胞毒作用，但由于制作工艺（如人 - 鼠嵌合型抗体）和靶点的非特异性分布，仍然存在皮疹、心血管毒性、胃肠道反应、输注反应等，涉及全身各个系统，有的甚至十分严重，需要给予高度重视。

1. 皮肤反应 EGFR 相关皮肤反应的发生机制目前尚未完全明确，通常认为抑制 EGFR 介导的信号传导通路可引起角化细胞生长停滞和凋亡、减少细胞迁移、增加细胞黏附和分化，并诱发炎症，从而导致特征性的皮肤表现，最多见于作用于 EGF 的药物。小分子 TKI 所致皮肤反应相似，但是程度和临床表现略有不同。一般来说，皮疹严重程度与其疗效有一定相关性，且是可逆的，通常在停止治疗 4 周内或继续治疗中完全消退，也可能在重新开始治疗时复发或

加重，在长期治疗时其严重程度可能会降低。

主要表现为因表皮生长、恢复不良而导致的皮疹、皲裂、疼痛、瘙痒、色素沉着及手足综合征、甲沟炎/指甲改变等。其中，皮疹表现为单行性红斑样斑丘疹、水疱或脓疱状改变，可伴有瘙痒、触痛，通常出现于面部和（或）躯体上半部。初期为感觉障碍伴皮肤红斑和水肿，之后出现丘疹脓疱性皮疹（亦称痤疮样皮疹）、结痂，最后表现为红斑毛细血管扩张。在治疗最初的 1 ～ 2 周最为严重，之后的治疗过程中保持稳定（表 4-2）。

表 4-2　皮疹分级（NCI-CTCAE 4.02）及处理措施

分级	临床表现	处理措施
1 级	丘疹和脓疱＜ 10% 的体表面积，伴有/不伴有瘙痒和敏感	一般不需特殊处理。局部视情况使用复方醋酸地塞米松、氢化可的松或红霉素软膏涂抹
2 级	丘疹和脓疱 10% ～ 30% 的体表面积，伴有/不伴有瘙痒和压痛；伴心理影响；影响工具性日常生活活动	局部使用氢化可的松或红霉素软膏涂抹
3 级	丘疹和脓疱＞ 30% 的体表面积，伴有/不伴有瘙痒和压痛；影响个人日常生活活动；需口服抗生素治疗二重感染	干预措施基本同 2 级皮疹，可减少分子靶向药物的剂量
4 级	丘疹和脓疱遍布全身表面，伴有/不伴有瘙痒和敏感；需要静脉给予抗生素治疗广泛的多重感染；危及生命	立即永久停用 EGFR 药物
5 级	死亡	

注：NCI-CTOCAE 为常见不良反应事件评价标准

手足综合征以手掌和足底红斑、感觉异常为主要表现，又称掌跖红斑综合征。初期可表现为手掌、足底、指/趾末端的感觉异常、刺痛、麻木、充血、红斑，可伴有皮肤增厚、粗糙、皲裂、脱皮、脱屑；严重者可出现水疱、溃疡，伴有疼痛；与化疗药物相比，其手掌、足底的皮肤增厚和脱皮更为显著。多具有自限性，但再次给药后可反复出现（表 4-3）。

甲沟炎表现为痛性甲沟肉芽形成或脆性化脓性肉芽肿样改变，伴红斑、肿胀和外侧甲皱襞开裂；部分指甲破坏、变形缩小；拇指最常受累，可伴有甲与甲床分离、甲向内生长、甲营养不良（表 4-4）。

表 4-3　手足综合征分级（NCI-CTCAE 4.02）及处理措施

分级	临床表现	处理措施
1 级	无痛性轻微皮肤改变或皮肤炎（如红斑、水肿、角化过度）	积极采取预防措施，一般不需特殊处理，可局部涂抹尿素霜软膏
2 级	痛性皮肤改变（如剥落、水疱、出血、肿胀、角化过度）；影响工具性日常生活活动	协助患者做好生活护理，指导其睡眠时抬高肢体
3 级	重度皮肤改变（剥落、水疱、出血、水肿、角化过度），伴有疼痛；影响个人日常生活活动	一般使用氢化可的松软膏外涂

表 4-4　甲沟炎分级（NCI-CTCAE 4.02）及处理措施

分级	临床表现	处理措施
1 级	甲褶水肿或红斑；角质层受损	对指甲脱色和皱褶等改变，可不做特殊处理；出现甲沟旁肉芽肿样病损时，局部使用硝酸银杀菌剂并予以敷料包扎每周 1 次；若症状仍无缓解、可疑感染时，可考虑局部外用抗生素软膏，必要时口服抗生素
2 级	需要局部治疗；口服药物治疗（如抗生素、抗真菌、抗病毒治疗）甲褶水肿或痛性红斑；指甲脱落或指甲板分离；影响日常生活工具性活动	
3 级	需要外科手术治疗或静脉给予抗生素治疗；影响个人日常生活活动	

除上述外，皮肤反应还可表现为皮肤干燥、瘙痒、毛发生长调节异常（表现为脱发、睫毛粗长、面部多毛）、毛细血管扩张（表现为毛细血管及小血管的扩张和色素沉着）。对于皮肤皲裂者，治疗前应检查手掌和足底，排除原有的皮肤角化区域；症状出现时应立即干预，使用含有 10% 尿素成分的油膏或乳液。

分子靶向治疗相关皮肤反应的危险因素有阳光暴晒、同期行放射治疗、皮肤保湿不充分、老年人、曾接受细胞毒药物治疗继而导致皮肤屏障改变的患者等。因此，应积极实施管理策略，减少皮肤毒性发生率，提高患者的依从性。①避免日晒：由于分子靶向药物所致皮疹具有光敏性的特点，应指导患者使用物理防晒如防晒帽、太阳伞或防晒系数＞ 30 的广谱防晒用品。②每天保持皮肤的清洁与湿润，宜用温水洗浴，使用温性保湿、不添加香料和乙醇、非类固醇类的洗浴 / 护肤用品，避免皮肤干燥；男性避免胡须过度生长，剃须时使用须前润肤膏和保湿须后水（避免使用酒精性须后水）。③指导患者注意防寒防热，衣着宽松、衣料柔软舒适，避免摩擦刺激皮肤，寒冷、干燥或高温天气减少外出；鞋袜透气、不宜过紧，温水沐足后涂抹润肤霜可预防足部皮疹的发生，积极治疗足癣等原发疾病。④谨防皮肤损伤，切勿抓挠或自行挤破丘疹脓疱；定期修剪指/趾甲，但避免过短；有指/趾甲倒刺（逆剥）者应避免撕脱、剪伤，警惕局部感染、甲沟炎及局部增生反应；避免频繁洗手/洗浴，避免接触过冷或过热的物体；清洁家居/餐具、洗衣时，需戴防水/保护性手套。⑤西妥昔单抗的皮肤反应发生率约为80%以上，其中约15%为重度，其处理需要多学科参与管理。若发生不可耐受或重度（≥3级）皮肤反应，须中断本品治疗，转入到皮肤科治疗；只有缓解到2级才能重新进行治疗；若重度皮肤反应为第4次发生，或停药后皮肤反应无法缓解至2级，则须永久停止本品治疗。

2. *心血管毒性* VEGF引起高血压的机制尚未明确，一般认为与VEGF引起微血管密度下降、血管阻力增加，降低血管通透性、增加血管内血容量等诸多生理因素有关，可发生于多种靶向药物。曲妥珠单抗和重组人血管内皮抑素的心脏毒性发生率高，表现为心肌缺血、心电图ST-T轻度改变，房室传导阻滞，房性、室性期前收缩，急性左心衰；贝伐珠单抗可显著增加所有级别高血压的发生率，总发生率22.4%，通常为可逆，但可引发充血性心力衰竭、心肌缺血等。

积极预防心血管毒性，并及时予以干预：①用药前评估基线血压，有高血压史的患者在开始贝伐珠单抗或一些小分子化合物类药物治疗前应充分控制高血压；详细询问病史，评估心脏功能，有充血性心力衰竭病史、心脏瓣膜疾病、严重心律失常、心绞痛、心肌梗死的患者应慎用。②用药期间及间歇期均需密切监测血压变化，必要时按医嘱服用降压药物，将目标血压控制在140/90mmHg以下。出现心悸、气短等症状时应立即报告医护人员，以便尽早发现心脏毒性并及时予以纠正。③曲妥珠单抗可能导致亚临床和临床心力衰竭，治疗前及治疗过程中需对心脏功能进行评估，若出现显著的左心室功能下降，应停止该药治疗。④室性心律失常的患者有猝死的危险，建议家属或专人陪伴。

3. *胃肠道反应* EGFR广泛表达于正常的结肠黏膜细胞，调节氯离子分泌和钠离子吸收，同时也参与维持黏膜完整性，促使黏蛋白的产生和加强前列腺素的合成。因此，抑制EGFR可能引起黏膜损伤，引起消化道黏膜炎，伴疼痛、呕吐、腹泻（大便次数明显增多和大便性状改变）等。吉非替尼、厄洛替尼常引起腹泻，克唑替尼最常发生恶心、呕吐，一般为轻、中度，伴食欲缺乏，严重者可出现脱水。

应积极预防和处理胃肠道反应：①恶心、呕吐患者应少食多餐，清淡饮食；腹泻患者应低脂、低纤维饮食，忌食咖啡因、酒精、奶制品、橘子汁、葡萄汁及辛辣食物等。②记录排便次数及性状，确认出现腹泻症状的时间及持续时间；腹泻物含大量有害细菌，会导致皮肤损伤、疼痛，每次便后用温水清洗肛门、使用软毛巾擦干，并保证液体的摄入，每日饮水8～10杯。③如果恶心、呕吐、腹泻超过24h未能缓解，或24h内不能摄入食物和液体，应立即报告医师，予以补液对症治疗，及时纠正水电解质紊乱。④根据药物说明书和药物特点，指导患者将药物与食物同服或饭后2h以后服用，以减少胃肠道刺激。⑤密切观察病情变化，评估是否有发热、晕眩、痉挛等症状，警惕发生胃肠穿孔等严重并发症发生的可能。

4. 药物性肝损伤（DILI）　EGFR-TKI相关性DILI发生率为5%～55.3%，有研究认为与其活性代谢产物的代谢有关，而诱导的自身免疫性损伤是其发生的另一种机制。患者可有乏力、食欲减退、厌油、肝区胀痛及上腹不适等消化道症状，也可出现全身皮肤黄染、发热、嗜酸性粒细胞增多甚至关节酸痛等症状。血清谷丙转氨酶、谷草转氨酶、碱性磷酸酶、谷氨酰转肽酶和总胆红素等改变是目前判断是否有肝损伤和诊断DILl的主要实验室指标，白蛋白和凝血功能水平下降常提示肝损伤较重、功能受到影响，治疗过程中需定期筛查这些实验室指标，结合临床症状，排除引起肝损伤的其他病因，以早期发现DILl。

用药前认真阅读分子靶向药物的说明书，了解药物应用的禁忌证和注意事项，合理用药，并做好用药知情同意管理，提高患者风险意识；用药后定期进行肝脏生化学检测，严密监测是否发生肝损伤。肝功能损伤严重或恶化时，应考虑停止使用分子靶向药物，基本治疗原则为：充分权衡停药引起原发病进展和继续用药致肝损伤加重的风险；及时停用其他可疑致肝损伤的药物；根据肝损伤的临床类型选用适当的药物治疗；急性肝衰竭/亚急性肝衰竭等重症患者，必要时可考虑紧急肝移植。

5. 口腔黏膜炎　常发生在用药开始后2周左右。患者口腔黏膜可出现红斑、糜烂、水肿，进一步形成点状、片状溃疡，可波及上下唇、舌、双颊、口底黏膜，溃疡表覆假膜、渗血，造成口腔疼痛、吞咽困难、味觉异常等。其危险因素包括口腔卫生差、义齿、高龄、热/酸/粗糙食物、酒精和烟草摄入、口呼吸（如吸氧时）、营养不良、脱水等。

口腔黏膜炎的日常预防措施有：注意口腔卫生，早晚刷牙，饭后漱口，正确使用牙线、牙缝刷、冲牙器等用品；避免进食硬物，注意义齿的机械刺激，以防损伤口腔黏膜；保证均衡营养及水分的摄入，禁用含酒精的含漱剂，唇部干燥可使用无刺激性油膏；禁烟酒；保持与医务人员的联系，及时报告口腔黏膜症状。一旦发生口腔黏膜炎，其干预目的和原则为：控制疼痛，覆盖溃疡面，使其尽早愈合；保持口腔清洁，减少多重感染；阻止口腔黏膜炎发展为3级或4级；多学科协作治疗口腔黏膜炎引起的溃疡出血、多重感染、营养不良、脱水、电解质紊乱等并发症，并做好出院随访。

6. 间质性肺疾病（ILD）　是以肺间质为主要病变的众多异质性疾病的总称，以局灶或弥漫性肺间质的非感染性炎性改变和进行性纤维化、甚至发展为呼吸衰竭和心功能不全为病变特点。EGFR-TKI导致ILD的发生可能是因为肺泡Ⅱ型上皮细胞表达EGFR，参与肺泡壁的修复，而EGFR-TKI和抗EGFR单抗两者在抑制肿瘤生长的同时也抑制了气管上皮细胞的生长和损伤的修复而加重肺损害。其危险因素包括：男性、近期放化疗史，吸烟史，年龄≥ 55 岁，体力状态评分＞ 2 分，影像学检查示正常肺组织＜ 50%，有间质性肺疾病病史，肺气肿或慢性阻塞性肺病，肺部感染，合并心血管疾病等。ILD 可在用药数天至数周即出现明显临床表现的急性或亚急性起病，短期内可危及生命，也可表现为慢性隐匿起病，逐渐进展至呼吸衰竭，发现时已属不可逆转阶段。其临床症状常以咳嗽（干咳为主或有少量黏痰）起病，伴或不伴有渐进性加重的呼吸困难和发热，需与肺部感染相鉴别。

ILD 虽发生率较低，但一旦发生可严重威胁患者的生命，且由于病情发展迅速，即使停药后病死率仍很高。因此，早期发现和识别 ILD 以及提前实施预防措施是至关重要的。用药前应对患者进行 ILD 危险因素评估，尽量避免用于高龄、男性吸烟、既往有肺部放疗史等高危患者；治疗期间加强对患者呼吸功能的监测，若突发咳嗽加重、呼吸困难，应及时想到 ILD，及时监测肺部影像学变化，不可待症状明显加重时再进行，做到早发现、早停药、早治疗。一旦发生或怀疑 ILD 时，应立即停止使用分子靶向药物，以及可能的合并用药（如博来霉素、胺碘酮等）；立即开始糖皮质激素治疗，予抗生素抗感染治疗，并注意补充钙及维生素 D；予以氧疗，必要时行机械辅助通气；密切监测病情变化，监测血糖，预防消化道出血；及时进行再评估和检查。其干预目标为抑制炎症反应，促进渗出吸收，防止肺间质纤维化，保护心肺功能。

7. 输注相关反应（表 4-5） 其发生可能与一些分子靶向药物能迅速激活 B 细胞溶解及肿瘤坏死因子释放有关。常见于西妥昔单抗、利妥昔单抗、曲妥珠单抗、贝伐珠单抗等单抗类药物治疗。通常表现为皮疹、寒战和（或）发热、胸闷、呼吸困难、支气管痉挛，也可表现为血压下降或过敏性休克甚至危及生命。严重的输注反应以突发性气道梗阻、荨麻疹和低血压为特征。

表 4-5 输注相关反应分级（NCI-CTCAE 4.02）及处理措施

分级	临床表现及处理措施
1 级	轻微的、暂时性反应；无须中断输液；无须治疗
2 级	需要治疗或输液中断，但对症治疗（抗组胺、非甾体消炎药、麻醉品、输液治疗），快速收效；预防给药≤ 24h
3 级	症状缓解拖延 [例如：对症治疗和（或）输液中断，不能快速反应]；症状改善后复发；需要住院治疗后遗症
4 级	危及生命；需要紧急治疗
5 级	死亡

严重输注反应可导致死亡，应引起医务人员的高度重视。①给药前询问过敏史，教会患者识别输注相关反应的常见症状，出现皮疹、寒战、发热及胸闷憋气等不适时应立即报告医护人员。②根据药物特点于输注前 30 ～ 60min 进行预处理。③严格按照药物要求调节输注速度，嘱患者切不可自行调节滴速，避免输注过快。④滴注过程中严密监测患者病情及生命体征，发生轻至中度输注反应时，可减慢滴速和（或）服用抗组胺药物；若发生严重反应需立即停止输液，遵医嘱使用肾上腺素、糖皮质激素、抗组胺药物、支气管扩张剂及吸氧等对症治疗，并考虑停药。

四、肿瘤分子靶向治疗的常规护理

（一）提高护士认知和管理能力

分子靶向药物的不良反应虽不及放化疗，但注意不够或处理不当也可危及患者的生命。此外，长期应用分子靶向药物对机体的影响也不容忽视，已有报道长期使用吉非替尼可致伤口愈合困难，厄洛替尼则可发生迁延不愈的皮疹，而利妥昔单抗可导致 B 淋巴细胞功能低下，甚至影响体液免疫功能。护理人员应充分了解分子靶向治疗不良反应的发生时间、概率和症状等，能够识别其风险因素，并及时报告给医师、做好患者宣教。密切监测患者是否发生相关不良反应，发生后及时给予对症处理，积极配合专科治疗，并动态监测其缓解程度，以及有无疾病复发或相关并发症发生。

（二）健康宣教

根据患者的病情、文化背景及对疾病和治疗的认知，护理人员应向患者及家属介绍分子靶向治疗的目的、作用机制、不良反应及应对方法等，让患者了解更多的知识，提高患者认知，增强其治疗信心和依从性。在健康教育时采用通俗易懂的语言、简单明了的方法，运用面对面讲解、专题讲座、健康教育处方等健康教育方式，让患者理解和接受分子靶向治疗，并及时答疑解惑，给予帮助和指导。告知患者需及时发现、报告并积极配合处理不良反应，这有助于改善症状、增加继续治疗的可能性，不可瞒报不良反应或随意停止治疗。对最常见的皮肤毒性，告知其是可防、可控、可治的，亦可能是治疗效果的阳性预测指标，需理性对待，按医嘱积极处理。

（三）心理护理

患者在分子靶向治疗过程中会因认知不良或不良反应的发生而致情绪异常，可出现紧张、焦虑、恐惧、难以入睡等负性情绪，甚至可致治疗计划的中断，所以心理护理在整个治疗过程中起着非常重要的作用。

分子靶向药物一般价格昂贵，且疗效存在不确定性，尤其是新上市的药物，初次使用的患者常出现情绪紧张、思前顾后、难以抉择，而反复使用的患者又会担心经济负担过重、治疗不良反应和耐药性的发生，在应用前护理人员应了解患者的心理状态、顾虑和需求，针对性进行心理疏导、做好宣教、请其他病友现身说法，以减轻患者的心理压力，帮助其顺利完成治疗。在治疗过程中，应建立良好的、彼此信任的护患关系，保持密切的联系，用积极乐观的生活态度去感染患者，通过安慰、鼓励、支持、倾听、同理、共情等沟通技巧及放松疗法、尊严疗法等行为干预，让患者心情放松，坦然面对疾病，积极配合治疗；并动员家属及其他社会力量多关心和鼓励患者，为患者创造舒适温馨、安静安全、温湿度适宜的生活环境，帮助其建立战胜疾病的信心。当发生不良反应时，应主动关心体贴患者，以高度的责任心和同情心给予充分重视，耐心解释不良反应多在治疗 1 周内开始出现，停药后症状常可自行消退，无须担心，并配合医生积极处理不良反应，有效实施管理策略。

（四）用药护理

耐心、准确的用药护理，可消除患者及家属的担忧，获取充分信任。首次给药需询问过敏史，对于过敏体质以及蛋白类生物制品过敏者慎用，并备好抢救器械和药物，以便及时给予急救处理；遵照药物说明书正确贮存药物，有瓶身破损、贮存不当、过期的药物均不能使用；规范、谨慎操作，按要求正确配制药液，熟练、细致地给药，其间应避免药液浪费和错误给药；输注速度适宜，输注前后选择合适的溶媒冲洗输液管路；加强巡视，及时发现不良反应；与化疗、免疫药物联合使用时，应注意给药的先后顺序。

根据药物的不同，重点观察其不良反应：利妥昔单抗有无超敏反应，曲妥珠单抗有无心功能不全，西妥昔单抗有无皮疹、腹泻，贝伐珠单抗、安罗替尼、阿帕替尼有无胃肠穿孔、出血、血栓、高血压危象等。

（五）饮食护理

建议患者进食肉类、蛋、牛奶及水果等高蛋白、高热量、高维生素、易消化饮食，可少量多餐。避免食用过热、过冷及产气食物，如浓茶、咖啡、冰淇淋、辣椒等，切忌暴饮暴食。控制脂肪的摄入，避免食用动物内脏，以植物油代替动物油。鼓励患者多饮水，每日＞1500ml。戒烟戒酒。

分子靶向治疗的合理应用在肿瘤领域取得了惊人的临床疗效，极大地延长了肿瘤患者的生存期，改善了其预后。比如伊马替尼治疗慢性髓细胞白血病的慢性期患者完全血液学缓解率可达 96.6%，治疗传统放化疗无效的胃肠道间质瘤有效率达到 37%；EGFR-TKI 治疗敏感突变的非小细胞肺癌，总有效率超过 70%，远优于化疗。尽管如此，应强调分子靶向治疗是肿瘤综合治疗手段之一，在临床应用策略上，除了单用之外，还要在循证医学证据指导下联合其他有效的肿瘤治疗手段，使之发挥更好的临床效果。

第二节 肿瘤免疫治疗护理

肿瘤免疫治疗是恶性肿瘤治疗领域的重大突破，2016 年 2 月 4 日发布的美国临床肿瘤学会（American Society of Clinical Oncology，ASCO）恶性肿瘤研究进展年报将免疫治疗评为 2015 年恶性肿瘤研究的最大进展。免疫治疗主要包括被动免疫治疗和主动免疫治疗两种方式：被动免疫治疗是通过注射已知肿瘤抗原的特异性单克隆抗体从而刺激机体产生免疫反应，达到抑制肿瘤的目的；主动免疫治疗是通过给予一种治疗性疫苗来激活患者自身的免疫系统，从而达到主动抑制肿瘤发生或复发的目的。与以往的手术、化疗、放疗和靶向治疗不同的是，免疫治疗针对的靶标不是肿瘤细胞和组织，而是人体自身的免疫系统。

随着对肿瘤治疗的不断摸索，人们越来越意识到肿瘤免疫治疗的有效性。近年来，以免疫检查点抑制剂（immune checkpoint inhibitors，ICI）为代表的肿瘤免疫治疗的出现改善了多种肿瘤的临床预后，成为较成功的领域和研究的热点，同时也使肿瘤的治疗模式发生了重大变革。其中最受关注的 ICI 包括细胞程序性死亡受体 1（programmed cell death 1，PD-1）/ 细胞程序性死亡受体配体 1（programmed cell death-ligand 1，PD-L1）抑制剂和细胞毒性 T 淋巴细胞相关抗原 4（cytotoxic T lymphocyte associated antigen-4，CTLA-4）抑制剂等。目前，已经获批临床应用 ICI 的恶性肿瘤包括恶性黑色素瘤、非小细胞肺癌、肾细胞癌、膀胱癌、头颈鳞癌、霍奇金淋巴瘤、胃癌、肝癌等，而 ICI 针对不同类型恶性肿瘤适应证的临床研究也正在进行，为临床医师提供了新的治疗手段，为恶性肿瘤患者的治疗带来了新的希望。

一、肿瘤免疫治疗的作用机制

正常机体具有“免疫监视”功能，即免疫系统能识别肿瘤细胞并产生杀伤作用。免疫检查点分子（immune checkpoint）是人体免疫系统中起抑制作用的调节分子，可通过抑制 T 细胞分化增殖来调控免疫平衡，对于维持自身耐受、防止自身免疫反应以及通过控制免疫应答的时间和强度而使组织损伤最小化等至关重要。而肿瘤组织过度表达免疫检查点分子，抑制 T 细胞活化增殖或诱导 T 细胞凋亡，导致免疫抑制性肿瘤微环境形成，使肿瘤细胞逃避机体的免疫监控和杀伤，即发生“免疫监视逃避”。由此，肿瘤的形成是机体免疫逃逸的结果，逃避免疫清除是肿瘤的基本特征。

而 ICI 可以逆转免疫逃逸，其通过解除肿瘤局部的免疫抑制性微环境，来实现靶向肿瘤抗原或突破 T 细胞浸润的障碍，从而阻断表达免疫检查点的肿瘤细胞对免疫细胞的抑制作用，恢复机体识别和清除肿瘤细胞的能力，从而达到杀死肿瘤细胞的目的，即是对机体免疫细胞发挥“授之以渔”的作用。与肿瘤相关的免疫检查点分子主要有：PD-1、CTLA-4、t细胞免疫球蛋白及含黏蛋白域3（Tim-3）、淋巴细胞活化基因3（LAG-3），目前研究较多的为PD-1、CTLA-4。其中以PD-1/PD-L1为靶点的肿瘤免疫治疗是通过抑制PD-1/PD-L1信号通路，恢复免疫系统的正常工作，重新开始对肿瘤细胞的免疫杀伤功能。

然而，部分患者会对既有免疫治疗产生耐药而导致免疫逃逸，使免疫治疗整体疗效欠佳。

二、肿瘤免疫治疗药物的临床应用

（一）PD-1免疫检查点抑制剂

1. 纳武利尤单抗（欧狄沃，Nivolumab） 是一种靶向PD-1的全人源免疫球蛋白G4（immunoglobulin G4，IgG4）kappa单克隆抗体，能够阻断PD-1与其配体PD-L1和PD-L2的相互作用。

（1）适应证：①单药适用于治疗表皮生长因子受体（EGFR）基因突变阴性和间变性淋巴瘤激酶阴性、既往接受过含铂方案化疗后疾病进展或不可耐受的局部晚期或转移性非小细胞肺癌（NSCLC）成人患者。②用于治疗接受含铂类方案治疗期间或之后出现疾病进展且肿瘤PD-L1表达阳性（表达PD-L1的肿瘤细胞≥1%）的复发性或转移性头颈部鳞状细胞癌患者。③用于接受过两种或两种以上全身性治疗方案后的晚期或复发性胃或胃食管连接部腺癌患者。亦可用于黑色素瘤、肾细胞癌等多种肿瘤的治疗。

（2）用法用量：仅供静脉注射使用，不得采用静脉推注或单次快速静脉注射给药。推荐剂量为3mg/kg，每2周给药1次。推荐剂量和输注时间视适应证而定。

（3）溶液制备和输液：①于冷藏2～8℃避光贮存，不可冷冻。②本品澄清至乳光，无色至淡黄色液体，可能存在少量（极少）颗粒，使用前应注意观察瓶内药物有无异常。③使用生理盐水或5%葡萄糖注射液进行稀释，浓度可低至1mg/ml，现配现用为宜。若不能立即输注，稀释液可在冷藏避光条件下保存24h（包括恢复室温20～25℃的时间和输注时间在内的最多8h）。④输注时须采用配有无菌、无热源、低蛋白结合过滤器（孔径0.2～1.2μm）的输液管。⑤根据适应证不同，稀释液须在30min或60min内完成输注。

2. 帕博利珠单抗（可瑞达，Pembrolizumab） 是一种靶向PD-1的人源化IgG4 kappa单克隆抗体，能激活肿瘤浸润淋巴细胞（tumor infiltrating lymphocyte，TIL），通过与TIL表面的PD-1结合抑制其与PD-L1/L2的相互作用，以达到激活TIL解除经PD-1通路介导的免疫反应抑制的效果。

（1）适应证：①用于经一线治疗失败的不可切除或转移性黑色素瘤的治

疗。②联合培美曲塞和铂类化疗药物一线治疗 EGFR 基因突变阴性和间变性淋巴瘤激酶阴性的转移性非鳞状 NSCLC。③联合卡铂和紫杉醇适用于转移性鳞状 NSCLC 一线治疗等。

（2）用法用量：采用静脉输注的方式给药，不得通过静脉推注或单次快速静脉注射给药。推荐剂量为 2mg/kg，每 3 周给药 1 次。

（3）溶液制备和输液：①于冷藏 2 ～ 8℃保存，不可冷冻和摇晃药瓶。使用前将药瓶恢复至室温（25℃或以下），在 24h 内完成配制。②本品为无色至轻微乳白色、无色至微黄色溶液，如观察到可见颗粒应弃用。③抽取所需剂量的药物（仅供一次性使用，须丢弃药瓶中剩余药物），用生理盐水或 5% 葡萄糖注射液配制浓度范围为 1 ～ 10mg/ml 的稀释液，轻轻翻转混匀。④稀释后须立即使用。若不能，其冷藏条件下可放置 24h（包括恢复室温、输注时间在内的不超过 6h 放置时间）。⑤使用配有无菌、无热源、低蛋白结合过滤器（孔径 0.2 ～ 5μm）的输液管，输液时间应大于 30min。⑥请勿使用同一输液管与其他药物同时给药。

3. 特瑞普利单抗（拓益，Toripalimab） 是一种靶向 PD-1 的人源化 IgG4 kappa 单克隆抗体，是首个在我国上市的中国自主研发的 PD-1 单抗。

（1）适应证：用于既往接受全身系统治疗失败的不可切除或转移性黑色素瘤的治疗。

（2）用法用量：采用静脉输注的方式给药，不得采用静脉推注或单次快速静脉注射给药。推荐剂量为 3mg/（kg • 次），每 2 周给药 1 次。

（3）溶液制备和输液：①于冷藏（2 ～ 8℃）避光保存和运输，不可冷冻。从冰箱取出后应在 24h 内完成配制。②本品为无色或淡黄色澄明液体，可带轻微乳光，如观察到可见颗粒物或颜色异常应弃用。③按医嘱抽取所需剂量（药瓶中剩余部分不可重复使用）的药物，缓慢注入生理盐水 100ml 输液袋中，配制成浓度为 1 ～ 3mg/ml 的稀释液，轻轻翻转混匀。④稀释后药液在室温条件下贮存不超过 8h（包含输注时间）；冷藏条件下贮存不超过 24h（使用前应恢复至室温）。⑤首次输注时间至少 60min，若耐受良好，则后续输注时间可缩短到 30min。⑥输注时须使用配有一无菌、无热源、低蛋白结合过滤器（孔径 0.2μm 或 0.22μm）的输液管，且不可与其他药物混合或稀释使用。

4. 信迪利单抗（达伯舒，Sintilimab） 是一种靶向 PD-1 的全人源单克隆抗体，通过阻断体内 PD-1 与配体 PD-L1 的结合，使 T 细胞发挥正常作用，进而利用自身免疫清除肿瘤细胞。

（1）适应证：用于至少经过二线系统化疗的复发或难治性经典型霍奇金淋巴瘤的治疗。

（2）用法用量：采用静脉输注的方式给药，不得通过静脉推注或单次快速静脉注射给药。推荐剂量为200mg/次，每3周给药1次。

(3) 溶液制备和输液：①于冷藏2～8℃保存，不得冷冻和摇晃。从冰箱取出后的药瓶或输液袋须在使用前恢复至室温（20～25℃或以下）。②本品为澄明至微乳光、无色至淡黄色液体，如观察到可见颗粒应弃用。③抽取所需药物剂量(仅供一次性使用，须丢弃药瓶中剩余药物)用生理盐水稀释至1.5～5mg/ml的浓度，轻轻翻转混匀。④稀释后须立即使用。经稳定性研究表明，在冷藏、避光条件下保存时间不超过24h（包含恢复室温、输注时间在内的不超过6h放置时间)。⑤第一次输注时间应不短于60min，若耐受良好，后续每一次输注时间应不短于30min。⑥输注时所采用的输液管须配有孔径为0.2μm的无菌、无热源、低蛋白结合过滤器，但不能使用同一输液管与其他药物同时给药。

5. 卡瑞利珠单抗（艾瑞卡，Camrelizumab） 是一种靶向PD-1的人源化IgG4 kappa单克隆抗体。

(1) 适应证：①用于至少经过二线系统化疗的复发或难治性经典型霍奇金淋巴瘤患者的治疗。②接受过索拉非尼治疗和（或）含奥沙利铂系统化疗的晚期肝细胞癌患者。③单药二线治疗晚期食管鳞癌。④联合培美曲塞和卡铂一线治疗晚期或转移性非鳞癌NSCLC。

(2) 用法用量：采用静脉输注的方式给药，不得采用静脉内推注或快速静脉注射给药。推荐剂量为200mg/次（视适应证而定)，每2周给药1次。

(3) 溶液制备和输液：①本品应冷藏2～8℃避光保存和运输，不得冷冻。②从冰箱取出后应立即复溶和稀释：复溶时将5ml灭菌注射用水沿瓶壁缓慢加入，避免直接将其滴洒于药粉表面，缓慢涡旋使其溶解，静置至泡沫消退，切勿剧烈振荡西林瓶；复溶后药液为无色或微黄色液体，如观察到可见颗粒应丢弃；然后加入5%葡萄糖注射液或生理盐水100ml中完成配液；仅供一次性使用，单次使用后剩余的药物须丢弃。③稀释后药液在室温条件下贮存不超过6h（包含输注时间)；冷藏条件下贮存不超过24h（使用前应恢复至室温)。④稀释液经由带0.2μm过滤器的输液管进行静脉输注，宜在30～60min输注完毕，不得由同一输液器与其他药物同时给药。⑤联合化疗给药时，本品输注后间隔至少30min再给予化疗。

6. 替雷利珠单抗（百泽安，Tislelizumab） 是一种人源化IgG4单克隆抗体。

(1) 适应证：用于至少经过二线系统化疗的复发或难治性经典型霍奇金淋巴瘤的治疗。

(2) 用法用量：采用静脉输注的方式给药，不得采用静脉推注或单次快速静脉注射给药。推荐剂量为200mg/次，每3周给药1次。

(3) 溶液制备和输液：①应冷藏保存（2～8℃)，不得冷冻和摇晃。②本品为澄清至微乳光、无色至淡黄色液体，若观察到可见颗粒或异常颜色应弃用。

③将本品用 0.9%氯化钠注射液稀释至 1 ～ 5mg/ml 的浓度，缓慢翻转混匀。仅供一次性使用，单次使用后剩余的药物须丢弃。④宜现配现用。稀释液如不能立即使用，在冷藏条件下贮存不超过 24h（包含恢复室温和完成输液的时间）。⑤第一次输注时间应不短于 60min，若耐受良好，则后续每一次输注时间应不短于 30min。⑥输注时采用配有无菌、无热源、低蛋白结合的过滤器（孔径 0.2μm 或 0.22μm）输液管，不能使用同一输液管与其他药物同时给药。

7. 派安普利单抗（安尼可，Penpulimab）　是国内目前第一个 IgG1 亚型的靶向 PD-1 单克隆抗体，其对 T 细胞活化更充分，可进一步促进 T 细胞增殖，增强免疫疗效。

（1）适应证：适用于至少经过二线系统化疗的复发或难治性经典型霍奇金淋巴瘤成人患者。

（2）用法用量：采用静脉输注的方式给药，推荐剂量为 200mg，每 2 周给药一次，直至疾病进展或出现不可耐受的毒性。

（3）溶液制备与输液：①勿摇晃药瓶。药瓶从冰箱取出后，稀释前可在室温下（25℃或以下）最长放置 24h。②本品是一种无色至淡黄色澄明液体，给药前应目测药物是否存在悬浮颗粒和变色，如观察到异常情况应丢弃药瓶。③抽取所需剂量，注入至 0.9% 氯化钠溶液的静脉输液袋中，制备终浓度范围为 1.0 ～ 5.0mg/ml，轻轻翻转混匀。④本品一经稀释应尽快使用。若不能，稀释液可在 2 ～ 8ºC 避光保存 24h（包括恢复室温和给药时间在内的最多放置 6h），中途不得冷冻。⑤输注时采用的输液管须配有无菌、无热源、低蛋白结合的输液管过滤器（孔径 0.22μm 或 0.2μm），勿使用同一输液管与其他药物同时给药。⑥本品仅供一次性使用，须丢弃药瓶中剩余的未使用药物。

（二）PD-L1 免疫检查点抑制剂

1. 阿替利珠单抗（泰圣奇，Atezolizumab）　是首个靶向 PD-L1 的人源化 IgG1 单克隆抗体，可阻断 PD-L1 与 PD-1 和 B7-1 受体的相互作用，解除 PD-L1/PD-1 介导的免疫反应抑制。

（1）适应证：联合卡铂和依托泊苷用于成人广泛期小细胞肺癌的一线治疗。

（2）用法用量：静脉输注给药，不得以静脉推注或快速静脉输注的方式给药。与卡铂和依托泊苷联合用药①诱导期（每 3 周给药 1 次，共 4 个治疗周期）：第 1 天静脉输注本品，推荐剂量为 1200mg，再依次输注卡铂、依托泊苷；第 2 天和第 3 天分别静脉输注依托泊苷。②维持期：每 3 周静脉输注一次本品 1200mg。

（3）溶液制备和输液：①于冷藏 2 ～ 8℃避光贮存，不可冷冻和振摇。②稀释后的溶液应立即使用。如未立即使用，可在冷藏条件下储存最多 24h，或在室温（≤ 25℃）储存最多 8h。③不得与其他药物使用同一输液管给药。④首次静脉输注时间需至少持续 60min，若患者耐受性良好则其后的输注时间可适当缩短，但至少持续30min。⑤如在预定日期漏用了本品应尽快给药，并调整给药计划，使2次给药之间间隔3周。⑥在同一天给药时，本品应在其联用药品之前先行给药。

2. 度伐利尤单抗（英飞凡，Durvalumab） 是一种靶向PD-L1的IgG1 kappa单克隆抗体，阻断PD-L1/PD-1和PD-L1/CD80相互作用，解除免疫应答的抑制，促进T细胞攻击肿瘤细胞，而不诱导抗体依赖性细胞介导的细胞毒性。

（1）适应证：适用于在接受铂类药物为基础的化疗同步放疗后未出现疾病进展的不可切除、Ⅲ期NSCLC患者的治疗。

（2）用法用量：采用静脉输注方式给药，推荐剂量为10mg/kg，每2周1次，直至出现疾病进展或不能耐受的毒性，最长使用不超过12个月。

（3）溶液制备和输液：①于冷藏2～8℃避光贮存，请勿摇晃药瓶。②给药前检查制剂是否存在颗粒物和变色。如观察到瓶内溶液浑浊、变色或含可见异物应丢弃。③按医嘱抽取所需剂量，注入至生理盐水或5%葡萄糖注射液的输液袋中，配制成浓度为1～15mg/ml的溶液，轻轻翻转混合。丢弃剩余部分或空的药瓶。④制备后应立即给予患者输液。如不能立即给药，则从药瓶恢复室温到开始给药的总时间，冷藏条件下贮存不应超过24h，室温25℃下不应超过4h。⑤输注时采用带有无菌、低蛋白结合的孔径为0.2μm或0.22μm过滤器的输液管，输注时间大于60min，不得使用同一输液管与其他药物合并用药。

3. 阿维单抗（Avelumab，Bavencio） 是以PD-L1为靶点的人源化IgG1单克隆抗体。本药暂时未在中国大陆上市。

（1）适应证：适用于治疗转移性默克细胞癌的成年患者。

（2）用法用量：仅限静脉输注，不得以静脉推注方式给药。推荐剂量10mg/kg，每2周1次。

（3）溶液制备和输液：①贮存在2～8℃冰箱内、用原始包装避光保存，忌冷冻或摇晃。②最初的4次输注需要预处理，予抗组胺药物和对乙酰氨基酚，此后根据需要预处理。③本品为澄清、无色至淡黄色溶液，给药前应目视检查。④以生理盐水或0.45%氯化钠注射液稀释后，使用无菌、无热源、低蛋白结合性、孔径为0.2μm过滤器的输液管进行静脉输注，输注时间大于60min。

（三）CTLA-4免疫检查点抑制剂

伊匹木单抗（易普利姆玛，Yervoy，Ipilimumab）是一种重组人类单克隆抗体，它与CTLA-4结合，阻断其与配体的相互作用，促进T淋巴细胞的活化与增殖，从而发挥抗肿瘤作用。

（1）适应证：适用于治疗不可切除或转移性黑色素瘤等。

（2）用法用量：一般用3mg/kg，静脉注射，每3周1次，共4次；还可与达卡巴嗪联合治疗。

（3）溶液制备和输液：①于 2 ～ 8℃冷藏条件下避光保存，忌冷冻。②配置前应在室温下放置 5min，然后抽取所需药量，用生理盐水或 5% 葡萄糖注射液稀释至 1 ～ 2mg/ml，轻轻倒转输液瓶或袋，使药液混合均匀。③使用带低蛋白结合率的终端滤器输液器进行输注，90min 内完成，不能与其他药物混合使用。④使用前 30min 给予抗组胺药物，用药期间予以心电监护、加强巡视，密切观察患者的生命体征和主诉。对于轻度或中度输液反应患者，可中断或减慢输液速度；若出现严重的肺炎、急性呼吸窘迫综合征或危及生命的输液反应，则停用本品，立即采取急救处理。

三、肿瘤免疫治疗的不良反应

近年来，以 ICI 为代表免疫治疗的出现改善了多种肿瘤的临床预后，开启了肿瘤治疗的新模式。随着 ICI 的广泛应用，其出现的延迟应答、假性进展、超进展等特征逐渐被大家熟知，而其相关毒性也不容小觑，部分为严重致死性毒性，对临床治疗决策和疗效评价带来了困难与挑战。ICI 相关的毒性包括免疫相关的不良反应（immune-related adverse effects，irAE）和输注反应，也包括可能发生的脱靶反应，本章节着重探讨 irAE。

（一）irAE 的发生发展

ICI 是通过阻断免疫检查点、减少免疫系统的抑制作用，从而激活抗肿瘤反应，但是这种免疫活化作用降低了人体自身的免疫耐受性，从而导致irAE的发生。因此，irAE 与免疫检查点受抑制、激活机体免疫应答、扰乱机体免疫稳态有关，是免疫系统产生的非特异性反应，可影响几乎所有的组织器官。其中，皮肤、肠道、内分泌器官、肺和骨骼肌肉组织受累比较普遍，而心脏、肾脏、肝脏、神经、眼的 irAE 相对少见。

大多数ICI单药治疗导致的irAE在不同瘤种的表现相似，很多临床研究表明，它们的发生与炎症反应有关，例如呼吸困难和肺炎、腹泻和结肠炎、肝酶升高和肝炎、脂肪酶升高和胰腺炎，当药物激活宿主免疫系统的同时，也带来了不小的自身炎症不良反应，特别是 $CD8^+$ T 细胞激活介导的炎症反应，这些反应会与药物治疗效应相重叠，给临床鉴别带来了困难。

研究表明，单药 ICI 治疗者 90% 可出现不同程度的 irAE，不同 ICI 所致 irAE 的发生率有所不同，其发生与药物的半衰期密切相关。即使大多数的 irAE 为轻到中度，也有文献报道了少见的、严重的 irAE，包括严重性肠炎、脑炎、肺炎、心肌炎、毒性表皮溶解症、自身免疫性 1 型糖尿病，其中 2% 的患者会出现死亡。危及生命的 irAE 虽然少见，但可能会与常见的临床表现相混淆，且发生发展速度较快。另外，irAE 是一种延迟性反应，持续时间较长，部分归因于药物的药效动力学的不同，有时停药数月甚至数年后不良反应才表现出来。因此，临床医务人员须对 irAE（图 4-1）的不同临床表现及其延迟性保持警惕，做好 irAE 的预防、早期识别和全程规范管理对降低肿瘤患者免疫治疗风险至关重要。肿瘤专业的医务人员应接受相关培训，提高对 irAE 的重视程度以及早期识别和全程管理 irAE 的能力。

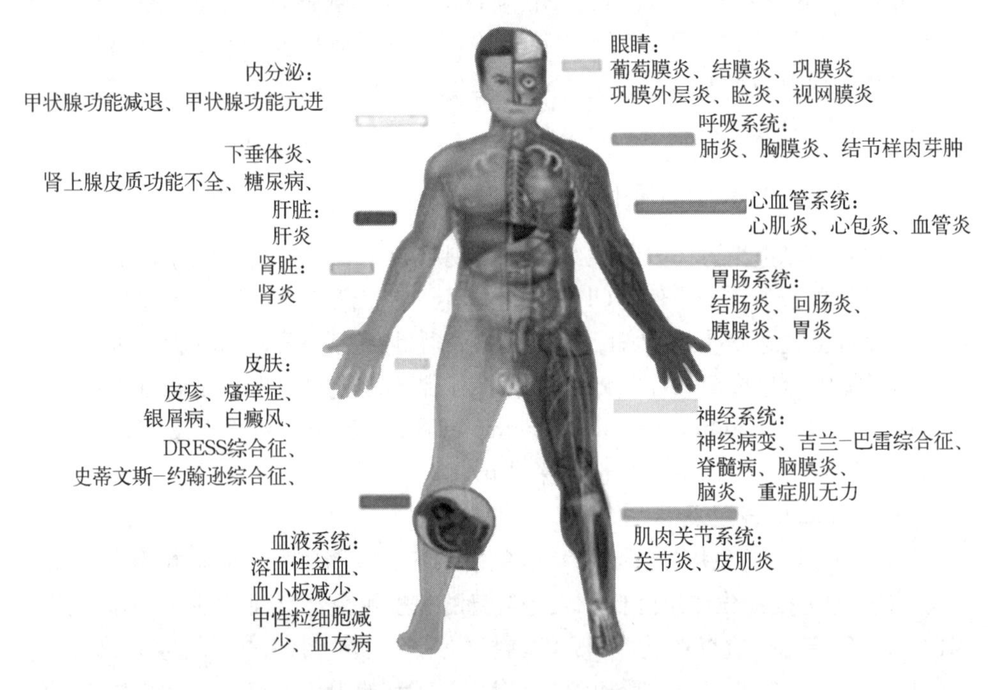

图 4-1　免疫相关的不良反应

引 自 Champiat, Lambotte, Barreau, et al. Management of immune checkpoint blockade dysimmune toxicities: a collaborative position paper[J]. Annals of oncology: official journal of the European Society for Medical Oncology, 2016, 27(4):559-574.

（二）irAE 的处理原则

中国临床肿瘤学会（Chinese Society of Clinical Oncology， CSCO）制定的《免疫检查点抑制剂相关的毒性管理指南》将 ICI 毒性分为 5 个级别：G1- 轻度毒性；G2- 中度毒性；G3- 重度毒性；G4- 危及生命的毒性；G5- 与毒性相关的死亡。irAE 的临床处理是根据其分级原则进行的，如仅表现为皮肤或内分泌症状，可继续进行 ICI 治疗。

由于大部分 irAE 和机体免疫系统过度激活相关，因而毒性管理在很大程度上依赖于使用糖皮质激素。糖皮质激素是常见的免疫抑制剂，临床上应根据毒性分级来判断是否使用，以及使用激素的剂量和剂型。G1 ～ G2 级的毒性一般选择口服的糖皮质激素制剂，不过有时由于严重毒性来势凶险，如心脏、肺、肝脏和神经系统毒性要首选高剂量静脉滴注糖皮质激素，同时暂停 ICI 的使用；

使用糖皮质激素要及时，延迟使用（> 5d）会影响部分毒性的最终处理效果，比如腹泻、结肠炎；为防止毒性复发，糖皮质激素减量应逐步进行（> 4 周，有时需要 6 ～ 8 周或更长时间），特别是在治疗免疫相关性肺炎和肝炎时。多学科的合作对于及时有效地控制和管理 irAE、更加安全地进行肿瘤免疫治疗的意义重大，如英夫利昔单抗通常被用于克罗恩病或溃疡性结肠炎的治疗，而它在治疗由 ICI 引起的中、重度结肠炎中也十分有效，同时它的应用还能避免长期激素带来的不良反应。

（三）irAE 的临床表现及管理

1. *皮肤 irAE*　是 ICI 最常见的不良事件，发生频率和持久性较高。通常发生在治疗早期，治疗后几天或几周后都有可能出现，也可能延迟至治疗数月后。其中皮疹、瘙痒最多见，通常表现为有或无丘疹的红斑，影响躯干和四肢，常伴有瘙痒，是患者主要的难以耐受的症状。白癜风和白癜风样病变常见于黑色素瘤患者，通常为双侧对称性分布，常提示患者有更好的临床相关结果。苔藓病、湿疹以及大疱性皮炎和银屑病发生率较低，已报道的其他更少见的皮肤 irAE 包括：斑秃、口腔炎、皮肤干燥症和光敏感。重症皮肤 irAE 包括 Stevens-Johnson 综合征（SJS）/ 中毒性表皮坏死松解症（SJS/TEN）、伴嗜酸性粒细胞增多和系统症状的药疹（DRESS 综合征），可致死，发生率低。据报道，使用 PD-1/PD-L1 抑制剂的患者出现所有级别皮肤 irAE 的发生率是 30% ～ 40%，使用 CTLA-4 抑制剂的患者接近 50%（表 4-6）。

表 4-6　皮肤 irAE 临床分级

分级	斑丘疹 / 皮疹	瘙痒	大疱性皮炎 / Stevens-Johnson 综合征（SJS）/ 中毒性表皮坏死松解症（TEN）
G1	斑疹 / 丘疹区域占全身体表面积 < 10%，伴或不伴症状（如瘙痒、灼痛或紧绷）	轻微或局限	无症状，水疱区域 < 10% 全身体表面积
G2	斑疹 / 丘疹区域占全身体表面积 10% ～ 30%，伴或不伴症状（如瘙痒、灼痛或紧绷），日常使用工具受限	强烈或广泛；间歇性；抓挠致皮肤受损（如水肿、丘疹、脱屑、苔藓化、渗出 / 结痂）；日常使用工具受限	水疱占全身体表面积 10% ～ 30%，伴疼痛；日常使用工具受限
G3	斑疹 / 丘疹区域占全身体表面积 > 30%，伴或不伴症状（如红斑、紫癜或表皮脱落），日常生活自理受限	强烈或广泛；持续性；日常生活自理明显受限或影响睡眠	水疱覆盖全身体表面积 > 30%；日常生活自理明显受限。SJS 或 TEN
G4			水疱覆盖全身体表面积 > 30%；合并水、电解质紊乱。致死性 SJS 或 TEN

皮肤 irAE 的预防和处理：

(1) 告知患者及其家属大多数皮肤 irAE 是低级别的、可控的，通过适当的干预不影响 ICI 的继续使用，但需早期发现并及时干预，以提高患者对免疫治疗的认知和依从性。

(2) 治疗前要进行皮肤评估和黏膜检查，询问有无药物过敏史或过敏性皮肤疾病史，并记录病变的范围和类型。

(3) 若患者出现皮肤反应，需进一步完善评估，排除其他致病因素，如感染、其他药物反应或其他疾病的皮肤表现。观察并记录皮疹出现的时间、部位、范围、伴随症状等，并进行动态观察，了解皮肤 irAE 的进展或转归。

(4) 协助患者做好生活护理：①保持皮肤的清洁，常规温水洗浴，避免使用碱性浴液，穿全棉内衣裤；②保持皮肤湿润，每日涂抹无刺激性润肤剂；③修剪指甲，避免抓破皮肤而继发感染，出现瘙痒时可局部外用清凉剂(如薄荷等)或纱布类物品冷敷或轻拍，以缓解不适；④外出时避免阳光照射，使用遮阳帽/伞等防晒措施；⑤忌吃辛辣、刺激性食物；⑥保持室内空气流通。

(5) 遵医嘱予以及时干预：1～2 级可继续使用 ICI，口服抗组胺药，局部外用糖皮质激素；3～4 级需中断或者永久停用 ICI，住院治疗，给予口服抗组胺药、泼尼松治疗，局部外用强效糖皮质激素；严重皮疹，如 Stevens-Johnson 综合征/中毒性表皮坏死松解症等，需住院治疗，予以静脉注射类固醇、皮肤学检查，并警惕、监测体液和电解质状态异常。

2. 胃肠道 irAE　主要表现为腹泻/结肠炎，是 ICI 治疗最常见的 irAE 之一，大多数患者会累及乙状结肠和直肠，除腹泻外还可发生腹痛、大便带血和黏液、发热等症状，少部分患者还可表现为口腔溃疡、肛门病变（肛瘘、肛裂、脓肿）以及关节疼痛、内分泌紊乱、皮肤病变等肠外表现。典型的免疫相关结肠炎通常发生在降结肠，患者常表现出血性或水样腹泻、腹痛，有时伴有发热。行腹部CT显示结肠壁增厚和水肿改变，但结肠镜检查是诊断免疫性结肠炎的金标准，组织病理学特征包括固有层扩张、绒毛变钝和急性恶变（上皮内中性粒细胞和隐窝、腺体凋亡增加）。

腹泻一般发生在平均 3 次 ICI 治疗后，也可能发生在紧随第 1 次治疗后。CTLA-4 抑制剂的胃肠道 irAE 发生风险远远高于 PD-1/PD-L1 抑制剂，并可发生于治疗过程中的任意时间，甚至治疗结束后数月。还应注意的是接受免疫联合治疗会提高其胃肠道 irAE 的发生风险，并且导致发生时间提前，需要特别引起重视。3～4 级胃肠道 irAE 是导致 ICI 治疗中断的常见原因(表 4-7)。

表 4-7　胃肠道 irAE 临床分级

分级	临床表现
G1	无症状；只需临床或诊断性观察（1 级腹泻≤ 4 次 / 日）
G2	腹痛；大便黏液或带血（2 级腹泻频率 4 ～ 6 次 / 日）
G3	剧烈腹痛；大便习惯改变；需要药物干预治疗；腹膜刺激征（3 级腹泻频率≥ 7 次 / 日）
G4	症状危及生命；需要紧急干预治疗

胃肠道 irAE 的预防和处理：

（1）告知患者及其家属大部分胃肠 irAE 能够得到很好控制，嘱其学会自我观察，及早发现不适并及时告知医务人员。

（2）若患者出现腹泻合并腹痛、直肠出血、黏液便和发热症状，应警惕结肠炎的发生。但结肠炎也可能在没有腹泻的情况下发生，如得不到及时发现和治疗，可能会导致严重的并发症如急性肠穿孔、弥漫性腹膜炎，甚至是死亡，应及早进行实验室检查，给予早期发现和及时处理。

（3）腹泻的处理：①评估并记录排便次数、性质、颜色、量，腹痛的部位、程度，体温变化，体重减轻情况，监测水、电解质平衡，做好基线评估，以判断患者症状的严重程度和发展变化。②观察肛周皮肤情况，便后温水清洗，可外涂锌钦膏。③嘱患者注意休息，减少体力消耗和胃肠蠕动，做好腹部保暖。④饮食上给予清淡易消化食物，忌辛辣、生冷、油腻、粗纤维、刺激性食物，少量多餐，适当增加饮水量；3 ～ 4 级腹泻，应禁食或流质饮食，或全肠外营养。⑤对于 2 级以下的腹泻，予以止泻、补液对症治疗；如果持续 2 级或 3 级以上的腹泻则需停用 ICI（4 级需永久停用），给予甲泼尼龙治疗，并继续观察、完善检查，予以其他对症处理。

（4）协助医师做好鉴别诊断：感染性腹泻、克罗恩病、溃疡性或假膜性结肠炎及其他胃肠疾病，一旦排除上述疾病，皮质醇类药物应立即使用。如果 72h 没有改善，应加用肿瘤坏死因子（TNF）-α 拮抗剂，如英夫利昔单抗。

3. 内分泌 irAE　内分泌改变是 ICI 最常见的不良反应之一，所有内分泌腺都可能受到影响，甲状腺、垂体和肾上腺是最常见的受影响器官，包括甲状腺功能异常（主要是甲状腺功能减退或亢进、甲状腺炎等）和急性垂体炎，少见原发性肾上腺功能减退、1 型糖尿病、高钙血症和甲状旁腺功能减退等（表 4-8）。该毒性出现时间通常较晚，PD-1 抑制剂单药治疗一般发生在第 10 ～ 24 周，CTLA-4 抑制剂治疗最早可能出现在第 7 ～ 8 周，联合治疗平均发生在第 12 周左右，发生率显著高于单药治疗。大多数病例可能无症状，仅观察到相关生化指标的改变，但有时也会出现危及患者生命的情况。如果患者出现无法解释的内分泌改变，需完善相关检查，尽快确诊。

表 4-8　内分泌 irAE 临床分级

分级	甲状腺功能减退	甲状腺功能亢进	高血糖（首选空腹血糖）
G1	无症状：只需临床或诊断性检查；无须治疗	无症状：只需临床或诊断性观察；暂无须治疗	空腹血糖＜ 8.9mmol/L
G2	有症状：需要行甲状腺激素替代疗法；工具性日常生活能力	有症状：需要行甲状腺激素抑制治疗；影响工具性日常活动能力	空腹血糖 8.9 ～ 13.9mmol/L
G3	严重症状：个人自理能力受限；需要住院治疗	严重症状：个人自理能力受限；需要住院治疗	空腹血糖 13.9 ～ 27.8mmol/L，需要住院治疗
G4	危及生命；需要紧急干预	危及生命；需要紧急干预	空腹血糖＞ 27.8mmol/L，危及生命

内分泌 irAE 的预防和处理：

（1）告知患者及其家属内分泌 irAE 虽较常见，但较少出现 3 级及以上甲状腺功能异常，且通过及时检查以及对症或替代治疗，极少危及生命，并指导其学会自我观察，及早发现不适并及时告知医务人员。

（2）治疗前和治疗过程中，须做好甲状腺功能、晨起肾上腺功能以及血糖情况的基线监测和评估，及时追踪阳性指标。

（3）密切观察患者的病情变化：①有无食欲亢进、多汗、怕热、心悸、性情急躁等甲亢表现；②有无怕冷、少言懒动、反应迟钝、体重增加、嗜睡等甲减表现；③有无疲惫、无精打采、头痛、头晕、视力下降、复视、尿量多等垂体炎表现；④有无体重、食欲、耐受冷或热、情绪、行为方面的变化，有无心悸、乏力、便秘或腹泻、干燥等甲状腺炎表现。对于疑似或确诊的内分泌 irAE，宜转内分泌专科治疗，根据病情决定继续或暂停 ICI 治疗。

（4）根据不同类别的内分泌 irAE，合理调整饮食和生活方式，给予药物治疗和对症处理。

4. 肺 irAE（表 4-9）　最常见的肺毒性反应是肺炎，总体发生率＜ 5%，其中≥ 3 级肺炎发生率为 1% ～ 2%，是引起 ICI 相关死亡最重要的原因之一。呼吸困难可能是肺炎的一个前期表现，还可表现为发热、胸痛、咳嗽、呼吸急促等症状，也常合并其他器官如肝炎、结肠炎、甲状腺炎等 irAE，应引起警惕。肺 irAE 诊断是基于肺部影像出现新的或进行性的肺部渗出和磨玻璃样改变，CT 可作为首选的影像学检查方法。少数患者无临床症状，但可出现肺部影像学改变。临床医师常面临与感染性肺炎的鉴别诊断，特别是之前存在阻塞性肺疾病的患者。随着 ICI 适应证的扩大，更多和复杂的免疫治疗方案用于临床，肺 irAE 的发生率也在逐步增加。与恶性黑色素瘤患者相比，NSCLC 患者肺 irAE 的发生率更高。

表 4-9　肺 irAE 临床分级

分级	临床表现
G1	无症状：局限于单个肺叶或＜ 25% 的肺实质
G2	出现新的症状或症状恶化，包括：呼吸短促、咳嗽、胸痛、发热和缺氧；涉及多个肺叶且达到 25% ～ 50% 的肺实质，影响日常生活，需要使用药物干预治疗
G3	严重的新发症状，累及所有肺叶或＞ 50% 肺实质，个人自理能力受限，需吸氧和住院治疗
G4	危及生命的呼吸困难、急性呼吸窘迫综合征，需要插管等紧急干预措施

肺 irAE 的预防和处理：

（1）告知患者及家属肺 irAE 常见的症状，若未能及时识别和处理肺炎会严重影响患者预后，应学会自我观察，及早发现不适并及时报告。

（2）每日监测生命体征，重点观察体温、呼吸频率、节律、血氧饱和度等情况，观察有无肺炎相关症状。缺氧可能发生并迅速进展，最终导致呼吸衰竭，需及时予以吸氧等对症处理，必要时行气管切开或插管。重度患者听诊可闻及双肺底吸气末期爆裂音，应引起高度警惕。

（3）病房定时开窗通风，保持空气新鲜，并保持适宜的温湿度；保持患者呼吸道通畅，指导患者有效咳嗽、排痰，及时予以氧疗，必要时给予叩背、雾化吸入协助排痰；胸部疼痛者按疼痛护理常规处理。

（4）一旦确诊为 ICI 相关性肺炎，应进行早期干预：①停用免疫治疗药物，予以甲泼尼龙治疗，并每 2 ～ 3 天监测症状 1 次，症状好转后逐渐减量。② 1 级肺炎经处理后复查胸部 CT 示炎性渗出完全缓解，则可在密切随访下重启免疫治疗。③ 1 ～ 2 级肺炎可在门诊处理，出现≥ 3 级的肺炎须住院治疗，根据病情予以口服 / 静脉糖皮质激素等治疗。④如果用糖皮质激素治疗肺炎，应非常缓慢和谨慎地减少糖皮质激素的用量，因肺炎可能会恶化。

5. 肝脏 irAE　主要表现为谷丙转氨酶（ALT）和谷草转氨酶（AST）升高，伴或不伴有胆红素升高。一般无特征性的临床表现，有时伴有发热、疲乏、食欲下降、早饱等非特异性症状，胆红素升高时可出现皮肤巩膜黄染、茶色尿等，偶有暴发性肝炎和死亡的报道。超声和 CT 通常显示其非特异性的影像学表现：肝大、脂肪变性、门静脉周围水肿等。肝穿刺活检为其诊断金标准，组织病理学上可见散在灶性坏死、嗜酸性体等。诊断时，应注意与其他疾病或药物导致的肝损伤（如他汀类药物）、病毒性肝炎、酒精性肝损伤、自身免疫性肝炎和肝外胆汁淤积等相鉴别。肝脏 irAE 可发生于首次使用后任意时间，最常出现在首次用药后 8 ～ 12 周。免疫联合用药其肝脏 irAE 发生率较单药治疗时显著升高（表 4-10）。

表 4-10　肝脏 irAE 临床分级

分级	临床表现
G1	AST 或 ALT ＜ 3 倍正常值上限（ULN）；总胆红素＜ 1.5 倍 ULN
G2	AST 或 ALT 3 ～ 5 倍 ULN；总胆红素 1.5 ～ 3 倍 ULN
G3	AST 或 ALT 5 ～ 20 倍 ULN；总胆红素 3 ～ 10 倍 ULN
G4	AST 或 ALT ＞ 20 倍 ULN；总胆红素＞ 10 倍 ULN

肝脏 irAE 的预防和处理：

（1）告知患者及家属肝脏 irAE 常见的症状，其发生率虽不高，但识别度高，通常在肝功能检测时被发现，应避免紧张和焦虑，并指导患者及家属学会自我观察，及早发现不适并及时报告。

（2）做好肝功能基线检查，在免疫治疗前、单次治疗后均需监测谷草转氨酶、谷丙转氨酶及胆红素水平，观察患者有无肝损伤相关症状，早期进行识别和评估。

（3）予以生活护理：合理饮食，以清淡、易消化、富含维生素及蛋白质的食物为主，避免高脂、油腻食物；注意休息，保证充足的睡眠，保持舒畅心情，避免劳累、熬夜、剧烈活动。

（4）如果考虑为肝脏 irAE，应及早进行干预：①停止所有可引起肝损伤的药物。② 2 级以下患者需暂停 ICI 治疗，每 3 天复查肝功能。如果持续 2 周以上应加用类固醇皮质药物甲泼尼龙，待转氨酶及胆红素恢复正常后可继续应用 ICI。③ 4 级需永久停止 ICI 治疗，酌情使用糖皮质激素等治疗。④在难治性病例中，应加入其他免疫抑制剂，但免疫相关肝炎禁用英夫利昔单抗，因其可能引起暴发性肝炎，危及患者生命。

6. 心脏 irAE　ICI 引起的心肌炎、心包炎等心血管毒性属于罕见 irAE，临床试验中发生率不足 1%，但任何 ICI 都可能导致。随着 ICI 的应用越来越广泛以及联合治疗模式的出现，心脏 irAE 的报道越来越多，包括重症暴发性心肌炎等，严重者可致命，应引起临床医务人员的高度重视。心脏 irAE 一般表现为非特异性症状如乏力和虚弱，而更典型的心脏 irAE 症状随时都会出现，如胸痛、呼吸急促、肺水肿、心悸、心律失常、急性心力衰竭、双下肢水肿等，首次使用 ICI

后数月内症状最常见。心肌炎是致死的主要原因，主要表现为传导异常的改变和射血分数的下降，更常见于免疫联合治疗时（表 4-11）。

表 4-11　心脏 irAE 临床分级

分级	临床表现
G1	轻度一过性反应，可不必中断输液，无须干预
G2	治疗或者中断输液，对症处置（如抗组胺药、非甾体抗炎药、麻醉药或静脉输液等），24h 内预防性用药
G3	延迟性（如不必快速对症状进行处置，或暂停输液）；初始处理后症状再发；住院治疗处理后遗症
G4	威胁生命的后果；需要紧急处理

心脏 irAE 的预防和处理：

（1）告知患者及家属心脏 irAE 的常见症状，其非特异性表现，但发病快，且有潜在恶化的风险，指导其学会自我观察，及早发现不适并及时告知医务人员。

（2）在治疗前，评估患者既往是否存在心脏基础疾病、既往用药史、有无临床症状，进行生化分析 [肌钙蛋白 I 或 T、脑钠肽、总肌酸激酶（CK）、空腹血脂] 和心电图检查，掌握患者免疫治疗前的基线值非常重要。

（3）用药期间定期监测患者心电图变化，重视患者主诉（有无乏力、进行性加重的呼吸困难、心绞痛等不适），每周进行相关实验室检查，监测血肌钙蛋白、血脑钠肽或 N 末端脑钠肽前体有无变化。

（4）对患者出现的心脏症状应高度警惕，及早排查。疑似或确诊的心肌炎患者都应住院治疗，监测心功能。特别是对于有证据支持诊断为心肌炎、血管炎或肌炎的患者，早期发现和治疗、尽早转专科、及早接受大剂量糖皮质激素治疗对于降低其死亡风险、改善临床预后至关重要。并立刻终止 ICI 治疗，嘱患者静卧为主，限制体力活动，保持大便通畅，避免过度用力而增加心脏负荷。

（四）ICI 其他不良反应及处理

1. *输注反应*　可表现出一些固定的症状，如发热、僵硬、低血压、胸部不适、呼吸困难、瘙痒、皮疹、荨麻疹、血管性水肿、喘息或心动过速，也包括需要紧急处理的过敏性反应。对轻微或中度的输注反应，减慢或中断输液，予对症处理（如糖皮质激素、抗组胺药物等）；对严重的、危及生命的 3 级或 4 级输注反应，或再次发生的输注反应，可参考各种输注反应指南迅速处理，推荐转过敏专科治疗，并考虑永久停药。缺氧和（或）休克症状会危及生命，这些情况须紧急处理。合理的评估和建议可避免再次暴露于引起严重输液反应的药物。

应制订免疫治疗输注流程和应急预案，定期进行医务人员培训，提升医务人员快速评估和准确干预的能力。

2. *疲劳* 是最常见的免疫相关不良反应之一。据估计，使用PD-1/PD-L1抑制剂的患者疲劳发生率为16%～24%，其中约40%使用的是伊匹单抗。轻微疲劳很常见，严重疲劳较罕见。重要的是需首先排除甲状腺、垂体和其他内分泌紊乱。指导患者进行有规律的活动锻炼，尤其是有氧运动，如散步、慢跑、打太极拳等，亦应结合饮食干预、调整睡眠、音乐疗法等，以缓解肌肉紧张和精神抑郁，减轻心理负担，达到减轻或消除疲劳的作用。

3. *发热* 是常发生的免疫相关不良反应，其原因可能与细胞因子释放和免疫反应的非特异性活化有关。对体温低于38.5℃者，嘱其多饮水，行物理降温如温水擦浴等；体温大于38.5℃者，遵医嘱予以退热药如对乙酰氨基酚或非甾体抗炎药对症处理；体温超过39℃时，抽取血标本、查血常规，排除因感染引起的发热，并指导患者多食新鲜蔬菜水果。

四、肿瘤免疫治疗的常规护理

（一）提高护士认知和管理能力

预防、评估、检查、治疗和监测是免疫治疗irAE管理的五大支柱。

1. *预防* 了解irAE的发生时间、概率、症状等，能够识别免疫相关风险因素，及时告知患者及其经治医师。有效的早期识别是irAE管理的基础。

2. *评估* 治疗前协助医师进行基线检查，并于治疗中、治疗后进行随访。在最开始的16周，宜每周与患者联络、进行健康教育，使其认识到及时报告任何新发或恶化的症状的重要性，以尽早评估、监测和解决不良事件。

3. *检查* 以基线值作为参考值，及时排除疾病进展和免疫异常的毒性反应。

4. *治疗* 及时给予对症处理，必要时转专科治疗。如遵医嘱使用皮质类固醇激素[和（或）其他免疫抑制治疗]，予延缓或终止ICI使用等。

5. *监测* 密切监测是否有不良反应或其缓解程度，有无疾病复发，有无免疫抑制并发症等。

（二）健康宣教

患者教育在早期识别和管理irAE中十分重要，应与患者面对面交流，发放患者健康教育手册，告知ICI治疗的目的、作用机制、irAE发生时间、概率、症状等，让患者了解免疫治疗相关知识，提高其认知水平，具体内容如下。

1. irAE一般在治疗开始的1～6个月发生，大部分irAE具有可逆性和易管理的特点。

2. irAE通常影响皮肤、结肠、内分泌器官（甲状腺或脑垂体）、肺，其中皮肤或胃肠道症状最为常见。应早发现、早报告、早管理相关症状，对于irAE

至关重要。

3. 治疗前、治疗中、治疗后均需积极配合医务人员完善皮肤 / 黏膜、实验室、心脏、内分泌、肺部等检查，以评估 irAE 发生风险、是否适合免疫治疗，以及进行基线检查、了解治疗效果等。

4. 健康状况若与基线相比出现任何变化，无论是多么细微的变化或看起来没有意义的变化，都可能是 irAE 的表现，应尽早报告、接受相关处理，有助于改善症状、保障安全，增加继续接受免疫治疗的可能性。切不可因担心免疫治疗被终止而瞒报 irAE，导致更严重的毒性发生。

（三）心理护理

免疫治疗患者可能产生恐惧、抑郁、悲观、焦虑、疑惑、消极等不同程度的负性情绪，医务人员不可忽视。

1. 良好的沟通是心理护理的第一步。医务人员应主动与患者沟通，坦诚交流，多倾听、鼓励、支持和理解患者，与其建立起良好的信任关系，帮助其树立战胜疾病的信心。尤应注意医护患三者之间有效、一致的沟通可增加患者的信任、减少顾虑，有利于 irAE 的成功管理。

2. 应首先了解患者的性格特征、经济状况、职业和社会背景、压力源和思想顾虑等，观察其心理变化。患者常因疾病和治疗出现自理生活能力降低、与社会分离、自我形象紊乱等，而产生恐惧、焦虑、不安等情绪，应针对性地进行心理疏导。

3. 采用通俗易懂的语言、简单明了的方法，耐心、细致地讲解健康教育内容，及时解答患者疑惑，主动给予帮助和指导，有助于减轻患者心理负担。

4. 指导患者深呼吸，听一些舒缓的音乐，运用放松疗法、注意力分散法、尊严疗法等行为干预，让患者放松心情，稳定情绪，积极应对。

（四）用药护理

1. 按药物说明书要求进行药物的正确储存、准确配备、合理稀释，并选择适宜的输液器输注，确保正确的输注速度和输注顺序，输注前后正确冲洗。

2. 用药前做好病情评估，完善相关检查；用药时严密监测生命体征，观察患者病情变化和药物输注情况，并及时监测用药后不良反应。

3. 了解 irAE 的毒性谱：不同 ICI 的 irAE 毒性谱不同，如 CTLA-4 抑制剂以各个级别的肠炎、垂体炎和皮疹更常见，PD-1 抑制剂则以肺炎、甲减、关节痛、白癜风更常见；不同部位 irAE 的出现似乎有一定规律可循，毒性出现时间一般来说为皮肤＞胃肠炎＞肝脏＞肺炎＞内分泌＞肾脏毒性；最常见的毒性为皮肤黏膜毒性、结肠炎 / 腹泻、肝毒性、内分泌 irAE，皮肤毒性通常在用药后 2 ～ 3 周开始出现，胃肠道毒性常在用药后 5 周左右出现，肝脏和内分泌毒性常在用药后 6 ～ 7 周出现，但大体都会在 1 ～ 6 个月出现。

（五）饮食护理

指导患者合理饮食，主要选择营养丰富、容易消化的高蛋白、高热量、多维生素食物，避免吃刺激性和易胀气的食物如浓茶、咖啡、辣椒等。控制脂肪的摄入，避免食用动物内脏，以植物油代替动物油，少食多餐，忌暴饮暴食。对于肺 irAE 患者应多吃清热生津的瓜果；对于肝 irAE 患者，避免摄入高热量、高脂肪、辛辣刺激性食物以加重肝脏负担；对于心脏 irAE 患者尤应控制盐分摄入，可增加高热量蔬菜水果的摄入。

免疫治疗为肿瘤的治疗模式带来革命性变革，不断开启和正在进行中的基础和临床研究会进一步扩大免疫治疗的适应证。免疫系统具有免疫循环和免疫记忆功能，虽有长期应答、延迟获益等优势，但因其免疫原发耐药、假性进展、超进展等因素，免疫治疗在全部肿瘤的有效率为 25% ～ 30%。如何提高免疫治疗疗效、减少免疫治疗相关不良反应是目前临床和基础研究领域关注的重点之一。研究显示，免疫治疗与化学治疗、放射治疗、血管生成抑制剂、免疫及其他抗肿瘤药物或方法联用时可增加疗效，其联合应用是提高肿瘤治疗疗效的有效策略。相信随着对肿瘤免疫学机制的深入理解、基因大数据解读能力的不断提高，以及新抗原预测算法的逐步优化等科学认识和技术的发展，以 ICI 为基础的个体化免疫治疗方案在肿瘤中的应用也将进一步扩大。当然，在这些联合疗法成为临床标准之前，需要解决的问题依然很多，包括适应证、适用人群、联合用药顺序、用药时间和剂量、疗效评价标准、不良反应预测和处理等。随着这些问题的解决，实现免疫疗法对肿瘤细胞生长的抑制能够进一步得到提高。

（付艳枝　尤小云　李丹丹　沈　静　郑　蕾
姜灿灿　平小琼　杨则鹏）

第 5 章 肿瘤相关急症及护理

肿瘤急症是指肿瘤患者在疾病发生、发展的过程或治疗中，出现的一切危象或危及生命的合并症。这些急症如果不能及时得到处理，往往会导致严重后果，甚至死亡。所以，临床上一旦发现这些急症，必须采取紧急措施，进行积极治疗，使患者转危为安，同时为患者接下来的治疗争取时间，提供机会。

第一节 颅内压增高

一、概 述

颅内压增高（increased intracranial pressure）是指颅腔内容物体积增加或颅腔容积减少超过代偿的能力，导致颅内压增高超过 200mmH_2O，并出现头痛、呕吐、视盘水肿三大病症。颅内压即颅腔内容物对颅腔壁产生的压力，主要由硬脑脊膜的弹力和血管性压力作用于颅脊腔系统而产生。正常成人颅内压为 70 ～ 200mmH_2O，儿童为 50 ～ 100mmH_2O。颅内压增高会引发脑疝危象，可使患者因呼吸循环衰竭而死亡，因此对颅内压增高及时诊断和正确处理，十分重要。

二、病 因

颅内压增高主要与脑组织体积增大（脑水肿）、颅内血容量增多、脑脊液量增多（脑积水）、颅内占位性病变和先天畸形使颅腔容积变小等因素有关。其中颅内原发肿瘤或癌细胞转移至脑部是导致颅内压增高的常见原因之一，转移癌的来源以肺癌、乳腺癌、黑色素瘤、大肠癌最常见。

三、临床表现

颅内压增高分为急性和慢性两大类，颅内肿瘤引起颅内压增高的表现大多呈慢性进行性发展，出现典型的颅高压“三主征”即头痛、呕吐、视盘水肿，但具体表现形式取决于肿瘤的性质、大小、生长部位、生长速度、伴随脑水肿的程度和患者的全身情况。

1. 头痛　最常见的症状之一，常为逐渐加重的阵发性头痛，以早晨或晚间较重，部位多发生在额部及颞部，可从颈枕部向前方放射至眼眶。头痛程度随颅内压的增高而进行性加重。当用力、咳嗽、弯腰或低头活动时常使头痛加重。头痛性质以胀痛和撕裂痛为多见。

2. 呕吐　当头痛剧烈时，可伴有恶心和呕吐。呕吐多呈喷射状，严重时患者不能进食，食后即呕吐，有时可导致水电解质紊乱和体重减轻。颅后窝肿瘤发生呕吐较常见，小儿患者以反复发作的呕吐为首发症状。

3. 视盘水肿　是颅内压增高的重要客观体征。由颅内压增高引起视网膜静脉血液回流障碍所致。表现为视神经盘充血，边缘模糊不清，中央凹陷消失，视盘隆起，静脉怒张。若视神经盘水肿长期存在，则视盘颜色苍白，视力减退，视野向心缩小，称为视神经继发性萎缩。此时如果颅内压增高得以解除，往往视力的恢复也并不理想，甚至继续恶化和失明。

4. 癫痫发作及脑缺血反应（库欣反应）　约 30% 的颅内肿瘤有癫痫症状，脑缺血反应多见于急性颅内压增高，表现为血压升高、脉搏缓慢、呼吸深而慢。

5. 精神与意识障碍　主要表现为表情淡漠、幻觉、注意力不集中、狂躁、嗜睡、反应迟钝、昏睡甚至昏迷等。

6. 其他症状　头晕、猝倒、头皮静脉怒张。小儿患者可有头颅增大、颅缝增宽或分裂、囟门饱满隆起。头颅叩诊时呈破罐声及出现头皮和额眶部浅静脉扩张。

四、诊断

1. CT　首选。它不仅能对绝大多数占位性病变做出定位诊断，而且还有助于定性诊断。CT 具有无创伤性特点，易于被患者接受。

2. MRI　在 CT 不能确诊或怀疑诊断时，可进一步行 MRI 检查。

3. 数字减影血管造影　不仅使脑血管造影术的安全性大大提高，而且图像清晰，提高疾病的检出率。

4. 腰椎穿刺　可有脑脊液压力增高、蛋白定量轻度增加、细胞计数正常或增高。但腰椎穿刺有导致脑疝发生的危险，凡疑有颅内压增高的患者应慎重。

五、治疗

1. 一般处理　凡有颅内压增高的患者，应留院观察。密切观察神志、瞳孔、血压、呼吸、脉搏及体温的变化，以掌握病情发展的动态。

2. 病因治疗　是以手术为基础的多种治疗方法，包括放疗、化疗等的综合应用，这也是降低颅内压最根本的治疗方法。

3. *对症治疗* 即降低颅内压治疗，适用于颅内压增高但暂时尚未查明原因或虽已查明原因但仍需要非手术治疗的病例。

（1）药物治疗：口服药有氢氯噻嗪、乙酰唑胺、氨苯蝶啶、呋塞米等；静脉用脱水药物有20%甘露醇、山梨醇溶液、呋塞米、10%甘油等。

（2）激素应用：地塞米松5～10mg静脉或肌内注射，每日2～3次；氢化可的松100mg静脉注射，每日1～2次；泼尼松5～10mg口服，每日1～3次。

（3）冬眠低温疗法或亚低温疗法：有利于降低脑的新陈代谢率，减少脑组织的氧耗量，防止脑水肿的发生与发展，对降低颅内压起一定作用。

4. *脑脊液体外引流* 有颅内压监护装置的病例，可经脑室缓慢放出脑脊液少许，以缓解颅内压增高。

六、护理

1. 意识清醒者，抬高床头15°～30°，以利于颅内静脉回流；昏迷患者最好采取侧卧或平卧头偏向一侧，以利于涎液及呕吐物流出，防止误吸造成吸入性肺炎或窒息，必要时吸氧，做气管切开。

2. 观察意识的改变，临床出现神经呆滞、昏睡、嗜睡、神志烦躁者应警惕有颅内压增高的可能，应予以进一步诊断。如出现剧烈头痛、呕吐、眼胀、抽搐、谵妄、癫痫样大发作等症状时，则提示为进行性颅内压增高，要配合医师尽快处理。

3. 密切监测呼吸、心跳、血压等的变化，当出现脑疝形成的特征如一侧或双侧瞳孔散大、血压升高、心率和脉搏缓慢、呼吸深而慢等症状时，应立即通知医师。

4. 宜食高热量、易消化吸收的流食、半流食，不能进食时可给予鼻饲。伴有高热、多汗的患者应注意补充水分和盐分。

5. 严格控制液体总量，掌握静脉滴注速度，甘露醇应快速滴注。如为化疗患者，应注意用药后不良反应，并采取相应的措施。

6. 当患者可能出现痉挛、运动功能失调等，应专人陪护，提供适当的防护措施（如拉起床栏，适当使用约束带等），保证患者安全。

7. 加强皮肤、口腔护理，防止出现护理并发症。

第二节 上腔静脉综合征

一、概述

上腔静脉综合征（superior vena cava syndrome，SVCS）是上腔静脉阻塞引

起血液回流受阻所致的呼吸困难、头面部水肿、颈静脉怒张等症候群，为肿瘤临床上最常见的急症。

上腔静脉位于上纵隔右前方，周围由较硬的右主支气管、动脉、胸腺及淋巴结等组织包绕，因其壁薄、压力低，故易受外来压迫造成阻塞。上腔静脉汇集头、颈、上肢、胸部的血液，回流至右心房，发生阻塞可导致上述区域静脉回流障碍，压力升高，从而引起相应的症状和体征。

恶性肿瘤或增大的淋巴结压迫血管是上腔静脉受阻的最常见的原因。在诸多相关因素中，恶性肿瘤占80%以上，其中以支气管肺癌最多，约占75%，尤其是小细胞未分化癌；恶性淋巴瘤占15%；转移癌占7%；其次是血栓形成、上腔静脉狭窄、外来压迫等非肿瘤原因所致。

二、临床表现

1. 症状　上腔静脉回流障碍时可出现进行性呼吸困难、端坐呼吸、头面部水肿、吞咽困难、咳嗽、眩晕、头痛、哮喘等症状；气管、食管及喉返神经受压可引起咳嗽、咳痰、声嘶、呼吸困难、进食不畅等症状。同时，由于上腔静脉压力增高，淋巴回流受阻及肺门淋巴液逆流而发生肺水肿，合并感染时则出现发热。

2. 体征　上腔静脉出现急性回流障碍时可引起分支血液回流障碍，受阻的远端静脉压升高，最终导致侧支循环的形成及静脉曲张，可见颈静脉怒张、胸壁浅表静脉扩张、表皮静脉明显浮现，皮肤呈紫红色，头颈部及上肢非凹陷性水肿，食管、胃底静脉曲张等。

三、诊断

根据临床特征，本征一般很容易诊断。

（一）影像学检查

1. 主要依靠X线检查，对确定原发病灶有帮助，一般在右上纵隔显示有肿块。

2. CT横断面检查可避免X线检查多层重叠所致的“盲区”缺陷。

3. MRI能将血管与周围软组织肿块明确地区别开来，而且能结合冠状面和矢状面进行全面分析，较CT更能了解肿瘤的形态特征。

4. 血管造影对SVCS的诊断、了解腔静脉有无血栓及受压等有一定价值。

（二）细胞学或病理学诊断

1. 痰细胞学检查或淋巴结活检简便易行，对肺癌的诊断，痰细胞学检查与组织学一样准确。

2. 支气管镜取病理切片检查。

3. 胸腔积液患者抽胸腔积液进行检查。

4. 骨髓活检。

四、治疗

SVCS 作为一种潜在威胁生命的医学急症，特别是呼吸道受累、心血管衰竭或颅内压增高等危象出现时，往往需要紧急治疗。当诊断初步明确后，不必等组织学诊断即可开始治疗。治疗 SVCS 的目标是减少肿瘤体积或阻塞的大小，以缓解上腔静脉的压迫、恢复正常的静脉回流，使症状快速消退的同时试图治疗原发的恶性疾病，从而从根本上解除上腔静脉的压迫。

（一）一般对症治疗

1. 患者取半卧位或高枕卧位、坐位，给予氧气吸入，以减少心排血量，降低静脉压。

2. 限制钠盐和液体量的摄入，可使用利尿剂，减少抗利尿激素的异常分泌，以减轻体液潴留，减轻水肿症状。但一般不鼓励采用脱水治疗，以防止血栓形成。

3. 糖皮质激素能抑制组织内的炎性反应从而减轻压迫，暂时缓解呼吸困难。必要时可给予抗凝、抗栓治疗。

4. 使用镇痛与镇静药，可减轻胸痛与呼吸困难所致的焦虑与不适。

（二）放射治疗

对于临床症状严重的 SVCS 患者，当没有明确病理时，放射治疗是治疗的最初选择；某些恶性肿瘤，尤其是非小细胞肺癌、恶性淋巴瘤等并发 SVCS 时，也应首选放射治疗，不仅可缓解 SVCS 的症状，甚至可能达到根治的效果。放疗应尽早进行，多采用高能射线，照射野除了包括全部肿瘤外，还应包括纵隔、肺门和邻近的肺部病变。开始时放射剂量宜大，总剂量取决于原发肿瘤的病理类型和分期及治疗的目的。一般放疗后 24 ～ 72h 上腔静脉压迫症状会有所改善。

（三）化学治疗

化疗不仅可作为放疗的辅助手段，也作为肿瘤致 SVCS 的综合治疗方法。小细胞肺癌、非霍奇金淋巴瘤及生殖细胞瘤对化疗敏感，此类患者发生 SVCS 时应首选化疗，其优点是避免放疗开始时引起的暂时性水肿而导致病情一过性加重，一般在治疗数天后症状和体征明显好转。

（四）手术治疗

外科手术对良性病因所致的上腔静脉阻塞通常有效，其优点是可迅速缓解阻塞症状。对放疗、化疗不敏感的肿瘤也可采取手术治疗，但手术难度较大，并发症和死亡率较高。

（五）抗凝治疗

血栓引起的上腔静脉综合征的常用治疗方法是溶解纤维蛋白，可用抗凝剂肝素或尿激酶等，但有出血的风险，应密切观察。

五、护理

1.SVCS 患者病情发展迅速，临床症状明显，均有不同程度的焦虑和恐惧，针对性给予心理安抚是非常必要的。必要时遵医嘱给予镇痛剂及镇静剂。

2. 持续低流量给氧，若剧烈咳嗽或口唇发绀时应及时予以高流量吸氧，并及时评估用氧效果；保持呼吸道通畅，定时协助翻身、拍背，指导患者深呼吸、有效咳嗽和咳痰，必要时给予雾化吸入或机械吸痰；抬高床头至少30°～45°，使膈肌下降增加肺通气量，改善呼吸困难；避免活动过度增加氧耗量。

3. 密切观察 SVCS 症状的进展情况：听诊心音、呼吸音，了解心肺功能的状况；密切监测生命体征的变化；注意观察患者意识状态和精神状态的改变；监测水电解质平衡，观察颜面部、颈部及上肢肿胀消退的情况，根据患者病情准确记录出入量；观察患者皮肤颜色、温湿度、末梢血液循环等。如有异常及时报告医师。

4. 避免通过上肢静脉、颈外静脉及锁骨下静脉输液，宜选择下肢静脉输液，下肢静脉若穿刺有困难时，可采取股静脉置管输液；严格控制液体输入量及输液速度；适当抬高双上肢，不宜抬高下肢增加血液回流；禁止右上肢测量血压；禁止在指端进行侵入性和压迫性操作。以上措施均为了避免增加上腔静脉内压力，避免加重头面部及上肢水肿。

5. 进食高蛋白、高维生素、易消化的低盐、低脂饮食，少量多餐。限制钠盐摄入，减轻水肿。

6. 协助做好生活护理：加强水肿部位护理，每日用温水清洗，保持皮肤清洁干燥；协助更换体位，避免局部皮肤受压，防止皮肤破损及压疮发生；保持口腔清洁卫生；协助做好大小便护理。

7. 保证患者的安全，尤其对意识障碍的患者，应防止跌倒和损伤。

第三节　恶性积液

一、恶性胸腔积液

（一）概述

恶性胸腔积液（malignant pleural effusion，MPE）（简称胸水）又称癌性胸

腔积液，为胸腔内不正常的体液蓄积，是晚期恶性肿瘤的常见并发症之一，尤其是肺癌、乳腺癌和淋巴瘤。当恶性胸腔积液超过500～1000ml时，患者可出现明显的呼吸困难、咳嗽和胸痛等症状。

（二）病因

肺癌是恶性胸腔积液的主要病因，占24%～42%，尤其以腺癌多见；肺癌、乳腺癌和淋巴瘤占恶性胸腔积液的75%，其次为卵巢癌等。

（三）临床表现

恶性胸腔积液一般与原发肿瘤同时发生或在其后出现，但少数患者以胸腔积液为首发症状。

1. *症状* 大部分患者多为肿瘤晚期的恶病质表现，如体重下降、消瘦乏力、贫血等。患者主要表现为进行性加重的呼吸困难、胸痛和干咳。少量胸腔积液或起病缓慢时可无症状；缓慢增长的中等量积液患者常出现活动后心悸、气急；进展迅速或大量积液时，患者常有明显的呼吸困难、胸闷及心动过速，并喜好患侧卧位（有利于健侧肺的代偿呼吸而减轻呼吸困难症状）。

2. *体征* 呼吸急促、胸廓扩张受限、肋间隙饱满，单侧大量胸腔积液常有纵隔移位、气管向健侧偏移、患侧呼吸运动减弱，胸腔积液水平以下叩诊浊音，呼吸音消失及语颤减弱。

（四）诊断

1. *影像学检查*

（1）胸部X线片是最基本的检查，正、侧位胸片对胸腔积液最具诊断意义，侧卧位摄片可发现至少100ml的胸腔积液，且对区分胸腔积液和胸膜增厚有意义。

（2）B超能较准确的选定穿刺部位，对发现包裹性积液有帮助。

（3）CT检查可了解胸膜的结构、新的间质浸润或肿块及肿大的纵隔淋巴结，对少量胸腔积液或发现胸腔内其他病变有意义。

2. *穿刺液的检测* 诊断性胸腔穿刺易于操作，且安全、并发症少，对急性压迫症状还可起到治疗作用。最常用于胸腔积液定性诊断，多数恶性胸腔积液经首次胸腔积液细胞学检查即可明确诊断。

3. *组织学检查* 当常规体液细胞学和生化检查无法确诊时，胸膜活检则为简便且常用的方法，80%以上的胸腔积液可明确诊断。还可通过胸腔镜、纵隔镜、纤维支气管镜等技术取材活检。

（五）治疗

对无症状或症状轻微的胸腔积液患者无须处理。是否进行继续治疗，需要考虑首次抽胸腔积液后症状的改善情况及积液的再现率。

1. *全身治疗* 包括化疗、生物治疗和中医药治疗等。

（1）某些对化疗敏感的肿瘤，如淋巴瘤、小细胞肺癌、卵巢癌及乳腺癌患者伴有胸腔积液时，其全身化疗的效果尚满意，但单纯全身化疗往往达不到完全消除胸腔积液的效果，需要结合局部治疗以控制症状，有时局部治疗更为重要。

（2）生物治疗：包括非特异性免疫治疗和过继免疫治疗。前者是用免疫调节剂来增强患者对肿瘤的反应能力，如香菇多糖等；后者是指输入 LAK 细胞、白细胞介素 2（IL-2）或肿瘤浸润细胞（TIL）。

2. *局部治疗*

（1）胸腔闭式引流或导管引流术及腔内化疗：用于中至大量胸腔积液的患者。开始 30 ～ 60min 放出胸腔积液 100 ～ 500ml，然后将速度控制在每小时 100 ～ 200ml，持续引流 24h 以上。尽可能将积液引流干净，再向胸膜腔内注入化疗药物，如顺铂、多柔比星、丝裂霉素等。

（2）放疗：对放疗敏感的恶性肿瘤可用纵隔放疗。

（六）护理

1. 评估高危患者，密切观察病情变化，早期发现和处理恶性胸腔积液。

2. 根据缺氧程度，持续或间断给予氧气吸入，并注意观察吸氧疗效。

3. 协助患者取坐位或半坐卧位，指导患者进行呼吸运动，包括其深呼吸、有效咳嗽及缩唇呼吸。

4. 对于胸腔引流者应注意观察穿刺点周围有无渗液、贴膜有无松动，并保持引流管通畅。妥善固定引流管，防止脱管，并使引流袋低于引流平面，防止引流液逆流。观察引流液的量、颜色、性状并准确记录。

5. 腔内化疗时指导患者间断变换体位，以利于化疗药物均匀吸收，并注意观察化疗反应，如呕吐、腹泻等，鼓励患者多饮水，观察小便量及颜色。

6. 加强心理护理，向患者及其家属讲解疾病相关知识及治疗注意事项，及时缓解其紧张情绪。

7. 指导患者进食高热量、高蛋白易消化饮食，避免感冒。

二、恶性腹腔积液

（一）概述

恶性腹腔积液（malignant peritoneal effusion，MPE）又称腹水或癌性腹水，通常是恶性肿瘤的晚期表现。多由妇科肿瘤和消化道肿瘤所引起，其中最常见于卵巢癌，其发病率占 30% ～ 50%。一旦出现腹水，肿瘤患者的中位生存期仅为数周至数月。

（二）病因

1. 肿瘤细胞转移到腹膜，使腹膜和横膈的淋巴系统受到阻塞，进而影响腹腔内液体的引流，常以妇科肿瘤为主。

2. 肝脏发生弥漫性癌细胞转移和静脉阻塞。

3. 肿瘤自行分泌的体液介质，使微血管对蛋白质和液体的通透性增加，而渗漏到腹腔中。

4. 腹腔内液体产生过多所致。

5. 低蛋白血症和血液的蛋白质过低等。

（三）临床表现

1. *症状*　少量腹水患者可有腹部饱胀感、食欲缺乏或恶心等症状；腹腔积液在 1000 ～ 1500ml 以上时，可经腹部查体发现移动性浊音及波动感；大量腹水患者可出现明显腹胀、呼吸困难、足部水肿、乏力、消瘦及腹围增加等症状，除此之外，还可出现发热、腹痛、黄疸、呕血与黑便、出血倾向及恶病质等症状。

2. *体征*　腹部膨隆、叩诊浊音、腹部包块、腹部压痛及反跳痛、腹壁静脉曲张、脐疝形成等。

（四）诊断

1. *影像学检查*　B 超为腹水检查常用方法，可发现至少 150 ～ 250ml 的液体；CT 特异性高于 B 超，不但能查出腹水，还有助于查找原发病灶。

2. *穿刺液检查*　诊断性腹腔穿刺抽取的液体应做以下检查：外观、颜色、细胞计数、蛋白定量、离心沉淀后涂片染色镜检或石蜡包埋切片病理检查、脱落细胞学检查、生化及免疫学检查等。有助于良性和恶性腹水的鉴别。

3. *肿瘤标志物检测*　腹水中肿瘤标志物的检测有助于寻找恶性腹水的组织来源。

4. *腹腔镜检查与腹膜活检*　在腹水诊断与鉴别诊断中有重要意义。

（五）治疗

1. *全身治疗*

（1）一般处理：包括纠正低蛋白血症和利尿药的使用。

（2）全身化疗：用于对化疗敏感的肿瘤，如卵巢癌、淋巴瘤、乳腺癌引起的腹水治疗。主要有 CAP 方案、CHOP 方案、CAF 方案等。

（3）生物治疗：重组 IL-2、香菇多糖、免疫核糖核酸等均可治疗癌性腹水。

2. *腹腔穿刺引流及腹腔内药物灌注*　腹腔穿刺放液不但可以缓解腹腔内压力，还可缓解因腹水过多所致的呼吸困难。腹腔内易于获得高浓度的药物，较全身给药高 2.5 ～ 8 倍。常用的药物有：DDP、MMC、5-FU、重组人血管内皮抑制素注射液等。

（六）护理

1. 嘱患者加强休息、减少活动，必要时绝对卧床，以减轻呼吸困难。

2. 指导患者进食高蛋白、适量糖分、低盐、低脂、富含维生素的饮食。根据腹水量适当限制钠盐及水分的摄取（低盐饮食每天摄入食盐量3～5g，限盐饮食每天摄入食盐量在2g以下，水分摄入量每天控制在尿量等同的水平上，约1.2～1.5L）。

3. 监测生命体征变化，随时注意腹水及呕吐物的颜色、性质和量，注意观察有无出血倾向及肝性脑病的先兆，如有异常及时报告医师。

4. 准确记录出入水量，按时测量腹围及体重并做好记录。

5. 腹水引流时应控制适宜的速度，初次引流腹水不宜超过3000ml，防止引流腹水过多、过快引起急性血压下降甚至休克。

6. 进行腹腔化疗者应密切观察患者有无腹痛，并注意变换体位以促进药物均匀分布于腹腔各处；留置引流管时应注意妥善固定，防止管道脱出或感染，引流不畅时可变换卧位以利于液体流出。

7. 做好皮肤、口腔和会阴部护理，阴囊水肿者用丁字带托起，预防皮肤压力性损伤、口腔炎及其他并发症的发生。

8. 做好心理护理，鼓励患者正确面对疾病，安心治疗。

三、恶性心包积液及心脏压塞

（一）概述

恶性心包积液及心脏压塞（malignant pericardial effusions and cardiac tamponade）是由于肿瘤的直接扩展、心包条索状物形成或缩窄性心包炎所致的心包弥漫性增厚导致心包渗液和心脏压塞。与恶性胸腔积液比较，心包积液发生相对较少，但预后更差。一般来说，心包积液的出现是肿瘤患者的临终前表现。

（二）病因

肺癌、乳腺癌、淋巴瘤及白血病常发生心脏和心包转移，其中肺癌和乳腺癌占所有心包积液患者的60%～75%；其次为黑色素瘤及肉瘤，霍奇金淋巴瘤患者纵隔放疗后约5%的患者发生心包积液。

（三）临床表现

多数心包转移患者起病隐匿，症状与心包积液产生的速度和量有关。

1. 心包积液　有的无症状，有的可出现下列症状：心前区、肋骨下和上腹部疼痛，可随咳嗽、吞咽、吸气、躯干移动等活动而加剧，也随坐起、躯体前倾而缓解；出现呼吸困难、咳嗽、胸痛、端坐呼吸、虚弱、颈静脉怒张等。此外，还有相当数量的患者伴有胸腔积液。查体时发现心脏扩大、心音变钝、心尖搏动消失、心音遥远、低血压、心包摩擦音等。

2. 心脏压塞　当心包积液到一定量时，流入心室的血液发生严重梗阻，导致心脏压塞，可出现静脉怒张、颈静脉充血、心音低钝、心界扩大、脉压小，吸气时动脉压呈异常下降（奇脉）、肝大等。

（四）诊断

1. *影像学检查* X线检查成人心包积液超过250ml时可出现心影增大、心缘的正常轮廓消失，呈烧瓶状或球形。胸部CT及MRI更加准确，可以提示心包厚度和原发肿瘤。心脏B超无创伤，能快速诊断心包积液并估计心包积液量，最具临床意义。

2. *心电图* 作为辅助诊断手段，心电图检查可表现为窦性心动过速、非特异性低电压、ST段和T波改变。

3. *超声心电图* 是诊断心包积液迅速而可靠的无创性检查。

4. *诊断性心包穿刺术* B超引导下穿刺抽出液体，可以明确心包积液的性质，还可迅速缓解心脏压塞症状。

（五）治疗

1. *全身治疗* 将心包积液作为全身疾病的一部分进行治疗。全身化疗对急性白血病、恶性淋巴瘤、小细胞肺癌和乳腺癌所致的心包积液可能有效。

2. *局部治疗* 其目的是使心包减压，并防止液体进一步积聚，治疗方法包括心包针吸术、心包导管引流术、注入细胞毒性药物、放疗及不同程度的心包切除术。

（六）护理

1. 向患者及其家属解释治疗的方法及目的，解除患者的恐惧与焦虑，积极配合治疗和护理。必要时给予镇静和镇痛药，以减轻患者的疼痛与心理负担。

2. 绝对卧床休息，取舒适的体位，减少机体的耗氧量。

3. 评估患者呼吸困难的程度，遵医嘱给予吸氧，并注意观察效果。

4. 监测生命体征、EKG、血流动力学及血气、电解质等的变化；若出现不良呼吸、循环征象、心音低钝等，则高度怀疑并发心脏压塞，应积极采取措施早期确诊、紧急处理。

5. 遵医嘱补充适量液体，维持血容量与体液平衡，准确记录出入量。

6. 遵医嘱应用升压药、利尿药、糖皮质激素及治疗心脏的药物，补充适量的蛋白质与维生素，解除心脏压迫症状，维持血压平稳。

7. 嘱患者活动时注意保护心包穿刺引流管，妥善固定，防止脱管和逆流感染。

第四节 恶性肠梗阻

一、概述

恶性肠梗阻（Malignant Bowel Obstruction，简称 MBO）是指原发性或转移性恶性肿瘤造成的肠道梗阻，是晚期肿瘤患者的常见并发症。对于常规手术无法解除梗阻及去除病因的晚期及终末期肿瘤的恶性肠梗阻，患者不仅要承受呕吐、腹痛、腹胀、无法进食等病痛的折磨，而且还要承受因放弃治疗所致的精神痛苦，严重影响了患者的生活质量，甚至威胁着患者的生命。并发肠梗阻最常见的恶性肿瘤包括卵巢癌（5.5% ～ 51%），胃癌（30% ～ 40%），结、直肠癌（10% ～ 28%）。小肠梗阻较大肠梗阻更为常见（分别为 61% 和 33%），大于 20% 的患者大肠和小肠同时受累。

二、病因

明确病因对 MBO 的治疗有重要意义。MBO 病因可分为癌性和非癌性两大类。

（一）癌性病因

癌症播散和原发肿瘤造成的机械性梗阻，可能合并炎性水肿、便秘、肿瘤及治疗所致的纤维化、恶病质或电解质紊乱（如低钾）、肠道动力异常、肠道分泌降低、肠道菌群失调及药物不良反应等因素，从而使病情进一步复杂及恶化。

（二）非癌性病因

如术后或放疗后可出现肠粘连、肠道狭窄及腹内疝，年老体弱者出现粪便嵌顿，长春新碱等化疗药物的毒性作用引起顽固性便秘等。此发生率占 MBO 的 3% ～ 48%。即使是已知存在恶性肿瘤病灶的 MBO 患者，也需要考虑非癌性病因导致 MBO 的可能。

三、临床表现

恶性肠梗阻不但可引起肠管本身解剖与功能上的改变，还可导致全身性病理生理变化，主要是由于肠道内液体分泌 - 吸收平衡破坏、毒素吸收和感染所致。

（一）症状

主要为腹痛、呕吐、腹胀及停止自肛门排气、排便等。初始症状通常为间歇出现可自发缓解的腹痛、恶心、呕吐和腹胀，症状发作时通常仍有排便或排气，随病情进展而逐渐恶化为持续性。症状与肠梗阻部位及程度相关。

1. *腹痛*　机械性肠梗阻因肠蠕动增强常有阵发性腹部绞痛。

2. *呕吐*　呕吐的频率、呕吐量及呕吐物性状随肠道梗阻部位的高低而有所不同。高位肠梗阻（指十二指肠和空肠近侧的梗阻）呕吐出现较早较频繁，呕吐量较多；低位肠梗阻时呕吐出现较晚，呕吐的量和次数也较少，由于细菌增殖作用，呕吐物还具有粪臭味。

3. *腹胀*　梗阻时因肠管扩张而引起腹胀。腹胀程度因梗阻是否完全及梗阻部位的高低而异，梗阻越完全，部位越低，腹胀越明显；有时梗阻虽完全但由于肠管贮存功能丧失，呕吐发生早而频繁，也可不出现腹胀。

4. *停止排气、排便*　因肠内容物于肠梗阻处运送受阻，不能排出体外，故肛门停止排气、排便。

（二）体征

患者呈脱水状，腹部膨隆，也可有不对称性隆起，腹部叩诊呈鼓音。机械性肠梗阻可见肠型和蠕动波，有肠鸣音亢进和气过水声等；麻痹性肠梗阻则腹胀均匀，肠鸣音减弱或消失。

四、诊断

根据病史、临床表现和腹部影像学检查诊断恶性肠梗阻。MBO 诊断要点包括：恶性肿瘤病史；既往未行或曾行腹部手术、放疗或腹腔内灌注药物治疗；间歇性腹痛、腹胀、恶心、呕吐等症状，伴或不伴肛门排气或排便；腹部体检可见肠型、腹部压痛、肠鸣音亢进或消失；腹部 CT 或腹部 X 线片可见肠腔明显扩张和多个液平面。

诊断肠梗阻后要尽快完善各项检查，以明确梗阻原因和部位，CT 扫描、水溶性碘剂胃肠道造影等对明确梗阻部位有较好的帮助。

五、治疗

水、电解质与酸碱平衡失调，患者年龄较大合并心肺功能不全等常为肠梗阻的死亡原因。因此，矫正因肠梗阻所引起的全身生理紊乱和解除梗阻是治疗恶性肿瘤性肠梗阻的基本原则。

（一）非手术治疗方法

对于单纯性、不完全性肠梗阻，特别是广泛粘连者，一般选用非手术治疗。

1. *胃肠减压*　通过胃肠减压术可抽出积聚在梗阻上端的气体和液体，降低肠内张力，有利于改善肠壁血液循环，减轻全身中毒症状，改善呼吸、循环功能。

2. *抑制胃肠液体的分泌和抑制肠蠕动*　应用抗胆碱类药物（山莨菪碱）、生长抑素类似物（醋酸奥曲肽）等，达到减少肠内容物、减轻肠管扩张、改善肠壁血供的目的。

3. 镇痛、抗呕吐治疗　可遵医嘱选择吗啡、芬太尼、苯海拉明、氯丙嗪、5-羟色胺受体抑制剂等，以减轻恶心、呕吐、腹痛症状。

4. 补液治疗　重点在于纠正水、电解质、酸碱平衡失调，可根据检验结果针对性补充相应液体。肠绞窄时因丢失大量血浆和血液，故在适当补液后应输全血或血浆。

5. 营养支持　肠梗阻选择手术或非手术治疗时患者都有相当一段时间不能进食，所以给予营养支持对维持患者体能有着非常重要的意义。一般的外周静脉输液通常达不到营养支持的要求可采用全胃肠外营养。若肠梗阻解除和肠功能恢复，宜尽早进食。不能进正常饮食的患者可进要素膳食。

6. 抗生素治疗　肠梗阻时在梗阻上端肠腔内细菌可迅速繁殖，应使用针对需氧和厌氧的抗生素治疗。

7. 检验指标　定期监测电解质、血浆白蛋白水平和酸碱平衡。

（二）手术治疗

手术治疗仍然是 MBO 主要的治疗方法之一，但应严格掌握手术指征，仅适用于机械性梗阻和（或）肿瘤局限、单一部位梗阻，并且有可能从进一步抗肿瘤治疗中获益的患者。对于经过选择的适宜患者，手术可以达到最佳的缓解症状、提高生活质量和延长生存时间的目的。当患者出现频繁阵发性腹痛，或已转为持续性腹痛；经 24 ～ 48h 保守治疗后无好转；出现腹膜刺激症状、体温升高、心率增加、血压下降；直肠指检指套染血或有血便者，应尽快安排手术。手术方式包括：肠粘连松解、肠段切除、肠段吻合、肠造口。

六、护理

1. 禁食、水，保持口腔清洁，每日行口腔护理 2 次，防止口腔感染。

2. 行胃肠减压以减轻腹胀。注意观察引流液的颜色、性质和量，为诊断提供依据，并加强引流管护理，防止脱管及其他意外事件。

3. 协助患者取半卧位，以减轻对膈肌的压迫。

4. 患者呕吐时，宜坐起或头偏向一侧，并及时清理呕吐物，清洁口腔，防止发生窒息或吸入性肺炎；呕吐后，用冷开水或等渗盐水漱口，清洁颜面部，并观察、记录呕吐物的性质、量及呕吐次数、发生时间等。

5. 严密观察病情变化，若患者梗阻症状和体征加重，应警惕绞窄性肠梗阻的发生，尽早进行手术治疗。

6. 保持静脉输液通畅，遵医嘱按时、按量进行药物和补液支持治疗。记录 24h 出入量，观察水、电解质失衡的治疗效果，及时向医师反馈。

7. 向患者讲解疾病基本知识、胃肠减压的作用及相关注意事项，减轻焦虑心理，使其积极配合治疗。

第五节　急性肿瘤溶解综合征

一、概述

急性肿瘤溶解综合征（Acute Tumor Lysis Syndrome，ATLS）是肿瘤治疗过程中最紧急的并发症，由于肿瘤细胞的大量溶解破坏，细胞内物质快速释放并进入血液循环，超过了肝脏代谢和肾脏排泄的能力，使代谢产物蓄积而引起高尿酸血症、高钾血症、高磷血症、低钙血症、代谢性酸中毒等一系列危重综合征。上述电解质和代谢紊乱可进一步发展成为临床毒性效应，包括急性肾功能衰竭，心律失常、抽搐及多器官衰竭引起的死亡。ATLS 可以发生于各种肿瘤治疗后，一般于化疗后 1 ～ 7d 发生，病情进展迅速，死亡率高，部分患者可致突然死亡。由于其发病数量相对较少，而且难以察觉，临床工作中容易被忽视。

二、病因

恶性肿瘤在经过积极治疗后，肿瘤细胞会发生大量坏死，核酸裂解增多或细胞溶解自发发生，造成细胞内的物质如：钾离子、磷酸根离子及尿酸等释放进入血液循环中，引起“三高一低”即高钾、高磷、高尿酸血症和低钙血症等系列代谢紊乱，这些可单独或同时出现。同时，又由于大量的尿酸、黄嘌呤及磷酸盐等趋于沉积于肾小管内导致损害肾脏排泄功能，并进一步使代谢产物浓度增高，加剧 ATLS 的严重程度，从而引起致死性高钾血症及急性肾功能衰竭。少尿患者在肿瘤发生急剧溶解时，伴发肾功能衰竭的危险性明显增高，因此，少尿也是 ATLS 发病过程中一个重要因素。ATLS 常发生于一些负荷过大、增殖迅速、对化疗高度敏感的肿瘤，如白血病、恶性淋巴瘤、多发性骨髓瘤等；对化疗敏感的大的实体瘤也可发生，如非小细胞肺癌和转移性生殖细胞肿瘤。

三、临床表现

1. *高尿酸血症*　由于恶性肿瘤细胞溶解，释放大量核酸引起。早期可见恶心、呕吐、腹泻、食欲减退等胃肠道症状。晚期肾功能异常时可出现腰痛、少尿、无尿等症状。尿酸盐沉积在关节内可引起痛风发作。

2. *高钾血症*　患者可出现恶心、呕吐、腹胀等胃肠道功能障碍；心脏异常 T 波变高变窄、心室性心动过速等，甚至心搏骤停；全身无力、感觉异常、肌肉痉挛；情绪烦躁或表情淡漠。

3. *高磷酸血症*　表现为神经肌肉兴奋性增高，磷酸钙沉积在肾小管内诱发肾功能衰竭而出现少尿、无尿等症状。

4. 低钙血症　患者出现心脏功能异常，如心律不齐、二度房室传导阻滞；神经异常，如肌肉痉挛及抽搐、强直性痉挛、咽喉痉挛、表情异常、记忆力受损等。

四、诊断

凡增殖迅速的肿瘤，化疗后数天内出现代谢异常，如血尿酸、血钾、血磷升高，血钙下降或伴有肾功能不全者，均应考虑 ATLS 的存在。

五、治疗

1. 水化、碱化尿液及利尿，尿少时可用 20% 甘露醇或呋塞米利尿，维持尿液在 150 ～ 200ml/h，出现肾功能衰竭应进行血液透析。

2. 维持电解质平衡：血清电解质及肾功能至少每 6 ～ 12 小时检查 1 次，直到治疗稳定后 4 ～ 5d。如治疗效果欠佳，可行腹膜或血液透析处理。

3. 当存在明显高血钾时，应进行心电图监测，血钾＞ 5.5mmol/L 时，可口服钠 - 钾离子交换树脂。

4. 行别嘌醇治疗时应和其他降血尿酸的措施一起应用。

5. 禁止使用任何可能造成肾毒性的药物及可能增加尿路中尿酸浓度的药物，如阿司匹林、显影剂等。

六、预防及护理

1. ATLS 的关键在于预防，应全面评估和排查危险因素，密切观察患者病情，对可疑的病例应尽早做血生化和心电图检查，及早发现，及早采取措施。

2. 向患者讲解疾病基本知识，介绍治疗的方法及步骤，以及预防急性肿瘤溶解综合征的重要性和意义，以减轻患者焦虑心理。

3. 每天观察体重和尿量的变化，指导患者每天饮水 2000ml 以上，严格记录出入量，确保足够尿量。

4. 观察神经及脑血管情况，是否有肌肉痉挛及抽搐，及时发现、及时对症处理。

5. 尿液在碱性环境下不易形成尿酸沉积。可遵医嘱于化疗前给予患者口服别嘌醇，阻断次黄嘌呤转化为尿酸；进食碱性食物如苏打饼干、新鲜蔬菜水果，增加尿碱性；遵医嘱口服碳酸氢钠 6 ～ 8g，以碱化尿液，提高尿酸的溶解度，保持尿 pH ≥ 7。

6. 根据高钾、高磷、高尿酸血症和低钙血症的具体表现给予相应的症状护理。

7. 嘱患者卧床休息，保持情绪放松，并指导患者保持大便通畅，避免诱发心搏骤停；加强心电监测，发现异常及时报告医师。

8. 加强基础护理，保持床单位及患者皮肤清洁，避免局部刺激。

第六节　感　　染

一、概述

感染（infection）是指细菌、病毒、真菌、寄生虫等病原体侵入人体所引起的局部组织和全身性炎症反应，是恶性肿瘤患者在化学治疗中最常见的并发症和重要死因。肿瘤患者并发感染最常表现为肺炎、败血症和腹膜炎，泌尿系炎症、口腔溃疡和皮肤带状疱疹也较常见。

二、病因

肿瘤患者并发感染的易感因素包括：细胞和体液免疫缺陷；化学治疗后导致中性粒细胞减少；免疫功能低下；生理屏障破坏；由肿瘤相关梗阻所致的自然通道阻塞；肿瘤本身形成的溃疡、糜烂、坏死；由于病情需要，患者体内留置输液通道、引流管等各种插管或造口，与外界相通易造成感染。感染的发生率与严重性在很大程度上与中性粒细胞减少有关。

三、临床表现

1. *发热*　常表现为寒战、高热，严重者可达40℃。

2. *败血症*　可出现畏寒、高热，皮肤瘀点、瘀斑、皮疹，呕吐、腹泻、腹痛，甚至呕血、便血，严重者可出现中毒性麻痹或脱水、酸中毒。

3. *二重感染*　中性粒细胞减少的白血病患者发生菌血症时，由于广谱抗生素的应用，一些耐药菌和真菌得以大量繁殖常伴真菌血症。主要表现为口腔感染、消化道感染、真菌性眼内炎等。

4. *肺炎*　最常发生于中性粒细胞减少和免疫受抑的肿瘤患者，70%以上为革兰阴性杆菌感染，病毒、真菌感染也较常见。肺炎患者一般发热程度较高，但咳嗽不多见。

5. *休克*　冷休克时患者表现为体温突然下降，躁动不安、神志淡漠或嗜睡；面色苍白、发绀、花斑样；皮肤湿冷；脉搏细数而弱，血压下降，脉压差减小（< 30mmHg）；尿量骤减（< 25ml/h）。暖休克较少见，常出现于革兰阳性菌感染引起的休克早期，表现为神志清醒、疲乏、面色潮红、手足温暖、血压下降、脉率慢、搏动清楚。

四、诊断

结合患者病史、体检和实验室检查结果即可诊断。

对发热原因不明的患者，必须进行全面细致的检查，仔细查找发热原因，寻找感染源。皮肤有破损、导管穿刺部位有红肿及压痛的患者，以及口腔黏膜、牙周、鼻窦等局部出现炎症的患者，都应全面分析是否为感染致发热的原因。

五、治疗

1. *抗感染治疗* 在抗感染治疗中应遵循以下基本原则：①根据经验尽早使用广谱抗生素（即使血培养结果尚未出来亦可使用）；②尽量选择联合用药；③确保足够的剂量；④坚持适当的疗程；⑤首选静脉给药。

2. *消毒隔离* 患者一旦确诊为肿瘤并发的感染，应采取严密的消毒隔离措施，避免加重感染或造成交叉感染。

3. *提高免疫力治疗* 可根据患者病情及检查结果，酌情予以丙种球蛋白、血浆、新鲜全血等静脉输入。有资料显示，胸腺肽在增强抗感染效果的同时可显著提高机体的免疫功能。

4. *休克的治疗*

（1）补充血容量：首先快速输入等渗盐溶液或平衡盐溶液，再补充适量的胶体溶液，如血浆、全血等。补液期间应监测中心静脉压（CVP），作为调整输液种类和输液速度的依据。

（2）纠正酸碱平衡：轻度酸中毒者，在补足血容量后即可缓解。严重酸中毒者，需经静脉输入5%碳酸氢钠200ml，再根据血气分析结果补充相应液体。

（3）应用血管活性药物：补充血容量后休克未见好转时，可考虑使用血管扩张药，也可联合使用α受体和β受体兴奋剂，如多巴胺加间羟胺，以增强心肌收缩力、改善组织灌注。

（4）应用糖皮质激素：常用氢化可的松、地塞米松或甲泼尼龙静脉推注。注意早期、足量应用，否则可能发生应激性溃疡和免疫抑制等并发症。

六、护理

1. 认真执行消毒隔离制度和无菌技术操作原则，保持环境清洁、空气新鲜，预防医源性感染的发生。

2. 对极度衰弱的患者，鼓励其进行深呼吸，并按时协助翻身，预防肺部并发症的发生；严重骨髓抑制的患者，需实施保护性隔离。

3. 严密监测体温变化。每4小时测量体温1次，若体温过高，应根据医嘱及时采取物理降温和（或）药物降温及静脉补液等处理，且指导患者多饮水以补充体液，及时更换潮湿衣物以保持皮肤清洁、干燥，加强保暖措施，预防感冒发生。

4. 指导患者加强营养饮食的摄入，必要时配合医师予以全身营养治疗，以提高免疫力。

5. 对于肺部感染患者，遵医嘱行雾化吸入治疗，并指导和鼓励患者做有效咳嗽，尽量将痰液咳出；对于老年体弱患者，可行翻身叩背及体位引流以促进痰液的排出；不能自行咳出痰液的患者，应行机械吸痰，但应注意动作轻柔、熟练，避免损伤气道黏膜。

6. 严密观察口唇、口腔黏膜、舌、牙龈、咽部有无压痛、出血、充血、肿胀、糜烂、分泌物等，注意加强口腔卫生，饭后睡前用软毛牙刷刷牙，常规漱口，亦可根据口腔炎的严重程度增加漱口次数。避免进食粗糙、辛辣、过冷、过热的食物。生活不能自理者，可根据感染类型选择特殊溶液进行口腔护理。

7. 遵医嘱按时给予抗感染治疗，并做好患者宣教，使其能积极配合治疗。

8. 加强基础护理，每日清洗外阴和肛周，尤其是排泄后。每日擦洗、更换舒适的衣裤，定期修剪头发、胡须、指（趾）甲。保持床铺平整、无碎屑。

9. 休克患者的护理

（1）将患者置于重危病室，并设专人护理。头和躯干抬高 20°～30°，下肢抬高 15°～20°，必要时使用抗休克裤。

（2）迅速建立 1～2 条静脉通道，遵医嘱给予合理补液治疗。

（3）保持呼吸道通畅，给予吸氧，头偏向一侧，避免误吸导致窒息，必要时行气管插管或气管切开，酌情使用呼吸机辅助呼吸。

（4）对于烦躁或神志不清的患者，应配置床旁护栏以防坠床；输液肢体宜用夹板固定；必要时使用约束带。

第七节　药物过敏

一、概述

药物过敏（drug allergy）也称药物变态反应，是机体通过各种途径接受某种变应原后发生的组织或器官甚至全身性的强烈反应，是由药物引起的一类非正常的免疫反应，是化学治疗最大的潜在致命性不良反应之一。其发生率低，但后果往往十分严重。

二、病因

由于身体接触或体内输注了抗原性、半抗原或不全抗原性药物而造成机体出现过敏反应。临床易发生过敏反应的药物包括抗生素（青霉素类、头孢类抗生素等）、化疗药物（门冬酰胺酶、紫杉醇、多烯紫杉醇、利妥昔单抗等）、生物制剂、血液制品、磺胺类、局部麻醉药、水杨酸盐、放射造影剂、疫苗、酶类等。影响药物过敏的因素主要包括如下。

1. 造成药物过敏的化学决定簇。

2. 药物接触的时间、频率与方式，如停药一段时间后再度化疗的患者和经历多个疗程化疗的患者更易发生，静脉用药途径发生率高于腹腔和口服。

3. 药物的化学性质。

4. 体质因素，如对其他药物易过敏的患者。

三、临床表现

许多细胞毒类药物会引起不同程度的过敏反应。无论是过强或是过弱的免疫反应，对身体都是不利的，会引起机体一系列的病变，常表现为皮肤潮红、皮疹、发痒、心悸、呼吸困难，严重者可出现休克或死亡。药物过敏在临床上常表现为：微血管通透性增高、平滑肌痉挛、嗜酸性粒细胞浸润、炎症反应、细胞损害、发热（常同皮疹一起出现）等。例如：青霉素过敏时可表现为面色苍白、出冷汗、低血压、胸闷气促、荨麻疹等；卡铂过敏时可表现为红疹、荨麻疹、瘙痒，罕见支气管痉挛和低血压；多西紫杉醇过敏时可能出现严重的超敏反应，表现为面部潮红、低血压或伴有呼吸困难、药物性发热等症状；紫杉醇也可发生超敏反应，与多西紫杉醇一样几乎均发生在初始用药后10min内，表现为皮肤潮红、瘙痒、皮疹、低血压、支气管痉挛性呼吸困难、荨麻疹、血管神经性水肿。

过敏性休克有两大特点：一是有休克表现，即血压急剧下降到10.6/6.6kPa（80/50mmHg）以下，患者出现意识障碍，轻则模糊，重则昏迷；二是在休克出现之前或同时，常有以下与过敏相关的症状。

1. *皮肤黏膜表现* 往往是过敏性休克最早且最常出现的征兆，包括皮肤潮红、瘙痒，继而出现广泛的荨麻疹和（或）血管神经性水肿。

2. *呼吸道阻塞症状* 最多见，也是最主要的死亡原因。由于气道水肿、分泌物增加，加上喉和（或）支气管痉挛，患者出现喷嚏、水样鼻涕、音哑、喉头堵塞感、胸闷、气促、哮喘、呼吸困难、伴濒死感。

3. *循环衰竭症状* 由于周围血管扩张导致有效循环血量不足，而表现为面色苍白、出冷汗、发绀、脉搏细弱、血压下降。

4. *中枢神经系统症状* 因脑组织缺氧，患者可表现为面部及四肢麻木、意识丧失、抽搐或大小便失禁等。

四、诊断

鉴于药物反应范围广泛，表现复杂，且多无特异性，要确定为药物过敏有时比较困难。对于药物过敏的诊断，目前仍以临床表现为主要依据，再结合实验室检查，并排除其他疾病的可能性，从而进行综合分析判断。

五、治疗

1. *去除病因* 停用一切可疑的致敏药物是首先必须采取的措施，切忌在已经出现药物反应的先兆表现时还继续使用该药。

2. *加强排泄* 酌情采用利尿剂，以促进体内药物的排出。

3. *药物治疗* 需根据病情轻重采取不同的药物治疗措施。

（1）轻症病例：予以抗组胺药物、维生素C、10%葡萄糖酸钙或10%硫代硫酸钠静脉输注或口服，局部皮肤可外搽含有樟脑或薄荷的炉甘石洗剂。

（2）严重病例：可联合或单独使用皮质类固醇、抗组胺药物、输新鲜血液或血浆；抗生素须合理、慎重选择，因严重药疹患者常处于高度过敏状态，不但容易发生药物的交叉过敏，而且可能出现多源性敏感，引起新的药疹；局部治疗，如炉甘石洗剂涂擦、硼酸溶液湿敷等；伴发心、肺、肝、肾及脑等脏器损害及造血功能障碍时，需及时做相应对症处理；密切注意水与电解质的平衡，酌情补液。

4. *过敏性休克*

（1）立即皮下注射0.1%盐酸肾上腺素1ml。症状如不缓解，可每隔半小时皮下或静脉注射该药0.5ml，直至脱离危险期。

（2）给予氧气吸入，改善缺氧症状。呼吸受抑制时，应用尼可刹米、洛贝林等呼吸兴奋剂。必要时行气管插管或气管切开。

（3）静脉滴注10%葡萄糖溶液或平衡溶液扩充血容量。

（4）若发生呼吸、心搏骤停，立即进行心肺复苏急救。

六、预防及护理

1. 为预防药物过敏反应发生，在使用化疗药物时应提高警惕，用药前严格考虑用药适应证，详细询问药物过敏史、曾用化疗药物情况、睡眠情况、心理状态等，应采用安全的给药途径，避免反复间歇用药，药液应现配现用。

2. 备好抢救物品，如心电监护仪、吸氧装置、抗过敏药物及其他抢救药物等。

3. 加强用药观察。对于过敏体质的患者或易发生过敏反应的药物，在开始输注化疗药物时滴速要缓慢，观察 15 ～ 30min，无过敏反应发生方可加快滴速。

4. 可预防性用药。对于易发生过敏反应的药物，可以事先给予抗过敏治疗。例如紫杉醇，用药前 12h 及 6h 分别给予地塞米松口服，治疗前 30 ～ 60min 静脉注射苯海拉明（或同类药）、西咪替丁或雷尼替丁。

5. 一旦出现药物过敏，轻者遵医嘱给予抗组胺药物，中、重度过敏反应应立即停止该药物的继续输注，更换输液管和药液，协助患者平卧，严重者立即皮下注射 0.1% 盐酸肾上腺素 1ml。

6. 保持呼吸道通畅，给予氧气吸入，改善缺氧症状，必要时行气管切开。如有心搏骤停，立即行胸外心脏按压、人工呼吸等急救措施。

7. 迅速建立两条静脉通路，确保抢救药物的顺利应用。

8. 密切监测生命体征变化，注意观察神志、末梢循环、尿量、皮肤、心、肝、肾等功能的变化，做好记录。

9. 关心、体贴、安慰患者，缓解其紧张情绪，并告知患者及其家属过敏反应发生的原因和目前情况，并告知过敏药物的名称，以便以后告知其他医务人员，有利于用药参考。

10. 指导患者卧床休息，进营养丰富的饮食，并保持温湿度适宜的治疗环境，预防继发感染等。

第八节　电解质紊乱

正常情况下，随饮食摄入的电解质经消化道吸收并参与机体代谢。与维持体液平衡密切相关的电解质主要有钠和钾。正常成人对钠、钾的日需要量分别为 6 ～ 10g 和 3 ～ 4g，过剩的钠和钾主要经尿液排出体外，小部分钠随汗液丢失，从而使血清钠保持在 135 ～ 150mmol/L，血清钾在 3.5 ～ 5.5mmol/L 水平。化学治疗后，患者因药物毒副作用出现恶心、呕吐、腹泻及食欲缺乏等胃肠道反应，如不及时纠正将导致电解质紊乱。任何一种电解质异常都可引起一系列的临床症状，严重者可致患者死亡。

一、钠平衡紊乱

钠离子是细胞外液含量最高的阳离子，对保持细胞外液容量、调节酸碱平衡、维持正常渗透压和细胞生理功能有重要意义。体内可交换的钠总量是细胞外液渗透压的主要决定因素，通过渗透压作用可影响细胞内液。细胞外液钠浓度的改变可由水、钠任一含量的变化而引起，故钠平衡紊乱常伴有水平衡紊乱。水与钠的正常代谢及平衡是维持人体内环境稳定的重要因素。

（一）低钠血症

低钠血症为血清钠＜ 135mmol/L，仅反映钠在血浆中浓度的降低，并不一定表示体内总钠量的丢失；血浆钠浓度是血浆渗透浓度（Posm）的主要决定因素，所以低钠血症通常是低渗透浓度的反映，又称低钠性低渗综合征。Posm 降低导致水向细胞内转移，使细胞内水量过多，这是低钠血症产生症状和威胁生命的主要原因。临床上极为常见，特别在老年人中。

1. *病因*　低钠血症可见于钠摄入少（临床上少见）或丢失多、水绝对或相对增多的患者。其原因很多，可分为肾性和非肾性两大类。

（1）肾性原因：主要有渗透性利尿、肾上腺功能低下及急、慢性肾功能衰竭等情况。

（2）非肾性原因：可见于呕吐、腹泻、肠瘘、大量出汗和烧伤等疾病过程，除丢失钠外，还伴有不同比例水的丢失。

2. *临床表现*　可表现为疲乏、头晕、软弱无力、恶心、呕吐、脉搏细速、视物模糊、血压不稳定或下降、浅静脉瘪陷、体位性眩晕、尿量减少，严重者出现神志不清、四肢发凉甚至意识模糊等。

3. *治疗*　低钠血症的治疗应根据病因、类型、发生的急缓及伴随症而采取不同处理方法，故低钠血症的治疗应强调个性化，但总的治疗措施包括：①去除病因，积极治疗原发病；②口服或静脉补充钠盐，纠正低钠血症；③对症处理；④治疗合并症。

4. *护理*

（1）安慰、开导患者，及时向患者及其家属解释疾病的原因、过程及预后，使其稳定情绪，消除顾虑，树立治病信心，积极地配合治疗。

（2）密切观察病情变化，严格记录液体出入量，时刻警惕并发症的发生。

（3）钠盐的补充应首选经口摄入。将食盐的生理需要量 7 ～ 15g 合理分配在每日的膳食中；出汗多的患者每日增加 2g 左右的摄盐量。对患者及其家属实施健康教育，纠正错误的摄盐观念。

（4）不能经胃肠道补充钠盐的患者应遵医嘱予以静脉补充，保持静脉输液通畅。

（5）及时监测血钠水平，正确采集标本，保证结果的真实性和准确性。生化检验于清晨空腹时采集（急查除外），不能从输液、输血或测量中心静脉压管道直接采集；测定尿比重和尿钠时，应收集 24h 尿量。

（二）高钠血症

血钠浓度升高，大于 150mmol/L 称为高钠血症。

1. *病因*　主要见于水的摄入减少（如下丘脑损害引起的原发性高钠血症）、排水过多（尿崩症）、钠潴留（原发性醛固酮增多症、库欣综合征）。

2. 临床表现　口渴、乏力、尿少、尿比重增高、皮肤弹性差、眼窝凹陷，严重者出现躁狂、幻觉、谵妄甚至昏迷等脑功能障碍的表现。

3. 治疗　尽早去除病因。鼓励患者多饮水及经静脉补充非电解质溶液，如 5% 葡萄糖溶液或 0.45% 的低渗盐水。

4. 护理

（1）严密观察病情变化，及时巡视病房，若发现患者出现皮肤干燥、弹性差、精神差等症状应及时报告医师，针对性予以血液检查。

（2）指导患者经口或经胃管摄取温开水 200ml/ 次，2 ～ 4h 一次。静脉补液时应合理安排输液计划，控制液体滴速，液体张力越低，输液速度应越慢，以防发生脑水肿。准确记录出入量，保持液体出入平衡。

（3）严格限制钠盐的摄入，根据病情给予无盐或低盐饮食，烹调时不宜使用酱油和味精。同时要保证足够的热量、蛋白质、脂肪及维生素的供给，必要时给予要素膳食。

（4）积极配合医师做好血钠的监测。

（5）评估患者的心理状况，多与患者沟通，予以心理支持。

二、钾平衡紊乱

钾是维持细胞新陈代谢、调节体液渗透压、维持酸碱平衡和保持细胞应激功能的重要电解质之一。正常人排钾的主要途径是尿液，肾脏对钾的排出特点是“多入多出，少入少出，不入也出”，所以，禁食的患者应注意补钾。钾的代谢异常有低钾血症和高钾血症，前者为常见。

（一）低钾血症

血清钾低于 3.5mmol/L 以下，称为低钾血症。

1. 病因

（1）钾摄入不足：见于长期少食或者禁食者。

（2）丢失增加：如严重腹泻、呕吐、胃肠道引流、醛固酮增多症、急性肾衰竭多尿期、应用促使排钾的利尿剂及肾小管性酸中毒等。

（3）细胞外钾进入细胞内：如合成代谢增加或代谢性碱中毒等。

2. 临床表现

（1）肌无力：为最早的临床表现，开始是四肢出现软弱无力，以后延及躯干和呼吸肌，可导致呼吸困难或窒息。

（2）消化道功能障碍：有厌食、恶心、呕吐、腹胀、肠蠕动消失等症状。

（3）心脏功能异常：主要为传导阻滞和节律异常。

（4）代谢性碱中毒：表现为头晕、躁动、昏迷、面部及四肢肌肉抽动、口周及手足麻木、有时可伴有软瘫。

3. *治疗*　寻找和去除引起低钾血症的原因，根据缺钾的程度制订补钾计划。补钾原则如下。

（1）尽量口服补钾。

（2）不能口服者静脉补钾。常用10%氯化钾溶液，不可静脉推注，加入溶液滴注时钾浓度不能超过0.3%，24h补钾总量不能超过6～8g，补钾速度不宜超过20～40mmol/h。

（3）见尿补钾。一般尿量超过40ml/h或500ml/d方可补钾。

4. *护理*

（1）低钾血症患者因为自我症状明显，容易出现烦躁、焦虑、抑郁、悲观和恐惧等负性心理，应加强与患者及其家属之间的沟通，取得其信任，从而解除思想顾虑，树立战胜疾病的信心。

（2）遵循补钾原则早期足量补钾。补钾过程中密切观察患者肢体的肌力、呼吸困难等症状是否改善，监测生命体征和神志的变化，准确记录每小时出入量，为后续治疗提供依据。

（3）指导患者增加含钾丰富的肉类、水果及蔬菜等食物的摄入，注意调节色香味以充分调动患者的食欲。宜少食多餐，忌高碳水化合物的食品，限制钠盐。避免饮食过饱、饮酒等激发因素。必要时可通过静脉或鼻饲补充营养。

（二）高钾血症

血清钾高于5.5mmol/L以上，称为高钾血症。

1. *病因*

（1）静脉补钾过量、过速。

（2）钾排泄障碍：如急性及慢性肾衰竭；应用保钾利尿剂如螺内酯等。

（3）细胞内的钾向细胞外转移，如溶血、组织损伤及酸中毒等。

2. *临床表现*　患者可表现为神志淡漠、感觉异常、乏力、四肢软瘫、腹胀、腹泻等。严重者有微循环障碍的表现，如皮肤苍白、湿冷、发绀、低血压等；亦可有心动过缓、心律失常，甚至可致心搏骤停。

3. *治疗*

（1）立即停用一切含钾的药物或溶液。

（2）降低血钾浓度：输注5%碳酸氢钠溶液、25%葡萄糖100～200ml（以每5g葡萄糖加入胰岛素1U静脉滴注）促使钾转入细胞内以暂时降低血钾浓度；呋塞米（速尿）40mg静脉推注，促使钾的排泄；腹膜透析或血液透析。

（3）对抗心律失常：静脉注射10%葡萄糖酸钙溶液20ml，能缓解钾对心肌的毒性作用。

4. *护理*

（1）与患者有效沟通，了解其心理状态，解释病情，缓解焦虑和恐惧心理。

(2) 协助医师处理原发病因，严密观察患者呼吸、脉搏、血压、尿量的变化，及时做血清钾测定及心电图检查，尤其应注意有无呼吸困难、窒息、心律失常等呼吸、循环功能衰竭的发生。

(3) 合理搭配饮食，少食或禁食含钾高的食物。

三、高钙血症

（一）概述

高钙血症（hypercalcemia）是指血清钙离子浓度的异常升高，血钙浓度＞2.75mmol/L，是恶性肿瘤中最常见并可危及患者生命的代谢急症。15% ～ 20% 的恶性肿瘤（如乳腺癌、肺癌、肾癌、甲状腺癌、前列腺癌）患者，特别是在晚期可发生高钙血症。高钙血症的发生不仅可影响多器官功能，还可引起机体病理、生理的诸多改变，对患者生命的威胁甚至比肿瘤本身更大，可导致患者猝死，故应早期诊断、紧急治疗。

（二）病因

当骨骼中动员出的钙离子水平超出了肾脏排泄的阈值就会发生高钙血症。引起高钙血症的原因有：恶性肿瘤、原发性甲状旁腺功能亢进、噻嗪类利尿药、肾功能衰竭、甲状腺功能亢进、肢端肥大症、长期制动等。多发性骨髓瘤与乳腺癌患者中发生率最高（约40%），其次是小细胞肺癌，也见于结肠癌、前列腺癌、头颈部鳞癌、肾细胞癌、淋巴瘤等。这些恶性肿瘤可发生广泛骨骼转移，直接破坏骨组织，而将骨钙释放出来；部分肿瘤（如上皮细胞样肺癌、肾癌）可以产生甲状旁腺素样物质、前列腺素 E、维生素 D 样固醇及破骨细胞活化因子，使骨组织发生吸收而释放钙，从而引起高钙血症。

（三）临床表现

高钙血症是常见的肿瘤内分泌综合征，其临床表现与血钙升高的幅度和速度有关。根据血钙水平可将高钙血症分为轻度、中度和重度三类。

轻度：血钙浓度在 2.7 ～ 3.0mmol/L。

中度：血钙浓度在 3.0 ～ 3.4mmol/L。

重度：血钙浓度在 3.4mmol/L 以上。当血钙浓度在 3.75mmol/L 以上时可发生高钙危象，处理不当将危及生命。

1. *神经系统症状* 患者出现乏力、倦怠、失眠、情绪低沉、注意力不能集中、表情淡漠、意识模糊；重者可有头痛、肌无力、腱反射减弱、步态不稳、听视力和定向力障碍或丧失、语言障碍、抑郁、木僵、行为异常等神经精神症状；高钙危象时可出现谵妄、惊厥、昏迷。这些神经精神症状主要是由于高钙对脑细胞产生毒性，干扰了脑细胞电生理活动而发生。

2. *泌尿系统症状* 高血钙可致肾小管损害，使肾小管浓缩功能下降，加之大量钙从尿中排出，从而引起烦渴、多饮、多尿等症状，病情进一步加重时可导致肾功能损害，引起失水、氮潴留、电解质紊乱和酸碱失衡，最终发展为肾功能衰竭，也易发生泌尿系感染和结石。

3. *消化系统症状*　患者可表现为食欲减退、恶心、呕吐、腹痛、便秘，症状一般出现较早，重者发生麻痹性肠梗阻。

4. *心血管和呼吸系统症状*　患者可出现呼吸困难、肺部感染、血压升高、心率减慢、各种心律失常、心搏骤停，甚至导致猝死。

5. *钙的异位沉着表现*　易发生异位钙沉着，可沉着于角膜、鼓膜、关节、软骨，也可沉着于血管、心肌、肺、肾等组织器官，分别引起眼球结膜充血、角膜浑浊、听力减退、肌肉萎缩、关节功能障碍，如不及时抢救，可发生肾功能衰竭或因循环衰竭而死亡。

6. *血液系统症状*　血清钙离子可激活凝血因子，导致广泛性血栓形成。

（四）诊断

1. *血清学检查*　血清钙水平增高、血清磷和重碳酸盐水平增高或正常、血清氯水平降低。因受较多因素影响，应注意多次测定血清中钙浓度。

2. *其他辅助检查*　依据病史、症状，选择性进行 B 超、X 线、核素扫描和 CT 检查。

（五）治疗

治疗高钙血症最好的措施是查明病因和去除病因。肿瘤患者应以直接控制原发病、立即停止使用导致高钙血症的药物为治疗原则，酌情施予手术、化疗、放疗及激素等治疗方法。

1. *一般处理*　包括减少钙的摄入，增加钙的排泄，增加骨与钙的结合。

（1）水化、利尿：可阻断钙的重吸收，并增加钙的排泄。水化期间应注意保持水、电解质平衡。

（2）停用可增加血清钙的药物：如氢氯噻嗪、维生素 A、维生素 D 等。

2. *减少骨吸收的药物*

（1）光辉霉素：为治疗高钙血症的主要药物，具有抑制骨吸收、持续降低血钙水平的作用。

（2）双膦酸盐：可抑制破骨细胞介导的骨吸收；渗入骨基质，直接干扰骨吸收。是抗骨溶解的新型药物，还有明显的镇痛作用。

（3）降钙素：抑制骨吸收和增加肾脏对钙的清除，使血钙降低。

（4）糖皮质激素：增加尿钙排泄，减少肠道对钙的吸收。

（六）护理

1. 对存在危险因素或有早期表现的患者，护士应向患者及其家属讲解高钙血症的症状和体征及其危害性和治疗方法，使其充分认识并有心理准备，以减轻焦虑。

2. 准确记录出入量，为维持体液平衡提供依据。

3. 监测生命体征、意识状态，血清钙离子、白蛋白的浓度，心电图及腱反应、肌张力等变化，如有异常及时通知医师予以处理。

4. 遵医嘱给予镇吐药、抗心律失常药、利尿药及降血钙的药物。

5. 给予高热量、高蛋白、高维生素、易消化的低钙饮食，尽量减少或限制牛奶、蛋黄、豆制品、虾等含钙丰富的食物，以免导致或恶化高钙血症；大量饮水，保证每日尿量不少于3000ml，以促进钙的排泄；并注意饮食卫生，多吃新鲜蔬菜、水果。

6. 鼓励患者适当活动，减少钙的吸收。但因这类患者易出现病理性骨折，所以活动时一定要保证患者的安全，避免抬、举重物，不宜久站、久坐或长时间固定某一姿势，防止病变骨骼发生骨折或塌陷。对体质弱及意识障碍的患者，护士应给予被动性功能锻炼。

7. 胸椎转移患者应卧硬板床并避免拍背，腰椎转移者使用腰托；搬运患者及取放疗体位时，应注意搬运的手法，避免折断骨骼；加强防跌倒宣教，预防病理性骨折。

8. 根据情况适当给予镇痛处理，以增进患者的舒适。

第九节 出 血

一、病因

出血是恶性肿瘤常见的并发症，也是致死的主要原因之一。肿瘤合并出血的主要原因有两大类，一是肿瘤本身所致：肿瘤侵蚀血管，特别是并发感染、溃疡，是导致出血的重要因素；肿瘤广泛侵犯骨髓，导致全血减少；肿瘤侵犯脾脏引起脾功能亢进；肿瘤导致弥散性血管内凝血（DIC）。另一类是医源性因素，即由化疗或放疗引起骨髓造血功能低下，导致继发性血小板减少症。

二、临床表现

一般而言，出血的严重程度与血小板数量有密切关系，当血小板低于$50\times10^9/L$时，即有出血倾向；血小板低于$30\times10^9/L$，则出血危险明显增加。

（一）出血

1. 好发部位依次为皮肤、黏膜、眼睛，包括鼻腔出血、牙龈出血、胃肠道出血、视网膜出血及颅内出血。颅内出血可表现为颅内压增高症状，是死亡的常见原因。

2. 发生于自然腔道的恶性肿瘤常伴有出血，由于肿瘤侵蚀血管时引起，如累及毛细血管或小血管表现为少量出血，如累及大血管或动脉则出现大出血致急性死亡。

3. 上消化道出血主要由晚期胃癌引起，其中 42% 的患者表现为大出血。

4. 肾脏、输尿管、膀胱和尿道肿瘤常可发生泌尿道出血，有时盆腔肿瘤如直肠癌、卵巢癌等侵蚀泌尿道也可引起出血。

5. 鼻咽癌放疗后可出现回缩性血涕或鼻出血。

6. 原发性支气管肺癌常伴有痰血。

（二）DIC

DIC 的患者同时存在出血与凝血两个症状。急性、多处出血是 DIC 最常见的症状。出血常发生于：皮肤、黏膜、消化道、泌尿道、视网膜、肺及中枢神经系统，患者可出现为皮下出血、瘀斑、紫斑、牙龈出血、黑便、血便、血尿、鼻出血及咯血等症状。

三、治疗

（一）一般处理

1. 一旦发生出血征象，应及时停止任何诱发出血的药物，采取相应的止血措施。应尽量避免注射等创伤性治疗。

2. 呼吸道及上消化道大出血，应防止窒息。

3. 给予抗感染治疗，能减少出血的危险。

4. 出血多时，可输注全血或浓缩红细胞及血浆扩容剂。

5. 抗凝治疗：肝素是 DIC 患者主要的抗凝药物。使用肝素时，每日监测凝血时间，肝素的用量以保持凝血时间在正常值的 1.5 ～ 2.5 倍为宜。肝肾功能不全时要减少肝素用量，有脑出血或其他内脏出血的患者应禁用肝素。

（二）止血措施

1. *肿瘤侵蚀血管*　表浅部位可用明胶海绵加压止血。内脏出血采用外科手术是理想的方法。对不能手术的胃肠道或肺出血，可用垂体后叶素静脉滴注，每次 5 ～ 10U，也可用冰盐水灌洗，使血管收缩。

2. *血小板减少的治疗*　针对原发肿瘤进行治疗；用明胶海绵栓塞部分脾动脉，是治疗脾功能亢进的较好方法；输注血小板。当血小板低于 30×10^9/L 时应予以输注，可有效控制活动性出血；DIC 治疗。静脉给予足量肝素（1 万～ 2 万 U）可终止 DIC 过程。

四、护理

1. 绝对卧床休息，保持病室安静及适宜的温度和湿度。头偏向一侧，避免呕血时造成误吸。保持呼吸道通畅，床旁备好吸引器。

2. 大出血时全力配合医师抢救，迅速建立2条以上的静脉通道，快速静脉补充血容量。

3. 密切观察病情变化（呕血、黑便、神志、脉搏、呼吸、血压、肢体温度、皮肤及甲床色泽、周围静脉充盈情况、尿量及中心静脉压等）。

4. 加强基础护理，注意保暖。使用软毛牙刷刷牙，勤剪指甲、避免抓伤，使用电动剃须刀。保持嘴唇湿润，防止干裂，并保持大便通畅。

5. 正确采集各种标本，及时送检。

6. 指导患者进食柔软、温凉、清淡的食物，病情允许的情况下每日饮水3000ml以上。急性消化道出血时禁食、水。

（向　英　董爱华　谭栋伟　陈　帆　王璐璐　谭萧雅　张福平）

第 6 章 肿瘤内科治疗的静脉管理

静脉给药是治疗恶性肿瘤的重要手段和主要途径之一。做好肿瘤患者的静脉管理，合理、有计划并系统化地保护和使用静脉，已成为抗肿瘤治疗中不可或缺的重要内容，对患者顺利完成专科治疗意义重大。目前，静脉治疗已逐步发展成为护理学中一个独立的专业领域。

第一节 静脉的评估与选择

由于抗肿瘤药物的毒性和刺激性，会造成血管壁不同程度的损伤，甚至发生非技术性因素的药物外渗，从而导致血管痉挛、静脉炎、皮肤变色、组织坏死等并发症的发生，既增加了患者的生理、心理痛苦和经济负担，又影响了肿瘤治疗和康复。因此，肿瘤专科护士应为患者做好充分的静脉评估，为其可持续治疗提供有效的静脉治疗途径。

一、静脉基础知识

静脉是将血液从全身各部位运输至心脏的血管，始于毛细血管，终于右心房。根据静脉分布可分为深、浅两组：深静脉在体腔内和肌肉深部行走，一般与同名动脉伴行；浅静脉位于皮下，又称皮下静脉，数量较多，不与动脉伴行，汇入深静脉。静脉管壁由内膜、中膜、外膜组成(图 6-1)，三层膜均较薄，分界不清楚。与动脉相比，静脉管壁内平滑肌和弹性组织不及动脉丰富，但结缔组织成分较多。静脉解剖具有以下特点。

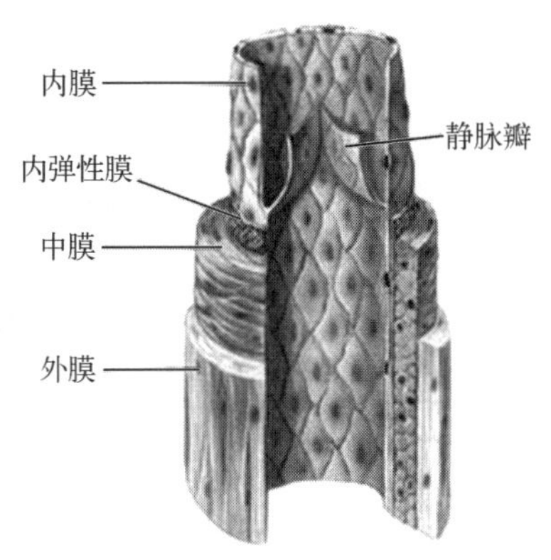

图 6-1 静脉管壁的构成

1．内膜：由单层内皮细胞、基膜组成，是血管的最内壁，能将血液及输入静脉的药物与血管内壁的其他组织隔离开。内膜非常光滑，能分泌肝素及前列腺素起到抗凝作用，因此血液能畅通无阻地在血管内流动。但内膜很容易受损，这层基底细胞破坏后会露出光滑内膜下的粗糙表面，从而易促使静脉血栓形成或发生静脉炎。

2．中膜：由平滑肌、弹性蛋白和胶原组成，随血管内的压力增加或降低而收缩或舒张，从而维持血管壁的张力，是血管壁的主要组成部分。该层中的神经纤维除控制血管的收缩和扩张外，当血管受伤时还可发出疼痛的信号。

3．外膜：是血管的最外层，主要由结缔组织和（或）纵行平滑肌束构成，其主要作用是支持和保护血管。当针尖刺入这一层时，持针者的指端会感觉到轻微的反弹，刺破时有“爆裂”的感觉。

4．静脉瓣：在许多静脉（> 2mm）的管腔内有单向瓣膜称静脉瓣，为内膜凸入管腔折叠而成，形似半月状小袋，两袋彼此相对，袋口朝向心脏，其功能是瓣膜顺血流开放，逆血流闭锁管腔，对抗地心引力，防止血液逆流，促进静脉回流入心脏。四肢静脉的瓣膜较多，而胸、腹、头颈部的静脉无瓣膜。

5．凝血系统：凝血系统的产物是一种称为纤维聚合体的蛋白物质，其形似纤维网，能将受伤部位细胞的渗出物、微生物及异物包裹起来，起到止血、固定异物和防止炎症或感染蔓延的作用。

6．不同部位血管的血管直径（图 6-2）及血流量（表 6-1）。

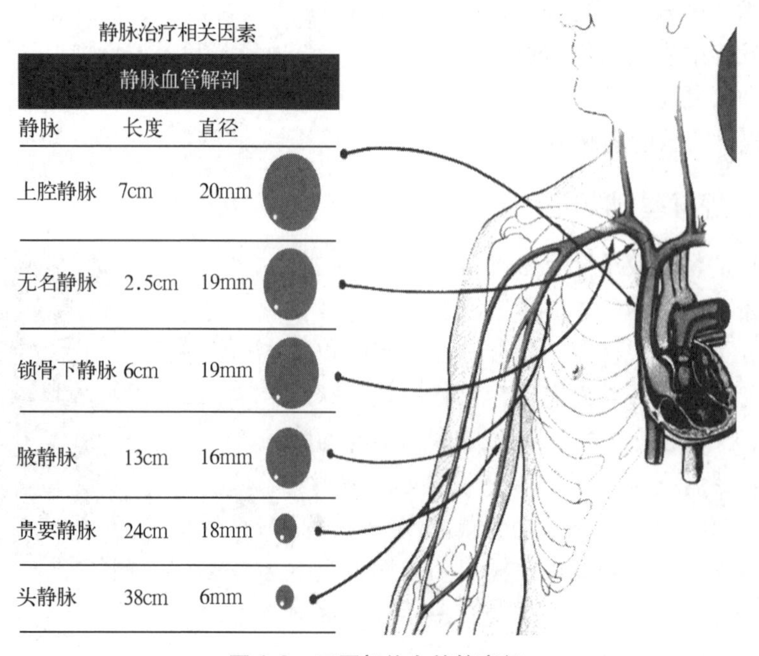

图 6-2 不同部位血管的直径

表 6-1　不同部位血管的直径及血流量表

静脉	直径（mm）	血流量（ml/min）
手部静脉	2 ～ 5	10
上肢头静脉	6	40 ～ 90
上肢贵要静脉	10	90 ～ 150
腋静脉	16	150 ～ 350
锁骨下静脉	19	350 ～ 800
上腔静脉	20	2000 ～ 2500

二、静脉评估要素及合理选择

静脉治疗前应根据医师制订的抗肿瘤治疗方案和疗程，全面评估患者的静脉状况，结合药物的性质制订适宜的静脉治疗计划。

（一）静脉评估要素

1. *治疗方案*　从患者确诊为肿瘤、医师制订治疗方案开始，护理人员就应该根据患者的具体治疗方案（如 CHOP、NP 方案等）综合评估药物的理化性质（包括 pH、渗透压、刺激性、微粒含量等）、药物的使用方法（包括输入速度、维持时间、给药频率和途径等）、治疗持续时间和治疗周期等，遵循最大化保护患者静脉、最少穿刺的原则，为患者选择最安全的静脉输液途径、最优化的静脉治疗计划。

2. *静脉状况*　患者接受抗肿瘤药物治疗的最佳静脉条件为：有完整的皮肤屏障，血管柔软、粗直，富有弹性，易于触及，充盈良好且不易滑动。治疗前应充分评估患者的血管状况及既往的静脉使用情况，有无化疗或其他特殊药物治疗史，以选择最佳的静脉进行治疗。

3. *其他*　包括输液工具器材的性能及患者的年龄、病情、合作性、自理能力、文化程度、经济条件、对静脉治疗的需求等。

（二）合理选择

1. *一般原则*　静脉选择是基于对以上评估要素进行综合分析，以决定怎样选择及选择哪种静脉通路。

（1）就肿瘤患者而言，需要有可靠的、安全的、较长期的血管通道，以保证良好的静脉给药条件。因此，持续静脉给药、对外周静脉刺激性大或发疱性的药物、一期临床实验表明对外周静脉有刺激性的新药，建议选择中心静脉，因中心静脉血流量较外周静脉大，药物进入后迅速得到稀释，降低了药物对静脉的损伤作用。如果患者拒绝使用中心静脉，应在护理记录中说明，并加强静脉治疗过程的观察。

（2）选用外周静脉进行抗肿瘤药物治疗时应由穿刺技术熟练的护士完成，避免在同一部位反复多次穿刺。经留置针注射完化疗药物后，原则上不做保留，一方面可避免同一静脉反复受损，另一方面若出现局部皮肤红肿，较难判断是留置针还是化疗药物引起的静脉炎。

（3）尽量避免使用钢针进行静脉化疗，因穿刺后若患者稍有活动，钢针很容易刺破静脉造成药物外渗，引起静脉炎甚至局部组织坏死等不良后果。而静脉治疗时若严格制动，又给患者生活造成了诸多不便。

2. 选择外周静脉输注的原则　若须经外周静脉输注抗肿瘤药物，为减少静脉炎、静脉栓塞或更严重的局部反应影响患者的长期治疗，护士应具有远瞻性，用静脉保护意识为患者建立系统的静脉使用计划。

（1）充分评估患者血管的充盈度、弹性、直径等，合理选择穿刺部位，宜从远端静脉到近端静脉有计划地使用，且与大静脉交替使用，使抗肿瘤药物造成的血管损伤有一定修复时间。

（2）因细小静脉壁薄耐受性差，易造成不可逆损害，应尽量选用粗直、血流量丰富、静脉瓣少的大静脉，以上肢前臂静脉为宜，但应尽量避开肌腱、神经、关节及前臂内侧面等部位，避免渗漏后引起肌腱挛缩或神经功能障碍等严重后果。

（3）避免选择在24h内穿刺过的血管下段进行穿刺。

（4）有动静脉瘘、行放射治疗和腋窝淋巴结清扫的患者应避免在患侧肢体输入化疗药。

（5）尽可能避免选择下肢静脉进行抗肿瘤治疗，因下肢静脉血流速度较缓慢、静脉瓣多，易于发生栓塞。但有上腔静脉压迫综合征的患者例外。

（6）常规采血和一般药物注射时可选用小静脉，以尽可能保留良好的静脉留作抗肿瘤治疗所用，此点对长期治疗的患者尤其重要。

第二节　抗肿瘤药物致静脉损伤的预防和处理

一、静脉损伤的相关因素

（一）药物因素

抗肿瘤药物引起的静脉损伤与药物本身的刺激性、酸碱度、渗透压及浓度等密切相关。

1. 刺激性　根据药物渗漏对组织的损伤程度可以分为以下几类。

（1）发疱性药物：渗漏后可引起局部组织发疱、溃疡和坏死的药物。

(2) 刺激性药物：能够引起刺激性或炎性反应的药物，可出现注射局部疼痛、轻度炎症反应、过敏反应但无局部组织坏死。

(3) 无刺激性药物：如门冬酰胺酶、阿糖胞苷、甲氨蝶呤、替加氟等。

2. pH　正常人血液的 pH 为 7.35 ～ 7.45。当药物 pH 在 6.0 ～ 8.0 时，其对血管内膜的刺激较小；药物 pH 低于 5.0（强酸性）或 pH 高于 9.0（强碱性）时会引起静脉内膜的损伤，出现化学性静脉炎，从而导致静脉硬化、渗透性增加或血栓形成。例如长春瑞滨的水溶液呈弱酸性，外周静脉输入后可使局部二氧化碳聚集，导致局部静脉内压力增高，使药物极易从血管渗透至皮下组织，同时 pH 改变可引起静脉或毛细血管痉挛，诱发静脉炎。

3. 渗透压　渗透压用于描述溶液的溶质微粒对水产生的吸引力，其单位为毫渗透分子量 / 升（mOsm/L）。血浆渗透压为 240 ～ 340mOsm/L，285mOsm/L 为等渗标准线。当输入的溶液渗透压小于 240mOsm/L 为低渗液时，会使水分子向细胞内移动，导致细胞内水分子过多引起细胞破裂，而发生静脉炎；当输入的溶液渗透压在 240 ～ 340mOsm/L 为等渗液时，不会影响水分子在血管细胞的流动；当输入的液体渗透压大于 340mOsm/L 为高渗溶液时，会吸取血管细胞内的水分，造成血管内膜脱水而引起血管细胞萎缩直至坏死（图 6-3）。有研究证明渗透压＞ 600mOsm/L 的药物可在 24h 内造成化学性静脉炎。

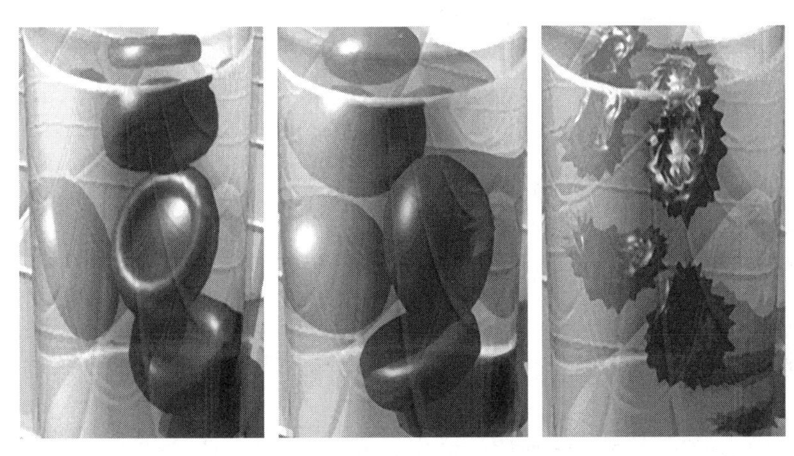

图 6-3　等渗压、低渗压、高渗压的药物对血管壁细胞的不同影响

4. 用量、浓度及接触时间　若在短时间内大量、快速输注刺激性药物，超出了外周血管自身的缓冲和应激能力，药物便会在血管受损处堆积，使血管内膜受到刺激而发生静脉炎。抗肿瘤药物浓度越高、量越多、与组织接触的时间越长，造成的静脉损伤越严重。

5. 变态反应　某些药物如环磷酰胺（CTX）、长春瑞滨（NVB）、丝裂霉素（MMC）、多柔比星(ADM)及紫杉醇等输入静脉内可引起 I 型变态反应，释放组胺、

5-羟色胺等炎症介质，从而使血管通透性增加、药液外渗，引发静脉损伤。

（二）患者因素

1. *血管因素* 长期静脉注射的患者、肥胖患者、年老体弱患者及有外周静脉化疗史的患者可出现血管脆性增加、血管硬化、管腔变窄、血流减慢、血管可视性差等现象，如果将刺激性药物注入这些静脉，可能使局部药物浓度升高，局部接触时间延长而发生静脉损伤。

2. *病理因素* 当患者出现上腔静脉综合征或静脉回流受阻，以及手术后肢体水肿等静脉压升高时，不恰当的选择较细的血管或选择患侧静脉穿刺注射，可能由于注射压力高，回流障碍造成药物渗漏的危险。若患病（如糖尿病）、免疫功能损害等也会影响组织损伤范围及损伤后修复进程。

3. *其他因素* 患者在抗肿瘤治疗过程中出现恶心、呕吐、咳嗽、进食、大小便等活动，增加了针头向外滑脱的机会，导致药物渗漏。

（三）医源性因素

以下医源性因素亦可增加静脉损伤发生的概率，甚至可直接导致药物性静脉损伤的发生。

1. 医务人员缺乏经静脉应用抗肿瘤药物的经验，在用药方法、浓度、途径等选择上出现错误。

2. 未能选择安全、适宜的静脉输液工具，如选用头皮钢针进行化疗可增加静脉损伤的概率。

3. 穿刺部位选择不恰当，如在关节处或神经、肌腱较多的部位进行注射，或在同一部位反复穿刺等。

4. 缺乏熟练过硬的穿刺技术，如针尖未能完全进入血管或针尖穿透血管，或因固定不当引起针尖移位、脱出。

5. 缺乏预防和处理静脉损伤的技能。

（四）其他因素

1. *外界因素* 气温较低可引起患者血管收缩，增加抗肿瘤药物渗漏的风险。

2. *放射线因素* 患者接受放射治疗后的区域，其血管弹性、密度均受到不同程度的影响，用药后可能发生渗漏。

二、化学性静脉炎

化学性静脉炎是经外周静脉输入刺激性或发疱性药物时，引起静脉内膜损伤而出现的一种无菌性炎症，是抗肿瘤药物治疗常见的毒性反应之一，与药物本身的刺激性、浓度、酸碱度及渗透压有关。容易引起化学性静脉炎的细胞毒性药物有多柔比星、长春瑞滨、氮芥、丝裂霉素、长春新碱等。

（一）临床表现

1. 静脉炎分级　已经证实有2种静脉炎量表的有效性和可靠性在临床上是切实可行的（表6-2、表6-3）。

表6-2　静脉炎量表

等级	临床标准
0级	没有症状
1	穿刺部位发红，伴有或不伴有疼痛
2	穿刺部位疼痛伴有发红和（或）水肿
3	穿刺部位疼痛伴有发红，条索状物形成，可触及条索状静脉
4	穿刺部位疼痛伴有发红，条索状物形成，可触及条索状静脉，其长度＞2.5cm，脓液流出

表6-3　视觉化的静脉炎

评分	观测
0级	静脉穿刺部位正常
1	下列中1项明显：靠近静脉注射部位微痛或静脉注射部位轻微发红
2	下列中2项明显：静脉注射部位疼痛，红斑，肿胀
3	所有下列症状均明显：沿着套管路径发生疼痛，硬化
4	所有下列指征是明显且广泛：沿着套管路径发生疼痛，红斑，硬化，可触摸到条索状的静脉
5	所有下列指征是明显且广泛：沿着套管路径发生疼痛，红斑，硬化，可触摸到条索状的静脉，发热

2. 分型

（1）红肿型：沿静脉走行皮肤红肿、疼痛、触痛。

（2）硬结型：沿给药静脉出现局部疼痛、触痛、静脉变硬、触之有条索感。

（3）坏死型：沿血管周围有较大范围肿胀疼痛，形成瘀斑达皮肌层。

（4）闭锁性：静脉不通，逐渐形成机化。

3. 主要症状　输注抗肿瘤药物的外周静脉出现疼痛、压痛、周围皮肤充血、颜色改变、肢体肿胀、皮温增高，一般持续1～2周，而后上述症状逐渐消退，沿静脉走向出现皮肤色素沉着。还可触到条索状静脉或有硬结，严重时发生静脉闭塞。

（二）预防措施

1. 转变观念，变被动输液为主动静脉治疗，时刻注意保护患者的“生命线”；

坚持预防为主的原则，减少静脉炎给患者带来的痛苦和创伤。

2. 熟练掌握药物的性质和作用，根据治疗所需选择合适的静脉输液方式和工具。

3. 穿刺前需熟悉静脉的解剖部位、走行方向，以选择最佳的静脉化疗，避免选择细、弯、短、小的外周静脉；下肢静脉易发生栓塞，静脉炎发生概率高，应尽可能选择上肢静脉进行治疗（上腔静脉综合征的患者除外）。

4. 有计划地使用外周静脉，一般由远端静脉开始使用，经常变换穿刺部位，避免同一血管反复穿刺而加重静脉损伤，同时也有利于损伤静脉的修复。

5. 严格执行静脉治疗操作规程，确保最安全的给药浓度、给药速度和给药方法。在不影响抗肿瘤药物疗效、不违背用药原则的情况下，选择最低的药物浓度、尽量缓慢的输注速度，以减轻药物对血管内膜的刺激。

6. 抗肿瘤药物治疗前后及两种药物之间使用适量的生理盐水或 5% 葡萄糖注射液充分冲管，以减少药物对血管的刺激。

（三）处理要点

1. 患者一旦出现输注部位疼痛、压痛、发红肿胀等静脉炎或疑似静脉炎的症状，应立即停止在该静脉继续进行抗肿瘤治疗。滴注通畅的情况下可更换输液器以生理盐水或 5% 葡萄糖注射液快速冲管，避免药物沉积在静脉壁。

2. 在发生静脉炎的肢体皮肤做好标记，便于动态观察静脉炎进展。且将该肢体抬高、制动，避免受压。

3. 及时处理：根据药物性质选择局部冷敷或湿热敷，可减轻疼痛，解除血管痉挛，促进炎症的吸收和消散。选择性应用药物进行局部涂敷，如消炎止痛膏、硫酸镁、酒精、如意金黄散（用蜂蜜调成糊状）、喜疗妥软膏等，以缓解炎症反应。炎症局部还可进行红外线、氦氖激光或神灯照射等物理治疗，从而改善局部血液循环、解除局部炎症。如合并全身感染，可根据医嘱使用抗生素或其他对症治疗。

4. 避免再度使用已发生静脉炎的血管，待症状完全缓解、弹性逐渐恢复后方可使用。

5. 做好记录，记录患者主诉，静脉炎的症状、范围及处理方法，并密切观察治疗后效果，及时向医师反馈，以达到最佳的治疗效果。

三、化疗药物外渗

药物渗漏包括渗出和外渗。其中，外渗是指静脉输液过程中，由于输液管理疏忽造成腐蚀性药液进入静脉管腔以外的周围组织，而不是进入正常的血管通路。据报道，在外周化疗中腐蚀性化疗药物外渗的发生率是 1% ～ 6%。外渗也可发生于中心静脉插管化疗，其可能原因包括：继发于导管纤维蛋白鞘或血栓形成，出现药物反流；导管发生移位，即导管头端不在中心静脉内，而移位至小静脉；导管出现损坏、破裂或分离现象等。

（一）发生机制

发疱性化疗药物外渗至静脉管腔外主要通过以下 2 种作用机制造成继发性组织损伤。

1. 发疱性药物与组织中健康细胞的细胞核 DNA 相结合，导致细胞死亡，其复合物又从死亡细胞中释放出来，再次被附近的健康细胞吸收。这种与 DNA 结合了的发疱性药物在组织中持续存在，不断重复摄取与释放的过程，造成长期的组织损害。此类药物有蒽环类药物（柔红霉素、多柔比星、表柔比星）、放线菌素 D、氮芥及丝裂霉素等。

2. 当发疱性药物不与细胞 DNA 结合时，更多的是通过间接作用来影响健康组织细胞，药物最终会被组织代谢和中和。此类非 DNA 结合的发疱性药物包括紫杉醇和植物碱（长春碱、长春新碱、长春地辛、长春瑞滨）等。

（二）临床表现

1. *主要症状及后果*　化疗药物外渗时，患者主诉注射部位出现针刺感、烧灼感、疼痛，观察到注射局部肿胀、发红、静脉注入阻力感、静脉通路无回血、静脉输液滴速变慢或停止、静脉导管或输液港针头周围有渗液等。

发疱性药物外渗后可能导致的后果有：起疱（典型病例发生于外渗后 1 ～ 2 周，图 6-4）；皮肤剥脱或崩落（通常在外渗后 2 周内开始）；组织坏死（通常是外渗后 2 ～ 3 周较明显，甚至形成经久不愈的慢性溃疡）；病灶进一步扩展而累及肌腱、筋膜、韧带、神经、骨骼、肌肉，造成感觉障碍、外观受损、关节功能损害，甚至截肢等严重后果。

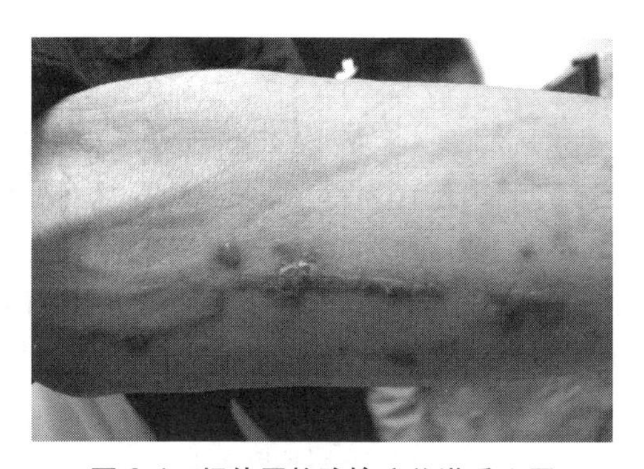

图 6-4　经外周静脉输注盖诺后 1 周

2. *分期*　根据化疗药物造成组织损伤的进程，一般分为以下 3 期。

（1）Ⅰ期：局部组织炎性反应期。多发生于渗漏早期（24h 内），局部组织红润、肿胀、发热、呈持续性刺痛，无水疱和坏死。

（2）Ⅱ期：静脉炎性反应期。见于渗漏后 2 ～ 3d，局部皮下组织出血或水疱形成，水疱破溃，组织苍白，形成浅表溃疡。

（3）Ⅲ期：组织坏死期。局部皮肤变性坏死形成黑痂或深部溃疡，肌腱、血管、神经外露或伴疼痛感。

（三）预防措施

1. 执行化疗的护士首先要经过肿瘤专科教育和培训，具有主动静脉治疗的理念和技能，能对化疗方案、药物性质、用药方法及患者一般状况、血管情况、既往病史、手术史、外伤史、化疗用药史等进行全面、准确的评估，根据评估结果制订完善的静脉治疗计划，并有效实施、全面管理。

2. 合理选择穿刺静脉和穿刺工具，避免在皮肤破溃、瘢痕、静脉窦、关节处及放射治疗侧、乳腺癌手术侧、淋巴水肿侧等部位穿刺，不宜选择 24h 内已穿刺过的静脉进行给药。对于刺激性和发疱性药物宜选用中心静脉通道输入。

3. 根据医嘱及化疗药物的特性，选择合适的药物浓度及给药方法、途径、时序和速度，避免药物使用不当而增加外渗的风险。

4. 熟练掌握静脉穿刺技术，尽可能做到一次性穿刺成功，避免反复刺探同一血管，最大限度减少化疗药物外渗的概率。不应使用钢针进行化疗药物输注。

5. 以非化疗药物建立静脉通路，经 2 人确认血管通路在静脉内、通路安全方可更换化疗药物；化疗结束后给予生理盐水或 5% 葡萄糖注射液充分冲管后再拔针。

6. 妥善固定静脉导管，必要时可使用弹力网状绷带，防止静脉导管脱出血管外造成外渗。穿刺部位衣袖不宜过紧，避免静脉内压力增高而增加渗漏风险。

7. 化疗过程中应密切观察注射部位有无异常、液体滴注是否通畅，询问患者有无肿胀、疼痛、烧灼感等不适，一旦出现外渗或疑似外渗的症状，应立即停止化疗，做好局部处理后另选注射部位，但须避免使用同一静脉的远端。对于语言沟通障碍、老年或意识欠清的患者化疗时应给予重点关注。

8. 取得患者的配合对外渗的预防能起到积极的作用。静脉化疗前护士应指导患者尽量避免穿刺侧肢体的活动，最大限度防止药物外渗；向患者讲解药物外渗的临床表现，一旦出现异常应立即呼叫护士，关闭输液器开关，尽可能减少化疗药物渗漏量，切忌忽略或忍耐；协助患者选择更安全的静脉输液工具如中心静脉通道输液器，是确保化疗药物顺利输注的重要措施。

9. 经中心静脉导管给予化疗药物，在使用前须确认导管头端位于中心静脉内，且导管无破损、无断裂、功能正常时方可给药。

（四）处理要点

当外渗或疑似外渗发生时，医师、护士、患者三方应互相协作，对可能发生的发疱性药物外渗进行正确评估和管理。

1. 一般处理

（1）药物输注过程中，如果患者诉注射部位疼痛、烧灼感，或输液速度突然发生变化，即使没有肉眼可见的渗漏症状，也应立即停止化疗药物的输注，并立即通知医师，遵医嘱给予对症治疗。

（2）保留原针头接无菌注射器进行多方向强力抽吸，尽量回抽渗漏于皮下的药物。

（3）对可疑部位进行评估，例如，疼痛、肿胀、皮肤颜色及肢体活动受限范围等。

（4）注入适量生理盐水（可加入维生素C注射液）以稀释渗漏局部残留的药物，拔除针头后用干棉球按压至少3min。

（5）抬高患肢48h、制动，避免太阳光直射。

（6）做好心理安抚。

2. 局部封闭　药物外渗后立即报告医师，若为发疱剂应给予2%利多卡因（或普鲁卡因，但须做皮试）2ml＋地塞米松5mg进行局部环形封闭，封闭液中可根据药物性质加入相应的解毒剂（表6-4）；封闭范围须超出外渗部位0.5～1cm，1次/天，连续3d。局部封闭注射可有效阻止药物与组织细胞相结合，阻断局部恶性传导，以减轻局部炎症反应和疼痛。

表6-4　常用化疗药物解毒剂

药物	解毒剂	处理方法
多柔比星 表柔比星 吡柔比星 柔红霉素	8.4%碳酸氢钠； 99%二甲基亚砜	24h内，使用冷敷或冰敷每天至少4次，每次15～20min 8.4%碳酸氢钠5ml+地塞米松5mg做封闭 用99%二甲基亚砜1～2ml局部封闭，6h1次，连用14d
氮芥	10%硫代硫酸钠	10%硫代硫酸钠4ml与注射用水6ml混合，每外渗1ml注射2ml该混合溶液；若已拔针则皮下注射；注射后冰敷6～12h
顺铂	10%硫代硫酸钠	仅适用于大量外渗（＞20ml的0.5mg/ml顺铂）；每100mg顺铂使用2ml 10%的硫代硫酸钠溶液皮下注射
丝裂霉素 放线菌素D	维生素C	外渗后24h内，每天至少4次使用局部冰敷，每次15～20min；维生素C 1ml＋生理盐水5ml局部封闭

续表

药物	解毒剂	处理方法
长春新碱 长春碱 长春瑞滨	透明质酸酶	外渗后 24 ～ 48h 每天至少 4 次局部热敷，每次 15 ～ 20min；抬高患肢；使用小规格针头在外渗区域多点皮下注射透明质酸酶（150U/ml）
紫杉醇 多西他赛	无	外渗后 24h 内，每天至少 4 次使用局部冰敷，每次 15 ～ 20min

3. 局部外敷

（1）冷敷：部分化疗药物如蒽环类、紫杉醇、氮芥等外渗后首选局部冷敷，可收缩局部血管、降低组织细胞代谢率、减少正常细胞对外渗药物的摄取、灭活药物的局部破坏作用，从而减轻组织细胞损伤、控制渗漏损伤范围。同时，冷敷还可减轻疼痛。但草酸铂及长春碱类药物外渗后则禁止冷敷，以免加重末梢神经毒性反应的发生。冷敷宜早期进行，持续 24h，但需防止冻伤（可冷敷 30 ～ 60min 后间隔 15min 后再继续冷敷）。

（2）热敷：对于长春新碱、长春碱、长春地辛、长春瑞滨等植物碱类化疗药物在发生渗漏后 24 ～ 48h 热敷，可以加快外渗药物的吸收与消散，减轻药物外渗所致的皮肤组织伤害。

（3）药物外敷：外渗部位无皮肤破溃者，可进行药物湿敷，如用湿润烧伤膏、如意金黄散（用蜂蜜调成糊状）、消炎止痛膏、喜疗妥软膏等进行局部外敷或涂擦。

4. 水疱的处理　对于外渗局部出现多发性小水疱的患者，应注意保持水疱的完整性，保持局部的清洁和干燥，并抬高患肢，待水疱自然吸收，避免局部热敷和摩擦；对于直径＞ 2cm 的大水疱，应在严格消毒后用 5 号细针头于水疱底缘穿刺，用注射器尽量抽吸疱内液体，使皮肤贴附，避免去除表皮。

5. 局部理疗　渗漏 24h 后可考虑使用超短波照射、氦氖激光照射等理疗方法，每天 2 次，达到镇痛、消炎、改善供血和营养、促进细胞再生和炎性吸收的作用。

6. 外科处理　对于药物外渗后已发生组织坏死的患者可采用外科无菌换药的方法进行处理，预防感染发生，促进创面愈合。严重者须进行手术清创，甚至皮瓣移植、植皮。

7. 密切观察　动态观察外渗区域的皮肤颜色、温度、感觉等变化，观察有无疼痛、水疱、皮肤剥脱、手臂肿胀僵硬、关节活动障碍等局部表现，有无寒战、发热等全身表现，并做好记录，及时与医师沟通，反馈治疗信息。必要时请相关科室会诊。

第三节 常用的血管通路装置

血管通路装置（VAD）是指建立血管通道的工具。合理选择血管通路装置，应用主动静脉治疗的理念进行程序化操作，不但可以减轻患者反复穿刺的痛苦，减少输液并发症的发生，保障医疗用药的安全，同时也可以保护护理人员的安全，减轻其劳动强度。

根据血管通路装置的尖端所处位置可分为外周静脉通路装置和中心静脉通路装置（CVAD）。应根据治疗处方或治疗方案、预期治疗时间、血管特征、患者年龄、并存病、输液治疗史、对血管通路装置位置的偏好和可用于设备护理的能力和资源选择适宜患者血管通路需要的血管通路装置的类型（外周或中心）。最适当的血管通路装置的选择，是跨学科团队、患者和患者照顾者之间的协作过程，在满足治疗方案的前提下应选择管径最细，管腔数量最少的导管，同时创伤性最小。

一、外周静脉通路装置

外周静脉通路装置包括短外周导管（长度＜ 7.5cm）和中等长度导管（长度 7.5 ～ 20cm），有头皮钢针、静脉留置针、中线导管。

（一） 头皮钢针

头皮钢针（wing needle set）于 1957 年发明、1962 年问世，极大促进了静脉输液技术的发展。现如今我国部分医院仍在使用头皮钢针，是常用的静脉输液工具之一。一般选择手背、前臂静脉进行穿刺。

1. 适应范围　短期（＜ 4h）、单次的静脉输液治疗，或单次抽取血标本。

2. 优点　静脉选择区域较广泛；穿刺容易，使用方法容易掌握。

3. 缺点　头皮钢针尖端锐利，容易扎破血管，造成液体外渗，从而导致化学性和机械性静脉炎概率增加；多次输液需要反复穿刺，给患者带来痛苦和浅表静脉的损伤；不适合长期留置，亦不能用于静脉推注或滴注刺激性药物、发疱性药物、肠外营养液及强酸强碱、高渗透压的药液，容易发生渗漏引起组织损伤。

（二）静脉留置针

外周静脉留置针又称套管针，由钢质针芯、软外套管及塑料针座、肝素帽 / 无针接头组成，作为头皮钢针的换代产品，于 1958 年开始应用于临床，并在全世界范围内得到迅速推广。临床上常用的留置针类型可分为密闭式和开放式两种，其中密闭式防针刺伤型留置针具有保护医务人员防止发生针刺伤和避免血源性暴露的作用。

1. 适应范围　考虑液体药物的特性（如刺激性、发疱剂、渗透压等）和预期的输液治疗时长（如少于6d）和外周静脉通路部位的可用性，一般用于短期非刺激性药物的输注，也常用于手术及老年、儿童、躁动等不配合的患者。对于大部分输液治疗患者选择20～24G的留置针，使用血管可视化技术（如近红外、超声）可增加对难以找到静脉通路的成功率。

2. 优点　材质柔软，不易对留置的血管造成伤害，不易发生渗漏，操作步骤简单易学，可由护士进行操作，且较其他导管价格低廉。

3. 缺点　堵塞率、脱出率、静脉炎发生率较高。输注刺激性、发疱性药物及强酸强碱、高渗透压的药液可造成外周血管的损伤，最终可能导致患者外周血管通路缺失。因此不应用于持续腐蚀性药物治疗、胃肠外营养、渗透压超过900mOsm/L的液体药物。若护理计划中不再需要，且局部出现疼痛、红斑、发热或冷、水肿、渗液，全身出现血流感染的临床症状和体征时，应拔出外周静脉留置针。

（三）中线导管

中线导管是指经穿刺进入外周静脉管腔的导管，可留置在血管内给予较长时间的药液输入治疗。通常由前臂肘窝的外周静脉穿刺置入到达近侧的贵要静脉、头静脉或臂丛静脉，导管尖端位于腋窝水平或肩下部，但不到达中心静脉。导管长度在7.5～20cm，材质常为硅胶或聚脲氨酯，有末端开口式和三向瓣膜式两种。其长度介于留置针（3～5cm）和PICC（30～50cm）的长度之间，由于穿刺部位（从肘前窝到上臂的中间）和穿刺方法（传统穿刺或超声引导下赛丁格穿刺）的不同，导管尖端可放置于腋静脉或到达锁骨下静脉甚至无名静脉位置。

1. 适应范围　应考虑液体药物特性和预期治疗时长（如1～4周）。适用于抗菌药物、补液和外周静脉对其具有良好耐受的镇痛药等中、短期的静脉输液治疗；外周静脉条件较差的患者；但不用作常规采血标本。

2. 优点　比外周短导管发生静脉炎的危险性低，比中心静脉导管发生感染的危险性低。

3. 缺点　若静脉推注或持续性滴注刺激性、发疱性药物及强酸强碱、高渗透压的药液等，有可能发生渗漏损伤，甚至损伤臂丛神经而致肢体残疾。因此不适宜用于持续腐蚀性药物治疗、胃肠外营养、渗透压超过900mOsm/L的补液。

以上外周静脉通路装置最主要的并发症是药物损伤性静脉炎，而且并非在所有情况下都节省费用，可因为相关的并发症使穿刺的次数、消耗的时间、护理的程序及器材增加，从而增加医疗护理费用。使用外周静脉通路装置相关的问题还可能导致较差的临床结果和影响患者舒适度，甚至造成患者最终面临静脉治疗困难的局面。

二、中心静脉通路装置

中心静脉通路装置（CVAD）主要包括：经外周穿刺的中心静脉导管（PICC）、中心静脉导管（CVC）、植入式输液港（PORT 或 CVPAS）等。

（一）中心静脉导管

1. *常规置入的中心静脉导管*（central venous catheter，CVC）　是指经皮穿刺颈内静脉、锁骨下静脉（图 6-5）和股静脉，使导管尖端到达中心静脉（上、下腔静脉）的方法，常用于监测中心静脉压（central venous pressure，CVP）及建立有效输液给药途径。

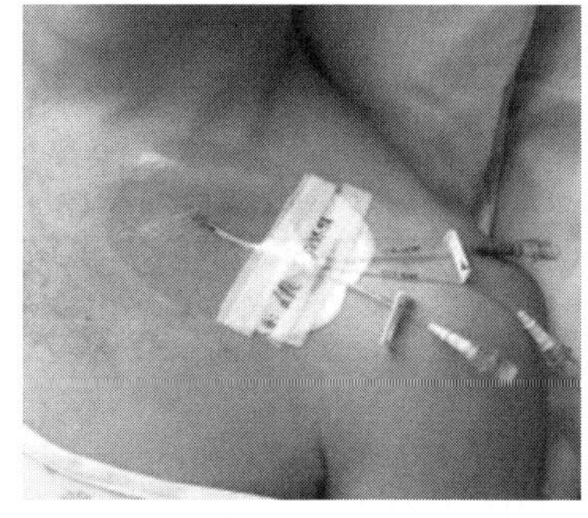

图 6-5　经锁骨下静脉置入 CVC

（1）适应范围：常用于输注刺激性、浓度较高及其他特殊性质的药物或者需多管腔输注不相容的药物；手术、急救或者危重需快速补液的患者；血液透析的患者；监测中心静脉压的患者；外周静脉穿刺困难的患者。

（2）优点：价格相对低廉，适用于所有类型的静脉治疗，尤其适用于需快速补液和补充血容量的患者。

（3）缺点：置管操作较为复杂，风险较大，穿刺过程中可能发生血气胸、大血管穿孔等并发症，可威胁患者生命安全，是一种医疗行为；感染发生率高，静脉输液的其他并发症也较多，宜进行短期治疗（一般不超过 30d），具体使用时间以产品说明书为准。

2. *经外周静脉置入的中心静脉导管*（peripherally inserted central catheter，PICC）　是经上肢贵要静脉、肘正中静脉、头静脉、肱静脉、颈外静脉（新生儿还可通过下肢大隐静脉、头部颞静脉、耳后静脉等）穿刺置管，尖端位于上腔静脉（一般于上腔静脉下 1/3 处或上腔静脉与右心房上壁交界处，图 6-6）或下腔静脉的导管。PICC 分末端开口式导管和三向瓣膜式导管两种类型。导管置入后需行 X 线片定位，以确认导管尖端位置正确后方可使用，可为患者提供中长期（7d 至 1 年）静脉输液治疗的通道。

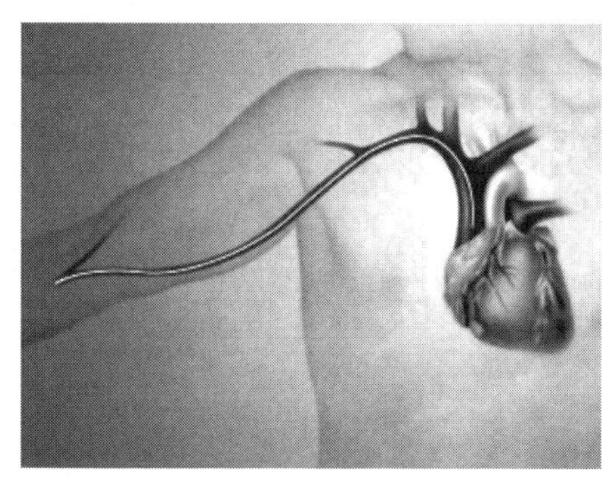

图 6-6　经外周静脉置入的中心静脉导管

（1）适应范围：外周静脉通路缺乏的患者；间歇化学治疗预期超过 3 个月的患

者；患者病情不稳定和（或）输液方案复杂（多液体药物）者；连续性输液治疗如胃肠外营养、电解质、血液或血液制品者；长期间歇式输液治疗（如抗感染治疗）者；需要血流动力学监测者。

(2) 优点：适用于医院、社区医疗、家庭病床及慢性病需长期输液者等，使用广泛且方便，为患者提供了安全有效的静脉治疗途径；保护了患者的外周静脉，减少了频繁静脉穿刺的痛苦；必要时亦可在患者床旁进行置管操作；规范培训后可由护士独立进行操作。与 CVC 相比较，并发症更少，避免了颈部和胸部穿刺引起的气胸、血胸等严重并发症，减少了感染的发生率；留置时间更长。

（二）置入式静脉输液港

置入式静脉输液港（implantable venous access port，PORT），又称置入式中央静脉导管系统（central venous port access system，CVPAS），是一种可以完全埋置于皮下、长期留置在体内的闭合静脉输液装置（图 6-7），导管末端位于中心静脉，可为长期静脉输入各种液体的患者提供安全、可靠的静脉通道，是目前临床静脉输液系统的最新技术。PORT 主要由供穿刺的注射座及静脉导管两部分组成，为长期使用材料，可采取经皮穿刺导管置入法和切开式导管置入法，需在手术室或导管室进行手术埋置，注射座留置于胸部或上臂，治疗结束后手术取出即可。

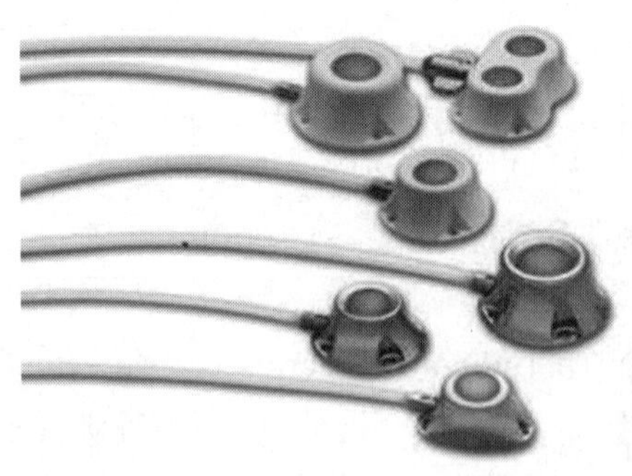

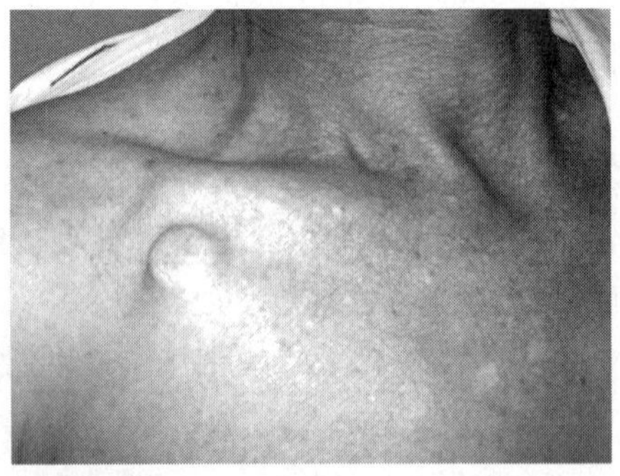

图 6-7　置入式静脉输液港

1. 适应范围　长期输注高浓度化疗药物、胃肠外营养液、血制品及需反复采集血标本的患者。不适用于严重的不可纠正的凝血功能障碍，无法控制的败血症或阳性血培养的患者。

2. 优点　经手术方式一次置入体内后，可保留较长时间，减少患者反复穿刺的痛苦和难度，同时可以防止药物对血管的刺激与损伤；操作步骤少，损伤性小，维护少，增加了患者日常活动的自由度。

3. 缺点　PORT 注射座为钛合金、不锈钢或塑料材质，需使用专门的无损伤针穿刺注射座，然后进行注射或连接输液装置；PORT 置入及治疗结束后撤除均需要进行一次小手术，存在一定的创伤；出现导管相关并发症，处理方法相对复杂，可能带来二次手术的痛苦。

第四节　中心静脉通路装置的应用及护理

中心静脉通路装置（CVAD）末端位于上腔静脉或下腔静脉内，此处血管管径粗、血流速度快、血流量大，输入的药液能很快被血流稀释，血管壁不会受到药物浓度、性质及 pH 等因素的影响而出现刺激症状。因此，中心静脉通路装置已被广泛应用于长期反复输液的患者及需要输注高营养液、血液制品等静脉治疗中，尤其适用于需反复进行化学治疗的肿瘤患者，可有效避免因静脉输液而引起的化学性静脉炎及组织损伤。

中心静脉通路装置材质一般为硅胶或聚脲氨酯，前端开口或封闭，包括从儿童规格到成人不同规格。导管可由不同部位穿刺置入，但导管尖端或末端应位于腔静脉，其中，股静脉路径置入的中心静脉导管，其尖端应放置于隔膜水平以上的下腔静脉内。

一、经外周静脉穿刺置入中心静脉导管

PICC 表面光滑、材质柔软，具有留置时间长、相关并发症少、不会发生血气胸等严重并发症、与其他血管通道器材相比其感染的发生率较低（0 ～ 7.2%）等诸多优点，已广泛应用于肿瘤化疗、肠外营养（PN）等静脉治疗中。PICC 带管患者一般感觉良好，置管侧上肢活动自如，且可以输注强刺激性药物，有效避免了药物外渗和静脉炎的发生，确保了长期的静脉输液安全。

PICC 置管和维护必须由经过专门培训、具有一定专业知识与技能的护理人员完成，且须严格遵循操作规范和无菌技术操作原则，以最大限度地保障 PICC 的使用安全。

（一）置管要求

1. *患者方面*

（1）知晓 PICC 置管的必要性及可能出现的并发症等知识，签署知情同意书。

（2）解除紧张情绪，保持情绪稳定、放松。

（3）操作时配合护理人员取合适体位，如平卧位或半卧位，穿刺侧上肢外展 90°，穿刺成功后送管时配合完成头转向穿刺侧，防止导管误入颈内静脉。

（4）掌握置管后的功能锻炼方法、自我观察内容、日常生活注意事项等健康教育知识。

2. *操作者方面*　护理人员应熟练掌握 PICC 相关知识和技能；充分评估

患者的一般情况，了解出凝血时间及血常规结果，排除禁忌证；合理选择导管和穿刺部位；能沉着、冷静、自信地应对置管中和置管后出现的各种问题。

（1）合理选择导管类型：目前国内使用的PICC一般为硅胶或聚脲氨酯材质；按导管的型号可分为1.9Fr、3Fr、4Fr、5Fr及6Fr，成年人一般选择4Fr和5Fr，儿童一般选择3Fr，新生儿选择1.9Fr；按导管的结构分为前端开口式和三向瓣膜式；按导管功能可分为耐高压注射型和非耐高压注射型，另外，还有单腔、双腔及多腔之分。置管前应根据操作者的穿刺技术、设备条件及患者的治疗方案、血管情况合理地选择导管类型。

（2）合理选择穿刺部位

①传统置管：即肘下置管，其最佳穿刺点为肘窝下2横指。一般首选贵要静脉，该静脉粗、直、静脉瓣少，当上肢与躯干位置垂直时行径最短、最直接，置管成功率高；头静脉表浅、暴露良好，但静脉瓣多，管径前粗后细且高低起伏，汇入腋静脉处有较大角度，可导致导管推进困难或导管异位至腋静脉、颈静脉；肘正中静脉是肘窝处最粗、最突出的静脉，易于穿刺，但个体差异大，静脉瓣也较多，可汇入贵要静脉或头静脉，与贵要静脉交汇处形成一定角度，给放置导管带来难度。

②超声引导下置管：一般为肘上置管，首选贵要静脉，其次为肱静脉，再次为头静脉。

③以下情况，穿刺部位受到一定的限制：乳腺癌根治术侧、锁骨下淋巴结肿大或有肿块、放疗或拟行放疗侧、动静脉瘘、瘢痕静脉、局部皮肤不完整或有皮肤感染等部位均应避免选择。

（3）风险评估：心脏疾病、重度水肿、极度消瘦及精神紧张可致穿刺难度增加；严重脱水后血容量减少及止血药物应用后致导管血栓风险增加；血小板计数低、抗凝药物的应用导致导管出血风险增加；营养不良、糖尿病、白细胞计数减少、免疫抑制或高危感染疾病致导管感染概率增加；高龄或幼儿依从性差可导致各种并发症增加。

（二）导管冲洗与封管

1. 冲洗频率

（1）静脉输液前后及不相容的药物输注前后。

（2）输入血液、血液制品、高浓度液体、脂肪乳、卡文等大分子药物后。

（3）经导管采集血液后。

（4）出现剧烈咳嗽、呕吐等导致胸腹腔压力急剧增加的动作后。

（5）连续输液情况下，每12小时冲管1次。

（6）更换液体后，输液速度需大幅调整时。

2. 冲封管液及冲封管量

(1) 应使用不含防腐剂的0.9%氯化钠注射液进行管道的冲洗。建议最小量为导管系统（如导管加附加装置）内部容积的2倍；更大容积（如CVAD为10ml）可以从腔内移除更多纤维蛋白沉积等。

(2) 根据血管通路装置和无针接头的使用说明，使用每毫升10个单位的肝素或不含防腐剂的0.9%氯化钠注射液进行CVAD封管。封管溶液的容积应等于血管通路装置和附加装置的内部容量加20%。

3. 冲封管注意事项

(1) 禁止使用10 ml以下注射器进行冲封管。

(2) 不能经非耐高压注射型导管进行高压注射造影剂。

(3) 不能用含有血液或药液的生理盐水冲洗导管。

(4) 导管回血时应立即冲管。

(5)采用脉冲式冲管和正压封管手法，可有效防止药物或血液沉积于导管壁，避免发生堵管。

(6) 冲洗导管时若遇有阻力或者回抽无回血时，应进一步确定导管的通畅性，不可暴力冲管，应辨别堵管原因后做相应处理。

(三) 敷料更换

1. 更换频率

(1) 根据敷料的种类确定敷料及固定装置更换的频率。使用无菌透明敷料常规每5～7天更换1次，纱布敷料至少每2天更换1次。

(2) 穿刺部位发生渗液、渗血及敷料出现松动、卷曲、潮湿、污染、完整性受损时应及时更换。

2. 更换注意事项

(1) 应使用无菌纱布或无菌透明敷料覆盖穿刺点，注明敷料的使用日期或更换日期。每日观察敷料的完整性。

(2)患者出汗较多、穿刺点出血或渗液时可用纱布覆盖，待出汗、出血和(或)渗液问题解决后再使用其他类型敷料。

(3) 拆除原有敷料时注意逆导管方向，避免将导管带出体外。

(4) 皮肤消毒首选浓度＞0.5%的葡萄糖酸氯己定（CHG）乙醇溶液（年龄＜2个月慎用），若有禁忌也可使用浓度不低于0.5%的碘伏或2%的碘酊溶液和75%酒精溶液。以穿刺点为中心擦拭消毒皮肤，并自然待干。皮肤消毒面积应大于敷料面积。

(5) 粘贴透明敷料时应注意无张力覆盖（图6-8），并将导管无菌部分完全置于敷料范围内。

(6) 严禁将胶布直接粘贴于导管上，以防损伤导管。

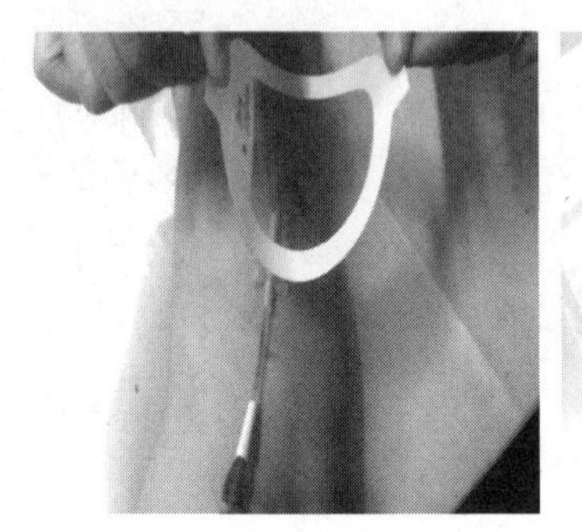
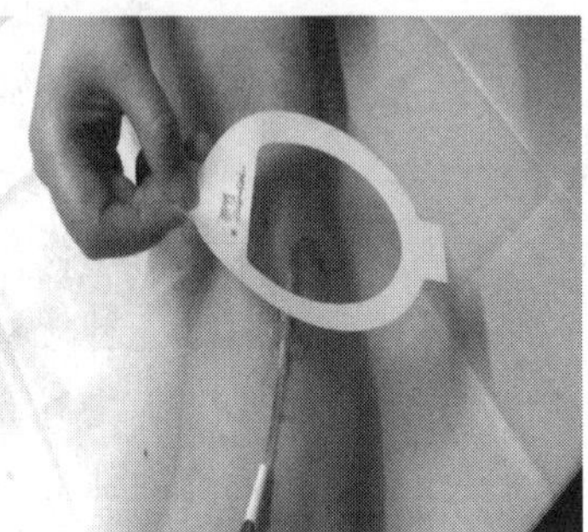

图 6-8 无菌透明贴膜的无张力粘贴

（四）输液接头更换

1. 更换频率

（1）常规每 7 天更换一次。

（2）肝素帽约经过 18 次穿刺后或依据接头说明书要求的更换时间。

（3）不管什么原因取下输液接头时。

（4）输液接头污染或疑似污染时。

（5）输液接头损坏时。

（6）经输液接头采血后、输注血液制品后、输注肠外营养液 24h 内。

2. 更换注意事项

（1）严格无菌操作，避免污染。

（2）首选浓度＞ 0.5% 的葡萄糖酸氯己定乙醇溶液作为消毒剂，或者使用 75% 乙醇棉片多方位着力摩擦接头的横断面及外围，涂擦消毒和待干时长取决于输液接头的设计和消毒液的属性，一般为 5 ～ 60s，有效杀菌时间为消毒液尚未蒸发和完全待干时。

（3）每次更换接头，均需用足量毫升生理盐水脉冲式冲管并正压封管。

（4）确保输液接头与导管紧密连接，并妥善固定，避免连接处松动、漏液。

（五）拔管

1. 拔管指征

（1）治疗疗程结束，暂时不再使用导管。

（2）导管留置时间已达 1 年，或已达到导管制造商规定的使用期限。

（3）出现严重并发症如导管相关性血流感染及导管故障需要拔除导管。

（4）在紧急情况下置入，未能保证无菌操作时，则应在 48h 内拔除导管。

2. 拔管注意事项

（1）获得拔管医嘱后方可拔管。

（2）拔管前向患者（或授权委托人）告知操作程序及可能发生拔管困难的原因，教会其放松的技巧，取得充分理解和配合。

(3) 在导管拔出前不可按压穿刺点，以免造成导管表面附着的血栓或纤维蛋白鞘遗留在血管内造成栓塞。

(4) 若导管拔出困难，不可施加暴力，以免引起患者不适或导管断裂在体内。可予以局部热敷、转移注意力等方法缓解血管痉挛。

(5) 导管拔出后，应及时评估导管的完整性，观察有无缺损或断裂，确保导管全部拔出，避免残留。

(6) 告知患者及其家属待穿刺点完全愈合、至少 24h 后方可去除敷贴，防止穿刺点暴露造成空气栓塞和穿刺点感染。

(7) 一旦出现导管断裂或肺栓塞等情况，应立即报告医师予以紧急处理。

二、常规置入的中心静脉导管（CVC）

CVC 置入应由经过专门培训的医生完成，置管后护理应由具有资质的医务人员进行。

1. 护理人员应配合医师完成 CVC 置管操作。

(1) 尽量选择最少管腔的导管，必要时可使用浸有抗生素或抗菌剂的中心静脉导管。

(2) 使用最大的无菌屏障，尽可能选择氯己定消毒剂进行皮肤消毒，以降低导管相关性感染（catheter related blood stream infection，CRBSI）的发生。

(3) 首选锁骨下静脉进行穿刺，其感染发生率比颈内静脉和股静脉穿刺置管低。

(4) 密切观察病情变化、询问患者主诉，能及时发现、识别和处理血气胸、胸腔积液、心律失常等并发症。

(5) 置管后应给予常规胸部 X 线片检查，以确认导管尖端位于上腔静脉下 1/3 段到上腔静脉与右心房连接处或下腔静脉内，位置正确后方可使用。

2. 导管固定方式一般为皮肤缝合固定，若出现缝线松脱或不再完好时，可改用其他方式妥善固定，如导管固定装置的使用，可以有效防止导管脱出。

3. 严密观察生命体征，注意穿刺点有无红肿、疼痛、分泌物等局部症状。如发生局部感染应及时对症处理，出现导管相关性全身感染时，应遵医嘱酌情拔除导管。

4. 穿刺部位首选无菌透明敷料进行覆盖，至少每 7 天更换一次；无菌纱布敷料应至少每 2 天更换 1 次。当敷料出现潮湿、松动或有渗血、渗液时应及时更换。

5. 每次使用导管前须评估导管功能，可通过抽回血的方式判断导管是否在血管内，并观察输液滴速以判断导管是否通畅。若回抽无回血或出现滴速减慢，应查明原因，不可盲目冲管，及时给予对症处理。

6. 输液时确保输液管路各部件装置连接紧密，严防发生空气栓塞。连续输液时输液管每 24 小时更换 1 次。

7. 当导管老化、折断或自静脉内脱出后，可造成液体自导管的破损处或穿刺点渗漏，应及时拔管。

8. 给药前后及输入高渗溶液或静脉高营养液、血液制品后宜用生理盐水脉冲式冲洗导管。

三、置入式输液港

PORT 的置入应由经专门培训的医师完成，置管后的护理应由有资质的医务人员进行，并注意加强日常维护和管理，以降低输液港相关并发症的发生。

1. 护理人员应积极配合医师完成 PORT 置入操作。

(1) 对于成年患者，锁骨下静脉是首选部位，也是目前临床应用较多的部位。

(2) 严格执行无菌操作规程，防止导管相关性感染。

(3) 置入后常规行影像学检查，确定导管尖端位于上腔静脉与右心房的上壁交界连接点（CAJ）或靠近 CAJ 的上腔静脉下段，以免导管位置不当增加深静脉血栓等并发症发生的风险。

2. 置入后需密切观察置入部位有无肿胀、疼痛、感染、浆液囊肿等现象，发现后及时告知医师处理。

3. 使用输液港进行输液时须使用无损伤针（满足治疗需求的情况下选用最小规格的无损伤针），不可用头皮针替代。穿刺输液港时应确保消毒后的皮肤彻底干燥，并遵循无菌技术操作原则，避免局部污染，且动作轻柔，稍感阻力即停止穿刺（图 6-9），其后回抽血液确认针头位于储液槽内方可使用。

4. 输液治疗时应保持穿刺点的无菌，以透明敷料固定、覆盖穿刺部位，如穿刺部位有渗血或渗液时使用纱布敷料更佳；敷料固定时，无损伤针下垫一无菌纱布，避免蝶翼直接接触皮肤引起不适（图 6-10）；敷料 2 ～ 3d 更换一次，若出现潮湿、松脱应及时更换；无损伤针每周更换一次，当日拔除，次日再穿刺，使穿刺点皮肤有愈合的时间。

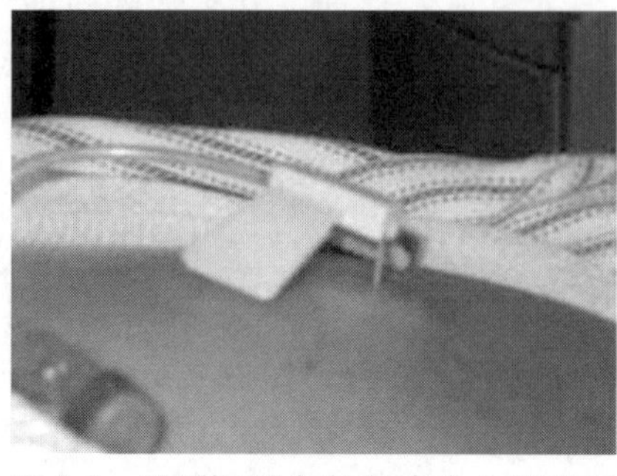

图 6-9 持蝶翼针自注射座中心垂直刺入，稍感阻力即停止穿刺

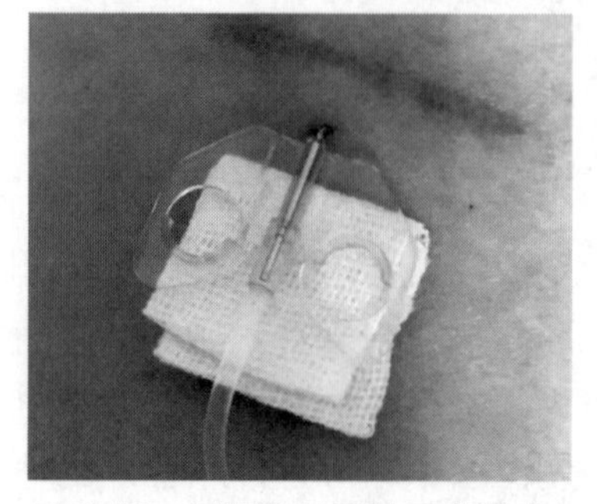

图 6-10 无损伤针下垫无菌纱布

5. 输液时加强巡视，注意观察输液速度及局部有无渗漏情况发生。

6. 不可在连接有置入式输液港的一侧肢体上进行血流动力学监测和静脉穿刺术。

7. 给药前后、输入高渗溶液或静脉高营养液、血液制品后宜用生理盐水脉冲式冲洗导管。

8. 携带输液港出院的患者，嘱其每月返院或在当地有条件的医院进行常规冲管一次，并告知注射座部位要避免受到挤压和碰撞，出现不适症状及时就诊。

（黄兆蓉　宿巧妮　刘　琳　董林林
文　静　张　俐　艾　丹）

第7章 肿瘤内科治疗患者的营养支持与护理

第一节　肿瘤患者营养不良概述

恶性肿瘤是一种慢性消耗性疾病，肿瘤患者是营养不良及营养风险的高发群体，营养状况是影响肿瘤患者康复的一个重要因素。营养不良状态干扰了肿瘤患者的脏器组织结构和功能、免疫状况和损伤后修复能力、能量营养素代谢，直接导致患者对肿瘤治疗的敏感性和耐受性减弱、并发症增加、生活质量下降，甚至是其严重的生理、生化改变，治疗失败、生活质量恶化的根源。有研究表明 40% ～ 80% 的肿瘤患者存在不同程度的营养不良，约有 20% 的恶性肿瘤患者的致死原因是营养不良及其并发症，而非肿瘤本身。

一、认识营养与膳食

人体维持各种生命活动和从事体力活动都需要消耗大量的能量。人体每日所需的能量均来源于食物中的碳水化合物（糖类）、脂肪和蛋白质。食物中可为人体提供能量、机体构成成分、组织修复及生理调节功能的化学成分称为营养素（nutrient）。碳水化合物、脂肪、蛋白质、无机盐（矿物质）、维生素、水和膳食纤维素被称为人体所必需的营养素，其中碳水化合物、脂肪和蛋白质的主要作用是为人体提供能量，被称为“产能营养素”，因人体对其需要量大且在膳食中占的比重较大，又被称为“宏量营养素”，而无机盐和维生素被称为“微量营养素”。这些营养素均可通过日常膳食来获得。膳食结构是指膳食中各类食物的数量及其在膳食中所占的比重。

1. **蛋白质**　占总能量的 10% ～ 15%。蛋白质是化学结构复杂的一类有机化合物，人体氮的唯一来源，是一切生命的物质基础，它在不断地分解、重建及修复过程当中，维持细胞组织的更新与修复。同时，它是构成人体内多种重要生理活性物质（如酶、激素、抗体等）的成分，参与物质代谢及生理功能的调控。蛋白质普遍存在于动植物食物之中，如肉、蛋、奶、鱼、豆等。中国营养学会推荐摄入量见表 7-1。

表 7-1　中国营养学会推荐蛋白质摄入量

体力活动强度	性别	
	男	女
轻体力活动	75g/d	65g/d
中体力活动	80g/d	70g/d
重体力活动	90g/d	80g/d

2. *脂肪*　占总能量的 20% ～ 30%。脂肪除了能为人体提供能量外，还有保护和固定内脏，防止热量消失，保持体温，协助脂溶性维生素（维生素 A、维生素 D、维生素 E、维生素 K 和胡萝卜素）吸收的作用。人类膳食脂肪主要来源于动物的脂肪、肌肉组织和植物的种子，如蛋类、动物内脏、各类坚果等。

3. *碳水化合物*　占总能量的 55% ～ 65%。也称糖类，是由碳、氢、氧三种元素组成的一类化合物，它是人体的主要能源物质，也是组织和细胞的重要组成成分。碳水化合物广泛存在于谷、薯类食物中，根据分子聚合度可分为糖、寡糖和多糖。

4. *维生素*　是维持机体生命活动所必需的一类微量低分子有机化合物，在机体物质和能量代谢、人体正常生长发育和调节生理功能中起着至关重要的作用。由于体内不能合成或合成不足，必须从食物中摄取。根据其溶解性分为脂溶性维生素（维生素 A、维生素 D、维生素 E、维生素 K）和水溶性维生素（维生素 C 和 B 族维生素）。蔬菜、水果是提供维生素的主要来源。

5. *矿物质*　是人体内无机物的总称，是生物体的必需组成部分，广泛参与各种人体代谢过程。人体矿物质的每日摄取量是基本确定的，但随年龄、性别、身体状况、环境、工作状况等因素会有所不同。人体自身无法产生与合成矿物质，必须从食物和饮水中摄取。

6. *水*　是人体内体液的主要成分，约占体重的 60%，具有调节体温、运输物质、促进体内化学反应和润滑的作用。它虽不提供人体所需的能量，但却是维持生命、保持细胞和组织的正常形态、构成各种体液所必需的物质。人体每日都会有水分的丢失，通过饮水、摄入食物来补充，以维持体液平衡。

7. *膳食纤维*　是指植物中天然存在的、提取或合成的、能耐受人类消化酶分解的碳水化合物的聚合物，它不能被人体小肠消化吸收，但却是维持健康不可缺少的营养素。它能刺激胃肠蠕动，辅助排便；促进益生菌的生长，抑制致病菌的生长；降低血液中胆固醇及葡萄糖的吸收；增加饱腹感，控制体重；对预防肿瘤的发生、发展具有较好的作用。膳食纤维主要来源于全谷物、薯类、蔬菜、水果等。

以上这些营养素和能量均可通过日常膳食即日常所进食的食物及饮品而获得，以维持人体自身健康。合理的膳食结构能保证人体正常的生理功能，提高机体抵抗力和免疫力，有利于疾病的预防与治疗。

二、肿瘤患者营养不良的发生因素

肿瘤患者营养不良的原因及发生机制很复杂，有肿瘤本身的因素及肿瘤治疗的影响，这些因素可能同时或相继作用从而导致营养不良的发生。

1. 抗肿瘤治疗不良反应　手术后机体处于严重应激状态，体内促分解代谢激素分泌增多；放疗引起消化道黏膜炎症、吞咽困难、疼痛、味觉异常、食欲减退等；化疗后出现恶心、呕吐、便秘、腹泻、食欲减退、疲乏、口咽疼痛等系列毒副反应，上述因素均会造成患者食物摄入减少和消化功能减退及饮食结构改变（如部分患者仅能进食流质、半流质），导致患者总热量摄入不足，不能满足疾病的高能量消耗，成为肿瘤患者发生营养不良和恶病质的主要原因。

2. 肿瘤生长　肿瘤细胞生长旺盛，分裂迅速，需要消耗大量能量，导致患者处于高代谢状态、呈现进行性能量缺乏，造成机体代谢异常，尤其影响了三大营养物质（碳水化合物、蛋白质及脂肪）的正常代谢，其中以蛋白质分解代谢率增大为甚，从而使机体处于负氮平衡；同时，肿瘤生长还可引起机体对营养物质的消化、吸收、利用率降低，造成患者营养状况失衡。

3. 肿瘤与免疫系统相互作用　肿瘤生长过程中与机体免疫系统相互作用而分泌产生某些细胞因子如白细胞介素-1、肿瘤坏死因子-α等，影响机体营养代谢，如能量代谢异常、碳水化合物代谢异常、蛋白质代谢异常等，刺激肿瘤细胞增殖，导致癌性营养不良及恶病质发生。

第二节　肿瘤内科治疗患者营养状况的评价

一、肿瘤患者常见营养状态

所有恶性肿瘤均会对患者营养素的摄入和（或）利用造成不同程度的影响，从而引起营养不良。不同部位肿瘤患者的营养不良发生率不尽相同，总体来说，消化系统肿瘤高于非消化系统肿瘤，上消化道肿瘤高于下消化道肿瘤。常见的营养状态如下。

1. 恶病质　是随着肿瘤进展患者常会出现的一组综合征，以食欲缺乏、虚弱、体重减轻、贫血及营养不良为主要临床症状。

2. 食欲减退　是肿瘤内科治疗患者最常见的症状之一。

3. 体重减轻　即患者的体重在6个月内减轻达到原来体重的5%以上。

4. 低血糖症　由严重食欲减退和营养低下引起。

5. 代谢异常　包括能量、碳水化合物、蛋白质、脂肪、维生素及微量元素代谢异常。有研究表明，恶性肿瘤患者能量代谢比正常人群高 10%。

二、肿瘤患者营养不良三级诊断

营养不良在肿瘤患者中十分普遍，且后果十分严重，尽早识别营养不良风险，同时采取积极有效的措施进行干预，纠正营养不良状态，有助于提高患者生存质量。临床中常采用营养不良三级诊断体系。

1. 一级诊断——营养筛查（nutritional screening）　营养诊断是营养治疗的基础，营养筛查则为营养诊断提供依据，营养筛查包括营养风险筛查、营养不良风险筛查及营养不良筛查 3 方面内容。营养风险筛查则是营养诊断的第一步。

营养风险（Nutrition Risk）是指“现存或者潜在的与营养因素相关的导致患者出现不利临床结局的风险”，包括并发症、住院时间和住院费等增加的风险。与营养不良风险（risk of malnutrition）是两个截然不同的概念。利用营养风险筛查工具可以及时发现存在营养不良风险的肿瘤患者，建议对所有确诊的肿瘤患者进行营养风险筛查。营养风险筛查工具 2002（nutritional risk screening 2002，NRS 2002）操作简便，循证医学证据充分，被多项指南和专家共识推荐为住院肿瘤患者最合适的营养风险筛查方法。NRS 评分由营养状态受损评分、疾病的严重程度评分和年龄评分三项评分共同组合而成。详见表 7-2。

表 7-2　NRS 2002 评分

<table>
<tr><td rowspan="13">评分内容</td><td colspan="3">营养状态受损评分</td></tr>
<tr><td>没有</td><td>0 分</td><td>正常营养状态</td></tr>
<tr><td>轻度</td><td>1 分</td><td>3 个月内体重丢失＞5%，或食物摄入比正常需要量低 25%～50%</td></tr>
<tr><td>中度</td><td>2 分</td><td>一般情况差或 2 个月内体重丢失＞5%，或食物摄入比正常需要量低 50%～75%</td></tr>
<tr><td>重度</td><td>3 分</td><td>BMI＜18.5 且一般情况差，或 1 个月内体重丢失＞5%（或 3 个月体重减轻 15%），或者前 1 周食物摄入比正常需要量低 75%～100%</td></tr>
<tr><td colspan="3">疾病严重程度评分</td></tr>
<tr><td>没有</td><td>0 分</td><td>正常营养需要量</td></tr>
<tr><td>轻度</td><td>1 分</td><td>需要量轻度提高：髋关节骨折，慢性疾病有急性并发症者（肝硬化，COPD，血液透析，糖尿病，一般肿瘤患者）</td></tr>
<tr><td>中度</td><td>2 分</td><td>需要量中度增加：腹部大手术，脑卒中，重度肺炎，血液恶性肿瘤</td></tr>
<tr><td>重度</td><td>3 分</td><td>需要量明显增加：颅脑损伤，骨髓移植，APACHE 评分＞10 的 ICU 患者</td></tr>
<tr><td colspan="3">年龄（岁）</td></tr>
<tr><td>18～69</td><td>0 分</td><td></td></tr>
<tr><td>≥70</td><td>1 分</td><td></td></tr>
</table>

续表

计算方法	将营养状态受损评分、疾病严重程度评分和年龄评分 3 项相加所得分值即为 NRS 2002 总评分
结果判定	总分＜ 3 分：每周复查营养风险 总分≥ 3 分：患者处于营养风险，开始制订营养治疗计划

注：APACHE：急性生理和慢性健康状况评分系统

2. 二级诊断——营养评估　对于营养筛查有营养风险的患者，应该进一步接受营养状况的评估。营养评估主要是通过主观和客观检查，对患者的人体测量、膳食情况、实验室检查数据、临床检查及综合营养评价等方法，判断患者有无营养不良并评估其严重程度。营养评估由营养护士、营养师或医师实施。患者提供的主观整体营养状况评估量表（patient-generated subjective global assessment，PG-SGA）是专门为肿瘤患者设计的营养状况评估量表，是美国营养协会（America Dietetic Association，ADA）和中国抗癌协会肿瘤营养与支持治疗专业委员会推荐用于肿瘤患者营养评估的首选方法（表 7-3）。量表由患者自我评估及医务人员专业评估两部分组成。PG-SGA 评估结果包括定性评估及定量评估 2 种：定性评估将患者分为营养良好、可疑或中度营养不良、重度营养不良 3 类；定量评估将患者分为 0 ～ 1 分（营养良好）、2 ～ 3 分（可疑营养不良）、4 ～ 8 分（中度营养不良）、≥ 9 分（重度营养不良）4 类。

表 7-3　PG-SGA 营养评估量表

姓名：________　年龄：______ 岁　性别：______　床号：______　住院号：______

一、患者自评表（A 评分）	小结：　　分
1. 体重变化 （1）以往及目前体重情形： 目前我的体重约为 ________ 千克 目前我的身高约为 ________ 厘米 1 个月前我的体重约为 ________ 千克 6 个月前我的体重约为 ________ 千克 在过去的 2 周，我的体重是呈现： □减少（1） □没有改变（0） □增加（0） 本项计分：________分	2. 进食情况 （1）过去 1 个月里，我吃食物的量与以往相比： □没有改变（0） □比以前多（0） □比以前少（1） （2）我目前进食： □比正常量少的一般食物（1） □吃少量固体食物（2） □只能吃流质饮食（3） □只能口服营养制剂（3） □几乎吃不下什么（4） □只能通过管饲进食或静脉营养（0） 本项计分：________分

续表

<table>
<tr><td>3. 症状
近 2 周来，我有以下问题，影响我的进食：
□没有饮食方面的问题（0）
□没有食欲，就是不想吃（3）
□恶心（1）　□呕吐（3）
□便秘（1）　□腹泻（3）
□口痛（2）　□口干（1）
□吞咽困难（2）　□容易饱胀（1）
□有怪味困扰着我（2）
□吃起来感觉没有味道，或味道变得奇怪（1）
□疼痛；何处？（3）______
□其他（1）________ 如：忧郁、牙齿、经济等
本项计分：____分</td><td>4. 活动和身体状况
在过去的 1 个月来，我的活动：
□正常，无限制（0）
□与平常的我不同，但日常生活起居还能自我料理（1）
□感觉不舒服，但躺在床上的时间不会长于半天（2）
□只能做少数活动，大多数时间躺在床上或坐在椅子上（3）
□绝大多数的时间躺在床上（3）
本项计分：_________分</td></tr>
<tr><td colspan="2">二、医务人员评估表（B、C、D 评分）　小结：　分</td></tr>
<tr><td>5. 疾病及其营养需求的关系（B 评分）
主要相关诊断：　年龄：
主要疾病分期（在您知道或适当等级上画圈）Ⅰ　Ⅱ　Ⅲ　Ⅳ　其他
建议以下病情状况每项计 1 分：
□癌症　□AIDS　□肺源性或心源性恶病质
□出现压疮、开放伤口或瘘
□存在创伤、65 岁以上
B 项评分：_________</td><td>6. 代谢状态（C 评分）
□无应激（0）
□轻度应激（1）
□中度应激（2）
□高度应激（3）
C 项评分：__________</td></tr>
<tr><td colspan="2">7. 体格检查（D 评分）
体格检查是对身体组成的 3 方面主观评价：脂肪、肌肉和水分状态。没有异常（0）、轻度异常（1）、中度异常（2）、严重异常（3）
脂肪储存：
颊部脂肪垫：　0　1+　2+　3+
三头肌皮褶厚度：　0　1+　2+　3+
下肋脂肪厚度：　0　1+　2+　3+
总体脂肪缺乏程度　0　1+　2+　3+</td></tr>
</table>

续表

肌肉情况：				
颞部（颞肌）	0	1+	2+	3+
锁骨部位（胸部三角肌）	0	1+	2+	3+
肩部（三角肌）	0	1+	2+	3+
骨间肌肉	0	1+	2+	3+
肩胛部（背阔肌、斜方肌、三角肌）	0	1+	2+	3+
大腿（四头肌）	0	1+	2+	3+
总体肌肉评分	0	1+	2+	3+
水分情况：				
踝水肿	0	1+	2+	3+
胫骨水肿	0	1+	2+	3+
腹水	0	1+	2+	3+
总体水评分	0	1+	2+	3+
D 项评分：__________ 总评分（A+B+C+D）：__________				
整体评估 □营养状态良好（SGA-A）（0 ～ 3 分） □中度或可疑营养不良（SGA-B）（4 ～ 8 分） □严重营养不良（SGA-C）（＞ 8 分） 医师签名：__________ 日期：______ 年 ____ 月 ____ 日				

3. *三级诊断——综合测定* 通过营养评估，已经明确了患者的营养不良及其严重程度，为了进一步了解营养不良的原因、类型及后果，需要对患者实施进一步的诊断。综合测定的内容包括摄食变化、应激程度、炎症反应、能耗水平、代谢状况、器官功能、人体组成、心理状况等方面。测定方法包括病史采集、体格和体能检查、实验室检查和器械检查。肿瘤患者的营养状况测定通常是以实际体重与理想体重比（IBW）作为主要指标，以体重指数（BMI）、血清蛋白（ALB）、转铁蛋白（TFN）、前白蛋白（PA）、淋巴细胞总数（TLC）、肱三头肌皮皱厚度（TSF）、肌酐身高指数（CHI）、上臂肌围（MAMC）等作为辅助指标。

（1）实际体重与理想体重比（IBW）：实际体重 / 理想体重 ×100%。人体的理想体重（kg）= 身高（cm） − 105。评价标准（见表 7-4）。

（2）体重指数（BMI）：是反映蛋白质能量营养不良及肥胖症的可靠指标，其计算公式为：住院或就诊时体重（kg）/ 身高的平方（m^2）。评价标准见表 7-5。

表 7-4　IBW 评价标准

IBW 比值	评价	IBW 比值	评价
＞ 120%	肥胖	＜ 80%	消瘦
110% ～ 120%	超重	70% ～ 79%	中度营养不良
90% ～ 110%	体重正常	0% ～ 69%	重度营养不良
80% ～ 90%	偏轻		

表 7-5　中国成人 BMI 判定标准

等级	BMI 值	等级	BMI 值
重度营养不良	＜ 16.0	正常	18.5 ～ 23.5
中度	16.0 ～ 16.9	超重	≥ 24.0
轻度	17.0 ～ 18.4	肥胖	≥ 28.0

（3）肱三头肌皮皱厚度（TSF）：可反映人体皮下脂肪的含量。正常参考值为男 11.3 ～ 13.7mm，女 14.9 ～ 18.1mm。评价标准为实测值超过参考值 120% 以上则为肥胖，90% ～ 110% 为正常，80% ～ 90% 为体脂轻度亏损，60% ～ 80% 为体脂中度亏损，＜ 60% 为体脂重度亏损；若皮皱厚度＜ 5mm，表示无皮下脂肪。

（4）肌酐身高指数（CHI）：是表示受体组织空虚程度的灵敏指标。被测者 24h 尿中肌酐排出量（mg）/ 相同性别身高健康人 24h 尿中肌酐排出量（mg）×100%。评价标准为 CHI ＞ 90% 为正常，80% ～ 90% 为轻度缺乏，60% ～ 80% 为中度缺乏，＜ 60% 为重度缺乏。

（5）上臂肌围（MAMC）：是反映肌蛋白变化的良好指标，也反映体内蛋白储存情况。其计算公式为，上臂肌围（cm）= 上臂围（cm）－ 3.14× 三头肌皮皱厚度（mm），参考值为男 25.3cm，女 23.2cm。在上臂中点用卷尺测量周长为其上臂围，参考值为男 22.8 ～ 27.8cm，女 20.9 ～ 25.5cm。评价标准为测量值＞参考值的 90% 为营养正常，90% ～ 80% 为轻度肌蛋白消耗，80% ～ 60% 为中度肌蛋白消耗，＜ 60% 为严重肌蛋白消耗。

在肿瘤患者的家庭护理中，家属应重视对患者的体重进行动态测定，若患者在 6 个月内体重丢失超过 10%，即可认定为肿瘤导致的营养不良，这种方法是许多营养评价指南中共同提及的一个重要指标，简便易操作。

第三节 肿瘤内科治疗患者的营养支持与护理

肿瘤患者由于疾病及治疗副作用等导致摄食减少，会造成虚弱、活动减少、消化吸收能力下降，进一步造成厌食，最终导致体重下降、全身衰竭，严重影响疾病治疗和预后。因此，营养支持治疗已成为目前肿瘤患者治疗的基础措施和常规手段，贯穿于肿瘤治疗的始终，其目的并非治疗肿瘤疾病，而是通过纠正营养不良为手术、化疗、放疗等治疗提供机体耐受的基础，提高治疗成功率，减少并发症和不良反应,从而降低死亡率。有研究表明,内科患者(包括肿瘤患者)早期营养治疗可以显著降低并发症发生率及病死率。

根据肿瘤患者的病程及治疗经过，营养治疗时间应该由住院治疗期间（hospitalization，H）向居家期间（home stay，HS）、宁养期间（hospice，H）延长，建立 H-HS-H 模式，实施终身（lifelong，LL）营养治疗。肿瘤患者的营养需求包括日常基本营养需要和因瘤生长、治疗及贫血等不良反应所需增加的营养需要两个部分。

一、日常营养支持及护理

（一）“四基膳食计划”

肿瘤患者的日常基本营养主要通过日常饮食来获得，有研究者认为通过“四基膳食计划”可使患者日常基本营养得到基本满足，具体方法是将食物成分分为蛋白质、乳制品、果蔬类、谷物类 4 组。

1. *蛋白质类* 由于肿瘤患者存在代谢紊乱，蛋白质消耗增加，因此建议肿瘤患者增加蛋白质的摄入，推荐其蛋白质摄入量为 1 ～ 1.5g/（kg • d）。蛋白质的最好来源是鱼、蛋、肉类（猪、牛、羊肉和禽肉）及豆类和豆制品。可每次进食 2 个鸡蛋、50 ～ 75g 肉食及部分豆制品，2 次 / 日，尽量少食用加工肉。如果患者合并肾功能损害，蛋白质的摄入量不应超过 1g/（kg • d）。这一类食物同时也是 B 族生素的主要来源。

2. *乳品类* 包括各种形式的乳制品，可每日进食 2 杯牛奶或酸奶。乳品类是维生素 A、维生素 B 和维生素 D 以及钙的主要来源，也可提供一定量的蛋白质。

3. *果蔬类* 为维生素和矿物质的主要来源，柑橘类为维生素 C 的主要来源，深黄绿色蔬菜则可提供维生素 A。

4. *谷物类* 如米饭、粥、麦片、面条、馒头等，可提供糖类、B 族维生素及铁质。

此外，还应多食用香菇、木耳、银耳、蘑菇、黄花菜等增加免疫功能的食物；以及花菜、大蒜、胡萝卜、红薯等具有抗肿瘤作用的食物。在饮食制作过程中要注意烹饪方式的选择，避免煎炸或将鱼、肉烧焦，避免进食过烫过硬、辛辣、盐腌、霉变的食物。应限制总脂肪和油类摄入，禁烟酒。

（二）肿瘤内科治疗日常营养护理

肿瘤内科治疗所产生的副作用会影响患者营养物质摄入、消化、吸收和代谢等全过程。放化疗会导致患者味觉感觉神经末梢和味蕾细胞损害，使患者对酸甜苦咸等味觉的敏感度降低，影响患者食欲；放射性口腔黏膜炎和放射性食管炎会造成进食和吞咽疼痛、吞咽梗阻，化疗引起的恶心呕吐等症状直接影响患者营养物质的摄入；放射性肠炎会导致患者肠吸收功能障碍，进而引起体重的丢失。可通过膳食调节和药物手段来减轻这些症状带来的不良影响。

1. 对患者进行饮食 - 营养教育，向患者说明营养的重要性，鼓励患者自愿进食。

2. 了解患者的饮食喜好和习惯，通过调节饮食的色、香、味、形来刺激食欲，避免过于油腻、腥味重的食物。

3. 对于进食、吞咽疼痛的患者，可用“生理盐水 500ml+2% 利多卡因 15ml+ 维生素 B_{12} 4000μg+ 庆大霉素 24 万 u”配制漱口液含漱，在餐前和睡前含服，减轻疼痛，必要时遵医嘱予以镇痛药。

4. 对于口干的患者，可通过嚼无糖口香糖，进食带酸味的水果来促进唾液腺的分泌。

5. 吞咽困难的患者，可将食物切细煮烂，或者是与汤汁共进，但不主张进流质以避免食物吸入呼吸道。

6. 对于便秘、腹胀的患者，少量多餐，多进食新鲜的蔬菜水果，多饮水，避免进食肥腻、油炸、产气食物及牛奶和碳酸饮料，同时可通过腹部按摩、腹部热敷或适当增加活动量来促进肠蠕动。

7、因化疗、腹部放疗后腹泻的患者，可先进流食使肠道休息，逐步过渡到无渣或少渣食物→低渣软食→正常饮食。腹泻时应避免进食油腻、辛辣、刺激、过冷和含纤维素多的食物。腹泻较重时可自制糖盐水 [500ml 温开水 + 20g 白糖（约 2 茶匙） + 1.75g 盐（约 1/4 茶匙）] 口服补液，必要时遵医嘱使用止泻药物如易蒙停等。

当通过上述措施，肿瘤患者仍不能或不愿进食，不能满足机体营养需求时，应考虑经各种途径进行营养支持治疗，以改善患者的营养状况，增强患者的免疫功能，提高其对肿瘤治疗的耐受性。

二、营养治疗与护理

营养治疗是指为患者提供适宜的营养素以满足机体的营养需求，纠正营养不良状态，其支持途径包括肠内营养（ enteral nutrition，EN）和肠外营养

(Parenteral Nutrition PN)(图 7-1)。

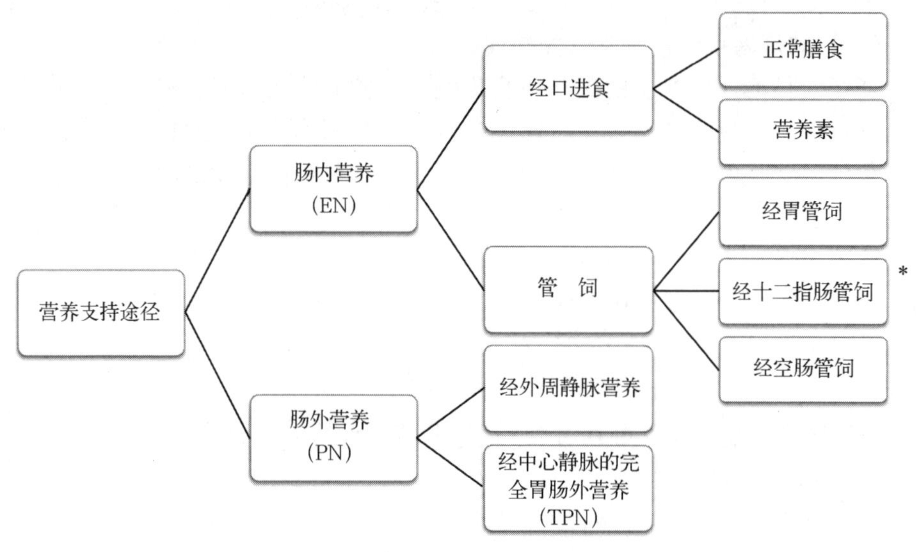

图 7-1　营养支持

对于肿瘤患者，可根据患者的胃肠功能和对营养供给方式的耐受程度来选择适宜的营养方式或者两者联合，进行个体化营养干预，但总体应该遵循五阶梯治疗模式（图 7-2）。首先选择营养教育，然后依次向上晋级选择口服营养补充（oral nutritional supplements，ONS）、完全肠内营养（total enteral nutrition，TEN），最后选择部分肠外营养（partial parenteral nutrition，PPN）和全肠外营养（total parenteral nutrition，TPN），当下一阶梯不能满足 60% 目标能量需求 3 ～ 5d 时，应该选择上一阶梯。

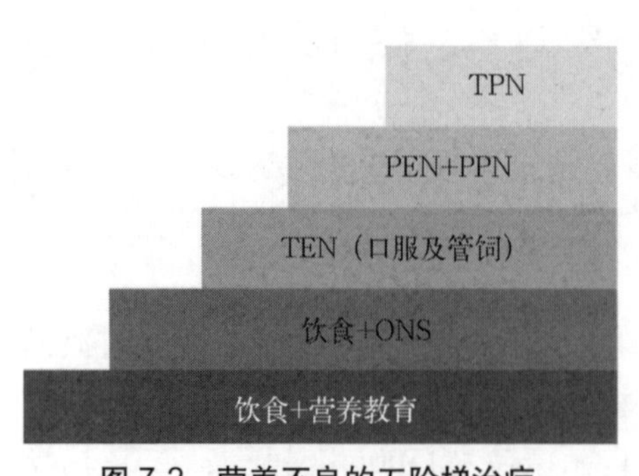

图 7-2　营养不良的五阶梯治疗

（一）肠内营养及护理

肠内营养与肠外营养相比，更加符合人体正常生理代谢过程，它能有效改善门静脉系统循环，有利于恢复肠蠕动，维护肠屏障功能，改善肝胆功能，促进蛋白质合成、肠袢组织的康复和免疫功能的调控，同时还具有营养供给全面、并发症少的优点，是目前国内外公认的首选的营养治疗途径。肠内营养指对于消化功能障碍而不能耐受正常饮食的患者，经胃肠道供给只需化学性消化或不需消化的、由中小分子营养素组成的流质营养制剂的治疗方法。肠内营养符合人体营养素吸收的生理过程，且并发症少，为营养治疗的首选。

根据肠内营养的营养供给方式，将肠内营养分为管饲营养（tube feeding）和口服营养（oral feeding），其中管饲营养根据供给的次数和动力方式可分为连续性泵输入、间歇性重力滴注和一次性推注。综合评估患者的病情、营养状况、肠道功能情况、对营养素的需要量、预期营养支持时间、肠内营养液的性质、喂养管的类型与大小、管端的位置选择合适的肠内营养方式及制剂。

1. 口服营养补充　口服营养是指在非自然饮食条件下，口服由极易吸收的中小分子营养素配制的营养液。对于能够经口进食且胃肠道结构及功能基本完整者，ONS 是肠内营养的首选途径，作为一种常见的日常饮食外营养补充手段被广泛运用于肿瘤患者的营养补充。欧洲肠外肠内营养学会（ESPEN）在其指南中将 ONS 作为肿瘤放疗患者的首要营养治疗途径予以推荐。

ONS 适用人群包括：存在营养不良或营养风险的各类住院患者；营养不良患者的围手术期准备；能量和蛋白质摄入量较低的患者；慢性消耗性疾病的患者；有咀嚼和吞咽障碍的患者；虚弱或食欲缺乏的老年人；接受手术或放化疗的恶性肿瘤患者；短肠综合征、肠瘘患者；炎性肠病、严重的吸收障碍、全胃切除术后、吞咽困难等患者等。ONS 可以明显改善有营养不良和营养风险的肿瘤患者的生活质量，但不能替代饮食摄入或肠内营养，仅可作为饮食摄入不足或摄入不全的补充。

2. 管饲营养　是指对于上消化道通过障碍者，向消化道管腔置入导管输注肠内营养制剂的营养支持方法，常见的有经鼻 - 胃（nasogastric）、鼻十二指肠（nasoduodenal）、鼻空肠（nasojejunal）置管，或经食管、胃、空肠造瘘（cervical esophagostomy，gastrostomy，jejunostomy）置管。

（1）适应证：①不能经口摄食、摄食不足或有摄食禁忌的患者。如口腔或食管肿瘤术后、大面积烧伤等。②胃肠道疾病或术前、术后营养支持。③肿瘤放、化疗的辅助治疗。④慢性消耗性疾病：如因恶性肿瘤等造成的营养不良。

（2）禁忌证：①胃肠道无功能、机械性梗阻、持久的肠麻痹。②顽固性呕吐和腹泻、严重的胃肠道出血、高流量的胃肠瘘。③能充分的经口进食、但有肠道休整要求。

（3）管道及置管方式的选择：根据患者胃肠功能状况、消化道梗阻情况和预计留置时间选择管道和置管方式，损伤小、简单安全是置管的重要原则。有胃肠营养指征、消化道无梗阻、经治疗后可恢复自然经口进食者短期留置（≤ 4 周）可选择经鼻胃置管；口咽、食管梗阻或因疾病原因不能恢复经口进食，或留置时间较长（> 4 周）、易发生吸入性肺炎的患者则考虑进行胃造口或空肠造口术。硅胶导管易弯曲、打折，管壁厚，内径小，易堵管；聚氯乙烯导管柔软性差，长期放置对咽部及食管造成刺激，一般放置 7d 应更换；一般常用聚氨酯导管，柔软易弯曲，耐胃酸腐蚀，一般可放置 6 ～ 8 周。

（4）营养液输注方式：①一次性推注，适用于胃管尖端位于胃内及胃功能良好者。患者取半卧位，将配制好的肠内营养液抽吸至注射器中，缓慢推注入鼻饲管，分次推注量为200～300ml，10～20min完成，每天5～6次。②间歇性重力滴注，患者取半卧位，将肠内营养液置于营养输液器中，营养液在重力作用下经鼻饲管缓慢注入胃内，每次滴注量200～300ml，滴速为30ml/min，每日4～6次。③连续性泵入，适用于营养管尖端位于十二指肠或空肠内的患者，将肠内营养液置于营养输液器中，在营养泵的动力作用下16～24h持续输注，泵入速度根据病情控制，初期速度宜慢，由2～50ml/h→100ml/h→150ml/h逐渐递增，以减少因容量和渗透作用所致的急性肠扩张、倾倒综合征和腹泻。刚开始输注时应遵循低渗、少量、慢速的原则，营养液的浓度、容量应由低到高，缓慢递增，增加浓度时不宜同时增加容量，可交错进行。营养液温度以接近体温为宜，一般为38～40℃，推荐使用加温输注。也有研究表明，持续加温输注营养液，其加温效果与营养液输注速度有关，当患者体温在36～39℃时，营养液输注速度≤100ml/h，常温营养液到达贲门部时温度可接近机体体温。

（5）并发症及护理：①恶心，呕吐：发生原因可能为胃潴留、快速注入营养液、高渗配方食品、营养液气味等。发生后应减慢滴速，将喂养方式从一次性推注法或间歇输注法改为持续输注法，并降低渗透压，遵医嘱应用镇吐药。②腹泻，发生原因可能与营养制剂选择不当、高渗、速度太快（＞150ml/h）、喂养量太大（＞350ml）、营养液温度太低、肠道菌群失调、乳糖酶及脂肪酶缺乏、营养液悬挂时间过长污染、低蛋白血症等因素有关。应注意选择适当的营养制剂、等渗营养液；控制输注速度40～50ml/h，温度40℃左右，必要时低浓度、小剂量应用；营养液悬挂时间不超过8h；遵医嘱使用止泻药。③感染，发生原因考虑为肺误吸、营养液及滴注容器或管道污染、造口感染等。每次使用前评估导管是否移位，如有移位应先给予调整；病情允许，喂食时将床头抬高30°～45°，喂食时缓慢推注或滴注，出现不适须立即停止，喂食后保持半卧位≥30min，尽量避免翻身叩背，以减少反流、误吸风险；严格无菌操作，输注器皿严格消毒灭菌并每日更换；营养液宜现配现用，若置于2～8℃冰箱内保存应在24h内使用完毕；注意观察造瘘口及周围皮肤、黏膜变化，及时清理渗出物保持局部干燥，使用无菌纱布覆盖造瘘口，必要时以活力碘消毒、涂以氧化锌软膏。④管道堵塞，其发生与营养管管径、营养液的黏稠度与溶解度、滴注速度、药物因素有关。应熟悉营养液性质，管饲前充分摇匀，避免沉淀；造瘘管置入4h内尽快开展肠内营养；尽量减少用管饲服药，若必须可在给药前后用30～50ml温水脉冲式冲洗管道；持续肠内营养时，每4～6小时用15～30ml温水脉冲式冲管；堵塞时用温水、碳酸氢钠胰酶混合物、肉类软化剂等冲洗。

（二）肠外营养及护理

肠外营养又称人工胃肠支持、人工营养支持或静脉营养，当患者经消化道给予营养已不合适、不实际或不可能时，通过肠道外通路（即静脉输液的方式）输入营养物质，提供能量，改善营养状态，纠正或预防营养不良，达到维持机体代谢所需的目的，同时还可以使肠道得到充分的休息。按照患者的生理需要，肠外营养遵循“全面、均衡、足量却不过量”的原则，输入包括蛋白质、碳水化合物、氨基酸、脂肪乳剂、水和电解质、维生素及微量元素等全部营养物质，以满足患者对宏量营养素和液体的需要。肠外营养方式的选择需要根据患者疾病严重程度、预期营养支持时间、机体状况（如血管情况）等因素决定。

根据患者营养需要的满足程度，可将肠外营养分为：所需营养物质全部经由肠外供给的完全胃肠外营养（TPN）和所需营养物质部分经静脉途径输入、其余部分通过胃肠途径补充的部分胃肠外营养（PPN）。根据静脉导管置入方式可分为中心静脉肠外营养（central parenteral nutrition，CPN）和周围静脉肠外营养（peripheral parenteral nutrition，PPN）。短期内（＜ 7d）低渗透压肠外营养液输注可选择通过外周静脉留置针输注；治疗时间＞ 7d，肠外营养液渗透压高于 900mOsm/L 时，建议使用中心静脉导管进行输注，以减轻营养液对静脉造成损伤。

1. 适应证

（1）因疾病或治疗限制不能经胃肠道摄食或摄入不足的患者。

（2）消化道需要休息或消化、吸收不良的恶性肿瘤患者。

（3）营养不良患者的术前准备、恶性肿瘤患者术后营养补充等。

（4）抗肿瘤治疗期间，如放化疗的患者及接受骨髓移植的患者。

2. 禁忌证

（1）严重水电解质和酸碱平衡紊乱的患者。

（2）严重呼吸、循环衰竭的患者。

3. 制剂组成　肠外营养没有统一的配方，主要营养素包括脂肪乳剂、氨基酸／蛋白质、水和电解质、维生素、微量元素和碳水化合物，应根据患者的年龄、性别、体重、病情等需要来配制，不足效果不明显，过量则致副作用发生，都达不到理想效果。其基本要求包括无菌、无毒、无热源；适宜的 pH 和渗透压；良好的相容性和稳定性。

4. 输注方式　一般采用持续输注，可分为重力滴注和泵输注两种。

5. 护理要点

（1）“全合一”营养液（All in one，AIO）的建议配制步骤：电解质、微量元素、水溶性维生素加入葡萄糖或氨基酸；磷酸盐加入另一瓶氨基酸；脂溶性维生素加入脂肪乳剂；上述 3 种有添加剂的溶液经 3L 输液袋混合时，宜先将葡萄糖与氨基酸混合，再与脂肪乳混合。

（2）营养液配制后最好立即应用，若暂时不输注须储存于 2 ～ 8℃冰箱内，输注前在室温下复温，配制后保存时间不超过 24h。

（3）在配制溶液和插管操作中必须严格无菌技术，防止感染源进入血液循环诱发败血症或菌血症。

（4）完全胃肠外营养输注速度不能过快，否则容易刺激血管内壁，并可能发生代谢紊乱。可由 1ml/min 开始低浓度、小量、慢速输注，然后根据患者耐受程度逐渐递增。一般全天营养液在 8 ～ 12h 输完即可，如不能耐受此速度，可适当延长或减速。但持续输注的时间越长、肠外营养应用时间越长，静脉的损伤就越大，可能导致或加重相应的并发症，因此尽量选择中心静脉营养。

（5）营养液配方或输注速度不能随意改变。不能突然改变营养液中的某一成分或浓度，也不能突然明显改变滴注速度，更不能突然停止肠外营养输注，尤其是应用肠外营养 1 周以上者。否则可能导致代谢并发症，必须让患者逐渐适应浓度和渗透压的变化，开始肠外营养时要逐渐递增，拟停止肠外营养时也要逐渐递减。

（6）肠外营养输注后及输注不同药物之间使用生理盐水 20 ～ 30ml 脉冲式冲管；使用全合一营养液时，每 4 小时脉冲式冲管一次，营养袋及输液器每 24 小时更换一次。

6. 并发症及护理

（1）感染性并发症：感染是完全胃肠外营养最严重的并发症之一，主要是导管性和肠源性感染，严重时可致败血症。在治疗过程中出现感染迹象和不明原因的发热，应检测输液瓶内残液，做细菌培养和血培养，拔出导管时做细菌培养，通过规范的治疗，感染往往可以得到及时诊断和控制。①穿刺部位的感染：一般于置管后数天或数周出现，表现为穿刺部位红肿、压痛，若处理不当可发展成为全身性感染的原发灶，应注意加强局部护理，防止穿刺局部感染。②导管相关性感染：常见原因为患者免疫力低下，静脉穿刺置管、局部护理和营养液配制时无菌操作技术不严等。当临床出现难以解释的发热、寒战、反应淡漠或烦躁不安甚至休克时应考虑有导管相关性感染或脓毒症的可能。其处理方法是进行血培养，考虑为导管相关性血流感染时，遵医嘱按操作要求拔管，并留取导管尖端做细菌培养和真菌培养，细菌培养同时做抗生素敏感试验；拔管后立即建立周围静脉通道，更换输液系统和营养液；使用抗生素。③肠源性感染：完全胃肠外营养患者可因长期禁食，胃肠道黏膜缺乏食物刺激和体内谷氨酸酰胺缺乏致肠黏膜结构和屏障功能受损、通透性增加致肠内细菌移位和内毒素吸收，并发全身性感染，故提倡尽可能应用肠内营养或在肠外营养时增加经口进食机会。

（2）代谢性并发症：①非酮性高渗性高血糖状态：主要是由于输入葡萄糖总量过多或速度过快，超过机体所耐受的限度。临床主要表现为血糖升高（22.2 ～ 33.6mmol/L）、渗透性利尿（＞ 1000ml/h）、脱水、电解质紊乱、中枢神经系统功能受损，甚至出现昏迷。预防措施，逐步调整葡萄糖的静脉输注速度，使机体有一个适应的过程，分泌足够的胰岛素；输注高渗性营养液时，应根据血糖及尿糖的监测结果，适当应用外源性胰岛素。处理方法，一旦发生高血糖症，立即停止输注葡萄糖溶液或含有大量葡萄糖的营养液；输入低渗或等渗氯化钠溶液同时加胰岛素，使血糖水平逐渐下降，但应该注意避免血浆渗透压下降过快导致的急性肺水肿。②低血糖性休克：由于突然停输高渗葡萄糖溶液或营养液中胰岛素含量过多所致，临床表现为心悸、面色苍白、四肢湿冷、乏力，严重者出现休克症状。处理方法为轻者仅食糖水或糖果，严重者注射高渗葡萄糖或输注含糖溶液即可缓解；较理想的预防方法是应用全营养混合液的方式输注。③高脂血症或脂肪超载综合征：脂肪乳输注速度过快或总量过多，可发生高脂血症。当临床出现发热、急性消化道溃疡、肝脾大、骨骼肌肉疼痛、血小板减少、溶血等症状时，应立即停止输注脂肪乳，此时应考虑为脂肪超载综合征。因此对于长期应用脂肪乳的患者，应定期做脂肪廓清试验，以便于医生及时了解人体对脂肪的代谢、利用能力。④液体量超负荷：液体量过多可导致患者心肺功能不堪负荷而出现衰竭症状。对老年人、心肺功能与肾功能不全者，应注意控制液体输入的总量与速度。

我国肿瘤患者营养不良发生率高，科学、系统、有效的营养评估和营养支持治疗能够为患者提供足够的能量和营养物质，改善其营养状况，对提高抗肿瘤治疗疗效、延长患者生存时间、提高生存质量具有重要的意义。

（谭莉莉　王道淑　吴笑娱　罗媛媛　杨　谊　金　枝　肖　穗）

第8章 肿瘤内科治疗患者的心理护理

恶性肿瘤已成为严重威胁人类健康的常见病、多发病，人们常把肿瘤与死亡等同起来，出现“谈癌色变”。肿瘤治疗存在疗程长、毒副反应大、价格昂贵、疗效不确定等因素，与疾病本身共同影响着患者的生理、心理、家庭等各方面，使患者出现情绪低落、意志消沉，甚至悲观失望等不良心理，不仅影响患者的内分泌和免疫防御功能，影响肿瘤的发生、发展及转归，同时也可成为第二肿瘤的致病因素之一。因此，对肿瘤内科治疗患者应及时给予心理干预及护理，使患者能积极乐观地面对疾病和治疗，较好地适应新的社会角色和社会环境，有助于提高肿瘤患者的治疗效果和生存质量。同时，心理护理也是肿瘤专科护士必须重视和研究的重要课题。

第一节　肿瘤患者的心理特征

随着医疗技术的飞速发展与进步，肿瘤的治愈率和生存率得到明显提高，但肿瘤患者仍然不能摆脱因畏惧死亡而产生的各种心理反应。若患者出现的心理反应适度，其延长生命的愿望强烈，能够积极配合各种治疗和护理，将有利于身心康复；若无任何情绪波动或反应过度消极，均可视为不正常的心理反应，称之为负性心理反应。肿瘤专科护士应主动了解患者心理反应的一般规律和特征，对存在异常尤其是负性心理反应的肿瘤患者给予及时的干预和护理，使其达到最适宜的身心状态。

肿瘤对每位患者来说都是严重的紧张性应激事件。当患者得知自己身患致命性疾病，其工作、学习、生活及社交活动都将被彻底打乱，会出现不同阶段、不同程度的心理应激反应。

一、肿瘤患者的一般心理特征

1. 阶段型反应

(1）恐惧与否认期：当得知自己身患肿瘤，患者的第一反应会非常震惊、惊恐、不知所措，继而认为这是不可能的事，怀疑医师诊断有误，甚至对其诊断极力否认，会到多家医院就诊、复查，希望能改变结果，这是肿瘤患者应对心理创伤最初的防御方式，可让其暂时获得心理平衡，对缓解心理压力有一定帮助。此期患者可表现为坐卧不安、忧心忡忡、烦躁紧张、多疑敏感等。

（2）愤怒与悔恨期：当患者意识到肿瘤的诊断确切无疑时，会认为上天不公平，甚至怨天尤人，抱怨为什么偏偏是自己患上肿瘤，甚至迁怒于家人和医护人员；同时也会感到内疚和悔恨，懊恼平时未曾善待自己，总是争强好胜，缺乏休息和睡眠，缺少体育锻炼，未能及时戒除烟酒嗜好等。可表现为情绪异常脆弱、敏感，会在一些微不足道的小事上发火、恼怒。

（3）妥协与磋商期：经过一段时间的愤怒和发泄，患者会慢慢地平静下来。继而由于恐惧死神降临，患者希望得到及时有效的治疗，甚至对治疗抱有幻想，将生存的希望全部寄托于治疗，愿意接受任何形式的治疗方式，千方百计希望延长生命、治愈疾病。此期患者求生欲望强烈，往往能克服疾病和治疗所带来的巨大精神和肉体上的痛苦，能积极配合治疗，但很容易病急乱投医。

（4）沮丧与抑郁期：在接受治疗的过程中，当患者的人际关系发生巨大变化及治疗的副作用难以忍受、治疗效果不理想，甚至疾病加重、复发时，患者会认为自己已无药可救，生命即将走到尽头，感到异常沮丧、悲伤、无助和绝望，惶惶不可终日，陷入极度的抑郁情绪中。此时患者常表现为情绪低沉、食欲缺乏、活动减少、哭泣、忧郁、沉默不语及行为退缩。

（5）接受与适应期：经过一段时间的内心挣扎后，大多数患者开始重新面对现实，矫正心态，不稳定情绪逐渐趋向平稳，且能坦然地面对疾病与治疗带来的巨大改变。这一时期的患者能够较为理智地接受治疗，是医护人员和家属最希望患者达到的状态。而部分患者由于对疾病认知和评价的差异，则表现为烦躁、激动、情绪不稳等。

上述五个心理阶段并非所有肿瘤患者都会经历，但恐惧与焦虑可能贯穿于肿瘤病程和治疗的各个阶段。由于患病后医疗费用增加和收入减少导致家庭生活水平降低，部分患者还会出现罪恶感等其他的心理反应。

2. *混杂型反应*　患者对已患肿瘤的既定事实没有明确的态度和反应，其心理状态波动于接受和否认之间，甚至多种情绪混合存在或交替存在、时隐时现。患者时而认为自己不可能患上肿瘤，或自己的疾病能够治愈，而表现为情绪愉悦，并愿意参与一些积极有益的活动；时而则确定自己患了不治之症，表现为悲观绝望，甚至想一死了之，或者心理上变得异常平静安逸，做好了死亡前的准备。随着病情的发展和症状的进行性加重，患者的情绪更加复杂多变，有时渴望继续生存，有时则嫉妒他人的健康，有时表示顺其自然、默认和接受现实，有时又表现为孤僻退缩、回避交往等。

3. 固定型反应　有些肿瘤患者的心理特征是持久和相对稳定的，即使身患绝症，面临死亡的威胁，仍表现为相对稳定且独特的人格特征，如依赖、被动、固执、忍耐、退缩、压抑等。

以上3种心理反应形式对肿瘤患者观察和描述的侧重点不同：阶段型反应侧重于患者对疾病认知过程的一般规律；混杂型反应侧重于患者生病后的情绪波动；固定型反应侧重于患者个性特征的稳定性。而在临床实际中，由于个性差异，患者对疾病的认识和评价各有不同，从而决定了心理反应形式的多样性和复杂性，所以，这三种心理反应形式往往交互渗透。

二、肿瘤患者心理反应的相关因素

由于以往的不正确认知和评价，患者会惯性地认为肿瘤无法治愈且会在痛苦中死亡，因此，肿瘤诊断作为一个强负性生活事件，对患者可产生消极影响。而这种应激性刺激会受到患者的个性特征、疾病症状、社会支持等诸多因素的影响，使患者表现出不同的心身反应。

1. 个性特征　肿瘤患者的个性特征可影响其对生活事件的感知、认知评价及应对方式，从而影响患者的生活质量、情绪的调整及应对疾病的方式，甚至影响疾病的进程。

2. 年龄　不同年龄的肿瘤患者因社会角色的差异，可产生不同的心理反应。如年轻患者因担心疾病对学习、工作和婚姻的影响，易出现痛苦忧虑、紧张急躁、悲观失望的心理；中年患者多为家庭、生活和工作的支柱，患病后的影响有时是决定性的，因此其牵挂和顾虑的范围更多、更广，易出现“否认”、焦虑、退缩的心理反应，但往往求生欲望强，更容易调动他们的主观能动性而积极地配合治疗；老年患者容易产生孤独感、被抛弃感，患病后可发展为孤僻、绝望和濒死感，其消极心理更为突出，甚至可能选择极端的方式结束自己的生命。

3. 应对方式　对疾病的应对方式与肿瘤患者的情绪有一定的相关性。Arraras等对癌症疼痛患者和非癌症的慢性疼痛患者进行研究，结果表明，回避应对方式与肿瘤患者的焦虑及抑郁程度呈正相关。

4. 社会支持　约2/3的肿瘤患者在确诊后2～6个月就可达到对疾病的适应状态，而这些患者都拥有情感支持来源，有广泛的社会关系系统，并且具有解决问题和处理危机事件的能力；另外，1/3不能适应疾病的患者主要是由于缺乏社会支持、存在社会孤独感或自身存在应对生活事件的悲观消极态度。因此，社会支持系统对患者的适应行为、疾病症状、应对方式、机体免疫力及生存期等都可产生影响，对整个治疗康复过程有着十分重要的价值。

5. 治疗方式　肿瘤患者因治疗方式的不同及疗程的长短、治疗对生活的影响、对不良反应和疗效的担忧而产生截然不同的心理反应，或者心理反应循环反复。

如因惧怕治疗后形象改变、成为残疾，担心不良反应大、疗效不佳、劳民伤财，患者表现为忧心忡忡、坐卧不安或悲观、抑郁等，但也可因不良反应消失、症状好转而信心十足、情绪高涨。

6. *疾病症状*　严重的疼痛可加重患者的焦虑、紧张、恐惧及烦躁不安的情绪；食欲缺乏造成患者的心理承受能力差，情绪敏感，出现烦躁、抑郁、绝望等反应，而进一步影响食欲。这些症状可与患者的负性情绪形成恶性循环，加重进行性消瘦、乏力等晚期肿瘤恶病质状态。

总之，肿瘤患者的心理问题是不容忽视的，只有及时地观察、了解、掌握患者的不同阶段、不同时期、不同类型的心理活动，给予充分的心理支持和针对性的行为指导，才能减轻或消除患者的不良心理反应，使其顺利地接受治疗，达到延长生命、改善预后、恢复健康的目的。

第二节　肿瘤内科治疗患者的心理评估

一、常用的临床心理评估方法

临床心理评估是指将心理评估的通用理论与方法应用于临床、以临床患者为主要评估对象、可评定或甄别患者心理状态的一系列运用性评估手段与技术。常用的心理评估方法有以下几种。

（一）观察法

观察法（observational method）是在诊疗活动中，通过对患者的仪表、举止、姿势与运动、语言、眼神、情绪反应、人际距离等进行观察，结合其他评估方法对患者的心理状态进行推断的方法。观察法使用简便，观察者可在患者不受任何干扰、处于自然状态下即能获得比较真实的信息，是一种最基本的研究方法。如患者在1h内如厕多次可能反映了其异常紧张和焦虑的情绪。

（二）访谈法

访谈法（interview）又称晤谈法，是指通过评估者和评估对象面对面地交谈来了解评估对象的心理和行为的心理学基本研究方法。医务人员运用此评估方法需建立在与患者拥有良好关系的基础上，结合访谈目的及内容，对患者实施开放式或封闭式提问方法。访谈内容可依据个体情况的差异进行选择，一般包括：躯体状况、既往史、家庭状况、心理需求、思想顾虑等。在访谈过程中医务人员需要掌握一些访谈技巧，如积极、专注地倾听，准确理解对方的语言及非语言（如衣着、姿势、手势、表情）信息，必要时进行适当的自我表露等。

（三）测验法

测验法（test method）是采用某种工具来鉴别人的心理现象的一种研究方

法，它可以了解人的心理发展的性质和水平。最常用的测验工具为量表及问卷，可由患者自我评价也可由经常与其接触的人进行评价，如医护人员、患者亲属等。

二、常用的临床心理评估工具

（一）一般心理评估量表及问卷

1. 按评定者性质分类

（1）自评量表：多用于个体情感、兴趣及行为的调查。其主要特点为信息量大、描述清晰，一般在团体中实施。例如，明尼苏达多项人格调查表、艾森克人格因素问卷、心理痛苦温度计等。

（2）他评量表：由评估者根据自己的观察对患者进行主观评价，也可结合知情者意见加以评定，一般由专业人员（如心理咨询师或护士等）进行，具有相当的真实性。例如临床记忆量表。

2. 按量表内容分类

（1）症状评定量表：包括一般症状评估（如 90 项症状清单）、焦虑或抑郁评定量表（如焦虑自评量表、抑郁自评量表、状态 - 特质焦虑问卷、汉密尔顿焦虑量表、汉密尔顿抑郁量表）等。

（2）应激及相关问题评定：包括生活事件量表、应对方式问卷、医学应对问卷、社会支持量表、领悟社会支持量表、心理痛苦相关因素调查表等。

3. 其他　如心理控制源测量、孤独感、自我效能、生活质量评估等。

（二）针对性心理评估量表及问卷

是除了一般的心理评估量表，针对肿瘤患者的相关心理设定的有针对性的评定问卷，如癌症患者心理适应问卷（the Mental Adjustment to Cancer Scale，MAC）、癌症行为应对量表（the Cancer Behavior Inventory Scale，CBI）、癌症应对问卷（the Cancer Coping Modes Questionnaire，CCMQ）、肿瘤患者生活质量问卷等。

三、心理评估的注意事项

根据以上评估结果，结合患者的年龄、性别、民族、文化程度、职业、爱好、人格特征等，可分析出患者是否存在心理问题及判定是否存在“焦虑、抑郁、恐惧、愤怒”等负性情绪，或对存在的心理问题进行性质、程度和影响因素等的分析。进行心理评估时应注意以下事项。

1. 首先应取得患者认同　评估前护士应介绍心理评估的目的、意义和方法，特别是使用评估量表时更需与患者良好沟通，并经患者知情同意，使其消除顾虑，进行如实表述，方能确保评估结果的真实性、可靠性。且需充分尊重患者权益，不可强迫患者回答问题。

2. *应注意保护患者隐私*　无论采用何种评估方法、何种评估工具，其结果都有可能涉及患者隐私，医务人员必须妥善保管患者的个人资料，切勿外泄。

第三节　肿瘤内科治疗患者的心理干预

实践证明，肿瘤的发生、发展、转归、预后与患者特殊的个性特点、紧张性生活事件及不良的情绪状态密切相关。医务人员应根据患者的个体情况，除积极采取控制肿瘤发展的治疗手段、有效增强机体免疫系统功能外，还应及时进行适宜的心理行为干预，给予心理支持，缓解患者的负性情绪，对肿瘤的疗效及预后起到积极作用。

一、支持性心理干预

支持性心理干预是医务人员对患者及其家属提供心理支持，帮助和指导患者分析其所面临的困境和挫折，协助患者以有效的方式加以应对，增强其生活勇气，树立战胜疾病的信心，逐渐使机体各系统功能趋于平衡状态，促进患者的康复和预后。支持性心理干预包括群体教育和个体干预两种形式，多采用倾听、解释、理解、适当保证、指导、建议、启发、鼓励、促进自助等方式，对肿瘤患者的各个阶段都具有非常重要的意义，医务人员应全面掌握，适时运用。

（一）倾听与理解

倾听是心理治疗的基础，是心理干预的核心技术。有效的心理干预不在于医务人员会讲多少，而在于能听多少。护理人员首先要安排充足的时间，认真、耐心地倾听患者的诉说，对其内容切不可漠视、不以为然，同时要用充满爱心和同情心的肢体语言让患者切实感受到医务人员真诚的关心和体贴；并通过对患者表情和举止的观察，正确理解其心理活动，适时应用得体的语言给予反馈，拉近护患之间的距离，为建立良好的护患关系奠定基础。

（二）鼓励与支持

患者出现恐惧、焦虑、悲观、绝望等负性情绪时，护理人员应合理应用沟通技巧鼓励和诱导患者尽可能表达情绪，倾诉内心的苦痛和顾虑，并指导患者适时进行宣泄将有助于减轻或消除负性情绪，从而提高治疗的耐受性。当然，有效的鼓励与支持应建立在充分信任的护患关系之上，并采用适宜的语言或非语言的表达形式，态度真诚、言语中肯，以充分调动和发挥患者的主观能动性及潜能为目的。沟通时切忌简单化和口号化，避免使用类似于“通过我们之间的沟通交流，我认为你有能力处理好这件事”的语句，而使患者误认为敷衍、不真诚。同时，应支持患者保留原有的兴趣爱好和果敢的处事风格，即使面对巨大苦痛亦能勇于应对，积极运用转移注意力等技巧以缓解痛苦，从而始终保持乐观向上的精神面貌。

（三）解释与指导

护理人员应根据患者的需求，及时就其在治疗过程中出现的各种问题给予真诚的、切合实际的解释、教育和指导，消除其思想顾虑，矫正不正确、不合理的认知和行为，调节和改善其心理问题。如治疗前向患者做好相关知识宣教，详细讲解可能出现的毒性反应，并帮助患者掌握应对毒性反应的有效方法和技能，诸如饮食调节、睡眠调整、乏力预防方法等，让患者心中有数，避免胡思乱想、手足无措。在解释和指导的过程中，应具有针对性，尽量使用患者容易理解的语言，切勿泛泛而谈、缺乏重点或使用过多医学术语。

（四）适当保证

为消除紧张性应激事件带给患者的负性情绪和错误观念，护理人员给予适当的保证是非常有益的，但这种保证必须建立在全面了解患者病史和对病情的变化有充分把握的基础上，且提出的保证要有足够的依据，切勿信口雌黄、盲目保证，否则会使患者丧失信任，而失去继续交流和心理干预的机会。例如，患者频繁呕吐、意志薄弱时，在充分了解其病情、排除可能并发症后，护理人员可用“过几天就会好些，一定要坚强”之类的积极语言鼓励患者坚持治疗，并借此附上“您得坚持吃点稀饭、面条等易消化的食物”等护理要求，以取得更好地支持作用。

支持性心理干预疗法实施过程中应特别注意：护理人员应热情大方、态度和蔼地对待所有肿瘤患者，尤其对于初诊患者应主动接触，认真细致地做好疾病和住院知识介绍，尽快取得其信任，消除其疑虑；另外，不论患者处于何种治疗阶段，护理人员都应重视与患者进行及时有效的语言与非语言交流，并时刻以饱满的精神、积极的态度及时给予心理支持，解除负性情绪对患者造成的影响。值得注意的是，对机体有缺陷的患者，接触的方式应恰当，如护理人员的目光应避免长久停留在其敏感部位而使患者产生或加重不良情绪。

二、心理行为干预

行为干预技术的主要理论基础包括：苏联生理学家巴甫洛夫的经典条件反射原理、美国心理学家 Thorndike 和 Skinner 的操作性条件反射、Bandurad 社会学习理论及 Watson 的学习理论等。基于这些理论，心理学认为病态行为是在日常生活经历中尤其是在心理创伤体验中，通过学习并经条件反射固定下来的；既然可以通过学习获得异常行为，那么也可以通过相反的或替代的再学习、条件反射或强化手段，消除或纠正病态行为，从而建立正常而健康的行为。心理行为干预可以通过医务人员的语言、行为进行指导和示范，也可借助药物、仪器等手段进行躯体训练，但要求患者必须主动参与并积极配合治疗，才能得以顺利实施，取得较好的临床效果。例如，针对预期性恶心呕吐的患者采用镇吐、镇静等药物治疗一般难以奏效，但可运用心理干预技术阻断条件刺激和非条件刺激之间的联系，减少预期性恶心呕吐的发生，提高患者生活质量，保证治疗的顺利进行。

放松疗法、系统脱敏法、注意力分散法、音乐疗法等是目前应用较为广泛的行为干预技术，临床实践中可根据肿瘤患者的心理状态予以选择。

（一）放松疗法

放松疗法（relaxation therapy）又称松弛训练，是一种通过一定的肌肉松弛训练程序，有意识地控制或调节自身的心理生理活动，降低机体唤醒水平，改善躯体及心理功能紊乱状态，达到治疗疾病的作用。该疗法源自古代的自我心身保健方法，如我国的气功、印度的瑜伽、日本的禅道、德国的自生训练等，都是以放松为目的的心身保健方法。

当肿瘤患者心情紧张时，不仅主观“情绪”上害怕、惊慌失措，而且身体各部分肌肉也会变得紧张、沉重、僵直；而当紧张的情绪舒缓后，僵直肌肉不能随即松弛下来，但可通过按摩、洗浴、睡眠等方法得以松弛。放松疗法即训练患者自主控制肌肉紧张程度的能力，使患者全身肌肉充分放松，紧张、焦虑、恐惧等负性情绪随之缓解，心情逐渐趋于平静，甚至可对机体的生理心理功能起到良好的调节作用，从而促进疾病的转归和预后。

采用放松疗法前应先向患者解释该疗法的目的、意义，并循序渐进地教患者掌握肌肉放松的方法，如握拳曲腕、屈肘耸肩、闭眼咬牙、拱背挺胸、吸气缩胸、收腹憋气、提肛收臀、伸腿翘趾等，之后按程序逐步进行训练。实施过程中应注意保持房间安静、整洁、光线柔和；协助患者取舒适体位（可坐在沙发上或平卧在床上，轻轻闭上双眼），尽量使其放松且愉悦；护理人员的指示语言应低沉、轻柔和愉快。

（二）系统脱敏疗法

系统脱敏疗法（systematic desensitization）是按一定的程序诱导患者缓慢地暴露出导致焦虑、恐惧及其他强烈情绪反应的情境，并通过心理放松来对抗这种情绪状态，从而达到逐渐消除不良情绪的目的。系统脱敏一般分为 3 个步骤进行。

1. 首先，让患者进入放松状态。选择环境适宜的治疗房间，让患者坐靠于舒适的沙发或座椅，双臂放在扶手上，呈随意舒适状态，进行肌肉放松训练。

2. 然后，进行想象脱敏训练。让患者想象着某一等级可以引起恐惧或焦虑的情境，若能清晰想象并感到紧张时即停止想象并全身放松。之后反复重复以上过程，直到患者不再对该情境感到焦虑或恐惧，即完成了该等级的脱敏。以此类推进行下一等级的脱敏训练。训练中若某一等级出现异常强烈的情绪反应，则应降级重新训练，直到可适应时再往高一等级进行。

3. 最后，进入现实脱敏训练。待全部等级的想象训练完成后，即可向现实情境转换，通过实际情境刺激来进行逐步脱敏训练，这是系统脱敏疗法的关键步骤。训练过程仍然从最低级开始，循序渐进地逐级进行放松，最终使患者能完全平静地对待引起恐惧或焦虑的情境。护理人员应协助患者制订现实脱敏训练计划，现场指导后可督促患者进行自行强化训练，每周至少 2 次，每次 30min 为宜。

（三）音乐疗法

音乐疗法作为一种医疗手段由来已久，是医学、心理学与音乐相互结合、相互交叉渗透的产物。音乐作为一种高度抽象的特殊语言，可激发人不同的情绪，如节奏鲜明的音乐能使人感受到振奋和鼓舞，旋律优美的音乐能使人心旷神怡、轻松愉快，雄壮的进行曲能使人感到热血沸腾、勇往直前；不同的音调亦可产生不同的作用，如 E 调能使人安定、D 调使人激烈、C 调让人感觉温和，B 调使人哀怨等。大多数情况下，优美的乐曲会通过听觉产生美感，使人产生安宁、愉悦的心境。

肿瘤及治疗均可作为应激源，导致患者出现一系列的非特异性心理反应，严重干扰其心理内稳态。临床实践证明，适宜的音乐可以使治疗期间患者的交感神经系统活动减少，副交感神经活动增强，并可影响内啡肽等物质的释放，产生镇静、催眠的作用，最终减轻患者生理和心理上的不适，缓解不良情绪，增强患者对病痛和治疗毒性反应的耐受能力。临床上常采用的音乐治疗方法有两种：一是音乐演奏法，可由患者独自或与他人组合演奏音乐，达到充分散发压力和情感的目的，但要求患者具有一定的音乐素养，宜选择较短的、节奏清楚的、技术处理简单的乐曲；二是音乐欣赏法，患者可通过听觉、视觉等来欣赏音乐、体会音乐本身的内涵及魅力，此方法需更多考虑到患者的年龄、爱好、文化层次及音乐欣赏水平等。

音乐疗法的实施方式灵活多样，可在住院期间实施，由医务人员现场指导，但需选择安静无干扰且可制造愉悦氛围的病房环境；亦可经指导后在院外（主要指家庭中）进行，也能取得较好效果。一般每天进行 2 次，每次 30 ～ 60min 为宜。但音乐疗法具有一定的局限性，其效果取决于患者对音乐的感悟能力，若患者缺乏音乐素养，倾听时不能充分展开空间想象，音乐疗法的效能就得不到良好发挥。因此，临床上常与其他心理干预方法如放松训练相结合，即进行以音乐为背景的语言诱导，以克服单纯音乐疗法中音乐语言难理解的缺点，而达到生理、心理、情绪、护理的整合，最大限度地激发患者储存的潜能，更好地适应治疗的应激过程。

（四）注意力分散法

注意力分散法是让患者从事感兴趣或需要精神高度集中的事，使其注意力从现有的恶劣情绪转移到其他刺激上，从而阻断条件刺激和条件反应之间的关联，减少对有害刺激的神经元反应，以缓解不良情绪。注意力分散法主要归为两大类：一是把注意力转移到外界环境，如听音乐、看电视、读报刊、欣赏美丽图画、聊天、听故事等，或通过唱歌、十字绣等娱乐消遣帮助身心放松；另一种是把注意力转移到体内，如默数、心算、祈祷、给自己唱歌或自言自语："我能对付"等。另外，还可以通过意象的方式，如让患者回忆和（或）描绘以前某段难忘的经历和感觉，或想象一些美好的情景，从而实现将患者注意力转移或分散的目的。该疗法实施的关键是从事的活动要与患者的兴趣、爱好相一致，能把患者的注意力吸引到活动中。

（五）尊严治疗

护理人员在称呼患者时尽量不要直呼其姓名和床号，而应该根据患者的年龄、职业来源等给予适宜的称呼，如"李老""王师傅""刘经理"等，以拉近与患者的距离；与患者沟通时发音清楚、语速适宜，且态度诚恳，使患者感受到被尊重、被重视，并能完整地表达内心想法，切忌中途打断；指导乳腺癌术后的患者佩戴义乳，告知化疗后脱发的患者佩戴帽子、头巾、假发等，使其重拾美丽和自尊。

三、认知疗法

患者在疾病诊疗过程中常会出现各种不合理的认知，如"肿瘤等于死亡"、"进行放疗或化疗就意味着疾病已经到了晚期"等。认知心理疗法即针对这些不良认知，通过认知技术与行为技术来改变个体对自己、他人及事物的看法与态度，进而纠正其不良心理行为问题。常用的方法包括以下几方面。

（一）教育

通过向患者介绍围化疗期的知识，指导其提高应对能力，改善情绪状态等，以形成较客观、正确的认识。

（二）认知重建

帮助患者找出不合理的认知，如 "不吃有营养的食物可以饿死肿瘤""放疗、化疗会加速死亡"等，运用相应技术纠正绝对化、过分概括化、过度夸大化的不良认识，而重建积极的、合理的认知。可以通过开展"如何提高生命质量""如何合理饮食"等相关知识讲座，或发放健康教育手册、建立抗癌热线等方式，以达到认知重建的目的。

（三）言语重构

即用积极性的语言替代消极语言。如与一位得不到家庭和社会支持的患者交谈时，用“你需要更多、更好的关心”比“他们都不关心你”更积极。

（四）角色转化

指站在对方的立场上考虑患者的感受。主要针对某些因为经济负担重或家庭角色弱化而异常自责的患者，可指导其换位思考，如通过“若家人也患有类似的疾病他会如何处理和对待”等问题，使患者能正确理解家人真实的想法，而减轻愧疚、自责和焦虑等心理。

（五）向下比较

针对丧失治疗信心的患者，可采用与其他病情或康复情况更糟的患者相比，从而获得更现实的积极评价，以建立积极的情绪，增强治病信心。

【案例分析】

1. *一般情况* 患者女性，42 岁，乳腺癌，已婚，商场职员。

2. *患者自述* 28d 前行 FAC 方案化疗（首次疗程），化疗毒副反应明显，尤以恶心、呕吐更甚。2d 前入院拟行第二疗程化疗，看到邻床患者输注表柔比星即感觉胃部不适，其后发生呕吐，因此担心自己不能耐受化疗，尤其恐惧恶心、呕吐。

3. *观察和访谈* 患者性格较为内向，自述时思路清晰，情绪波动不大，但愁眉苦脸、哀怨消极，多次表示不愿再进行化疗，且迟迟不肯签署化疗同意书。其家庭条件一般，家庭成员均表示积极支持，希望患者能按照医师的治疗计划去完成化疗。

4. *分析*

（1）该患者入院后已完善各项检查，各系统功能正常，肿瘤无远处转移，无器质性病变。

（2）该患者主观客观世界统一，心理活动协调一致，人格稳定，无幻想、妄想等精神症状，可排除精神病问题。

（3）该患者出现预期性呕吐是由于看到邻床化疗且自己即将化疗这些现实刺激所引发，与前次化疗显著的毒副反应有关，与其处境符合，没有变形的内心冲突，可以排除神经症问题。

（4）该患者出现的恐惧、焦虑等心理问题是由于化疗后仍可能出现恶心、呕吐等反应而恐惧化疗，因为恐惧化疗而看见邻床患者行化疗时即出现恶心、呕吐等条件性刺激反应，所以拒绝再次化疗，出现泛化。

（5）根据许又新教授提出的神经症临床评定方法：该患者病程小于 3 个月，评分 1 分；痛苦可以自己主动摆脱，评分 1 分；社会功能未明显受损，评分 1 分，总分 3 分，因而排除神经症。

5. 心理诊断　严重心理问题。

6. 心理干预目标　缓解患者因恐惧化疗不良反应的心理痛苦。

7. 心理干预措施

（1）医务人员和家属、朋友等社会支持系统共同鼓励和支持患者。医务人员要善于倾听、加强沟通，及时为患者提供治疗的相关信息，尤其介绍一些治疗成功的案例以鼓励患者坚持化疗，并帮助患者掌握正确应对恶心、呕吐的方法，与家属、朋友一起促进患者建立治疗疾病的信心。

（2）采用放松疗法和注意力分散法。

①向患者介绍放松疗法的原理、过程和意义，使患者建立主动性。

②指导患者进行放松训练，增强自我控制感。

a. 呼吸放松：腹式呼吸，使患者情绪安定、意识专注、身心放松。

b. 想象放松法：指导患者回忆曾经最美好的经历、场景等，以分散注意力，重拾愉悦感觉。

③根据患者喜好，为其提供报纸、杂志、电视等，鼓励其通过阅读、看电视、听音乐或其他感兴趣的活动来转移注意力，减轻恶心、呕吐症状。

（3）避免不良环境的刺激。尽量选择单人病房进行化疗，避免病友的不良反应及情绪和异味的刺激。

通过以上心理干预措施，使患者逐渐接受化疗。在化疗过程中，给予药物、饮食等改善胃肠道反应的治疗方法，并继续给予心理干预，患者能积极配合医务人员治疗，情绪稳定，顺利完成该疗程化疗。

第四节　肿瘤内科治疗患者的心理护理

心理护理即强调运用心理学的理论和方法，要求护士紧密结合护理专业的临床实践，致力于对患者在治疗过程中出现的心理问题进行甄别、研究及解决，减少一切不利于患者身心健康的消极影响，获得自身条件下最适宜的身心状态，是对现代生物 - 心理 - 社会医学模式最好的诠释和实践。肿瘤内科治疗患者的心理活动十分复杂，护理人员应正确识别、及时评估并有效处理其存在的各种心理问题，分阶段、分步骤地实施各项护理措施，以消除焦虑、绝望、悲观等不良情绪，使患者处于治疗的最佳状态。

一、建立良好的护患关系

良好护患关系的建立是实施有效心理护理的基础，不仅可拉近护理人员和患者之间的距离，消除陌生感，且能使护理人员真正“走近患者”，获取充分信任和合作，应始终放在护理的首要位置。护理人员首先应热情接待患者，充分了解患者的病史、一般状况、生活经历及社会文化背景等，耐心倾听其叙述，适时予以解答，可在一定程度上平复患者在确诊时遭受的心理创伤；治疗期间，主动关心、体贴患者，提供情感支持，尽力满足患者的各种需求，有效运用沟通技巧和心理干预方法与患者建立和谐、友好的护患关系，有助于患者形成正性心理，促进治疗的顺利进行。

二、创造温馨、安全的治疗环境

护理人员应积极为患者创造温馨、安全、可信赖的治疗环境，减少各种应激性刺激源。如提供安静、舒适的病房，避免邻床患者的干扰，减少不良感官刺激；避免外来信息如他人病情进展等消息带来的刺激，防止加重患者的心理压力；指导患者家属、朋友保持乐观向上的积极心态，给患者时刻传递正性情绪，切勿增加紧张、悲伤、压抑的气氛。同时，护理人员还应为患者提供细致、周到的服务，给予情绪表达或情感宣泄的机会，始终以温和、真诚的微笑服务于患者；提供娴熟、稳重的护理技术服务，尤其需熟练掌握穿刺技术和专科护理技能，以最大限度地减少患者痛苦，使其心绪安宁，获得安全和信任感；并重视沟通技巧，合理运用语言和非语言交流方式，消除陌生感和距离感，避免医源性刺激。

三、尊重患者知情权

由于担心患者无法承受已患肿瘤的事实而出现精神崩溃、不愿接受治疗，所以很多家属刻意隐瞒，造成患者在治疗时并不知道自己真实的病情和治疗计划。在临床工作中，如何协调患者知情权和家属意愿之间的矛盾，又能避免患者出现强烈的心理反应，是护理人员值得注意的现实问题。护理人员应在充分评估患者的认知程度、人格特征及社会文化背景的基础上，以家属意愿和医师指示为前提，根据患者的心理承受能力，选择恰当的时间，运用适当的方式，有计划地、逐步地、选择性地告知疾病相关信息，做到既不忽视也不盲目强调患者的知情权，在法律、伦理、人性等方面形成统一。

一般来说，对于性格开朗、情绪稳定、意志坚强的患者，开始时可用“也许”“可能”等字眼，随着治疗的进行逐渐让其得以证实，但需及时给予心理支持，强调通过积极的治疗是有可能完全治愈肿瘤的，以较快缓解患者的不良情绪；对内向敏感、情绪不稳、具有抑郁质倾向的患者，应指导家属尽力克制悲伤情绪，尽可能延长让患者知道真相的时间，给予一定的心理缓冲，但应避免长期隐瞒，以免引起患者对医务人员的不信任感，影响治疗效果。对已经了解病情的患者应给予科学的解释、适时的安慰与鼓励，使他们能正确面对疾病，逐渐适应患者角色，积极配合治疗，减少负性情绪反应，最大限度地提高生存质量。

四、建立有效的社会支持

肿瘤治疗期间，护理人员应协助患者建立强有力的社会支持系统。鼓励家属陪伴在患者身边，给予及时的生活照顾和情感支持，并教会家属必要的护理知识和技巧，避免照顾不当而加重患者的心理压力；建议亲朋好友定期探望患者，使其感受来自外界的关心和支持，建立重返社会的信心，以免产生遗弃感、自卑感和无助感；病情允许可鼓励患者参加一些公益活动，尽早融入社会，以增加患者的社会责任感；尽量避免在患者面前谈及经费问题，以免加重其愧疚和自责心理；支持患者与心态积极、可带来正能量的病友相识、交流，达到相互鼓励、促进治疗的目的；同时，应重视家庭成员的心理问题，指导他们尽力调节好情绪，避免过度悲伤、紧张和不知所措而影响患者的治疗和康复过程。以上这些社会支持系统可为患者创造一个安全、轻松的心理环境，树立信心勇敢地接受治疗。

五、重视首次治疗患者的心理护理

许多研究表明，肿瘤患者在等待第一次治疗期间，由于众多的未知，很容易出现焦虑、恐惧情绪，其程度往往比实际治疗时要严重得多，所以应该对首次治疗患者给予充分的解释和及时的心理干预。护理人员的热情和体贴、充满鼓励性的语言、真诚的关爱，均可帮助患者建立战胜疾病的信心，增强其面对现实的勇气，重新唤起患者对生活的希望，从而缓解其负性情绪。对患者漠不关心、态度冷淡、不良言语刺激，将极大地伤害患者情感，加重其负性情绪，影响疾病的康复和预后。

六、培养良好的生活习惯

治疗间歇期应指导患者注意劳逸结合，保证充足的休息和睡眠，适当参加文体活动，戒烟酒，以形成规律的生活习惯和节奏，对保持稳定的心理健康状态、舒缓住院期间的紧张和压力、顺利进入下一阶段治疗有着重要的意义。

七、给予预见性护理

1. *适时做好健康教育*　治疗前向患者和家属介绍治疗的目的、意义及计划，使其充分认识治疗的重要性和必要性，建立患者的主动参与意识，增强其依从性；治疗期间耐心解答患者的各种疑问，及时消除患者的内心疑虑，并详细交代治疗和检查的注意事项及不良反应的应对方法，避免因知识缺乏而出现紧张、焦虑情绪，且可充分调动患者进行自我护理的潜能，以积极应对治疗毒性反应。

2. *动态观察患者的心理状况*　治疗过程中，对患者的心理状况需及时进行观察、评估与评价，当发现情绪消极时，护理人员应高度重视、动态观察其发展趋势，并积极帮助患者排解不良情绪，防止心理反应加重而影响患者的生理反应，从而形成恶性循环。且应发动家属的积极性，主动参与和配合对患者的心理观察，为制订干预措施和更新干预计划提供依据。

3. *及时发现患者的异常行为*　由于病痛及治疗的折磨，或当得知疗效不佳时，患者有可能产生轻生的念头，护理人员应具备及时发现患者情绪和行为变化的能力，如出现言语突然减少、注意力不集中、食欲缺乏、对周围人或事漠不关心、向家人反复交代事情等异常时，应立即上报，做好必要的防范措施，包括：没收锐利物品和精神类药物，锁好门窗，保证周围环境的安全；加强病房巡视，做好交接班工作，防止意外发生；与家属建立有效沟通，要求24h留陪；给予及时有效的心理干预，用温和、坚定的沟通方式使患者重拾生活信心。

八、实施针对性护理措施

1. 根据患者的人格特征、兴趣爱好等，合理运用倾听、解释、鼓励、指导等支持性干预技巧，获得患者信任和合作；使用非药物心理疗法，如深呼吸、听音乐、按摩、热水浴等行为干预措施，使患者的注意力分散或转移，消除心理性因素，保持轻松、愉悦的心情，从而减轻治疗不良反应。

2. 根据患者不同阶段的心理反应，给予相应的护理措施。当患者排斥治疗时，应给予一定的时间让他们加以了解并接受，不可强行或盲目进行治疗；患者情绪急躁、怨天尤人、发泄怒气时，护理人员不可过多计较，应给予充分理解，针对原因进行解释和指导，并协助医师及时处理其躯体不适，提高患者的舒适度；当患者感到绝望和无助，表现为悲伤、沉默、畏缩时，应体谅其心情，适时与患者交流，鼓励患者宣泄情感、诉说内心感受，并列举疗效好的病例帮助患者从绝望中解脱出来；对于生存欲望过于强烈、盲目要求化疗的患者，应帮助其分析过度化疗的危害，纠正不良认知，摆正心态，合理选择治疗手段。

3. 脱发、色素沉着、皮肤破溃等可引起形象紊乱的治疗毒性反应会导致患者自尊受损、情绪低落、逃避退缩等消极心理，甚至拒绝治疗。护理人员应主动热情与患者接触，了解其心理状态，给予有效的心理疏导和情绪支持，解释这些反应只是暂时现象，治疗结束后可逐渐恢复，使患者建立正确且积极的自我认知。

需注意的是，患者的心理反应是动态的过程，个体之间存在很大的差异，因此，心理护理的程序并不是一成不变的，护理人员要动态评估患者的心理状态，综合评价其主观感受、生理指标、心理反应，并依评价结果及时调整护理计划。而对已恢复到正常身心状态的患者，可暂时终止其心理干预措施。

第五节　肿瘤内科治疗患者的社会支持

社会支持是个体通过正式或非正式的途径与他人或群体接触，由他人提供潜在有用的信息、服务等人际间的互动，使个体感受到被关怀、被尊重，获得信息、安慰及保证的过程。肿瘤及其治疗使患者的家庭、经济、工作、人际交往等各方面发生了巨大的变化，并扰乱了患者的生理、心理、社会平衡系统。社会支持作为一种可利用的外部资源，对肿瘤的影响越来越受到护理领域的重视，并作为一个新的健康指标贯穿于整个护理实践中。在肿瘤治疗的各个阶段，有效的社会支持可以减轻患者的心理应激反应，缓冲应激压力，维持良好的情绪体验，从而影响患者对治疗方案的选择，提高患者对治疗的依从性和社会适应能力，进而影响其生存质量。

一、社会支持系统的构成

社会支持具有多维性，其包括三个体系：一是社会支持网络，由亲属、朋友、同事、病友等个体构成，也可由家庭、单位、公益机构等集体构成；二是社会支持行为，即支持网络提供的关怀、倾听、建议、指导等行为；三是主观性的支持评价，即患者能否感知他人的行为是自己需要的。

二、社会支持的类型

肿瘤内科治疗患者的社会支持主要来源于以下几个方面。

1. 实质支持　肿瘤治疗的经济支出大，是导致患者生活质量低、治疗中断甚至放弃治疗的主要因素。因此，经济支持是最重要的实质支持，其主要包括国家的各种医保待遇和其他社会资源的医疗补贴。我国已逐步完善城镇居民基本医疗保障体系及制度，尤其对肿瘤患者实行大病医保的特殊政策，可解决很多人群的后顾之忧。同时，医务人员应结合患者的经济承受能力尽力为其制订疗效优、成本低的治疗护理方案，并在可能的范围内尽量帮助患者争取单位、社区和全社会的经济支持，以获取必要的社会支持资源。

2. 家庭情感支持　家庭担任了社会中最突出的角色，其支持是社会支持系统中最基本、最重要的形式，是患者应对压力的重要资源。一个凝聚力强、责任感重、态度积极的家庭，可以成为肿瘤患者积极治疗的坚实后盾；这种条件下形成的良好家庭环境，可以帮助患者尽快释放或减轻负性情绪，提高其对治疗的依从性和耐受性；其家庭成员不仅能为患者提供生活上的照料，及时查找治疗相关信息，帮助患者按照计划进行化疗和康复锻炼，且能为患者提供情感支持。一般情况下，家属能更细心倾听患者的诉说，耐心引导患者摆脱疾病所致的恐惧不安，更为及时地安慰患者的苦痛，鼓励已取得的疗效，使患者获得更直接、更有效的尊重、关怀和理解。反之，家属不良的态度和行为会直接影响患者治疗时的情绪，甚至引起生理上的不适，不利于治疗的顺利进行和生活质量的提高。

3. *社会归属支持* 强调患者在社会中受尊重、被支持和理解的情感体验和满足程度，包括被他人接纳、陪伴和娱乐，获取多种社交机会等，以获得价值感及归属感，是一类主观的、可体验的社会情感支持，与患者的主观感受密切相关。由于躯体不适及形象改变，肿瘤患者常可出现抑郁、孤僻、自卑等不良心理而导致社交活动减少、交往不良或社会退缩行为等。这时，家庭外源性支持对患者心身状况的影响往往大于家庭内源性支持。朋友、同事、病友等社会人群往往愿意与患者交流内心真实感受，传递应对危机的经验，且乐于照料患者，同时可使患者的情绪和情感不会感到孤独和被遗忘，而成为肿瘤患者重要的社会支持力量。“抗癌协会”“肿瘤俱乐部”等社会公益组织可以让肿瘤患者与有着相似经历、并拥有相同情感和信息的人面对面交流，提高了患者的情感体验，唤醒了患者的社会爱心。社会归属支持还包括患者工作单位的支持和接纳，可使患者重新找回自己的社会位置而获得体验社会价值的机会，重获归属感，对构建健康的心理产生积极效应，最终获得坚持治疗的信心和动力。

4. *信息支持* 有研究表明，绝大多数肿瘤患者有了解治疗相关信息的愿望，但实际并未获取足够的可帮助他们成功应对治疗的信息。健康教育作为一门传播保健知识和技术、培养健康行为的科学，已成为整体护理的重要组成部分，也是一项必不可少的信息支持。医务人员是健康教育知识的主要传播者，是重要的信息支持来源，可根据患者的实际需求，采用面对面交流、发放健康教育处方、组织专题讲座、专家答疑、病友交流会等多种信息交流形式，有的放矢地传递肿瘤治疗和研究进展等方面的信息，使患者主动认知并参与医疗行为。此外，朋友、同事亦可为患者提供相关的生活、工作信息，避免产生孤独感和社会遗弃感。

（付艳枝　郭　璇　余沙沙　方　婕　魏　莹　平来运　董玖娅）

第9章
肿瘤内科治疗患者的康复与护理

第一节　肿瘤康复概述

肿瘤康复（cancer rehabilitation）就是调动医、患、家庭和社会各方面的积极性，综合运用西医、中医、心理、营养、身心锻炼、社会支持等措施和技术，最大限度地帮助肿瘤患者恢复因肿瘤本身、抗肿瘤治疗造成的躯体残缺、生理功能异常和心理障碍，改善患者生活质量、保持患者尊严、延缓肿瘤复发和转移、延长生存期，帮助患者尽早回归社会，同时使患者家属也能逐步从照护工作中解脱出来，恢复正常的生活和工作。因此，肿瘤康复对于患者、家庭和社会都有非常积极的作用。

一、肿瘤患者面临的康复问题

1. *肿瘤引起的原发性功能障碍*　例如，脊髓肿瘤导致患者下肢瘫痪，骨肉瘤导致患者骨关节破坏和疼痛而出现行走或肢体活动显著受限等。

2. *肿瘤治疗引起的功能障碍*　主要指手术、放射治疗和药物治疗相关的后遗症或毒副反应，例如，乳腺癌手术后的肩关节活动障碍，鼻咽癌放射治疗引起的下颌关节功能障碍等。

3. *肿瘤引起的继发性功能障碍*　肿瘤患者的功能障碍多为继发性。例如，骨肉瘤导致肢体活动受限，患侧甚至全身肌肉萎缩和肌力减退，长期制动或不运动的患者可出现心肺功能、骨关节、消化、内分泌、神经、泌尿功能的障碍。

4. *心理异常所致的功能障碍*　肿瘤患者的心理障碍十分常见，恐惧、焦虑、愤怒、沮丧等负性心理可导致患者的症状加重，原有的功能障碍加剧，甚至导致心因性躯体功能障碍。

二、肿瘤康复的分类

积极的康复治疗有助于功能障碍的恢复，可提高肿瘤患者的生活质量、保障临床治疗的进行。越早介入康复治疗，康复效果越好、预后越好，例如，肺癌患者手术前即可开始进行呼吸功能训练，如脊髓损伤患者待病情稳定、可耐受治疗时即可进行康复治疗。在肿瘤发生发展的不同阶段，按康复目的不同，将肿瘤康复分为预防性康复、治疗性康复、支持性康复和姑息性康复。

1. *预防性康复* 是指倡导正确的生活方式来预防肿瘤的发生。

2. *治疗性康复* 是对肿瘤已经得到控制，但尚遗留的一些问题，如无力或淋巴水肿等问题，进行相应的康复治疗。

3. *支持性康复* 是针对肿瘤控制不理想、仍在进展的患者，可通过一些康复手段延缓肿瘤的进展，如配置矫形支具来预防病理性骨折或者给予心理疏导等。

4. *姑息性康复* 对于晚期肿瘤患者可以采取姑息性康复，如疼痛管理、营养支持、充分的心理支持和关怀等，以减少终末期患者的痛苦，达到临终关怀的目的。

对于在病程中，且一直存在有功能障碍的肿瘤患者，连续的康复治疗是必要的，但康复治疗的内容会根据疾病的不同时期、患者的不同情况和病情变化制订不同的计划，并且要注意多学科协作、个体化和教育原则。

三、肿瘤康复的方法

1. *运动疗法* 是肿瘤患者康复的一种重要方式。可根据患者的治疗和身心状况选择适宜的运动和活动方式，基本原则是较小强度、较短时间、多次重复、劳逸结合，以不产生明显疲劳和症状加重为度。活动时要避免涉及肿瘤侵犯的部位及手术切口。

（1）能下床活动的患者可进行日常生活活动，以及健身跑、上下楼梯、骑自行车、瑜伽、太极拳、气功等较低强度的有氧运动，这些牵张训练、关节活动度训练、耐力训练可以增强患者的肌力与耐力、保持或改善关节活动范围、提高心肺功能；不能下床活动的患者可在床上进行肢体活动，并尽可能自理完成吃饭、穿衣、洗漱等个人生活活动；长期卧床的患者在开始恢复活动时要注意防止直立性低血压，必要时可使用起立床过渡。

（2）某个器官或局部功能障碍时，需进行有针对性的功能训练。如乳腺癌根治术后的患者可坚持肩关节功能训练以缓解术侧肩关节活动受限；骨肿瘤截肢术后配备假肢的患者可进行假肢活动功能锻炼；肺癌手术后可进行患侧呼吸训练以改善肺功能；喉癌全喉切除术后可进行食管言语训练，发声重建术后进行发声、言语训练；颌面肿瘤根治术或放疗后，需进行张口、咀嚼、吞咽、言语等功能性训练。

（3）对于贫血和心肺功能低下者，应控制有氧活动的强度，注意监测疲劳水平；血小板低下的患者应谨慎运动；有骨转移或严重骨质疏松的患者亦应谨慎运动，并限制负重或提供适当的辅助用具；发生病理性骨折者禁忌运动。

中等强度的耐力性锻炼有助于增强体内内啡肽的含量，改善情绪从而起到缓解疼痛的作用，同时也有助于增加身体活动能力。

2. *癌痛康复*　癌痛可以是病理性的，也可以是心理性的，晚期转移性癌痛最为多见也最严重，主要处理方式如下。

（1）冷敷可减轻炎症、减慢神经传导速度，可使生冷的感觉居于支配地位从而减轻疼痛，每次冷敷持续时间不超过15min。冷敷不宜用于外周血管性病变区域或放射治疗区域。

（2）热敷可以促进局部血液循环，使肌肉放松，从而减轻疼痛、缓解紧张焦虑情绪。可使用软布包裹热水袋敷于疼痛处30min，热敷时应注意防止烫伤。放射治疗区域、肿瘤病变区域、急腹症不宜使用。

（3）经皮神经电刺激等低中频电疗、电极置入椎管内的脊髓电刺激疗法及放射治疗（尤其是针对骨转移性癌痛的放射治疗）均能减轻疼痛。

(4)进行耐心的知识宣教可以提高患者对疼痛的认知,给予理解、支持和关怀，进行松弛训练、分散注意力，可以减轻或消除烦躁和抑郁，减缓疼痛。

3. *心理与行为干预*　研究发现，36.27%的肿瘤患者存在睡眠障碍，28.42%的肿瘤患者担忧家庭压力，13.21%的肿瘤患者最近1周内曾有过自杀念头。睡眠障碍、经济压力和心理压抑是肿瘤患者常见的三大心理困扰，会让患者出现不同程度的恐惧、焦虑、忧郁等心理障碍，并因此造成性格改变、丧失治疗信心，还可引起各种继发性功能障碍，出现所谓的“情绪危象”。心理干预可以改善患者的不良情绪、缓解疼痛、减轻治疗毒副反应，亦可降低肿瘤转移复发的可能、延长生存时间，还可抗疲劳、改善睡眠，提高患者的免疫功能、认知功能，缓解社会心理压力，提高生活质量。另外，认知疗法、行为训练、艺术疗法、音乐疗法、自然疗法、示范疗法、教育启发等干预手段，以及肿瘤康复俱乐部、患友会等社会团体的作用也是不可忽视的。少数有严重精神障碍者需请精神专科医生会诊治疗。

4. *营养支持疗法*　肿瘤患者往往食欲减退、营养补充不足，造成营养不良、体质虚弱、抵抗力下降。应首先保证足够的热量摄入，同时考虑患者的进食能力，如果患者有吞咽困难可予半流质或糊状食物，完全不能进食者可给予鼻饲，注意少量多餐，以减轻消化道负担。除肠内营养外，必要时可予以肠外静脉营养，总体目的是预防和纠正疾病和治疗中可能出现的或已经出现的营养不良。

5. *形体康复*　肿瘤本身或者根治性手术后，往往对组织器官造成严重破坏，形成心理与功能的缺陷，需进行形体康复。如骨肿瘤截肢后需配用假肢，颌面肿瘤根治术后可安装假体，乳房切除术后可使用外部假体或进行乳房重建术，喉切除术后可穿有领衣服掩饰颈前造口，肩下垂者可穿有垫肩的衣服等。对这些有功能恢复和形体重建需求的患者，应根据其年龄、性别、文化水平、职业、家庭等情况给予积极的支持和帮助，协助解决他们在生活和工作上存在的问题。

6. 淋巴水肿处理　可采取抬高患肢、等长或等张收缩运动、向心性按摩、压力治疗、序贯肢体空气加压泵治疗等措施，应避免在水肿部位进行静脉注射，采用低钠饮食，适当使用利尿剂等。

7. 中医康复疗法　中医康复注重整体观念，常用的治疗方法包括扶正和驱邪两个方面，在具体运用过程中要注意权衡利弊和轻重缓急。

第二节　肿瘤内科治疗患者的康复护理技术

按照全面康复、功能训练、重返社会的指导思想，对肿瘤患者尽早采取综合性的康复护理措施，并持之以恒，可以最大限度地使患者达到心理康复、营养康复、症状康复、躯体功能（体质）康复，在精神和身体上早日恢复正常生活。本节将介绍几种常见的肿瘤康复护理技术，为功能障碍者提供指导和帮助，促进肢体功能恢复。

一、呼吸功能训练护理技术

呼吸功能训练技术是以进行有效的呼吸、增强呼吸肌特别是膈肌的肌力和耐力为主要原则，以促进排痰和痰液引流、改善肺和支气管组织血液代谢、加强呼吸气体交换率，保证呼吸道通畅、减轻呼吸困难、防止发生呼吸衰竭及提高患者生活质量为目的的一种训练方法。呼吸功能训练技术包括：缩唇呼吸、腹式呼吸、呼气阻力训练、吸气阻力训练、全身呼吸训练。

（一）训练目的

1. 控制和调节呼吸运动，改善呼吸功能，促进氧气吸入和二氧化碳排出，提高气体交换率，建立有效的呼吸方式。

2. 通过主动训练和有效的腹式呼吸改善胸廓的顺应性、提升肺活量，保持或改善胸廓的活动度，提高患者的心肺功能和体力。

3. 促进排痰和痰液引流，保证呼吸道通畅。

（二）训练方法

1. 训练前准备　评估患者的呼吸困难程度、耐受程度等，了解患者胸腹部有无伤口。协助患者取舒适体位，平卧位或者端坐位，端坐位时保持身体前倾20°～45°，双手扶膝，全身肌肉尽可能放松。

2. 缩唇呼吸　吸气时指导患者紧闭嘴唇，让气体经鼻腔吸入，稍屏气后进行缩唇呼气，呼气时嘴唇呈吹口哨样缓慢呼气，使气体通过缩窄的口型慢慢吐出。吸气和呼气的时间比为1∶2，即每次吸气2～3s，呼气4～6s，每天练习3～4

次，每次 5 ～ 10 min。呼气时间可随着训练的深入逐渐延长或维持 10s 以上。此项训练可有效减少肺内残气量，从而吸入更多的新鲜空气，缓解缺氧症状（图 9-1）。

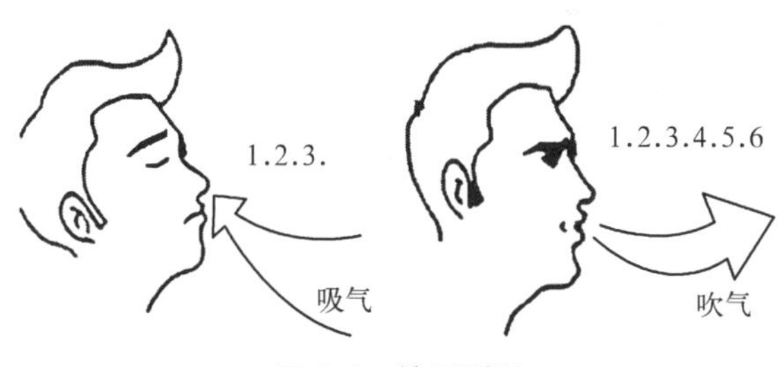

图 9-1　缩唇呼吸

3. 腹式呼吸　先用鼻深吸气，吸气至不能再吸时屏气 2 ～ 3s，吸气时尽力将腹部挺出，使横膈膜尽量向下移动，增加腹腔容积，增加通气量。有研究表明，膈肌每下降 1cm，通气量可增加 250 ～ 300ml，同时还可按摩内脏，促进消化。缩唇呼气时，腹部尽量回收，胸廓保持最小活动幅度，缓缓吹气 4 ～ 6s。频率为每分钟 8 ～ 10 次，持续 3 ～ 5min，每天数次。腹式呼吸可放松紧张的辅助呼吸肌群，减少呼吸肌耗氧量，缓解呼吸困难症状（图 9-2）。

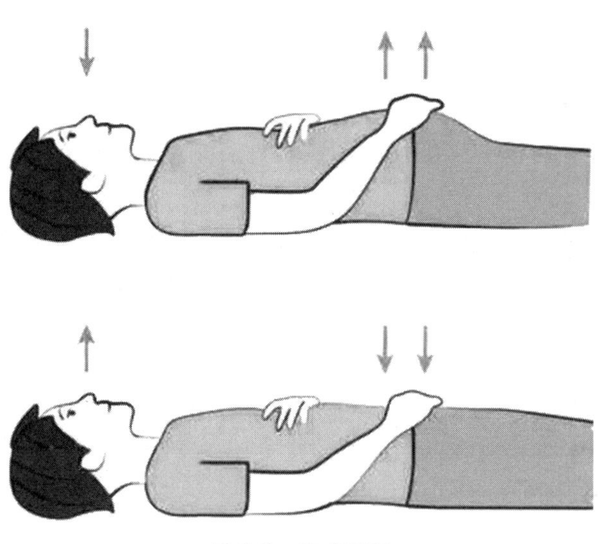

图 9-2　腹式呼吸

4. 呼吸肌吸气阻力训练　用简易呼吸训练器进行训练，不同直径的内管在吸气时气流的阻力会不同，管径越窄则阻力越大。训练开始时选择管径较粗的进行吸气训练，每次训练 3 ～ 5min，每天 3 ～ 5 次，训练时间根据患者情况可逐步增加至每次 20 ～ 30min（图 9-3）。

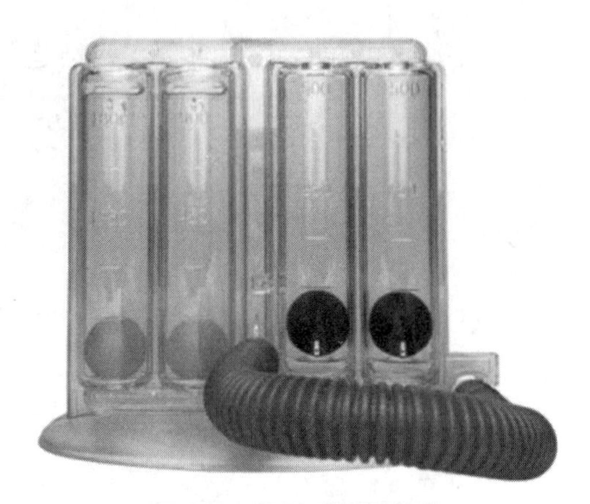

图 9-3　简易呼吸训练器

5. *呼吸肌呼气阻力训练*　①将 1 ～ 2kg 沙袋置于腹部，吸气时肩部和胸部保持不动并尽力挺腹，呼气时腹部内陷。②仰卧位，双下肢屈髋屈膝，两膝尽量贴近胸壁，增加腹肌力量。③吹纸片：将纸片放在口前 15 ～ 20cm 处，用力吹 3 ～ 5min。

6. *全身呼吸运动*　①站立呼吸：双手叉腰，两足分开与肩同宽站立，充分放松肩胛骨，进行深呼吸。②单拳呼吸：单手握拳并举起，举起时深吸气，放下时缓慢呼气。③托天呼吸：双手握拳，有节奏地缓慢举起并放下，举起时吸气，放下时呼气。④蹲站呼吸：双手自然放松，做下蹲动作时吸气，站起时缓慢呼气。

（三）注意事项

1. 训练前向患者讲解呼吸功能训练的目的及意义，避免情绪紧张，充分配合训练。

2. 训练时指导患者取舒适、放松的体位，有助于放松辅助呼吸肌群，减少呼吸肌耗氧量，缓解呼吸困难，稳定情绪。坐位时可用手或肘支撑于膝盖或桌子上，保持躯干向前倾 20° ～ 45° 。

3. 腹式呼吸练习 2 ～ 3 次后可休息片刻再开始，每次次数不宜过多，练习时间 5 ～ 10 min ，避免疲劳。逐步练习到习惯在活动中进行腹式呼吸。

4. 训练时注意观察患者的反应，感觉不适应暂停训练。锻炼次日若有头晕、乏力等症状，应减少训练的时间和次数，必要时停止训练。患者若发生病情变化，应及时调整训练方案。

5. 训练时可适当给氧，边吸氧边活动。

6. 训练过程应循序渐进、持之以恒，训练方式因人而异。

二、吞咽功能训练技术

吞咽障碍是指由于下颌、双唇、舌、软腭、咽喉、食管括约肌或食管的结构（或）功能受损，不能安全有效地把食物正常送到胃内的一种症状。

（一）训练目的

1. 使吞咽功能的效率和有效性最大化，保证患者营养供应。

2. 判断经口进食的安全性：如果不适宜经口进食，应当为患者提供其他途径的营养支持方案。如能经口进食，需根据患者的吞咽功能水平来确定适宜的食物和液体。

（二）训练方法

1. *评估患者情况*　评估患者的意识状态、病情，查看患者头部抬高的姿势是否良好。

2. *吞咽功能评估*

（1）使用吞咽功能障碍筛查量表（EAT-10）进行问卷筛查：如果 EAT-10 的分数超过 3 分，表示在吞咽的效率和安全方面存在问题，需继续作进一步的吞咽筛查和（或）指导训练。

（2）洼田饮水试验：先让患者依次喝下 1 ～ 3 汤匙水，如无问题，再让患者像平常一样喝下 30ml 水，然后观察和记录饮水时间、有无呛咳、饮水状况等。饮水状况的观察包括啜水、含饮、水从嘴角流出、呛咳、饮后声音改变及听诊情况等。通过观察患者喝 30ml 水后的反应，将吞咽障碍分为 5 级。Ⅰ级，无呛咳，一次喝完。Ⅱ级，有呛咳，两次以上喝完。Ⅲ级，一次喝完，但有呛咳。Ⅳ级，两次以上喝完，有呛咳。Ⅴ级，呛咳不断，难以全部喝完。

（3）反复唾液吞咽试验：检查者将手指放在患者的喉结和舌骨处，嘱患者尽快反复做吞咽动作，喉结和舌骨随着吞咽运动，越过手指后复位，即判定完成一次吞咽反射。

（4）胸部、颈部听诊：将听诊器放在喉的外侧缘，能听到正常呼吸、吞咽和讲话时的气流声。检查者用听诊器听呼吸的声音，在吞咽前后听呼吸音作对比，分辨呼吸道是否有分泌物或残留物。

3. *根据吞咽功能的评估确定指导训练的方法*

（1）直接训练法：患者头部前屈，操作者站于患者健侧，首选糊状的食物，将食物放在健侧舌后部或健侧颊部，有利于食物的吞咽。正常人最适于吞咽的每次摄食量约为 20ml。一般先喂食少量（3 ～ 4ml），然后酌情增加，如 3ml、5ml、10ml……需调整合适的进食速度，前一口吞咽完成后再进食下一口，避免 2 次食物重叠入口的现象。

（2）代偿性训练：①侧方吞咽。让患者分别左、右侧转头，做侧方吞咽，可除去梨状隐窝部的残留食物。②空吞咽与交替吞咽。每次进食吞咽后，反复做几次空吞咽，使食物全部咽下，然后再进食，可除去残留食物防止误咽，亦可每次进食吞咽后饮极少量的水（1 ～ 2ml），这样既有利于刺激诱发吞咽反射，又能达到除去咽部残留食物的目的，称为“交替吞咽”。③用力吞咽。让患者将舌用力向后移动帮助食物推进通过口腔，以增大口腔吞咽压力，减少食物残留。④点头样吞咽。用颈部尽量前屈的姿势吞咽，使会厌谷的空间扩大，并让会厌向后移动，避免食物溢漏入喉前庭，更有利于保护气道，同时收窄气管入口，咽后壁后移，使食物尽量离开气管入口处。

（三）注意事项

1. 重视心理护理，告知患者吞咽功能训练的目的、方法及配合要点，取得患者积极配合和参与。

2. 病情允许情况下，患者进食时可取90° 坐位，屈曲头部或颈部，并确保环境安静，注意力集中。

3. 重视吞咽筛查和患者进食期间的反应，进食或摄食训练前后应认真清洁口腔；结合声门上吞咽训练方法，吞咽后适度咳嗽，可减少或避免食物残留在咽喉部；患者不宜单独进食，且应避免食用有碎屑的糕饼类食物，以保证安全进食，避免误吸发生。

4. 经口进食前应进行吞咽功能评估，选择适宜的食物性状、量和进食次数。若吞咽时或吞咽后出现咳嗽，呼吸时有湿啰音或水泡声，表示误吸和咽喉部有食物残留，要及时对症处理。

三、有效咳嗽训练技术

有效咳嗽训练是指导患者有效咳嗽的正确方法，有助于远端气道的分泌物、痰液排出，从而有利于改善肺部通气，减少反复感染，改善肺功能。

（一）训练目的

1. 促进痰液排出，保持呼吸道通畅。

2. 预防感染，减少呼吸道相关并发症的发生。

（二）训练方法

1. *评估患者病情* 协助患者取坐位，将枕头放置于患者胸腹部，身体前倾。

2. *有效咳嗽训练* 吸气2s，屏气3s，呼气4s，吸呼比1 ： 2，保持吸气时膈肌上抬。如此缓慢的深呼吸数次后，屏气然后张口，使用腹肌用力做爆破性咳嗽2 ～ 3声，咳嗽时身体前倾，头颈屈曲。停止咳嗽后，嘴唇缩成口哨样，将余气尽量呼出，再缓慢深吸气。重复以上动作，连续做2 ～ 3次后，休息和正常呼吸几分钟再重新开始。

3. *叩击拍背* 将手指弯曲并拢，使掌侧呈杯状，以手腕力量，在呼气时从肺底自下而上，由外向内迅速叩击。背部从第10肋间隙，胸部从第6肋间隙至肩部，注意避开乳房、心前区、脊柱、骨突出处和肿瘤部位，力度适宜，不宜使患者产生疼痛感，频率80 ～ 100次/分，每次2 ～ 5min。

4. 震颤　叩击拍背后操作者用两手按在病变部位的胸壁上，并压紧，指导患者深呼吸，在深呼气时做快速、细小的胸部震颤摩擦，连续 3 ～ 5 次。通过手的快速震动，使胸壁间断的压缩，利于小气道分泌物的排出。

5. 训练过程中注意观察患者有无不适　训练过程中注意观察患者有无憋气、面色苍白或发绀等不适。

（三）注意事项

1. 训练前做好健康教育，讲解有效咳嗽训练的意义、目的，避免患者紧张，取得有效配合。

2. 根据患者的体型、营养状况和耐受程度，选择有效咳嗽训练的方式、频率、时间，遵循节力、安全的原则。训练的时间一般安排在患者进餐前 1 ～ 2h 或餐后 2h。

3. 协助患者取合适体位。如果取坐位，可在两腿上放　枕头，抵住腹部，可促进腹肌上升，咳嗽时身体前倾，头颈屈曲，用力咳嗽将痰液咳出。如果是侧卧深屈膝位，则有利于膈肌、腹肌收缩，增加腹压。可经常变换体位，有利于痰液咳出。

4. 痰液不易咳出者，可先做雾化吸入，使用祛痰药或支气管扩张药；训练时应避免阵发性咳嗽，连续咳嗽达 3 次应平静呼吸片刻再酌情训练；有脑血管瘤、栓塞、血管瘤病史的患者应避免用力咳嗽。

5. 胸部有伤口的患者，训练时可用手或枕头捂住伤口，避免或减轻咳嗽训练引起的伤口局部牵拉与疼痛。

6. 训练过程中应注意观察患者的意识及生命体征的变化。

7. 每日饮水量 1500ml 以上，心肾功能不全的患者除外。

8. 有效咳嗽训练的评价指标：患者痰量减少，＜ 25ml/d；病变部位呼吸音改变，无湿啰音；胸部 X 线片改善、血氧饱和度好转等。

四、神经源性膀胱功能康复训练技术

膀胱功能训练技术是针对神经系统损伤及疾病导致神经功能异常，引起膀胱的储存及排空机制发生障碍的恢复性康复治疗措施。主要包括：排尿意识训练、诱导排尿训练、反射性排尿训练及盆底肌训练。

（一）训练目的

促进膀胱排空，保护肾功能，避免感染，提高患者生活质量。

（二）训练方法

1. 协助患者取合适的体位　评估患者情况，选择抬高床头或平卧位，屈膝，脱对侧裤腿盖于近侧腿上，对侧腿做好保暖。臀下垫卫生垫，男患者接尿壶，女患者接便盆。

2. 排尿意识训练　适用于留置导尿患者，当膀胱冲洗停止，尿管引流液清亮，预计 2d 左右将拔除尿管时即可实施排尿意识训练。夹闭尿管，每次患者有尿意时，让患者听流水声，想象自己在洁净的洗手间内排尿。患者做排尿动作，由工作人员协助缓缓放尿。

3. 诱导排尿训练　①听流水声，打开水龙头听流水声或者播放流水声音。②用不滴水的温热毛巾敷于耻骨上，一手按摩，另一手冲洗会阴部。

4. 反射性排尿训练　患者取平卧位，以手腕的力量，用指腹轻轻叩击耻骨上区／大腿内侧 1/3 处，每分钟 50 ～ 100 次，每次 2 ～ 3min，或牵拉阴毛，挤压阴蒂／阴茎，用手刺激肛门诱发膀胱反射性收缩，产生排尿。

5. 针对尿失禁的患者进行盆底肌锻炼

（1）患者可取平卧、坐位或站立位 3 种姿势进行训练。训练时下肢、腹部及臀部肌肉放松，自主收缩耻骨、会阴及肛门括约肌。以平卧位为例，方法如下：将双腿分开，放松双腿、腹部、臀部肌肉，平静呼吸，进行肛门会阴收缩并上提盆底肌肉，收缩 10s，放松 10s，每次 10 组，每天 5 ～ 10 次。评估盆底肌锻炼方法是否正确，护士戴一次性手套，指涂液状石蜡，让患者平卧，护士用食指轻轻插入患者肛门中，嘱患者进行肛提肌训练，手指在肛门内能感到有紧缩感表示锻炼方法正确。

（2）指导患者在桥式运动中配合呼吸，吸气时收缩肛门，维持 5 ～ 10s，呼气时放松。

（3）指导患者取坐位，由后向前缓慢收缩上提肛门、阴道、尿道等盆底肌，从 1 数到 10，然后缓慢放松。

(4)患者可以在排尿中途有意识地收缩盆底肌肉,使尿液中断,如此反复排尿、止尿，重复多次，使盆底肌得到锻炼。

（三）注意事项

1. 告知患者康复训练的目的、方法、注意事项，避免紧张情绪，取得充分配合。

2. 根据患者的病情、排尿习惯和频次，指导患者确定适宜的排尿间隔时间，养成定时排尿的习惯。24h 尿失禁＞ 2 次的患者，可将排尿间隔时间减少 0.5h，即提前 0.5h 排尿；24h 尿失禁≤ 2 次的患者，排尿间隔时间可不变；48h 及以上无尿失禁的患者，可将排尿间隔时间增加 0.5h，直至达到 4h 排尿 1 次的理想状态。

3. 进行反射性排尿训练前应做好评估，确保膀胱内压力在安全范围内（＜ $40cmH_2O$），否则训练时压力明显增加，会引起膀胱内尿液反流，导致上尿路损害。T_6 平面以上脊髓损伤的患者可因刺激作用出现自主神经异常反射，应避免进行反射性排尿训练。

4. 指导患者养成分段、均匀摄入水分的习惯，避免短时间内大量饮水导致膀胱过度充盈。

五、清洁间歇导尿技术

清洁间歇导尿技术是指在清洁条件下，定时将尿管经尿道插入膀胱，规律排空膀胱内尿液的方法。

（一）训练目的

通过间歇导尿可使膀胱间歇性扩张，有利于保持膀胱容量和恢复膀胱的收缩功能，规律排出残余尿量，减少泌尿系统和生殖系统的感染，显著改善患者的生活质量。

（二）训练方法

1. 查看饮水计划表和排尿日志　叩击患者膀胱评估膀胱充盈状态、会阴部皮肤有无破损等情况。指导患者清洗会阴部皮肤及尿道口。

2. 协助患者取舒适体位　取半卧位或坐位，脱下对侧裤管盖至近侧腿上，用毛巾盖住对侧腿将两腿分开，充分暴露会阴区。协助患者在臀部下垫卫生垫，将集尿器放于两腿之间的卫生垫上。

3. 导尿管的润滑和使用　使用需要水化的亲水涂层导尿管，打开包装，灌入凉开水或生理盐水后，将包装袋悬挂在患者旁或治疗车旁待用；使用含预润滑的即取即用型亲水导尿管，将包装袋直接悬挂于患者旁即可；使用非涂层导尿管，需将润滑剂涂抹于导尿管表面。

4. 会阴部清洗　女性患者清洗方法：由上向下清洗大小阴唇、尿道口至肛门及会阴，再次清洗尿道口。男性患者清洗方法：翻开包皮，由里向外清洁尿道口、龟头、冠状沟、尿道口。

5. 采用无触摸的方式将导尿管插入尿道　女性患者每次插入 2 ～ 3cm，直到尿液开始流出再插入 1 ～ 2cm，确保导尿管已完全进入膀胱中；男性患者握住阴茎，使其与腹部呈 60°，缓慢将导尿管插入尿道口，直到尿液开始流出，插入 18 ～ 20cm 后，再插入 2 ～ 3cm，确保导尿管已完全进入膀胱中。当尿液停止流出时，可将导尿管抽出 1cm，确定是否还有尿液流出，然后将导尿管缓慢拔出，如发现依然有尿液流出，应稍作停留至无尿液再流出时，将导尿管末端返折并水平或向上拔出，丢弃在医疗废弃物垃圾袋中，擦拭尿道口。

6. 操作结束观察尿量、颜色、性状　评估患者膀胱充盈状态。

（三）注意事项

1. 向患者及其家属宣教清洁间歇导尿的意义和目的，讲解并示范操作过程，取得其充分配合和主动参与。

2. 间歇导尿宜在患者病情基本稳定、无须大量输液、饮水规律的情况下开始。

间歇导尿的频率可根据两次导尿之间患者自行排出的尿量和残余尿量而定：当自行排尿大于100ml、残余尿量小于300ml时，可每4～6小时导尿一次；当自行排尿大于200ml、残余尿量小于200ml时，可每8小时导尿一次；当残余尿量在100ml以下或为膀胱容量20%以下时，即膀胱功能达到平衡时可停止进行间歇导尿。

3. 应选择粗细和材质适宜的导尿管，插入前充分润滑，插管动作轻柔，减少对尿道黏膜的刺激和机械损伤。插管过程中应注意保暖，观察患者不适，若遇有阻碍可暂停片刻，指导患者深呼吸或做吞咽动作，充分放松后再缓慢插入。男性患者应注意，尿管在经过尿道的3个狭窄（尿道内口、膜部、尿道外口）和2个弯曲（耻骨下弯和耻骨前弯）时，应缓慢深呼吸、缓慢插入，切忌因插管动作过快、过猛而导致尿道黏膜损伤。拔管过程中若遇有阻碍，亦可等待片刻，充分放松后再拔管。

4. 积极预防尿路感染。教会患者及其家属识别尿路感染的症状和体征；及时清洗会阴部分泌物，保持会阴部清洁；遵循操作流程，注意手卫生，减少污染机会；观察体温变化，定期监测尿培养；在间歇导尿开始阶段，每周检测尿常规一次，以后可酌情延长至2～4周一次；合理安排间歇导尿的时间和次数，每次达到完全排空膀胱，避免过于频繁的插管。病情许可情况下经常变换体位、多活动，同时可减少饮食中的钙含量以防结石形成。

5. 多饮水。在无禁忌证的情况下饮水量不低于1500ml/d，保证尿量在1500ml以上/d。应逐步做到均匀摄入水分，避免短时间内大量饮水致膀胱过度充盈。建议方案：早、中、晚各饮水400ml，10：00、16：00、20：00分别饮水200ml，20：00以后至次日晨6：00间不再饮水。执行正确的饮水计划对于间歇导尿尤为重要。

六、肠道功能康复护理训练技术

肠道康复训练是针对神经系统损伤或疾病、药物引起直肠排便机制发生障碍及肠道运动抑制的恢复性康复治疗措施。

（一）训练目的

1. 降低患者便秘发生率，形成规律的大便习惯。

2. 降低患者对药物的依赖性，帮助建立胃结肠反射、直结肠反射、直肠肛门反射，使患者能利用重力和自然排便机制独立完成排便。

（二）训练方法

1. 协助患者取合适的体位　评估患者情况，协助患者取舒适坐位或仰卧位。

2. 对腹部做环形按摩　按摩顺序：盲肠→升结肠→横结肠→降结肠→乙状结肠→直肠，或在乙状结肠部由近心端向远心端做环形按摩，每次5～10min，每日 2 次。

3. 开塞露诱导排便　协助患者垫卫生垫，取左侧卧位，充分暴露肛门，注意保暖。用开塞露润滑肛管前端 7 ～ 10cm，左手拿纸巾分开臀部，右手缓慢送入肛管，嘱患者深呼吸，挤开塞露 20ml，指导患者尽可能夹紧肛门。

4. 手指直肠刺激　操作者示指或者中指戴指套，涂开塞露后缓慢插入直肠，在不损伤直肠黏膜的前提下，沿直肠壁做环形运动，退出一节手指按 6、9、12、3 点方向，向上向外牵拉并缓慢牵伸肛管，诱导排便反射。每次刺激时间持续 1min，间隔 2min 后可再次进行。

5. 盆底肌训练　一手固定患者膝盖，另一手托住患者腰部。嘱患者抬臀、缩肛 5 ～ 10s，放松 5 ～ 10s，10 ～ 20 次／组，2 ～ 3 次／天。

（三）注意事项

1 训练前做好健康教育，讲解肠道康复训练的意义、目的，避免患者紧张情绪，取得患者配合。

2. 指导患者合理安排饮食。对于便秘的患者，多食蔬菜、水果和纤维素含量高的食物，减少油腻、高脂肪和高热量食物的摄入；严重便秘者，可酌情进行胃肠减压、肛门排气，必要时静脉补充营养。对于轻症腹泻的患者，应少食油腻、油炸、产气、高渣不易消化的食物和刺激性饮料、调味品等；严重腹泻时可采取渐进式饮食治疗，即禁食—流质—半流质—普通饮食。

3. 经常性灌肠可能导致痔疮、结肠炎、灌肠依赖、电解质紊乱甚至肠穿孔等不良反应，可使用具有截止功能的导管装置（如带有气囊的导管）进行灌肠，增强排便控制能力，提高患者生活质量。

4. 对存在神经系统损伤的患者进行手指直肠刺激时应注意监测血压，避免引发自主神经过反射。

5. 根据患者既往的习惯安排排便时间，通过康复训练逐步建立排便反射，养成定时排便的习惯。

6. 定时评价排便情况，观察训练效果，发现异常现象及时处理和报告。

七、乳腺癌术后淋巴水肿综合消肿疗法

乳腺癌相关淋巴水肿是指由乳腺癌手术、放射治疗或肿瘤转移后发生的淋巴系统循环障碍，导致富含蛋白的淋巴液回流障碍而在组织间隙滞留所引起的水肿。主要表现为患侧上肢增粗或上肢呈象皮样肿胀，可引起患侧上肢变形、疼痛、功能障碍，并可继发感染。

淋巴水肿综合消肿治疗是一种以皮肤护理、手法淋巴引流、压力治疗及功能锻炼为一体的淋巴水肿国际标准疗法，包含治疗初始阶段及治疗维持阶段，治疗初始阶段为开始治疗至水肿基本消退，治疗维持阶段为水肿基本消退至

终身。

（一）训练目的

1. 改善乳腺癌手术后上肢淋巴水肿导致的淋巴回流障碍，减轻患侧肢体的肿胀症状。

2. 减轻乳腺癌手术后患侧肢体疼痛，促进术后患肢功能恢复。

（二）训练方法

1. *皮肤护理* 观察患者皮肤有无角化、真菌感染、淋巴液漏、溃疡、淋巴管炎等并发症，优先处理皮肤并发症。使用 pH 为中性或弱酸性的清洗用品清洗，并擦干。使用 pH 为中性的润肤剂涂抹患肢。基本原则：在任何治疗阶段均应严格保护皮肤。

2. *手法淋巴引流*

（1）开通淋巴通路：用手掌大、小鱼际肌或并拢的示指、中指和环指静止旋转抚摩浅表淋巴结，力度适中。顺序为锁骨上下淋巴结区→颈部淋巴结区→耳前、耳后淋巴结区→腋窝淋巴结区→肘窝→胸部→背部→腹股沟淋巴结区。

（2）手法淋巴引流：在患侧肢体从远心端向近心端沿浅表淋巴管走向用环状推进、旋转推进、勺状推进的手法进行抚摩。顺序为胸部切口上侧→对侧腋窝或锁骨下；胸部切口下侧→同侧腹股沟；上臂内侧→上臂外侧直至锁骨上；上臂外侧→同侧腹股沟；手背、手掌、前臂、肘窝→上臂外侧。基本原则是抚摩手法轻柔，以不造成局部皮肤发红为宜。治疗初始阶段应由淋巴水肿治疗师进行手法淋巴引流，治疗维持阶段由患者进行居家手法淋巴引流。

3. *压力治疗*

（1）管状绷带层：使用棉质或棉 - 粘纤维质管状绷带包扎手背至腋下皮肤，此层不加压。

（2）固位绷带层：使用宽 4 ～ 5cm 的弹性绷带包扎手指及手背，应沿着每个指头的长度缠绕数层，每个手指绷带包扎后都在腕部缠绕 1 圈固定，此层不加压。

（3）衬垫层：采用聚氨酯泡沫衬垫或软棉衬垫等包扎患侧肢体，从手腕向近心端缠绕直至患肢腋下，此层不加压。

（4）低弹性压力绷带层；使用低弹性压力绷带包扎手掌、前臂和上臂，注意关节处使用交叉包扎，包扎压力从肢体远心端到近心端逐渐递增。

压力治疗基本原则：观察患肢是否出现局部压痛明显或手指麻木等末梢血液循环不良情况；治疗初始阶段实施手法淋巴引流后，可以配合使用弹力绷带，在治疗维持阶段可使用定制的弹力袖套替换弹力绷带。

4. *功能锻炼* 热身，活动大关节，20 ～ 30 次，中等速度。活动肩部或肩胛部。①消肿锻炼：患侧上肢活动屈曲或伸展活动。②拉伸锻炼：上肢上举摸头部。③呼吸锻炼：做扩胸呼吸、唱歌。

功能锻炼基本原则：可在日常生活和工作中进行功能锻炼，运动时宜穿戴弹力袖套或使用弹力绷带。

（三）注意事项

1. 指导患者正确识别淋巴水肿。识别患肢臂围大小变化，有无肩部、肘部、手臂、腕部、手指活动受限，有无上肢、乳房、胸壁肿胀，有无患肢沉重、僵硬、紧绷感、皮肤增厚、不灵活、麻木、触痛、疼痛、隐痛、酸痛、发红、皮温升高、起水泡、烧灼痛、刺痛、针扎样感觉、患肢无力、患肢疲乏等淋巴水肿早期症状。一旦发生以上症状，应及时就医。

2. 患肢保护及皮肤护理。应保持皮肤清洁，使用 pH 为中性或弱酸性的润肤品和清洗用品。应避免患肢任何外伤，如烫伤、晒伤、冻伤、跌倒、骨折、蚊虫叮咬；患肢发生皮肤损伤时应及时处理。

3. 不宜在患肢进行治疗性操作，如采血、注射、测量血压、针灸、艾灸、推拿、拔罐等，必要时在手臂上佩戴淋巴水肿标记。

4. 患肢出现任何感染或过敏症状，如皮疹、瘙痒、溃烂、发红、疼痛、皮温增高时，应立即就医。

5. 适宜的功能锻炼。在术后早期开始渐进式患肢功能锻炼。术后 2 ～ 4 周患肢应避免负重超过 0.5kg，4 周后应避免负重超过 2.5kg。患肢宜避免剧烈重复用力的离心性动作，如球类运动、擦洗、推拉、甩手。根据患者耐受情况进行深呼吸锻炼及全身有氧运动，如散步、慢跑，伤口愈合后可游泳，避免过度疲劳。

6. 良好的生活方式。保持体重指数（kg/m^2）在 30 以下，限制钠盐摄入，多进食优质蛋白。保持患侧手臂血液循环通畅，避免穿着过紧的衣物、带钢托的乳罩、戴过紧首饰、患侧卧位等。经常活动患侧手臂，避免患肢长时间处于同一姿势或下垂。长途旅行、乘坐飞机或处于高原地区时，可穿戴弹力袖套。避免过冷刺激、桑拿或长时间热浴，淋浴或擦洗碗碟时应保持水温恒定，温度应低于 41℃。

随着医学技术的不断发展，肿瘤已经成为一种慢性病。通过抗肿瘤治疗后，患者的寿命不断延长，肿瘤康复已成为日益迫切的社会需求。随着肿瘤康复范围的不断扩大，康复措施及手段的不断更新，肿瘤治疗后进行有效的康复训练，可以很大程度提高患者的生活质量，最大限度地使患者回归社会。

（周晓娣　裴　宇　任　浪　谭志香
谢杨蓉　刘生容　金　琳）

第10章 肿瘤内科治疗间歇期的家庭护理

第一节 概　　述

俗话说“三分治疗，七分护理”。对于肿瘤患者，除了科学、及时、合理的综合治疗外，疾病护理在其康复中也起着至关重要的作用。对于护理的理解，不应停留在医院护理的狭义范围，应将其扩展到家庭护理的范畴。尤其对于终末期肿瘤患者，专业的治疗手段已经不能从根本上解除其病痛，患者不仅要面对生理上巨大的创伤和痛苦，还要承受“死亡威胁”带来的巨大精神和心理压力，而家人精心的照护和陪伴及家庭和谐的氛围能使其舒心地度过生命的最后阶段。当然，肿瘤患者的家庭护理并非就是消极等待，而是医院治疗和护理的延续，是医务人员和家属及社会人群继续向患者提供医疗和护理服务的一种医疗保健模式。如何做好院外患者的延续性治疗、康复、调护，减轻身心痛苦、提高生活质量是肿瘤患者家庭护理的主要内容。

一、家庭护理在肿瘤治疗间歇期的重要性

由于抗肿瘤治疗对机体正常细胞存在一定的损害，对邻近或其他脏器产生一定的毒性作用，肿瘤患者在完成一个阶段的治疗后，需间隔一段时间（即治疗间歇期），使受损的机体得以基本复原，方可进行下一周期治疗，从而确保抗肿瘤治疗按时、按量、按疗程顺利进行。

肿瘤治疗间歇期因治疗方案的不同其时间长短不一，一般为2～3周。考虑到患者的经济、生活、环境、照料等多方面的需求能得到最大限度的满足，治疗间歇期一般采取回家调养的方式。此期间肿瘤患者的机体恢复状况将直接影响下一治疗周期能否顺利进行，亦关系到治疗效果能否有得到效巩固，因此，治疗间歇期患者的家庭护理在肿瘤内科治疗的整个进程中显得尤其重要，成为肿瘤治疗护理的重要组成部分。

家庭护理与临床护理在形式和质量上虽存在一定的差异，但从患者的角度看，在温馨、熟悉的家庭环境里患者能产生更多的安全感和信任感，激发更明显的

相互支持和依赖的情感；他们能表现得更加无拘无束、轻松自然，且其生活需求和营养补给也更为便利，有利于患者的身心康复和生活质量的提高。

二、各社会角色在家庭护理中的作用

在肿瘤治疗间歇期，患者需要得到自身、家庭成员、医务人员及社会人群等多方面的重视，以及共同实施的家庭护理，才能获得最佳的护理效果。

（一）患者自身

1. 患者应首先认识到家庭护理对于肿瘤治疗间歇期机体修复的重要意义，明确自我护理和机体调养的重要性，增强主动意识，积极参与到家庭护理中。

2. 患者要坚定信念，克服恐癌惧癌和自暴自弃的心理，敢于面对现实，以积极向上、不畏艰难的良好心态面对每一次治疗和护理，有利于增强机体抵抗力。可参加力所能及的家务劳动，参与家庭管理，以获得成就感和价值感，对建立战胜疾病的信心具有积极作用。

3. 学会应对肿瘤治疗不良反应的自我护理技能，如恶心时可通过转移注意力、增加酸味食物来减轻或控制症状；口腔黏膜炎可通过口腔低温疗法（含冰屑）、勤漱口等方法来预防其发生；脱发后可佩戴假发或帽子重拾美丽和自尊等。

4. 充分认识营养对治疗和体力恢复的重要作用，应主动参与食物的选择，注意营养均衡、搭配合理，不吃盐腌、烟熏、辛辣及发霉食物，并注意饮食卫生，定期测量体重。有厌食、恶心等不适影响进食时，可依靠自身毅力来克服不良反应，少食多餐，尽量增加食物的摄入，改善机体的营养状况。

5. 养成良好的生活习惯，做到有规律的生活起居。如按时作息，保证充足的休息和睡眠，必要时可在医师的指导下借助安眠药物促进睡眠；保持心情放松和平静，避免情绪波动而影响生理功能；戒烟酒，亦应注意避免被动吸烟，远离甲醛、苯等刺激性气味；避免去人流量大、空气污浊的地方，预防交叉感染。

6. 充分重视活动和锻炼的重要意义，不仅可以减轻疲乏，促进体力恢复，提高机体免疫功能，还可改善情绪、排解焦虑和抑郁心理，增强治病信心，有利于下一治疗周期的顺利进行。锻炼应量力而行，注意劳逸结合，以不感到疲劳为度。

7. 遵照医师的嘱咐按期复查，按时按量服药，重视主观症状的自我观察，及时发现出血、梗阻、发热、乏力等症状，并积极接受对症治疗，以免影响下一周期治疗。

（二）家庭成员（父母、子女等）

1. 家庭成员应正视患者患癌的事实，极力调整心态，加强与患者的沟通，以积极乐观的情绪引导患者，用家庭的温情和关爱感染患者，使患者保持良好的心情，减轻因治疗带来的不适和痛苦，从而成为患者战胜疾病的强大精神支柱和持续治疗的坚强力量。

2. 想方设法为患者营造一种轻松、自然、温馨的家庭氛围和一个安静、舒适、整洁、安全的家庭环境。如根据患者喜好布置房间，色调淡雅、柔和；室内布局合理，以实用、安全、便捷为原则；为骨转移患者准备硬板床，为活动不便者备齐轮椅、拐杖、坐便器等辅助装置；走路、说话、做家务时动作轻柔。

3. 因受到病痛和治疗不良反应的折磨，患者会表现出恐惧、紧张、消极、悲观等负性情绪，有时甚至会无故发脾气或异常固执己见，家属要给予充分理解，耐心疏导，主动分担患者的身心痛苦，树立治病信心，积极配合进行下一步治疗。若发现患者情绪变化大、行为异常时，应及时查找原因，给予开导，帮助患者走出阴影，防止自杀自残等悲剧事件的发生。

4. 抗肿瘤治疗后患者的体力、免疫力、食欲明显下降，家属应重视膳食调理、营养搭配，这对恢复患者机体免疫力和体力意义重大。为患者提供美味可口、营养丰富、容易消化的饮食，合理搭配鸡蛋、牛奶、鱼类、瘦肉及新鲜蔬菜、瓜果等，保证足够的热量和充足的蛋白质、维生素、纤维素及无机盐；营造良好的进餐氛围和环境，促进患者食欲，并观察其进食情况，及时纠正不良饮食习惯。切勿与患者一起盲目轻信一些不科学的忌口，如忌食鱼虾、牛羊肉、蛋、奶甚至水果蔬菜等，而导致患者营养不良。

5. 在患者的日常生活起居如刷牙、洗澡、整理等方面，家属的照顾过于细致入微或包办代替，易使患者产生过于依赖心理，出现自我价值丧失、自我概念混乱，有些患者还可能出现治愈后的生存无能，丧失对生活的兴趣、信心和能力。家属应纠正“患病就得整天躺在床上休息”的误区，结合患者身体状况，支持和鼓励其进行力所能及的、最大程度的生活自理和日常活动，以提高生活质量。

6. 家属应鼓励患者了解或参与社会事件和活动，不可有意隔断患者与社会的联系，如过于严格地限制探视、缩小患者活动范围、禁止其看书读报等，避免使患者产生孤独感和社会遗弃感。

7. 家属应在出院前掌握必要的肿瘤家庭护理知识和技能及疾病观察要点，并与医护人员保持密切联系，配合完成随访和随诊工作，及时将患者的情况反馈给主管医师和护士，以获得他们的指导和帮助。除陪伴患者按时进行专科治疗外，还要协助患者定期到医院复查。

（三）医务人员（医生、护士等）

1. 医务人员有责任、有义务承担肿瘤患者在院外的延续治疗和护理工作，以高度的责任心和使命感对其进行随访和随诊；并让患者和家属清楚了解家庭护理的重要性，这样才能全面调动肿瘤患者的各种内外积极因素，有利于患者康复。

2. 针对患者不同的心理反应，给予相应的心理指导。对于存在消极懈怠心理、认为经过 1 ～ 2 个周期治疗后症状已经缓解、无须再进行治疗的患者，医务人员要耐心解释疾病的发展规律，用坚定的语气强调按时治疗的重要性和必要性；对于自暴自弃、悲观失望、不愿继续忍受治疗痛苦的患者，医务人员应尽力安抚，讲解肿瘤治疗的原理和机制，说明不良反应的暂时性和医学技术飞速发展的现状，鼓励患者与病魔抗争，用乐观积极的态度继续接受治疗；同时也应做好家属的安慰工作，指导其控制情绪，尽心做好家庭护理。

3. 告知肿瘤治疗毒性反应的自我护理要点：加强营养，宜进新鲜、易消化、无刺激性饮食，并多饮水；加强口腔清洁和卫生；避免到人口密集的公共场所，注意保暖；按时服药，漏服、错服后及时与医师取得联系酌情补服；按期来院检测血常规和肝、肾功能等；出现发热、出血、感染等征象时应及时就诊。

4. 与家属共同为患者制订适宜的康复锻炼计划。对于体质虚弱、长期卧床的患者以被动锻炼为主，如肢体按摩、伸缩和抬高运动等，教会家属为患者进行循序渐进、力度适宜的康复锻炼。

5. 定期进行电话回访，了解患者营养、精神、心理及身体状况等各方面的情况，可起到答疑解惑、指导安慰、沟通交流的作用。

（四）社会人群（朋友、同事、志愿者等）

1. 由于传统观念的影响，绝大多数人对肿瘤怀有恐慌和惧怕心理，甚至担心传染，采取避而远之或歧视、排斥的态度，导致肿瘤患者出现孤立感、排斥感，产生自卑、悲观、绝望心理，影响治疗效果。因此，社会人群应纠正不正确认知，给予肿瘤患者应有的尊重、支持、鼓励及恰当的同情和关心。

2. 部分人群在与肿瘤患者交流或交往时显得小心翼翼、目光游离、顾虑重重，患者会因此感受到自己的差异，丧失尊严、自尊和价值感。因此，面对肿瘤患者时应避免过于流露自己的怜悯和同情，避免不良言行给患者造成无意伤害，尤其对于内向、敏感的患者，应理解他们更希望得到社会给予的肯定和认可。

3. 社区服务在社会支持系统中有着较为重要的位置，是医院功能的延伸，能对家庭护理的薄弱环节起到弥补和改善作用。社区工作人员应主动关心肿瘤患者，予以家庭护理方面的指导。

4. 同患肿瘤疾病的病友或志愿者，因有着相同的经历而更容易走进患者的内心，可在病情、治疗方法、内心感受等方面加强交流和探讨，在精神和行动上建立互助、互勉、相互促进的和谐关系。另外，诸如“癌症俱乐部”的健康组织亦可成为肿瘤患者有力的社会支持。

5. 充分了解肿瘤患者的需求，积极调动社会支持资源，如开展健康大讲堂、大型义诊、心理咨询等活动，促进患者之间的交流，传递健康知识，及早发现疾病进展，帮助患者克服心理障碍，树立战胜疾病的信心和勇气，有利于按期治疗。

第二节　各种导管的家庭护理

为了保持机体的生理功能，很多肿瘤患者在治疗间歇期需要携带导管出院。因此，做好导管的家庭护理对有效保持导管功能、提高患者生活质量、确保下一阶段的治疗具有十分重要的意义。

一、携带气管套管患者的家庭护理

在肿瘤治疗中，气管切开术普遍应用于喉癌患者行全喉切除术、声带肿瘤患者行半喉切除术，少部分应用于甲状腺癌局部侵犯气管而影响呼吸的患者。长期或终身携带气管套管不仅给患者的生活造成极大不便，而且使其承受躯体和心理等多方面的痛苦。由于在医院里接受治疗的时间相对较短暂，治疗间歇期需要患者在家庭环境中实施气管套管的护理。因此，医务人员要对携带气管套管的患者进行出院前的技术指导和健康教育，使患者和家属掌握正确的气管套管家庭护理方法，对提高生活质量和确保生命安全具有十分重要的意义。气管套管的家庭护理要点是保持气管套管清洁、通畅、不脱管。

（一）家庭环境要求

室内定时开窗通风，保持空气清新、无异味；勤于整理和打扫，确保清洁、无灰尘飞扬，并维持适宜的温度（20℃左右）和湿度（70%左右），空气干燥时使用加湿器增加室内湿度，使患者感觉舒适、呼吸顺畅，呼吸道分泌物稀薄易于咳出。

（二）心理护理

多数患者在出院时不能正视造瘘口导致的外在形象改变和语言功能的丧失，出现不同程度的压抑、忧郁、悲伤等心理障碍。此时，患者需要得到家属、朋友及周围人群的理解、支持、关心和鼓励，从而唤起其对生活的信心，能正确面对现实。家属进行气管套管护理时应避免流露出嫌弃情绪，以免使患者产生自卑和愧疚心理，应不厌其烦地为患者提供细致的家庭护理，使患者逐步掌握造瘘口的自我护理。亦可鼓励患者参加无喉协会或康复俱乐部等组织的活动，多与同病种患者交流，增加生活乐趣，得到精神上的寄托。

（三）日常生活护理

1. 建立轻松、和谐的交流环境。患者因携带气管套管不能正常发音，可随身携带纸、笔或写字板，采用书写、手势等形式与家人及朋友进行交流，避免因交流障碍出现急躁情绪而拔出套管；鼓励患者学习使用人工喉发音或食管发音技术，逐渐建立与他人交流的自信；家人及朋友应充分理解，与患者交流时需给予足够的耐心和时间，防止患者出现自卑心理。

2. 患者宜穿低领、开胸的柔软棉质上衣，避免高领、硬质衣物使头颈部活动受限或堵塞呼吸道，引起呼吸不畅或误吸。

3. 休息时以半卧位为主，颈下略垫高，以避免气管套管下端对气道黏膜造成压迫而损伤气管内壁，此体位还可防止胃内容物反流引起吸入性肺炎。

4. 冬季外出遇风较大时可在气管套管前方佩戴围巾，以防冷空气进入套管而刺激气管造成咳嗽等不良反应。

5. 加强口腔卫生；戒烟酒；注意劳逸结合；调节饮食，增进营养，保持大便通畅。

（四）保持造瘘口的清洁卫生

无论带气管套管与否，都应注意保持造瘘口的清洁卫生，及时清除附着于造瘘口的痰痂，防止阻塞引起呼吸困难。每日用生理盐水或者0.5%的活力碘清洁、消毒造瘘口及周围皮肤，并更换套管纱布垫1～2次，保持造瘘口局部清洁干燥，预防切口感染。患者咳嗽咳痰时，家属需尽快协助清理分泌物，及时更换被污染的套管纱布垫。

（五）气管套管的自我护理

1. *保持气管套管通畅，定期消毒*　定时清洗和消毒内套管，一般每日2～4次，分泌物多时可酌情增加清洗次数。清洗、消毒前应先用刷子仔细清除附着在内套管壁的痰痂及其他分泌物，避免形成硬痂堵塞管腔；硅胶套管用含氯消毒液浸泡消毒30min，金属套管则可采用煮沸30min的方式进行消毒；宜备两只同型号的内套管交替使用，避免消毒时内套管取出时间过久，分泌物附着于外套管出现内套管放入困难。

2. *时刻警惕异物进入套管内*　可使用湿纱布遮盖套管口或制成围兜式挂于套管处，防止尘土等异物进入气管引起窒息，亦可避免痰液四处飞溅。进食时应掌握正确的方法，宜取坐位或半坐卧位，头部稍向前倾，吞咽前先做深呼吸，在屏气的同时将食物吞下，切忌躺卧进食、进食过急或进食时谈笑，避免进食过硬、过大的食物，防止引起呛咳、误吸及窒息。携带套管期间不能进行游泳和盆浴等。

3. *保证套管在位、预防脱管*

（1）固定气管套管时注意不要打活结，以免系带自行松散导致脱管；系带打结时应松紧适宜，一般以皮肤和系带之间能放入一指为宜，过紧会影响颈部血液循环，过松容易导致套管脱出。

（2）经常检查套管系带的松紧度，尤其是颈部水肿的患者，应根据水肿消退的程度及时调整系带松紧度。调整时，可由2人操作，一人固定气管套管的位置，一人调整长度。定期更换系带，确保牢固。

(3) 进行消毒等操作需取下内套管时，应一手固定住外套管，另一只手旋开活瓣顺着套管弧度将内套管轻轻取出，防止用力过猛将外套管一并拉出。

(4) 日常活动需弯腰时，可用一只手固定套管，再进行低头活动，以免套管松脱滑出。

(5) 清洗消毒内套管后及时将其套入，患者可面对镜子顺着弯度轻轻插入，确保内套管的位置正确。

(6) 不能自行长时间拔除气管套管，以防造瘘口的瘢痕收缩引起狭窄，除非永久性瘘口已形成、经医师确认可以不必再携带气管套管时，方可拔除气管套管。

(六) 加强病情的自我观察

家属应注意观察患者的呼吸及其他病情变化，重视患者主诉，当出现以下情况时应立即查找原因。不能迅速解除症状时，应紧急到医院进行诊治和处理。

1. 呼吸困难　患者若出现呼吸不畅、憋气、面色暗紫等症状，家属可立即取出内套管，若呼吸困难得以缓解则为内套管堵塞，应迅速清洗消毒后重新放入或更换另一内套管；若呼吸困难未能缓解，即排除内套管堵塞，可滴入生理盐水进行冲洗吸出痰液；应注意查看套管有无移位等情况，予以及时纠正。经过以上处理，若呼吸困难仍得不到缓解时，应立即送往医院就诊，以迅速改善患者呼吸困难。

2. 出血　常见的原因是气管切口过低致套管下端过分向前弯曲，或长期带管、频繁变换体位，造成套管尖端与局部气管发生摩擦而出现局部坏死或磨损无名动脉。患者常表现为胸骨柄处疼痛感、痰中带血、套管纱布垫处有渗血、造瘘口及套管内渗血等症状。当患者出现咯血或套管内涌出大量鲜血则为危险征兆，应立即送至医院作紧急处理。

3. 造瘘口皮肤溃烂　多为套管和分泌物持续刺激所致，可表现为局部红肿、渗液、经久不愈。再使用生理盐水棉球仔细清洗造瘘口周围皮肤，涂0.5%活力碘，并更换套管纱布垫以保持局部清洁干燥，每日至少2次。若造瘘口处出现伤口裂开、糜烂发臭，应立即到医院就诊。

4. 脱管　即内外套管自造瘘口滑出气管外，患者可迅速出现缺氧症状，表现为情绪紧张、烦躁、呼吸浅快、大汗淋漓，或突然发出类似哭声的声音，以棉丝放在套管口不见有气息。一旦确定或怀疑为脱管，应立即剪断固定带，使患者取去枕平卧位，对已有窦道形成者可将气管套管顺气管弯度重新插入，窦道不明显时可用中弯血管钳尝试打开气道，并迅速准备将患者送往医院。

（七）正确、有效的咳嗽排痰

1. 鼓励患者多饮水，增加活动度，卧床患者定时翻身，可促进排痰。

2. 指导患者有效咳嗽，即在深呼吸（腹式呼吸为宜）的吸气末屏气片刻，然后进行短促有力的咳嗽，可将气道深处的痰液排出。

3. 由家属进行背部叩击协助排痰，具体方法为：手指并拢成杯状，迅速而规律地叩击背部，叩击的方向从背部两侧向中间及肺底部（约背部肋骨下缘）向上叩击，每次叩击 10 ～ 15min 为宜，叩击时注意手腕部放松，力度适中，以患者无不适为度，同时嘱患者做深呼吸和咳嗽动作。

4. 有条件者可备雾化器，每日行雾化吸入以稀释痰液，防止痰痂堵塞气道。

（八）定时进行人工气道的湿化

1. 家属应该在医师的指导下根据患者的具体情况掌握正确的气道湿化方法，以确保安全有效。

2. 一般采用湿纱布覆盖、持续滴注、间断滴注、人工鼻等气道湿化方法，可根据患者的状况和家庭条件酌情予以选择。

3. 0.45% 氯化钠溶液、无菌蒸馏水等溶液滴入气道后更接近生理湿化，可作为气道湿化液的首选。

4. 湿化液的温度应保持在 32 ～ 37℃为宜；每天的湿化量以 250 ～ 500ml 为宜，具体应根据室温、空气湿度及患者的体温、出入液量、痰液的黏稠度和性质等因素进行调整，以痰液稀薄、容易咳出为原则。

（九）积极预防和控制感染

气管造瘘后外界空气可直接进入气管而污染气管黏膜，易造成感染，应加强感染的预防和控制。患者需根据气温的变化及时增减衣物，积极预防感冒以防发生肺炎；尽量少去公共场所及人群密集的地方，防止交叉感染。患者若出现体温升高、咳嗽增加、痰量增加、痰液颜色改变或出现污垢时，需及时就诊，在医师的指导下使用抗感染、祛痰、止血及其他对症处理。

（十）坚持进行发音训练

功能性气管食管瘘发音重建术能为携带气管套管无喉患者的语言康复提供一个有效的、简洁的、可靠的、无误咽的发音方法，效果良好，但需与喉癌切除术同期完成或二期手术完成而增加患者痛苦，目前并未完全普及，很多患者仍需坚持进行发音训练，从不能说话的痛苦中解脱出来，重新回到社会工作和交流之中。

1. 电子人工喉发音　电子喉（图 10-1）是利用电池震动喉头的空气来作为发声的原动力，形似电动剃须刀或小手电筒，发出的声音为金属音，价格一般较为昂贵。使用电子喉时需用手把持，首先找准最佳传音点（一般选取头颈处肌肉最薄，皮肤下最接近食管上口处），使发音板贴平、贴紧皮肤，患者讲话时

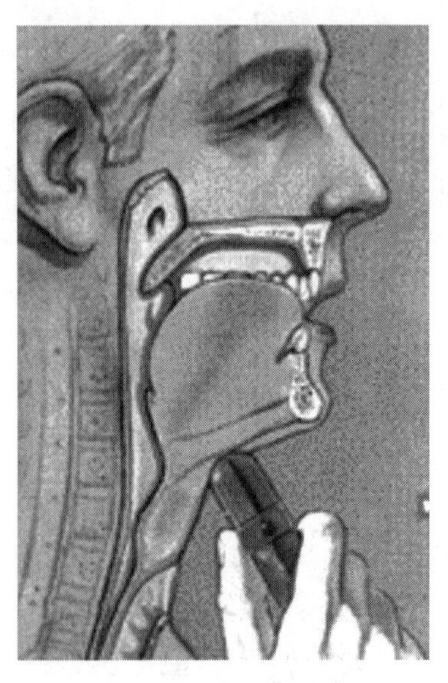

图 10-1 人工电子喉

用拇指按动电子喉按钮开关，同时做口型变动发出你所想讲的字，尽量张大口型，以发出较大的音量。初学时先学单字，例如："啊、喔、咿、1、2、3"等，讲一字按一下，讲好一句立即放松开关，一定要让开关与讲话同步操作。发音时，只要正确掌握上述方法，心情不要紧张，肌肉自然放松，呼吸自然、平常，无须使食管气上冲，练习 1 ～ 2h 就可学会讲话。

2. *食管发音* 是自然、方便、符合生理要求的语言康复方法，需要经过专业语言教师的训练指导后进行长时间的练习才能实现。大致分为 4 个阶段，每个阶段都必须反复练习、不断巩固，才能提高食管语的清晰度，增加连贯性，正确表达意愿，提高患者的交流质量。

（1）第一阶段：发出食管音阶段。分为两个过程：①进气过程：患者取正坐位或站立位，全身肌肉放松，自然张口，软腭向后上方提起，舌根下陷，同时做提肩、收腹的动作，快速经口、鼻吸气，增加胸腔的真空效应，进一步降低食管内的压力，从而冲开咽食段，使空气进入并储存在食管内。②排气过程：空气进入食管后，立即做收胸、收腹的动作，同时软腭和舌根复位，食管内气体就会由下向上缓缓排出，冲击"新声门"，使其震动，发出打嗝音，即食管音。

（2）第二阶段：食管音基本功练习阶段。一旦发出食管音，必须练习提高食管音的长度、速度和响度。要求持续发音 2s 以上，每秒发音 2 ～ 3 次，音调高、且能变化。

（3）第三阶段：食管音与语言配合阶段。利用已发出的食管音与共鸣腔及口形进行配合协调训练，从数字"1、2……"或单字"啊、喂"等开始循序渐进地练习，不可操之过急。

（4）第四阶段：食管语言完成阶段。先从汉语拼音着手练习，先元音再辅音，然后是词组、短语、日常用语等逐一训练。

二、留置鼻饲管患者的家庭护理

对存在意识障碍或吞咽障碍而不能经口进食的患者，经鼻腔插入至胃内的鼻饲管是供给营养和热能的重要途径，以满足机体代谢和营养需要，维持水、电解质及酸碱平衡，达到促进康复和维持生命的目的。部分肿瘤患者在接受治疗后病情稳定，但吞咽功能尚未恢复，出院后需在家继续行鼻饲，由家庭成员进行鼻饲和导管的护理，以确保鼻饲管的功能正常，维持患者生命和营养，为下一周期治疗做好准备。

（一）心理护理

肿瘤及其治疗可引起患者躯体痛苦、形象改变，导致患者出现悲观、抑郁、自卑心理，家属应经常鼓励患者克服暂时的不适，提示鼻饲的重要性与必要性，解除患者顾虑，使其勇敢面对现实。

（二）常规护理

1. 尽量选择不过敏材质的粘胶，经护理人员指导后正确、牢固地固定鼻饲管；鼻部皮肤出现不适时更换粘胶并变换粘贴部位。

2. 进行鼻饲操作前应先洗手，所用餐具需保持清洁，所需纱布及注射器应每日更换一次。

3. 长期鼻饲者，可选用复方薄荷滴鼻剂、液体石蜡或复方甘油滴鼻，每日2次，以减轻鼻饲管对黏膜的刺激和摩擦，防止鼻黏膜充血水肿或干燥糜烂。

4. 加强口腔卫生，保持口腔的清洁和湿润，预防口臭、口垢、溃疡及感染等并发症发生，并注意观察口腔内情况，发现异常及时与医师取得联系。

5. 经常检查固定鼻饲管的粘胶有无松散、污染或潮湿等固定不良的情况，尽量减少用力咳嗽、咳痰，必须咳嗽时需用手固定，防止导管脱出。

6. 在医务人员的指导下逐步训练吞咽和摄食功能，最终实现自主进食。

（三）鼻饲的护理

1. *鼻饲方法的选择*　确认鼻饲管功能正常、患者无消化道出血等不适，可根据家庭经济条件选择合适的鼻饲方法。

（1）灌注法：用注射器抽吸鼻饲液100～200ml注入鼻饲管内，如此反复。注射器用后及时清洗、晾干后备用。此方法虽程序多、灌注速度不易控制，但操作简单且经济，易被患者及其家属接受。

（2）滴注法：将鼻饲液倒入250～500ml灭菌空液体瓶，插入输液器，按输液法排气、连接鼻饲管、调节滴速即可。

（3）鼻饲泵法：将鼻饲液倒入鼻饲泵管（袋）中，泵管接好三通并与鼻饲管连接，按输液法连接好鼻饲泵，设定鼻饲液总量及每小时输入量，按开始键开始泵入。泵完后用温开水冲洗鼻饲泵管（袋）及鼻饲管。适用于经济条件好、需要长期鼻饲且已掌握鼻饲泵操作方法的患者。

2. *鼻饲膳食或药物的准备*　根据患者病情和需求及经济情况准备适宜的鼻饲膳食或药物。

（1）一般采用自行加工的鼻饲膳食，不仅经济，且制备方便、灵活，包括混合奶（牛奶、豆浆、熟鸡蛋、浓米汤、肉汤等）、匀浆饮食（米粥、面条、馒头、鱼虾、瘦肉、猪肝等）、混合饮食（鸡汤中加入蔬菜汁、用鱼汤冲调的米粉）等；经济条件允许者可选择整蛋白制剂直接冲调注入。

（2）鼻饲液应根据患者的消化能力由少至多、由稀至稠，以营养丰富、清淡、易消化为原则，避免注入粗、硬、有渣、过热、过于黏稠的食物。

（3）鼻饲液宜现配现用，配制好的鼻饲液在常温下放置不超过4h，以免变质。果汁与奶制品应避免同时注入，以防产生凝块。

（4）鼻饲液的温度以接近正常体温为宜，一般为38～40℃，可用前臂掌侧皮肤测试，以不感觉烫为宜。

（5）遵照医嘱按时、按量准备药物。药物应研碎溶解后注入，禁止和鼻饲液混同注入，以免影响药物的疗效。

3. 鼻饲前的准备

（1）鼻饲前患者可坐在轮椅或凳子上，卧床患者应将床头抬高30°～40°、头偏向一侧，无法坐卧者可取右侧卧位。

（2）鼻饲前应检查鼻饲管是否在胃内或有无盘曲于口腔内，以及时发现因剧烈咳嗽或呕吐造成鼻饲管移位。可通过以下方法来确认鼻饲管有无移位：观察鼻外导管的长度或体内导管的刻度无变化；用注射器连接鼻饲管回抽可见胃液；将鼻饲管末端置于小水杯中，无气泡逸出。一般首选回抽胃液的方法检查鼻饲管是否在胃内，比较简单、直接，同时可查看导管有无堵塞、胃液有无异常情况。

4. 鼻饲时的护理

（1）判断鼻饲管在胃内后，缓慢注入少量温开水（20～50ml），患者无不适即可注入鼻饲药物或饮食。

（2）鼻饲液灌注的速度应缓慢，每分钟20～30ml为宜；不宜过量灌注，每次200～300ml为宜，间隔时间不少于2h，以免引起消化不良。同时注意观察患者反应，倾听其主诉，出现不适时暂停灌注。并记录鼻饲内容及量。

（3）灌注时应排尽注射器内空气，在分离注射器和导管进行鼻饲液的抽吸时需将鼻饲管尾端反折，避免空气进入胃内造成腹胀。

（4）鼻饲完用拇指、示指由远而近捻转鼻饲管，反复进行，然后再注入适量温开水冲洗管道，避免管内残留物造成管腔堵塞。

（5）鼻饲完将管端用盖帽固定妥当，且用纱布包裹扎紧，防止盖帽脱落、管内污染而增加感染机会。

（6）鼻饲后让患者保持原卧位30～60min，不宜立即变换体位，避免引起呕吐、反流和误吸。

5. 鼻饲管的定期更换　留置时间过长可导致鼻饲管与黏膜粘连造成损伤或感染，也可因鼻饲管压迫导致局部黏膜缺血坏死；频繁更换鼻饲管给患者带来痛苦的同时也增加了感染的机会。因此，应根据鼻饲管的材质、导管功能及患者状况酌情更换。

(1) 硅胶管容易打折，管壁厚、内径小，易发生堵塞，一般放置 3 ～ 4 周为宜；聚氯乙烯管柔软性差，长期放置对咽部和食管造成刺激，一般放置 1 周应给予更换；聚氨酯管柔软、耐胃酸腐蚀，一般可放置 6 ～ 8 周。

(2) 留置导管侧鼻腔出现脓性分泌物过多或鼻黏膜红肿、疼痛较明显时，应考虑更换鼻饲管，鼻腔内可在医师指导下正确使用黏膜保护剂和抗生素。

(3) 发生堵管、脱管等导管功能缺失时应考虑拔除导管。

(4) 需更换鼻饲管时应于晚间轻柔拔出，于次日到医院门诊从另一侧鼻腔重新插入（鼻饲管置入为侵入性医疗操作，家属不宜擅自进行插管）。

（四）鼻饲相关并发症的防治

1. *食物反流及误吸*　一般发生在患者意识不清、灌注过快过多或鼻饲管移位时。鼻饲前，先用注射器吸净口鼻腔的痰液，避免鼻饲过程中因患者咳嗽引起反流和误吸；每次灌注前务必抽吸胃液，确保鼻饲管在胃内，且能及时发现胃潴留，避免胃内容物过多导致的反流；鼻饲时应视患者病情抬高床头，借重力和坡度作用可防止反流；根据患者的消化能力选择合适的鼻饲膳食，避免过多、过快灌注；灌注过程中随时观察患者的反应，若患者出现呕吐、呛咳不止、面色变化等疑似误吸发生时，应立即停止灌注，将患者头偏向一侧，翻身叩背，使患者能咳出吸入液，或用注射器接吸痰管吸出误吸液，必要时及时与医师取得联系。

2. *感染*　肿瘤治疗后患者机体抵抗力明显下降，极易发生感染，应加强鼻饲家庭护理的细节。鼻饲前后均须用温开水冲洗鼻饲管，避免食物残留在鼻饲管内发酵或变质，引起患者肠道感染；长期卧床患者易发生坠积性肺炎，食物误吸后易发生吸入性肺炎。应协助患者定时翻身、适当活动、体位排痰，进行鼻饲时掌握正确的方法避免误吸发生，注意食物和餐具的清洁与卫生，每日煮沸消毒餐具 1 ～ 2 次，避免灌注过期的鼻饲液。感染发生时应在医师的指导下使用抗炎药物及其他对症治疗。

3. *便秘*　患者肠蠕动减弱，加上鼻饲饮食纤维素少，致使粪便在肠内滞留过久，水分被过多吸收，造成粪便干结、坚硬和排便不畅。可酌情给予缓泻药或开塞露通便，同时调整鼻饲饮食的配方，增加含纤维素丰富的蔬菜和水果的摄入；每日保证充足的水分鼻饲，至少 1500ml/d，并适当增加活动，行腹部按摩，可促进肠蠕动，以利于大便排出。

4. *腹泻*　患者出现腹泻后，家属应注意观察并记录粪便的性质、颜色及次数，及时告知医师，必要时到医院就诊，予以止泻等对症治疗。减少鼻饲饮食量及脂肪的摄入，保持饮食温度接近体温，加强饮食卫生，必要时暂停鼻饲饮食。此外，还应保持肛门周围皮肤清洁干燥，用温水洗净后可涂擦氧化锌软膏，防止肛周皮肤溃烂感染。

5. *胃液潴留* 鼻饲前先从鼻饲管内抽吸胃液，如果每次超过100ml，则提示为胃液潴留，是由于灌注量过大、胃肠蠕动减慢或排空延迟所致，可影响正常消化，应适当延长鼻饲间隔时间或暂停鼻饲，待症状好转后再行鼻饲；症状持续或加重时需到医院就诊，在医师指导下服用多潘立酮（吗丁啉）等胃肠促动药，或行胃肠减压，促进胃排空。

6. *消化道出血* 由于化疗药物对胃肠黏膜的刺激或其他原因导致胃肠血管痉挛、黏膜坏死，患者可出现鼻饲管内抽出咖啡色或血性液体，排出柏油样大便，严重者可出现头晕、眩晕、乏力等症状，应立即到医院就诊，积极接受治疗。

7. *其他* 口腔感染、皮肤完整性受损、鼻及食管溃疡等。应指导家属重视患者的基础护理，如口腔护理、翻身、叩背、擦洗等有效预防措施。

三、留置膀胱造瘘管患者的家庭护理

膀胱造瘘是因患者尿道梗阻后在耻骨上膀胱区皮肤做的造瘘口，放置导管（一般为双腔气囊导尿管）于膀胱内将尿液引流至体外的方法，用于暂时性或永久性尿道改道，以解决排尿困难。肿瘤患者往往需长期留置膀胱造瘘管，因此，指导患者及其家属在治疗间歇期进行妥善细致的导管护理是有效预防感染并发症、确保导管功能、保证生活质量的关键。

（一）心理护理

由于膀胱造瘘术改变了原有的排尿途径，患者会认为形象受损、尊严丧失，心理上变得很悲观且敏感，产生明显自卑感、孤独感，影响其日常生活和社交活动。家属应多陪伴患者，加强与患者交流，及时了解并尽力满足其需求，鼓励患者从事喜好的活动；使患者充分认识留置膀胱造瘘管的必要性和重要性，能主动参与造瘘管的护理，尽快适应生活习惯的改变；协助患者将尿袋妥善放置于外衣内面，佩戴尿袋罩，保持清洁无异味，维护其自尊；经常鼓励患者勇于面对现实，及早消除心理阴影，亦可加强与外界的沟通和交流，参加有益于健康的社交活动，重新燃起对生活的热爱，建立战胜疾病的信心。

（二）积极预防感染

尿路感染是永久性膀胱造瘘患者最易发生的并发症，在家庭护理中患者和家属应严格执行导管护理程序，积极预防尿路感染。

1. 家属应勤打扫和整理房间，保持室内清洁；经常开窗通风，保持室内空气清新；协助患者保持良好的个人卫生，每日清洗会阴部，保持衣物、被褥清洁，有污染及时更换。

2. 家属应重视患者的营养，病情允许的情况下增加有氧锻炼，以提高患者的机体抵抗力。不滥用抗生素、保健品等，避免对肾脏功能造成损伤，亦可能导致二重感染。

3. 注意保持造瘘口局部的清洁和干燥，定期刮除体毛。每日消毒造瘘口及周围皮肤（若窦道已形成，无出血、肉芽时可每周消毒），及时清除分泌物，并覆盖以无菌敷料，发生漏尿、浸湿后及时消毒、更换敷料。消毒时以造瘘口为中心，自内向外螺旋式擦拭，范围直径达 15cm，同时自造瘘口向远端消毒造瘘管 10cm。

4. 注意观察患者的病情。每日查看造瘘口有无红肿、粘连，分泌物的量、颜色、气味，尿液的颜色、性状、引流量等，并遵照医嘱定期进行尿液检验，及早发现感染征象。若出现发热、局部红肿及渗液多、尿色深黄或浑浊、尿液带血、管道内絮状物、尿道灼热感，则提示可能出现尿路感染，应及时联系医务人员做相应处理。

5. 在医师的指导下定期更换引流袋，一般每天更换 1 次（防回流尿袋每周更换 1 ～ 2 次）。更换时，造瘘管连接口应用消毒液棉球由内向外螺旋式消毒 3 遍，待干后连接引流袋，确保造瘘管与引流袋衔接紧密。外出时可另备引流袋和消毒用物，以防引流袋污染或破损后需要及时更换。

6. 患者翻身或活动需移动引流袋时必须反折造瘘管；造瘘管和引流袋的位置切忌高于膀胱区；及时倾倒引流袋内的尿液，避免储存量过多。这些措施均可防止尿液反流至膀胱而造成逆行感染。

7. 夹闭造瘘管后感觉膀胱膨胀时应及时开放造瘘管引流尿液（入睡时可持续开放），避免憋尿后导致尿液漏出污染造瘘口。漏尿严重时，应到医院进行置管负压吸引。

8. 督促患者多饮水，促进排尿，以稀释尿液、冲洗泌尿道、预防感染。

（三）谨防造瘘管脱出

防止造瘘管滑脱是膀胱造瘘患者家庭护理的关键，是维持排尿功能的重要措施。

1. 将造瘘管和引流袋放置于妥善位置，尤其在患者翻身、睡眠及进行造瘘管护理时，以防导管松脱、牵拉而发生脱管。造瘘管应自然盘曲、妥善摆放于腹壁上，必要时另行粘胶固定。也可用绳子或别针将造瘘管固定在裤腰上，将尿袋妥善放置于裤袋或专用的尿袋罩中。

2. 日常活动中，患者应注意避免重力撞击及进行剧烈活动而导致造瘘管气囊破裂，造成管道滑出体外。

3. 如不慎发生脱管，应立即检查脱出导管的球囊是否完好，检查尿道有无渗血损伤，同时与医护人员取得联系，获得专业指导，并在 24h 内到医院重新插入造瘘管，以防造瘘口堵塞，造成插管困难。

（四）及时预防和处理造瘘管堵塞

造成造瘘管堵塞的原因很多，如膀胱内壁黏膜细胞的脱落、尿液浓缩沉淀、尿液结晶、尿道内结石、血凝块及导管扭曲等因素均可导致堵管。

1. 注意观察尿液引流是否通畅、有无漏尿、尿量与摄入量有无较大差距，并经常捏挤造瘘管，及时排查有无管道堵塞。若尿液引流不畅，应首先查看管道有无折叠、扭曲或受压等情况，排除后可用无菌注射器向管腔内注入无菌生理盐水 50ml/ 次，并抽吸，一般即可通畅。如堵塞不能解决，应及时到医院处理。

2. 病情许可应鼓励患者每日饮水至少 2000ml，达到生理性膀胱冲洗的作用，以清除泌尿道沉淀物，防止尿垢和结石的产生，维持引流通畅。

3. 根据医嘱或造瘘管材质定期更换双腔气囊导尿管，防止尿碱沉积形成结石而堵塞管道。一般 4 ～ 6 周更换造瘘管 1 次，可至社区卫生服务中心或正规医院进行，不宜自行在家中更换。

4. 酌情增加患者的活动量和活动度，对于长期卧床患者应定时予以翻身，预防泌尿系结石和尿液沉淀。

5. 减少动物蛋白及含草酸多的食物如菠菜、巧克力、豆腐等的摄入，不宜长期饮用浓茶，以免增加尿钙排出和尿酸水平，增加尿路结石的发生。

（五）预防膀胱挛缩

持续性引流尿液可使膀胱长期处于空虚状态，引起逼尿肌失用性萎缩，最终形成膀胱挛缩。因此，留置膀胱造瘘管的患者及其家属需掌握适时夹管、间歇引流尿液的方法，根据患者膀胱的充盈程度每间隔 2 ～ 4h 放尿引流一次。定时放尿可训练膀胱排尿、储尿和自律功能，避免发生膀胱肌无力及挛缩。对于终身带管、已有膀胱萎缩的患者，则无须夹管，以免引起漏尿。

（六）预防和处理造瘘口周围皮肤炎

长期留置造瘘管会对周围组织产生炎性刺激、体位频繁变动增加管道与周围组织之间的摩擦及造瘘口分泌物的物理性刺激，可引起周围组织不同程度的损伤导致炎症反应。应注意保护造瘘口周围皮肤的清洁与干燥，如出现潮红、湿疹时可以外涂氧化锌软膏。

四、携带静脉导管的家庭护理

中心静脉导管尤其是经外周静脉置入中心静脉导管（PICC）和置入式静脉输液港（PORT）在临床上的广泛应用，极大减轻了患者反复穿刺的痛苦、避免了抗肿瘤药物对外周静脉的损伤，提高了患者的生活质量。治疗间歇期患者须携带 PICC、PORT 出院，这就对导管的家庭护理提出了较高的要求，患者及其家属应高度重视，掌握必要的自我护理技能，确保导管的功能完好，便于下一化疗周期的顺利进行。所以，注意以下家庭护理措施十分重要。

（一）PICC

1. 带管期间患者可从事一般性日常工作和家务劳动、体育锻炼，以及置管肢体功能锻炼（图 10-2），以促进肢体血液循环，预防血栓形成。但须避免置管侧肢体提过重的物品，或做引力向上及托举哑铃等持重锻炼。

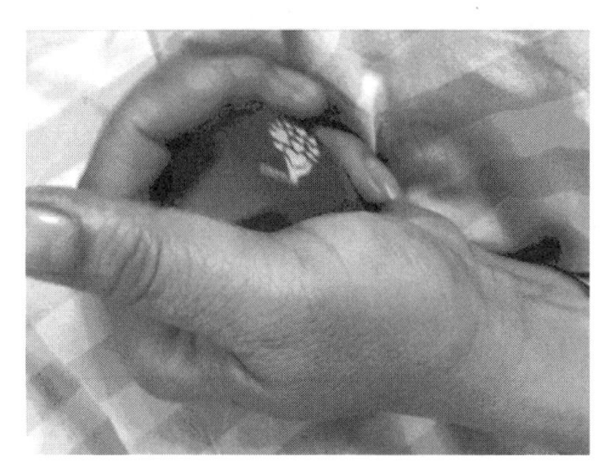

图 10-2　置管肢体握拳功能锻炼

2. 注意保持穿刺部位清洁干燥，不要擅自撕下贴膜。避免游泳、盆浴、泡澡等浸泡 PICC 敷贴区而打湿贴膜的活动。沐浴时可用保鲜膜包裹严实（图 10-3）或使用 PICC 沐浴套（图 10-4）。贴膜如有卷曲、松动或潮湿，应及时到医院请护士处理。

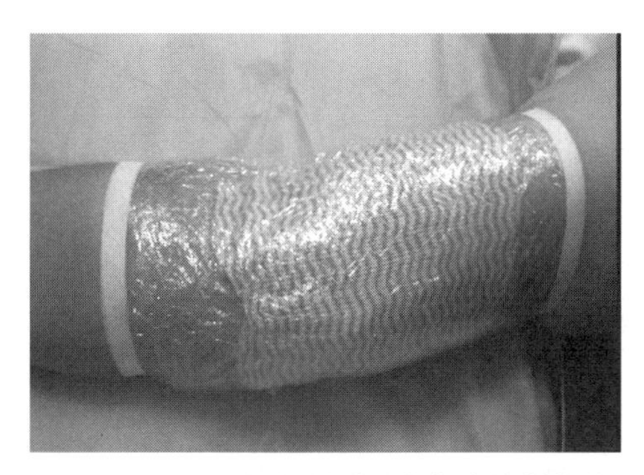

图 10-3　淋浴时以保鲜膜妥善包裹穿刺部位

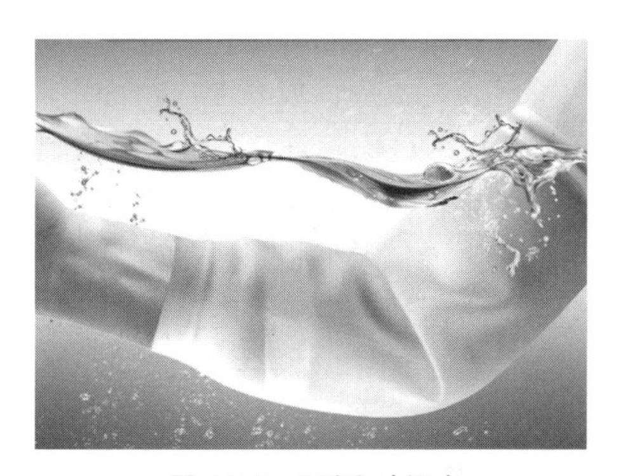

图 10-4　PICC 沐浴套

3. 治疗间歇期至少每 7 天应到医院进行导管冲洗、换贴膜、肝素帽或正压接头等维护，并按要求戴好口罩，避免增加感染的概率。患者及其家属切勿在家自行维护，特殊情况可在护士指导下进行操作。

4. 日常注意观察：穿刺点及周围皮肤有无发红、肿胀、疼痛、瘙痒，有无渗血、渗液、脓性分泌物；导管外露部分的长度是否有变化；输液接头有无松动、脱落；导管体外部分有无打折，破损；有无剧烈咳嗽后导管回血现象等，如有异常应及时到医院检查、处理。

5. 勿情绪激动、大声哭闹，如因剧烈咳嗽或呕吐等原因出现导管回血，应及时到医院检查导管是否通畅，并规范冲管。

6. 避免重力撞击或玩弄导管，以免造成导管损伤或拉出体外。若不慎将导管部分带出，切不可自行将脱出的导管重新送入体内，应妥善固定后按压穿刺点立即到医院处理。若输液接头不慎脱落，或导管体外部分破损、漏液，应立即将穿刺点与破损部位之间的导管反折并夹闭，用胶布妥善固定后到医院处理。

7. 皮肤过敏需使用通透性更高的贴膜（纱布）时，应按照医务人员的要求缩短更换贴膜的间隔时间，提前到医院进行维护。

8. 在外地时应到专科门诊进行专业维护，行 PICC 冲管应使用 10ml 及以上注射器，进行 CT 或 MRI 检查时，提醒医师不要通过 PICC 高压推注造影剂，防止暴力冲管、压强过大而导致导管爆裂（耐高压导管除外）。

9. 根据产品说明书，PICC 留置时间一般为半年至一年，治疗结束后即使未到使用期限也不建议继续留置。需拔管时应到正规医院找专业护士予以拔除。

10. 务必仔细阅读并随身携带《PICC 维护手册》，每次进行 PICC 维护前应出示该手册，以提供置管相关信息。

（二）PORT

1. 治疗间歇期按时（一般为 4 周）回医院或到有条件的正规医院进行专业的冲管，必要时增加冲管的次数。

2. 保持输液港局部皮肤清洁干燥，每日观察局部有无发红、灼热感、肿胀、疼痛等炎性反应，或有无肩颈部疼痛、同侧上肢水肿或疼痛等症状，出现任何不适应及时到医院进行咨询、就诊。

3. 携带输液港不影响从事一般性日常劳动、轻松运动或工作，但需避免使用输液港同侧手臂提过重的物品，或做托举哑铃、引体向上、打球等活动幅度大的体育活动，并注意避免重力敲打、撞击、挤压输液港注射座。

4. 做 CT、MRI 等检查时，严禁使用此输液港作高压注射造影剂，防止导管破裂。

5. 务必仔细阅读并妥善保管《静脉输液港患者手册》，每次进行输液港维护前应出示该手册，以提供置港相关信息。

第三节　造口患者的家庭护理

一、造口概述

肠造口（俗称人工肛门）术在肠肿瘤、肛肠先天性畸形、炎症、外伤中具有无可替代的治疗作用。肠造口分为回肠造口、结肠造口、单腔造口、双腔造口，其中以单腔结肠造口最多。据不完全统计，我国每年约 10 万以上患者需做永久性结肠造口。

尿路造口是因膀胱癌等原因需进行膀胱全切回肠代膀胱腹壁造口术，即截取一段回肠，回肠的一端连接输尿管，另一端开口于腹壁，形成人造膀胱，尿液经此通道排出体外，以重建患者的排尿功能。

因疾病本身及造口手术改变了原有的正常排便方式，患者需终身使用人工造口、携带造口器具，这种改变对患者的生理、心理和社会功能方面均造成了极大影响。医护人员要耐心指导患者及其家属掌握正确的造口护理方法和技巧，以及常见并发症的预防和处理对策，并强调家庭护理的必要性和重要性，尽快适应新的排便方式，避免或减少造口并发症的发生，以提高患者生活质量。

二、造口的常规护理

（一）心理护理

美国肠造口治疗师 Fumbull 曾著文提出，对造口患者应重视生命的质与量，不但要让他们活着，还要让他们活得愉快，活得有尊严。造口手术后排泄方式的改变不仅给患者的生活带来极大的不便和痛苦,对患者的形体和自尊造成影响，同时在心理上也会形成极大的阴影。家属无论在行为还是心理上都要给予患者无限的关爱和尊重，除及时了解患者的内心变化，适时给予关心、鼓励和安慰，尽量减轻患者的心理负担外，还应鼓励患者学会生活自理及参加力所能及的体育锻炼和社交活动，增强体质的同时也重拾对生活的信心。

（二）造口用品的选择

造口袋是有效收集排泄物最理想的产品，现代造口装置开始应用的标志是 1944 年具有黏合面造口袋应用于临床。理想的造口用品不仅应具备佩戴舒适、方便、隐蔽的功能，而且具有保护皮肤、隔臭、便于观察的功能及其合理的费用。对于永久性造口患者，造口袋的正确选择可满足患者生理和心理两方面的需求。

造口袋的种类有较多，其选择原则可根据患者的排便特点及经济承受能力而定。

1. 根据造口袋的排放口分为 3 类：闭口袋（图 10-5）为一次性排空，有除臭过滤片，适合于大便成形、每天更换不多于一次的患者。开口袋（图 10-6）可根据需要及时倾倒排泄物，便于排空，适用于半成形粪便或液性粪便。泌尿造口袋可以排出尿液、引流液，有防反流装置，能连接引流袋。

2. 根据造口袋设计分为一件式和两件式：一件式造口袋（图 10-7）通常为一次性，有剪定的开口，底盘薄、柔软、与便袋连在一起，可直接贴于皮肤，简单易使用。两件式造口袋（图 10-8）为底盘与便袋可分离式设计，不用撕开底盘即可护理造口，更换方便，可重复使用；底盘凸面塑料与便袋凹面塑料环相吻合，无须对腹部加压即可扣紧造口袋，对造口及周围皮肤起到保护作用。一件式尿路造口袋（图 10-7）和两件式尿路造口袋均具有抗反流阀，可防止尿液逆流，并配备专用引流接头，方便衔接引流袋。腹壁切口愈合后宜选择两件式造口袋，但造口脱垂、造口旁疝及经济较困难的患者应选用一件式造口袋。

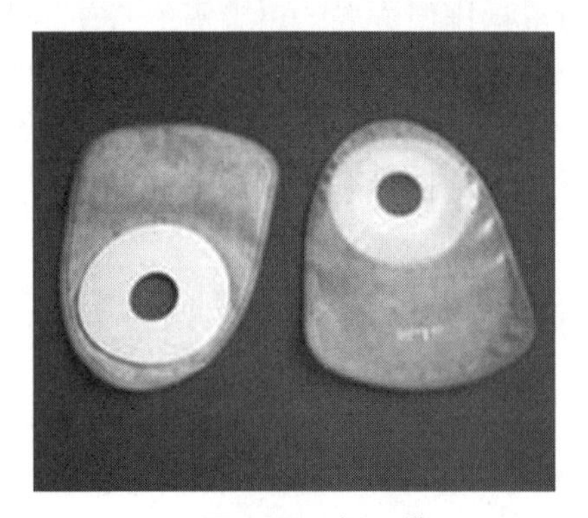

图 10-5 闭口袋

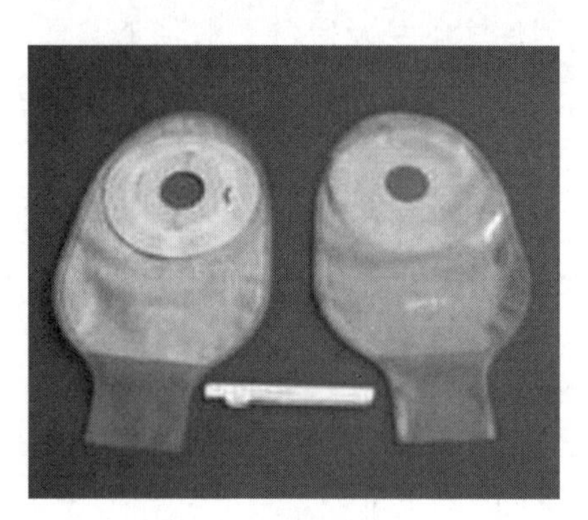

图 10-6 开口袋

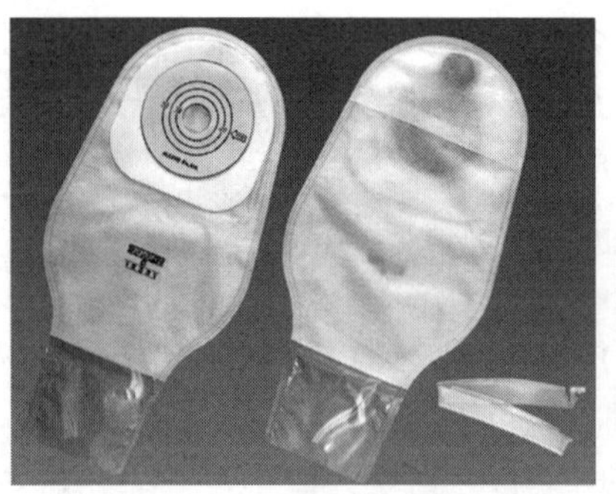

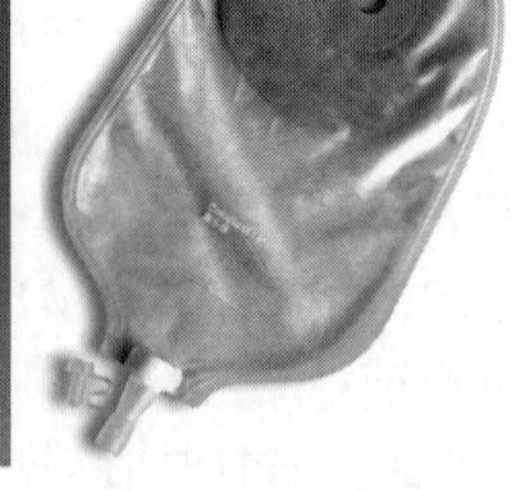

图 10-7 一件式造口袋（右侧为一件式尿路造口袋）

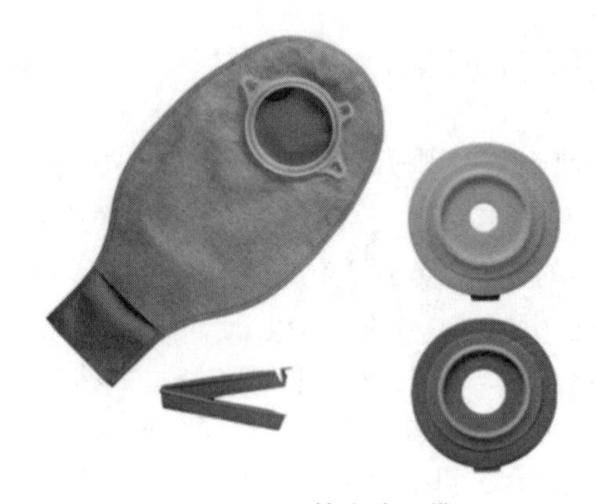

图 10-8 两件式造口袋

近年来，造口辅助用品如皮肤保护膜、造口护肤粉、造口清香剂、过滤片、防漏膏、防漏条、除黏剂、腰带等广泛应用于临床。它们各有特点，功能多样，共同维护着造口术后患者的健康，应根据患者的经济状况及造口情况合理地进行选择，这也是做好造口护理的关键。

（三）造口袋的更换

1. 更换造口袋应在清洁干净的环境中进行，避免人多场所，注意保护患者隐私并注意保暖。尿路造口袋的更换最好选择清晨未进食之前，避免换袋过程中尿液流出影响造口袋的粘贴及稳固性。

2. 在取下原底盘时，一手压住腹部皮肤，另一手轻揭造口袋，自上而下慢慢将底盘撕除，避免动作过快、过猛而损伤皮肤。如底盘粘贴牢固致撕除困难时可用湿纱布浸润底盘再缓慢撕开。

3. 评估造口黏膜及周围皮肤情况，查看有无红疹、皮损、溃烂等皮肤问题，检查造口周围皮肤是否平坦。

4. 造口袋的粘贴必须以局部皮肤清洁、干燥为前提，以提高粘贴的成功性。底盘揭除后应选用中性温和的清洁剂和清水清洁造口周围皮肤，去除污垢及残胶，然后用棉球或纱布擦干皮肤，注意动作应轻柔，避免损伤造口黏膜及周围皮肤。

5. 裁剪底盘前用造口测量尺测出造口的大小和形状，主要测量身体横轴与纵轴方向造口的长度。所测量的两个值分别放大 1 ～ 2 mm 后在底盘上做相应裁剪，即裁剪后的底盘直径大于造口口径 1 ～ 2mm，避免过大或过小，过大易受排泄物刺激造成局部皮肤的损伤；过小则易导致造口血液循环障碍或增加局部摩擦而引起出血。

6. 患者进行站立、坐下、弯腰等动作，根据造口皮肤的皱襞程度对造口袋粘贴位置进行适当调整。

7. 粘贴时先撕去底盘粘胶面的保护纸，将底盘中心孔对准造口平整地粘贴于皮肤上，排尽粘胶与皮肤之间的空气，并用手轻轻按压以使底盘内口紧贴造口周边皮肤。粘贴时还需注意患者应采取立位或卧位，以保持腰部皮肤的平整；尽量避开皮肤凹陷、瘢痕或皱褶处，如无法避开，可用防漏膏或防漏条填平后再粘贴造口袋，以免粘贴不实造成排泄物沿缝隙处渗漏。

8. 造口袋应妥善放置，袋囊朝下，必要时用弹性腰带加以固定。

9. 随时观察造口袋有无破损、排泄物有无渗漏等情况。造口袋若粘贴不牢或出现渗漏时需及时更换，若无异常可每周更换 1 ～ 2 次。

（四）造口袋的清洗

1. 当造口袋内的排泄物超过 1/3 或 1/2 时，或患者出现肠胀气时需及时清洗或更换。

2. 两件式的造口袋脱下后倒出排泄物，然后用中性洗涤剂和清水洗净，悬挂在阴凉处风干，防太阳直晒导致造口袋老化。

3. 可在造口袋内套上保鲜袋（适用于两件式造口袋），排泄物将直接流入保鲜袋内，造口护理时仅需更换保鲜袋即可，无须经常清洗造口袋。此方法简单易操作，且取材方便，是普通家庭的常用方法。

（五）日常生活护理

1. 患者可携带造口袋进行淋浴（须待手术伤口愈合），不宜选择盆浴。淋浴前先用防水胶布粘贴底盘周边，避免底盘浸湿导致粘胶不牢。也可在造口袋更换前进行淋浴，即拆下造口袋直接淋浴后再安装新的造口袋。

2. 平日宜穿柔软舒适、松紧适宜的棉质衣服，能有效遮挡造口袋。腰带弹性适中不宜过紧，以免造口受压。

3. 肠造口患者应根据造口的不同阶段合理调整饮食结构，使大便逐步成形，并注意预防腹泻。勿食用过粗纤维食物，如芹菜、韭菜等，防止堵塞造口。

4. 尿路造口者应注意增加液体的摄入量，每天饮水 2000 ～ 3000ml，可稀释尿液，减轻尿液对局部皮肤的浸渍，且能降低感染的风险。

5. 定时排放排泄物并及时清洗造口袋，气味较大时可使用带有碳片的造口袋，或在造口袋内放入适量清新剂以去除异味。

（六）形成定时排便的习惯

肠造口患者积极训练规律的排便习惯，有助于提高自身生活质量，同时也会增加回归社会的信心。首先要培养规律的排便意识，每天晨起或睡前进行顺时针按摩腹部，也可于清晨喝一杯凉开水刺激肠蠕动，产生便意时通过增加腹压帮助排便，每天定时训练。规律的排便意识形成后开始进行训练排便行为的控制，即每次有便意后，通过改变体位、听音乐、看书等活动减轻便意，并做腹壁肌肉收缩锻炼，以训练肠道贮便功能和肠壁的延伸性，逐渐养成每天定时排便的习惯。

反复稀便不能有效控制的肠造口患者，可在医师的指导下制订定时结肠灌洗的计划。结肠灌洗是利用适量温水或温盐水（500 ～ 1000ml）通过肠管灌注至结肠内以刺激肠蠕动，使粪便尽快、彻底排出体外的方法。结肠灌洗后 1 ～ 2d 无大便排出，可使患者逐步养成定时排便的习惯，达到人为控制排便的目的。灌洗时应掌握适宜的灌洗液量及温度，避免造成患者不适，且应注意肠管插入时不可用力过猛，以免造成肠穿孔。结肠灌洗不适用于高龄、儿童、体质虚弱、暂时性造口的患者以及出现造口并发症时。

三、造口相关并发症及护理

（一）造口周围皮炎

造口周围皮炎是造口患者最常见的并发症，多因造口袋密闭不严导致粪液或尿液浸渍、刺激局部皮肤引起炎症，或因造口器材与皮肤摩擦引起机械性损伤，部分患者也可因造口器具引起皮肤过敏所致。表现为局部红肿、压痛、皮疹、糜烂，严重者发生溃疡、脓肿。其预防处理措施如下。

1. 选择材质、形状、大小、功能均合适的造口产品，尽量减少排泄物与皮肤接触的机会。掌握正确的底盘裁剪和造口袋更换方法，皮肤不平者可在底盘内环处涂防漏膏，以填补皮肤空隙。

2. 保持造口周围皮肤的清洁、干燥，必要时可使用吹风机。无皮肤损伤时不宜常规使用消毒液，也不可用碱性肥皂液或化学药剂清洗，避免对造口周围皮肤造成刺激。

3. 可常规使用造口护肤粉预防皮肤问题，也可使用皮肤保护膜或氧化锌油膏涂于皮肤上以隔离粪便或尿液，防止排泄物直接浸渍皮肤。

4. 夜间睡眠前可将尿路造口袋连接引流袋挂于床旁，并注意少喝水，这样既可保证良好的睡眠质量，又可防止底盘长时间浸泡在尿液中而引起皮炎，还可以延长造口袋的寿命。

5. 若已发生局部皮肤红肿、糜烂，可涂擦红霉素软膏或遵医嘱对症处理，并尽量避免排泄物的直接刺激。

（二）造口旁疝

造口旁疝（artificial fistula-induced hernia）常发生于造瘘通道与穿出腹壁的内脏之间未完全愈合的患者，是造口术后的晚期并发症。与患者的肥胖体质、营养不良、慢性咳嗽、便秘、排尿困难等因素有关，而局部原因常与造口周围组织感染或脂肪液化有关，术中造口位置选择不当或缝合技术欠缺也是原因之一。早期无明显临床症状，或仅在造口旁出现向外突出的皮下肿块。皮下肿块可在长时间站立、行走或腹内压增加（如搬重物、咳嗽、用力排便、排尿）时出现，休息或平卧时减小或消失，且肿块会逐渐增大。因疝囊扩张牵扯腹壁和造口，部分患者可出现局部钝痛、坠胀感、饱胀感、消化不良、便秘等不适。巨大疝可影响患者穿衣和生活。其防治措施有以下几点。

1. 疝体较小、无明显不适的患者，可使用腹带、造口带加压包扎，亦可用环形压具固定于造口周围组织，防止内脏进一步疝出。

2. 掌握适当的活动度，避免提举重物和进行增加腹压的动作，并积极治疗引起腹内压增高的疾病，如控制咳嗽、解除便秘等；肥胖患者要适当控制体重，并加强腹肌锻炼；避免情绪激动，睡眠时避免压迫造口。

3. 加强营养支持治疗：造口初期患者的饮食应由流质—半流质—普食逐渐过渡；宜定量进食，细嚼慢咽，防止暴饮暴食；注意饮食卫生，不吃生、冷、硬的食物，并多饮水、多食新鲜蔬果；少吃油炸、油腻、刺激性、易产生气体的食物，如豆类、薯条、韭菜、洋葱、碳酸饮料等。

4. 造口旁疝若难以恢复，应该及时到医院就诊。

（三）造口狭窄

早期出现的造口狭窄多由于腹壁各层组织切口过小，造口通道过窄、过紧所致，后期出现的狭窄与造口受排泄物和分泌物刺激而使腹壁切口发生感染引起瘢痕挛缩有关。表现为手指不能顺利通过造口。

患者及其家属应注意观察排便情况，如数日未大便或大便变细变薄，应警惕造口狭窄。对于有造口狭窄倾向者，可通过定期扩张造口的办法进行预防。患者或家属可用戴有指套、涂抹润滑剂的示指或中指徐徐插入造口内4cm左右，停留3～5min，并左右上下移动以扩张造口，每天1～2次。扩张造口时动作宜缓慢、轻柔，切忌因粗暴而导致黏膜损伤出血、水肿，并嘱患者张口呵气以避免腹压增加引起患者不适。若造口严重狭窄已不能正常排便时，需及时就医检查、诊治。

（四）造口缺血坏死

造口缺血坏死是造瘘术后最严重的并发症，多与术中过度压迫或牵引致造口血流受阻引起，一般发生于术后24～48h。造口护理不当亦可能成为造口缺血坏死的原因。轻度表现为造口边缘呈暗红色或微黑色，无分泌物增多及异味；中度表现为造口黏膜多呈紫黑色，有分泌物及异味；重度表现为造口黏膜全部发黑，臭味浓重，分泌物多，此时需要立即手术切除坏死的肠段，重建造口。

因此，患者及其家属应积极观察造口情况，正常的造口颜色为粉红色，表面平滑且湿润，碰触后会有少量出血。若发现血供异常表现时应立即检查是否有造口受压、造口袋底盘过小等因素，评估造口活力，迅速去除可能加重造口缺血坏死的因素。若黏膜呈暗红色、紫色或黑色，失去光泽时必须高度警惕，及时就诊。另外，造口脱垂者不宜选用两件式造口袋，因底盘环容易摩擦脱垂的肠管导致造口水肿、溃疡、坏死。

（五）造口表面出血

造口黏膜有丰富的毛细血管，在更换造口袋或清洁造口周围皮肤时可能会触碰血管造成损伤、出血。由于黏膜无神经支配，因此损伤后无痛觉，不利于及时发现出血症状。应加强对造口局部的观察，出现少许渗血时只需用清洁纸巾或棉纱稍加压迫即可止血，若渗血不止或血液从造口内部流出则应及时就诊。

（六）造口回缩

造口患者可因体重增加、造口和皮肤的固定不足等原因出现造口回缩或内陷，出现便液渗漏。患者可根据造口回缩的具体情况选用凸面底盘，或使用防漏膏、防漏条填于凹陷部位。严重者需到医院进行外科修复。

第四节　癌性疼痛患者的家庭护理

2016 年国际疼痛研究协会（IASP）对疼痛的定义做了修订，指出疼痛是一种与组织损伤或潜在组织损伤相关的感觉、情感、认知和社会维度的痛苦体验。据世界卫生组织(WHO)统计,30%～50%的恶性肿瘤患者伴有不同程度的疼痛，即癌性疼痛（cancer pain，以下简称癌痛），是由于肿瘤本身、肿瘤相关性病变、抗肿瘤治疗及精神、心理和社会等原因所导致的复杂性疼痛,是肿瘤患者最常见、最难以忍受的症状之一。癌痛一般为慢性疼痛，往往持续存在于患者的整个病程和治疗过程中，如果得不到及时有效的控制，将严重影响肿瘤患者及其家属的生活质量。因此，医务人员应在患者出院前做好癌痛相关知识宣教，教会患者及其家属掌握疼痛评估方法、治疗原则及家庭护理措施等内容，以保证癌痛治疗的持续性和有效性，最大限度地缓解或减轻患者疼痛，提高生命质量。

一、癌痛基础知识

由于患者及其家属有限的癌痛控制知识造成其观念上的错误认识、对药物成瘾的担忧，造成持续性照顾缺陷，而影响癌痛控制的效果。

（一）癌痛发生的原因

1. *肿瘤直接引起的疼痛*　由于肿瘤压迫、浸润、阻塞、溃烂等原因造成患者疼痛，最常见于肿瘤压迫或侵及神经、阻塞空腔脏器、发生骨转移等情况。

2. *肿瘤间接引起的疼痛*　肿瘤破溃感染引起周围组织坏死、被动体位造成的压力性损伤、病理性骨折、脏器穿孔、口腔感染产生的疼痛等。

3. *肿瘤治疗引起的疼痛*　手术、化疗、放疗等治疗及一些诊断性检查，如手术后切口瘢痕、放疗后口腔黏膜炎、化疗后带状疱疹及局部组织坏死、腰椎穿刺抽脑脊液、内镜检查等，均可引起患者疼痛。

4. *与肿瘤无关的疼痛*　由于同时存在的良性疼痛所致，可因抗肿瘤治疗或肿瘤进展而加剧，例如，椎间盘脱出、骨质增生、类风湿、偏头痛等。

（二）癌痛的分类

1. *根据疼痛发生情况和持续时间分类*

（1）急性疼痛：是指有明确的开始时间，持续时间较短，起病明确，常与肿瘤诊断和治疗有关或因肿瘤生长迅速而突发，使用镇痛方法可以控制。

（2）慢性疼痛：由于肿瘤进展压迫脏器或脏器包膜膨大，压迫、侵犯神经引起的疼痛，逐渐发生并可能持续加重，为持续 3 个月以上的疼痛。需要规律使用镇痛药物，并结合心理、社会支持等进行综合治疗。

（3）爆发性疼痛：是癌痛患者经常面临的问题，是指使用阿片类药物治疗期间，患者在持续疼痛的基础上，突然出现的短暂而剧烈的疼痛。疼痛不可预测，与原来的慢性疼痛无必然联系。

（4）偶发性疼痛：也称为活动相关性疼痛。是爆发性疼痛的一种，主要与某些特殊的活动相关，如进食、排泄、翻身、走路等。

2. 根据患者的主观感受分类

（1）钝痛：酸痛、胀痛、闷痛等。

（2）锐痛：刺痛、刀割样痛、烧灼样痛、绞痛、撕裂样痛、爆裂样痛、钻顶样痛等。

（3）其他描述：跳痛、压榨样痛、牵拉样痛等。

3. 根据疼痛的部位分类

（1）躯体痛：疼痛能精确定位，可分为急性和慢性，患者主诉为尖锐的针刺样痛、酸痛、刀割样痛等。常见于肿瘤组织压迫或侵及邻近的软组织、血管或骨等。

（2）内脏痛：一般为弥漫性，疼痛定位不明确，通常表现为挤压痛、胀痛或牵拉痛，可放射到远处的体表即牵涉痛，常伴有自主神经功能紊乱，如大汗淋漓等。其发生因素源于胸、腹部的内脏器官受到肿瘤浸润、压迫或牵引后，造成脏器缺血、包膜紧张所致。

（3）神经痛：由于肿瘤浸润或治疗引起神经末梢或中枢神经系统受损所致。患者常表现为阵发性钳夹样痛、烧灼样痛或电击样痛，可伴有某部位感觉或运动功能障碍。

（三）癌痛的评估方法

疼痛是一种主观感受，个体对疼痛的耐受性可因人而异，因此，家属在评估疼痛强度时应以患者的主诉为依据，不能依赖自己的主观判断或者怀疑患者反映疼痛程度的真实性。并根据患者的病情、神志、年龄、理解能力的不同，而选择不同的疼痛评估方法。

1. 数字疼痛量表（NRS）（图 10-9） 为常用的疼痛强度评估工具，是由 0 ～ 10 数字等份标出的线性标尺，共 11 个点，其中，0 表示为无痛，1 ～ 3 分为轻度疼痛，4 ～ 6 分为中度疼痛，7 ～ 10 分为重度疼痛。在进行疼痛评估时，由患者指出最能代表他当前疼痛程度的数字，即为患者的疼痛评分值。此评分方法具有良好的信度、效度和灵敏度，便于患者及其家属掌握，但是此量表较为抽象，对于文化程度低、认知有障碍的患者使用效果不理想。

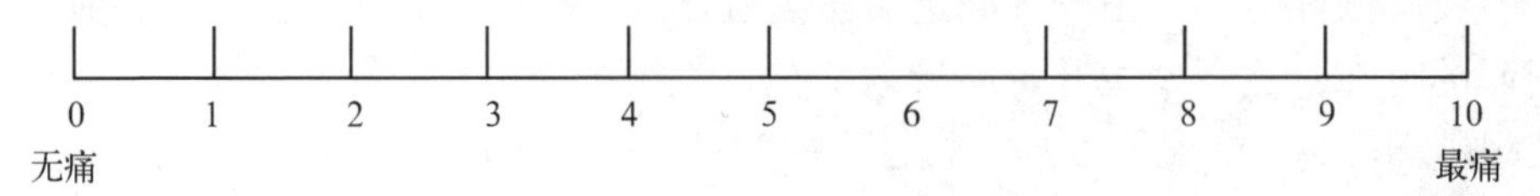

图 10-9 数字疼痛量表

2. 视觉模拟疼痛量表（VAS）　也称直观类比标度法，通常采用中华医学会疼痛学分会监制的 VAS 卡，为一线形图（图 10-10）。VAS 将一条 100mm 的水平或垂直线模拟分成 100 个点，在线的一端为“无痛”，另一端为“最剧烈的疼痛”，患者可根据自己所感受的疼痛程度做出标记，从起点至标记处的距离长度就是疼痛的量，即表示疼痛的强度。运用 VAS 评估疼痛时需要必要的感觉、运动和直觉能力，对老年人、文化程度较低、认知损害者并不适用。

无痛　　　　　　　　　　　　　　　　　　　　　　　　最剧烈的疼痛

图 10-10　视觉模拟疼痛量表

3.Wong-Banker 面部表情疼痛量表（FPS-R）　该评估方法是用 6 种面部表情，从微笑、悲伤至痛苦到哭泣的图画来表达疼痛程度，疼痛评估时要求患者选择一张最能代表其疼痛程度的脸谱（图 10-11）。这种评估方法简单、直观、形象，易于掌握，特别适用于急性疼痛者、老人、儿童、文化程度较低者、表达能力丧失者及认知功能障碍者。

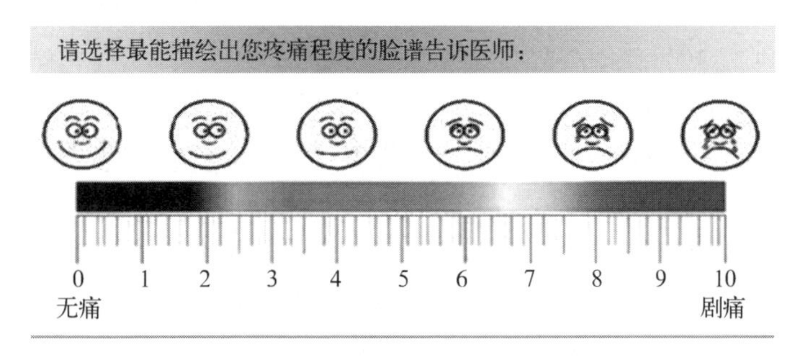

图 10-11　面部表情量表

癌痛评估脸谱：0：无痛；1 ～ 3：轻度疼痛（睡眠不受影响）；4 ～ 6：中度疼痛（睡眠受影响）；7 ～ 10：重度疼痛（严重影响睡眠）

4. 描述疼痛量表（VRS）　根据疼痛对患者生活质量的影响程度将疼痛强度分为 4 级：0 级为无痛；Ⅰ级为轻度疼痛，患者有疼痛但可以忍受，生活正常，睡眠无干扰；Ⅱ级为中度疼痛，患者疼痛明显，睡眠受到干扰，需用镇痛药治疗；Ⅲ级为重度疼痛，患者疼痛剧烈，不能忍受，睡眠受到严重干扰，可伴有自主神经紊乱或被动体位。VRS 是最早应用于疼痛研究的量表，该评估方法沟通方便，比较满足患者的心理需求，但缺乏精确度。

5.“长海痛尺”评估法　将 0 ～ 10 数字疼痛量表和 0 ～ 5 描述疼痛量表两种量表进行组合，形成了“长海痛尺”评估法。它保留了两个常用痛尺的功能和优点，规避了其缺点，能够精确地反映患者的疼痛程度（图 10-12）。

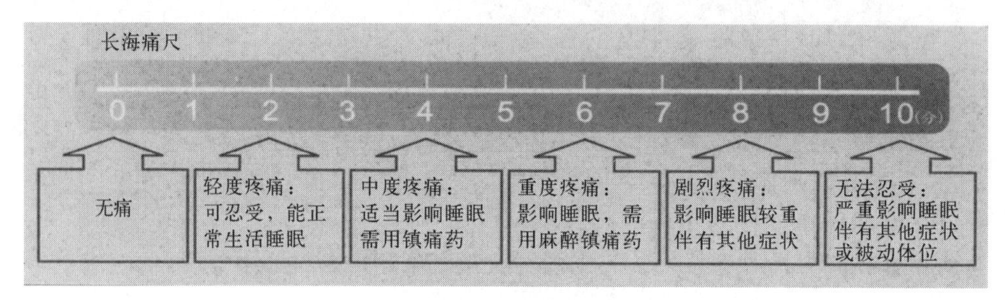

图 10-12 长海痛尺

（四）癌痛的治疗

1. *治疗原则* 癌痛应采用综合治疗的原则，根据患者的病情和身体状况，应用恰当的止痛治疗手段，及早、持续、有效地消除疼痛，预防和控制药物的不良反应，降低疼痛和有关治疗带来的心理负担，提高患者生活质量。2016 年美国国立综合癌症网络（NCCN）《成人癌痛临床实践指南》中首次提出 4A’S 癌痛管理目标，即优化镇痛（analgesia）、优化日常生活（activities）、最小的副作用（adverse effect）和避免异常的用药行为（aberrant drug taking），强调了癌痛不仅是药物单一的治疗，而是全面、全程的管理过程。2018 年该指南将癌痛管理目标更新为 5A’S，新增的第 5 个 A 为情感（affect），即重视癌痛和情绪的关系。这 5 方面内容可以充分反映癌痛控制后患者生活质量的改变。成功的癌痛治疗不仅包括疼痛程度的减轻，还必须包括患者生活质量的改善、心理生理状态的稳定、社会功能的提高，药物摄入量和副作用的控制。

2. *治疗方法* 包括病因治疗、药物治疗和非药物治疗。

（1）病因治疗：即针对引起癌痛的病因进行治疗。癌痛的主要病因是癌症本身和（或）并发症等引起；需要给予针对性的抗癌治疗，包括手术、放射治疗、化学治疗、分子靶向治疗、免疫治疗及中医药等，有可能减轻或解除癌症疼痛。

（2）药物治疗：其基本原则如下。

①口服给药（无创给药）：在美国癌痛的用药途径中占 80%，是最简单、最科学的给药方式，为首选给药途径。口服给药不仅方便、经济、不受人力和物力等资源的限制，且具有无创性、不良反应小、不易产生耐受性及依赖性的优点，还能增加患者的独立性，提高患者生活质量。

②按时给药：根据药物的药代动力学规律按照规定的间隔时间给药，如即释吗啡每 4 ～ 6 小时给药一次，控 / 缓释制剂每 8 小时或 12 小时给药一次，即下一剂量的给予应在前一剂量的药效消失之前，从而使镇痛药物在体内维持有效的血药浓度，获得稳定的镇痛效果，且可推迟药物耐受的出现，保证疼痛得到持续缓解。

③按阶梯给药：根据疼痛强度，遵循癌痛三阶梯治疗原则合理选择不同阶

梯的镇痛药，最大限度减少药物依赖的发生。而目前的观点是弱化第二阶梯药物，在 2012 年欧洲肿瘤内科学会（ESMO）《癌症疼痛指南》和欧洲姑息治疗学会（EAPC）《欧洲癌痛阿片类药物镇痛指南》都指出低剂量的强阿片类药物与第二阶梯药物在疗效上没有显著的差异，其对于癌痛的控制有较好的疗效及更好的耐受性，可以用于中度疼痛患者的管理。

④个体化给药：个体对麻醉性镇痛药物的作用效果差异性较大，因此，阿片类药物没有标准剂量，且无极量，不同患者其阿片类药物的用药量是不同的。凡是能使疼痛得到有效缓解的剂量就是正确剂量，应根据患者的疼痛强度、性质、对生活质量的影响及用药后疼痛的缓解程度进行个体化地选择药物、确定剂量。遵循个体化给药原则可避免用药量不足或过量。

⑤注意细节：密切观察镇痛治疗后的效果和镇痛药物的不良反应及程度，如恶心、便秘、镇静等，及时给予对症处理，其目的是既能获得最佳的镇痛效果，又能将镇痛药物的不良反应降至最低。

(3) 非药物治疗：用于癌痛治疗的非药物治疗方法，主要有介入治疗、放疗（姑息性镇痛放疗）、针灸、经皮穴位电刺激等物理治疗、认知 - 行为训练及社会心理支持治疗等。适当地应用非药物疗法，可以作为药物镇痛治疗的有益补充；而与镇痛药物治疗联用，可能增加镇痛治疗的效果。

3. *癌痛治疗后评价*　WHO 在提出三阶梯止痛方案的同时，也提出了癌性疼痛控制的标准，即要求达到夜间睡眠时、白天休息时、日间活动和工作时无疼痛。这是一个比较明确和完美的目标。阿片类药物滴定应快速起效，以达到足够镇痛、及早镇痛且不良反应可耐受的效果。我国学者进行了许多探索和研究，癌痛控制标准由既往的“333 方案（疼痛平均评分≤ 3 分；每天爆发疼痛和药物解救次数≤ 3 次 / 天；开始治疗 3d 内完成剂量滴定）”逐渐向现在的“321 方案（疼痛平均评分≤ 3 分；每天爆发疼痛和药物解救次数≤ 2 次 / 天；开始治疗 1 d 内完成剂量滴定）”发展，对实现癌痛的及早控制、增加患者对治疗的信心和依从性有着积极作用。

二、癌痛治疗中的常见误区

由于种种原因，50% ～ 80% 的患者没有得到有效的疼痛治疗。在癌痛治疗过程中，患者及其家属常会有一些认识上的误区，这些错误认识若得不到及时的纠正，将妨碍有效的癌痛治疗。

1. 误区一：疼痛剧烈时才用镇痛药。

癌痛患者若长期得不到有效的镇痛治疗，容易出现因疼痛导致的与神经病理性疼痛相关的交感神经功能紊乱，表现为痛觉过敏和异常疼痛等难治性疼痛。因此，应尽早让患者了解无须忍痛的观念，及早给予镇痛治疗，并按时用药，才能更安全有效，而且所需镇痛药的强度和剂量也最低，利于后续治疗。

2. 误区二：使用非阿片类药物更安全。

大多数癌痛患者为中至重度疼痛，服用非阿片类药物不能有效控制疼痛，且随着非阿片类药物用药时间的延长，肝、肾、胃肠、血小板毒性反应的危险性也随之增加。对于需要长期接受镇痛药物治疗的患者，若在医师指导下正确滴定药物剂量，积极防治不良反应，使用阿片类药物更安全、有效，且无肝肾等器官的毒性作用。

3. 误区三：镇痛治疗能使疼痛部分缓解即可。

镇痛治疗的目的是缓解患者疼痛，改善功能，提高生活质量，其最低目标是达到无痛睡眠，理想的治疗目标还应争取达到让患者无痛休息和无痛活动，以实现真正意义上的提高患者生活质量的目的。

4. 误区四：使用阿片类药后仍有疼痛或出现呕吐、镇静等不良反应，便立即换药或停药。

阿片类药物形成耐药后必须加大剂量才会达到初次用药的效果，不可轻易认为药物无效，同时须严格按照医嘱的剂量和用法给药，才可保证有效的血药浓度。另外，阿片类药物的不良反应除便秘可能持续存在外，大多为暂时性或可耐受的反应，如呕吐、镇静一般出现在用药最初几天，数日后症状多自行消失。因此，在镇痛治疗过程中，应积极预防药物的不良反应，减轻或避免其发生，不能擅自停药。

5. 误区五：长期使用阿片类镇痛药会发生“成瘾”，且需终身用药。

很多人担心阿片类药物会“成瘾”，不愿意长期使用。其实，规范化使用阿片类药物的“成瘾”风险极低，其成瘾率仅有 0.029%，治疗中、重度慢性疼痛成瘾发生率略高，为 0.033%。成瘾的发生与药物的剂型、给药途径、给药方式有关。药物滥用或静脉直接注射可使血药浓度突然增高，易出现欣快感及毒性反应，而导致成瘾。在慢性疼痛治疗中，采用控释、缓释制剂按时口服给药，可以避免出现过高的峰值血药浓度，且使其在一定程度上保持恒定，这种规范化的用药方法，不仅可以确保理想的镇痛效果，也显著降低发生成瘾的风险。而且，癌痛病因一旦得到有效控制，疼痛消失后可随时安全停用阿片类镇痛药，但长期大剂量用药后应在医师指导下逐渐减量停药。

6. 误区六：只有终末期肿瘤患者才能使用最大耐受剂量的阿片类药物，所以增加剂量时应该有所保留。

阿片类镇痛药的有效用药剂量，在不同患者之间存在较大个体差异，而且阿片类药并无封顶效应，剂量的确定应视患者个体而定。如果疼痛加剧，尤其对于重度疼痛，无论肿瘤临床分期及预计生存时间长短，只要镇痛治疗需要，都可以使用最大耐受量的阿片药，且足量、按时用药，以最大限度地达到理想疼痛缓解。

三、癌痛的家庭护理方法

肿瘤患者的疼痛治疗是个长期而复杂的过程，家庭功能可以从多方面影响患者治疗的情绪、态度、行为及效果，是最值得重视的因素之一。在癌痛治疗的过程中，家属不是旁观者，而是积极的参与者，尤其在患者出院后担负着大量的家庭护理工作。家属的支持和协助在解除癌痛、改善生存质量、延长生存期都具有十分重要的意义。

（一）常规护理

1. 给患者创造一个安静、整洁、舒适的家庭环境，减少人员探访，避免外来刺激。良好的环境可以提高患者的痛阈，有利于减轻疼痛。

2. 协助患者经常调整体位，做好个人卫生，保持皮肤的清洁和完好，确保舒适。

3. 适时关心和体贴患者，增进信息和情感的交流，减轻患者的心理负担，改善其消极心境，避免焦虑、紧张等不良情绪导致患者耐受疼痛的能力降低，并鼓励患者树立战胜疾病和癌痛的信心，从而积极配合治疗。

4. 鼓励患者参加社会活动，如抗癌协会、癌症俱乐部、病友会等，以获得病友、朋友及更多的社会支持，帮助患者正确面对疾病，学会排解和疏导沮丧、恐惧等情绪障碍，用积极的心理情感阻断疼痛的恶性循环。

5. 进行适当的活动，如低强度体育活动、力所能及的家务劳动、太极拳、腹式深呼吸等。

（二）积极对症处理

1. 协助患者分析疼痛产生的原因，除了身体因素外，还须注意心理、社会及经济等诸多因素的影响，以努力寻求规避的措施和方法。

2. 鼓励患者客观准确地表述疼痛，并表示充分认同；与患者共同评估疼痛的程度、部位、性质、伴随症状及发作规律等，协助医务人员制订出合理的治疗方案。

3. 与患者共同遵循镇痛原则，探讨疼痛控制的目标，了解用药方案的理由，以提高患者对镇痛治疗的依从性，并积极主动观察镇痛效果及药物不良反应，及时向医师反馈，协助医师进行治疗方案的调整。

4. 根据药物的半衰期准确、按时用药，用药时充分考虑患者的生活习惯，尽量避免选择休息时间给药。

5. 纠正有关癌痛治疗的错误认识，消除患者因害怕成瘾性及出现不良反应的疑虑和担忧，而享受无痛的权力。

6. 参照药物说明书及医师的医嘱正确使用药物。控 / 缓释制剂如美施康定不能嚼碎或碾碎后服用，否则就破坏了药物的缓释结构，影响药物的释放，使其不能产生恒定的血药浓度。透皮贴剂如芬太尼应粘贴于躯干平坦、干燥、体毛少的部位，如前胸、后背、上臂和大腿内侧，粘贴前用清水清洁皮肤，待皮肤干燥后将贴剂平整地贴于皮肤上，并用手掌按压30s，保证边缘紧贴皮肤，注意每72小时更换贴剂，且重新选择部位。

7. 在医师的指导下及时处理爆发痛，并做好记录，将爆发痛的次数作为评价镇痛效果的重要指标。

（三）综合运用非药物镇痛措施

癌痛严重影响肿瘤患者的休息和睡眠，引起精神和肉体上巨大的痛苦，患者多伴有焦虑、精神抑郁和容易疲劳的临床表现。因此，在家庭康复治疗期间，除了药物等相关治疗外，还应综合应用其他相关措施而尽可能达到整体性镇痛，以缓解疼痛，消除疲劳和紧张心理，改善生活质量。

1. *心理暗示疗法*　此法主要目的是增强患者战胜疾病的信心。结合各种抗癌治疗方法，暗示患者努力进行自我调节、认真对待日常生活、进行必要的康复训练、积极配合治疗就一定能战胜疾病，从而达到镇痛和缓解焦虑的目的。

2. *物理镇痛法*　包括局部皮肤刺激、锻炼、固定术、针灸疗法等。皮肤刺激是通过刺激疼痛周围皮肤或相对应的健侧达到镇痛目的，刺激方法可采用按摩，通过促进局部血液循环来减轻疼痛，特别适用于活动受限引起的酸痛，也可采用各种温度的刺激，如冷、热湿敷，以及涂清凉镇痛药等。对于慢性疼痛、无病理性骨折风险的患者，适宜的锻炼可以增强肌肉力量，活动强直的关节，恢复身体的协调与平衡，增加患者的舒适感，减轻疼痛。改变体位是预防和缓解疼痛的常用方法，合适的体位因人而异、因病而异，存在病理性骨折风险的患者可使用固定带（托）以预防变换体位时发生意外。

3. *放松镇痛法*　全身肌肉松弛可阻断疼痛反应。放松肌肉的方法包括慢节奏的深呼吸、简单抚摸、按摩、气功或音乐等。可以让患者在安静的环境里闭目进行深而慢的吸气与呼气，做缓慢的腹式呼吸，或做叹气、呵气动作，放松腹肌、背肌等，达到松弛肌肉、缓解疼痛的目的。另外，专门为肿瘤患者设计的冥想音乐磁带，可用于提高睡眠质量、缓解疼痛，保持患者身心舒适。

4. *转移镇痛法*　转移或分散注意力是最常用且容易操作的镇痛方法。可以让患者看电视、读幽默小说、讲笑话、听相声等；也可根据患者的爱好，选放一些轻松、愉快的音乐，边欣赏边随节奏做拍打、拍手动作；亦可坐在舒适的椅子上，闭上双眼，回想有趣的乐事或者美好的经历，将患者的注意力及心境从疼痛及伴有的恶劣情绪中得到转移，达到缓解疼痛的目的。

（四）阿片类药物主要不良反应及护理

阿片类药物不可避免会出现一些不良反应，患者和家属应正确认识，积极应对，并予以细心护理，以提高药物副反应的耐受性和治疗的依从性，保证镇痛治疗效果。吗啡是最为典型的阿片类药物，其不良反应也最具有代表性，下面以吗啡为例介绍阿片类药物的不良反应及家庭护理措施。

1. 便秘　阿片类药物与肠壁阿片受体结合，使肠液分泌减少，吸收增加，肠蠕动减慢，而发生便秘。便秘是阿片类药物最常见的不良反应，其发生率为 90% ～ 100%，同时也是中晚期癌症患者常见的症状。此反应不因长期用药而产生耐受，即便秘会持续存在于使用阿片类药物的整个过程，严重者会导致或加重恶心、呕吐等不适，成为有效缓解疼痛的最大障碍，从而形成恶性循环。因此，积极预防和护理便秘是疼痛治疗中不可忽视的问题。

（1）常规预防措施：多食富含维生素和纤维素的水果和蔬菜，多饮水，如每天晨起饮用温开水 200 ～ 300ml，增加活动度并辅以腹部按摩（如顺时针环形按摩每次 20 ～ 30min），提供隐秘的排便环境和合适的便器，养成规律排便的习惯，对便秘的预防起到积极作用。

（2）使用阿片类药物前首先了解患者的排便情况，排查引起便秘的其他原因，做好对症处理。并遵照医嘱在用药的同时服用预防便秘的缓泻药。

（3）已发生便秘者，应积极寻查包括药物因素在内的各种原因，协助患者合理使用缓泻药，如开塞露，番泻叶等，必要时增加刺激性泻药的剂量，严重便秘者予以灌肠处理。

（4）对于不能耐受便秘的患者，可在医师指导下选用消化道反应低的芬太尼透皮贴剂。

2. 恶心、呕吐　应用阿片类药物初期或增加剂量时，有些患者会出现恶心，严重者会出现呕吐，发生率为 30%，其症状可随着用药时间的延长逐渐减轻，大多在 4 ～ 7d 缓解。

（1）患者出现恶心、呕吐时，应首先排除其他原因如脑转移、放化疗、便秘等，以免忽视病情加重的信息。

（2）常规处理措施：为患者创造安静舒适的环境，给予清淡易消化的饮食，减少不良气味的刺激；呕吐发生时头偏向一侧，避免误吸，并及时倾倒呕吐物，加强漱口，保持口腔清洁；运用转移注意力、音乐疗法等心理干预方法改善患者紧张、恐惧情绪。

（3）在医师指导下使用镇吐药物，特别是对有高血压史和易出现呕吐的敏感患者。用药第 1 周内，最好在用药前 30min 使用甲氧氯普胺（胃复安）、维生素 B_6 等药物进行预防；轻度恶心者可用甲氧氯普胺治疗；中、重度恶心呕吐者可按时给予镇吐药。

（4）若恶心、呕吐症状严重、持续 1 周以上，且镇吐效果差时，需在医师指导下减少阿片类药物的剂量，改变用药途径，或换用其他药物。

3. 呼吸抑制　吗啡对呼吸中枢有抑制作用，同时降低对 CO_2 的敏感性，使呼吸频率减慢，而成为吗啡急性中毒致死的主要原因。长期使用阿片类药物的患者对吗啡有一定的耐受，一般不会导致呼吸抑制。而对于肺癌晚期、上腔静脉综合征及其他可引起严重呼吸功能障碍疾病的患者，在使用阿片类药物的过程中易出现呼吸抑制，而成为患者足量用药、有效镇痛的主要障碍之一。

（1）应在医师的指导下从小剂量开始使用吗啡，进行剂量调整的幅度不超过 50%。并加强卧床休息，及时清理室内杂物，避免发生跌倒、绊倒等意外。

（2）首次使用或明显增加吗啡剂量（100%）时，应特别加强对患者（尤其是老年患者）用药后反应的观察，注意患者的呼吸有无减慢、有无出现过度镇静而导致的神志改变，可及时发现呼吸抑制的前期征兆，但需排除患者有无过度疲劳、病情加重等其他因素。必要时及时减少药量，是防止出现呼吸抑制的主要方法。

（3）当患者对躯体刺激没有反应，呼吸频率小于 8 次 / 分，并出现针尖样瞳孔，可初步考虑为吗啡过量中毒引起的呼吸抑制，应立即到医院就诊，积极配合进行吸氧、纳洛酮解救等治疗。

4. 尿潴留　吗啡可引起膀胱括约肌痉挛导致尿潴留，其发生率低于 5%。但一些因素可能增加尿潴留发生的危险，如同时使用镇静剂、腰麻术后等，尿潴留的发生率可增加至 20% ～ 30%。因此，应尽量避免同时使用镇静剂，必须使用时应密切观察患者排尿情况和膀胱充盈情况。尿潴留发生时，可帮助患者放松全身肌肉，缓解紧张和恐惧，协助患者采取合适的排尿体位，还可通过按摩膀胱区、热敷会阴部，采用听流水声等诱导排尿方法，以解除尿道括约肌痉挛，促使患者自行排尿。如果诱导排尿效果不佳，可到医院进行导尿术，以及时解除尿潴留，避免膀胱过度充盈而引起相关并发症。

总之，患者和家属须勇敢地正视癌性疼痛，不断地总结和改进护理方法，还需加强与医务人员的联系，尽量减轻患者的病痛，提高机体免疫力，改善生活质量，为下一阶段治疗做好准备。

（席祖洋　刘　静　张　玲　覃　茜
王登宇　牛　军　谭东亚）

第 11 章 肿瘤内科治疗患者的安宁疗护

第一节 安宁疗护概述

当生命走到医疗的尽头，是选择继续与疾病“战斗”，还是接受事实从容地告别？现实中，很多人被迫在医院抢救到最后，还有很多人是被医院“赶”出，在无法言说的苦痛煎熬中离世。世界卫生组织（WHO）指出，全球每年约有4000 万例临终患者需要安宁疗护服务，但可获得该服务的患者仅占 14%。我国国家统计局数据显示，每年死亡人数 960 万～ 990 万人，但仅有少部分人获得安宁疗护服务，且死亡质量评价较低。安宁疗护是近代医学领域中的一门新兴学科，是社会需求和人类文明发展的标志，它致力于为患者提供使其减轻疼痛和其他痛苦症状的服务，提高生命质量，让生命从容谢幕。全球恶性肿瘤发病率和死亡率持续升高，因此安宁疗护在肿瘤领域日益得到重视。目前，安宁疗护机构的类型主要包括独立的安宁疗护机构、综合性医院安宁疗护病房及社区居家安宁疗护服务模式。

一、安宁疗护的定义和服务对象

安宁疗护一词源于英文 hospice，是指为朝圣者或旅行者提供中途休息、补足体力的驿站，其原意是“济贫院”“救济院”，是一种早期的慈善服务机构。后引申其义，指帮助那些在人生旅途最后一站的人，着重控制其病痛，以及在患者去世后为家属提供情感支持。其后，安宁疗护的定义逐渐被完善，指当临终患者对治愈性医疗无反应时，为患者及其家属提供生理、心理、社会等全方位的护理照顾，使其在临终时获得尊严和安宁，从而提高死亡质量的护理模式。2017 年原国家卫生和计划生育委员会颁布的《安宁疗护实践指南（试行）》对安宁疗护有了更明确的定义：是以终末期患者和家属为中心，以多学科协作模式进行实践，主要内容包括疼痛及其他症状控制、舒适照护、心理、精神和社会支持等。安宁疗护也被称为临终护理、姑息照护、善终服务、终末照护等。国家卫生健康委员会将临终关怀、舒缓医疗、姑息治疗统称为安宁疗护。

安宁疗护的服务对象是终末期患者及其家属，患者符合以下条件就可以获得安宁疗护服务：疾病终末期，出现症状；拒绝原发疾病的检查、诊断和治疗；接受安宁疗护的理念，具有安宁疗护的需求和意愿。目前关于生命末期的界定没有统一标准，现有的医学手段无法准确预测生存期，只要患者有需求和主观意愿，都可以获得安宁疗护服务。

二、安宁疗护的发展

（一）国外安宁疗护的发展

国外现代安宁疗护的起源可追溯至1967年，西西里·桑德斯博士（Cieely Saunders）在英国伦敦郊区创办了圣·克利斯多弗宁养院，这是全世界第一所针对晚期癌症患者的临终关怀医院，标志着现代姑息医学的模式就此确立起来。随后，英国的临终关怀机构逐渐完善，提供了多种形式的安宁疗护服务。虽然英国人们的认知接受程度相对较高，但那时并没有设立“死亡教育”课程。

1976年，在美国康涅狄格州成立了美国第一家安宁疗护院，并拥有相应完善的医疗保障。1998年，美国临床肿瘤学会（ASC0）建议将姑息照护作为综合性癌症护理的常规部分。

日本是亚洲最早开展缓和医疗的国家。1973年日本首次为肿瘤末期患者实践临终照顾；1981年日本静冈县建立了第一家缓和安宁病房；1993年成立独立的临终服务机构。纳入医保后，大部分日本人选择通过缓和医疗步入死亡。

此后，临终关怀的理念以各种形式迅速传播、扩大影响，在加拿大、德国、法国和澳大利亚等国家相继建立了安宁疗护医院及临终关怀基金会，现已扩展到世界各地。至2015年，全球已有136个国家 / 地区建立了安宁疗护机构，20个国家 / 地区将安宁疗护纳入医保体系。而美国、加拿大、澳大利亚、英国等国家已形成较为完整的安宁疗护服务体系。

（二）国内安宁疗护的发展

我国自唐代以来，在地方及民间客栈兼有“收容所”“济贫院”的作用，除为途中旅客提供休息和供养场所外，也包括为一些身患重病的人提供照顾、服务、安葬等，但未见成立专门机构的记载；1982年，在我国香港建立了第一个舒缓治疗小组；1986年，香港成立了第一个善终服务促进会，并开展实施了有关安宁疗护知识的传播；1986年《医学与哲学》上发表了“Hospice- 垂危患者医院”一文，标志着我国的临终关怀正式拉开序幕；1988年，天津医学院临终关怀研究中心成立，标志着中国已跻身于世界临终关怀研究与实践的行列；1990年，台北马偕医院成立台湾第一家安宁病房，开创了晚期肿瘤患者“住院安宁”模式；1996年，台湾地区开始实施《安宁缓和医疗条例》；汕头大学医学院附属第一医院于1998年在李嘉诚先生的捐助下建立了全国第一家宁养医院，免费为晚期癌症患者提供镇痛、心理辅导和治疗指导等服务，推动了我国安宁疗护服务的发展。

近几年我国安宁疗护已进入快速发展阶段，系列会议、政策、文件的发布为我国安宁疗护事业谋划了蓝图，同时也提供了新的契机与平台。2016 年 4 月，全国政协第 49 次双周协商座谈会的主题是“推进安宁疗护工作”；2016 年中共中央国务院印发的《“健康中国 2030”规划纲要》提出：要重视全生命周期，实现从胎儿到生命终点的全程健康服务和健康保障，全面维护人民健康；2017 年 2 月原国家卫生和计划生育委员会颁发了《安宁疗护实践指南（试行）》《安宁疗护中心基本标准（试行）》《安宁疗护中心管理规范（试行）》3 个指导性文件，首次在国家层面为安宁疗护的实施提供了政策性保障，为我国安宁疗护的发展指明了方向；2017 年 9 月，我国选定了北京市海淀区、上海市普陀区、河南省洛阳市、吉林省长春市、四川省德阳市 5 个地区作为首批安宁疗护试点，推动了安宁疗护政策的实施；2018 年 7 月，国家卫生健康委员会、国家发展和改革委员会等 11 个部门联合印发了《关于促进护理服务业改革与发展的指导意见》，这是第一次由多个部门联合发文指出安宁疗护发展的必要性及紧迫性；2019 年 5 月，国家卫健委又印发《关于开展第二批安宁疗护试点工作的通知》，在上海市和北京市西城区等地启动了第二批试点，并逐步扩充到 71 个市（区）；2019 年 9 月，国家卫生健康委员会、国家发展和改革委员会等 8 个部门联合制定的《关于建立完善老年健康服务体系的指导意见》明确提出安宁疗护从机构设置项目收费、进入标准、服务模式、试点经验和稳步扩大试点等任务；2019 年 11 月，中共中央国务院印发的《国家积极应对人口老龄化中长期规划》，将安宁疗护纳入应对人口老龄化的具体工作任务；2019 年 12 月 25 日中日韩发布的《中日韩积极健康老龄化合作联合宣言》提出：从生命全过程的角度提供终末期安宁疗护一体化综合服务；2019 年 12 月 28 日第十三届全国人民代表大会常务委员会第十五次会议通过《中华人民共和国基本医疗卫生与健康促进法》，从立法层面把安宁疗护列入国家健康体系。安宁疗护服务形式正式被国家和政府承认并立法，这是国家和社会进步的标志。

三、安宁疗护开展的必要性

2015 年，我国的安宁疗护质量在全球 80 个国家或地区中排第 71 位，亟待提高。2018 年我国人均预期寿命为 77 岁，但人均健康预期寿命仅为 68.7 岁，患有一种及以上慢性疾病的老年人比例高达 75%，失能和部分失能老年人超过了 4000 万人。同时，据全国老龄委数据显示表明，中国在 2015 年至 2035 年将进入急速老龄化阶段，老龄人口将从 2.12 亿人增加到 4.18 亿人，占比将提升到 29%。在这样的社会背景下，通过安宁疗护的方式解决老年人临终阶段的生活照护和质量具有特殊的重要意义。

临终患者是一类特殊的社会群体，照护需求和照护环境与其他疾病阶段有较大的差异，在生命的最后阶段，治愈疾病和延长生命已不再是他们治疗的主要目的，控制症状、改善生活质量的安宁疗护才是其主要需求。安宁疗护是针对临终期的患者所做的一种支持性疗法，并非放弃对患者的积极救治，也不是“安乐死”，而是放弃没有任何意义的治疗和急救，用专业的方法减轻患者临终期的痛苦，满足其多样化、多层次的健康服务需求，确保其拥有最佳的生活质量,使患者在最低痛苦的情况之下能够安详舒适有尊严地走完生命中的最后一程，同时帮助患者的家庭和亲属能够平静面对亲人的离世。

安宁疗护的服务理念是“维护生命，把濒死认作正常过程”“不加速也不拖延死亡”“控制疼痛及心理精神问题”“提供支持系统以帮助家属处理丧事并进行心理抚慰”。开展安宁疗护工作，能有效控制患有严重威胁生命疾病患者的疼痛及其他不适症状，并结合患者和家庭的需求、价值观、信仰和文化等，满足他们在心理和精神上的需求，改善其生活质量同时，还可以优化医疗资源配置，节约医疗卫生支出。安宁疗护对提升晚期肿瘤患者的生命质量是有重要意义的，同时也是社会文明程度的标志之一。

四、我国安宁疗护的制约因素

（一）受传统观念的制约

西方国家进行生死教育，可以直面死亡、探讨死亡，甚至进入中小学生课程体系。而我国民众受传统文化思想的影响，家属应尽到奉养、侍疾、善终的义务，很多人恐惧并逃避死亡，较少会关注患者临终愿望和生命质量，“优逝”理念尚未形成，难以接受安宁疗护的理念。

（二）受政策和资金的制约

在英国的圣·克利斯多弗宁养院和其他死亡质量指数排名靠前的国家，其安宁疗护开展的经费主要来源于政府的支持和慈善捐助，从而保证了机构的正常运转和公益性，促进了安宁疗护事业的发展。在我国，尽管各级政府不断推出相关文件和政策来支持安宁疗护的发展，但收效尚微：一是这些政策多是宏观和中观的文件，而微观政策较少，这就造成了政策虽好但没办法落实、落地，或者是“落而不实”；二是财力有限，目前的医疗支付系统并不鼓励医疗机构开展安宁疗护服务，疾病的早期预防和晚期安宁疗护几乎得不到任何医保支持。我国的慈善基金管理也比较落后，限制了慈善机构对安宁疗护的支持。这是安宁疗护发展缓慢的主要原因之一。

（三）团队建设受到制约

我国的安宁疗护尚处于起步阶段，团队在人员构成和服务水平方面还有待提高，专业人员数量亦严重不足，服务能力参差不齐，服务内容规范化不够，导致安宁疗护服务质量得不到保证，难以满足日益增长的安宁疗护需求。自 2009 年起，姑息照护包含安宁疗护的内容已纳入我国肿瘤专科护士培训的教程中，各地护理学会也相继开展疼痛管理和安宁疗护的相关培训，但仍缺乏规范化的专科人才培养和资质认证，未纳入正规的教育体系，造成安宁疗护的社会认知度普遍较低，从业人员普及率和覆盖面还远远不够。其次，安宁疗护应涵盖宗教关怀、死亡教育等与照护密切相关的服务内容，基于我国国情尚无法实施和开展，导致安宁疗护内容和此方面的人才培养不能满足国内患者的安宁疗护服务需求，影响安宁疗护的专业水平。另外，安宁疗护人员收入低，工作不被社会所理解，专业建设受到制约，影响了个人职业规划，从而制约了安宁疗护的发展。

五、我国安宁疗护的发展方向

（一）加强安宁疗护立法保障

目前，我国安宁疗护的具体实践尚缺乏相应政策法规的支持与指引。例如，预立医疗照护计划是一项保护患者权力、有利于患者自主制定终末期治疗决策的项目，在欧美地区国家推行已较为规范。而我国由于缺乏相关法律法规和医疗文件的指引，使患者的自主权益得不到保障，医务人员的职业安全与道德也无法得到保护。因此，亟须从国家层面对支持安宁疗护实施的政策法规进行顶层设计，使安宁疗护具体工作实践有法可依、有章可循。

（二）完善安宁疗护保险制度

我国安宁疗护医疗保险制度面临无统一的准入标准、实施细则，社会医疗保险体系碎片化等难题。2020 年 11 月 29 日，在《中国缓和医疗发展蓝皮书 2019—2020》发布会上，第十二届全国政协副主席、中国科学院院士韩启德表示，缓和医疗以及安宁疗护应被纳入基本医疗，这不仅是对生命的尊重，也是相关医保政策进一步完善的重要基础，发言也表明了政府对安宁疗护发展的重视。在健全安宁疗护保险制度的道路上，可有机联动医疗保险、长期护理保险及社会保险，鼓励商业健康保险公司增加有关的新险种，解决安宁疗护筹资方式、医保服务时间及项目界定等问题，使保险制度能健康落地实施，使服务供给方有保障、有依靠、有动力，从而缓解我国安宁疗护机构少、服务供给能力有限的困境。

（三）加快安宁疗护的学科建设

安宁疗护尚未列入独立的学科，从业人员缺乏职业归属感，相关标准和规范也不健全。因此，需要建立安宁疗护专科人才的培养机制，优化专业设置，开展专业知识、技术、技能和工作态度等培训，以点带面推进我国安宁疗护专科人才队伍建设，为安宁疗护临床实践提供人才保障，是实现安宁疗护科学化、法制化、专业化、规范化发展的必由之路。另外，社工和志愿者是安宁疗护人才队伍的重要组成部分，需大力提倡和积极培养。通过志愿者服务活动可为生命末期患者提供陪伴、倾听等服务，给予心理慰藉，同时对家属进行情感关爱，提高他们的生活质量。

（四）需要社会支持和政策引导

安宁疗护的发展需要社会、政府和公益组织的大力支持。近年来，我国的安宁疗护公众意识正随着电视、网络等信息化平台及口口相传而逐渐提高。经过了新冠肺炎疫情的洗礼，人们渐渐感受到生命尊严的重要，从而在人道主义危机中引入安宁疗护的理念。2013 年国内成立了北京生前预嘱推广协会，向公众宣传和推广尊严死、生前预嘱等理念，开展相关的公益性教育活动，越来越多的人开始关注并认同，死亡观念在慢慢发生转变。这些传播让大众逐渐认识到安宁缓和医疗并不是对生命的放弃，同样也是一种积极的治疗，是一种专业性很强的现代医疗技术。而在财政方面，完全靠政府的投入是不现实的，应该通过政策来引导全社会的参与和支持，发挥慈善机构的作用，完善慈善基金的管理，才能让安宁疗护走上可持续发展的道路。

六、安宁疗护的评估

据报道，我国肿瘤患者对安宁疗护的需求占首位，故大力推广晚期肿瘤患者的安宁疗护，具有重要的现实意义。而有效的评估，是安宁疗护工作开展的第一步，也是效果评价的重要依据。以下介绍几种安宁疗护评估工具。

（一）姑息照护评价工具

姑息照护评价工具是 Ellershaw 等于 1995 年开发的，可用来测量医院专业人员对恶性肿瘤患者实施干预（控制症状）后的结局，包含症状控制、患者及其家属对于诊断的理解、关于患者的安置 3 个领域的 12 个条目。3 个领域分别形成 3 个等级量表，其中有关症状的评分依照 Likert 4 级标准，0 代表“缺乏”，3 代表“症状主导的日常生活”。也可被用来评估安宁疗护患者的需要，也适用其他患有恶性疾病的患者。

（二）姑息照护结局量表

姑息照顾结局表包括心理 / 生活质量和照护质量 2 个维度、12 个条目。其中前 10 个条目按 Likert 5 级评分法（0 ～ 4 分）进行评分，总分为 0 ～ 40 分，得分越高表明照护质量越差；后 2 个条目为开放式问题：描述患者最近 3 d 的主要问题，问卷是否独立完成。该量表主要用于测量晚期肿瘤患者的姑息照护质量，但受中国传统文化影响，患者会回避临终、死亡及丧葬等方面的需求，而国外需求量表多涉及此内容，故不完全适用于中国国情。

（三）临终关怀态度量表

临终关怀态度量表是 Bert Hay-slip 等发明，包括个人的临终关怀经历和临终关怀个人忧虑态度 13 个条目、专业化临终关怀的态度 18 个条目，共 31 个条目。用于了解护士对临终关怀的态度及忧虑程度。本量表采用 Likert 6 级计分法，从不相关到非常同意，依次赋值 1 ～ 6 分。分数越高，表示临终关怀不适情绪越高，忧虑程度越高。

（四）肿瘤患者姑息照护的需求评估表

可用于测量肿瘤患者的姑息照护的问题和需求。它包含 6 个维度：日常生活活动能力、身体症状、角色活动、经济 / 行政问题、社会问题、心理问题，共 90 个条目。其后开发的简易量表 PNPC—SV，更有利于明确影响患者生活质量和护理需求的问题；评估表 C（PNPC—C）用于评估照护者的需求，能够有效反映出安宁疗护中照护者的个体化需求，从而针对性地提供指导和帮助。

（五）谢菲尔德评估和转诊护理量表

用于评估晚期肿瘤患者的支持性照护和安宁疗护需求，包含沟通和信息、身体症状心理问题、宗教和精神问题、独立和活动、家庭和社会问题、治疗和个人问题，共 45 个条目。它是一个多维筛查工具，可对肿瘤患者进行整体评估，适用于所有年龄段和住院、门诊、居家社区等环境的患者。

我国人口众多，经济力量不足，安宁疗护起步晚、生存难，发展道路终究是崎岖的。因此，在未来的专科发展道路中，安宁疗护实践者将牢记使命，砥砺前行，积极探索出符合中国国情的安宁疗护之路，从而提高安宁疗护的可及性、可操作性、可推广性，提高临终患者的生命质量，维护其生命尊严。

第二节　安宁疗护的症状管理与护理

安宁疗护实践是以临终患者和家属为中心，以多学科协作模式进行，主要内容包括疼痛、恶心呕吐、疲乏等其他症状的控制，此时的医务人员应尽可能地维护患者生命品质和尊严，提供身体、心理、精神上的全面照护。

一、疼痛

癌性疼痛常为慢性疼痛，是肿瘤患者常见的症状。据世界卫生组织（WHO）统计，60% ～ 90% 的晚期肿瘤患者会发生中、重度疼痛。对于肿瘤患者疼痛的观察评估及镇痛药物的选择上，应比其他疾病引起的疼痛要更加严谨。有效的镇痛治疗对提高肿瘤患者的生活质量十分重要。

（一）评估和观察

1. *疼痛的综合评估*　①评估疼痛的具体部位，无法语言沟通的患者可让其在人形图上画出疼痛区域。②评估患者疼痛的性质，如针刺样疼痛、刀割样痛、电击样疼痛、撕裂样痛、烧灼样疼痛等。③评估患者疼痛的程度，不同个体对疼痛程度的感受不同，受个体体质、耐受力、心理状况、社会文化等因素影响。④评估疼痛发生及持续的时间，是否逐渐发生、持续加重，或突然出现、短暂剧烈，是紧急处置或常规诊治的重要参考依据。⑤评估疼痛的诱发因素、伴随症状、既往疼痛治疗史及患者的心理反应等，对疼痛的全面评估和效果观察都有着重要意义。

2. *疼痛评估方法* 数字分级法（numeric rating scale，NRS），用 0 ～ 10 代表不同程度的疼痛，0 为无痛，10 为剧痛，让患者指出一个最能代表自身疼痛程度的数字；语言描述评分法（verbal rating scale，VRS 法），即让患者根据自身感受说出，包括无痛、轻度、中度、重度；视觉模拟法（visual analog scale，VAS），一般画一条 10cm 的长线，一端代表无痛，另一端代表剧痛，让患者在线上最能反映自己疼痛程度之处画一交叉线。其中最简单易行的是 NRS 法和 VRS 法。应根据患者的认知能力和疼痛评估的目的，选择合适的疼痛评估工具，为患者进行动态的连续评估并记录疼痛控制情况。

（二）护理要点

1. *一般护理* ①为患者提供安静、舒适的睡眠环境，室内温度和湿度适宜，减少避免嘈杂和其他不良环境的刺激。②根据疼痛的部位，协助患者采取合适、舒适的体位，但需定时翻身预防压力性损伤。③各个阶段对患者进行针对性、多形式的疼痛教育，告知患者及其家属疼痛管理的概念，帮助其走出疼痛误区。

2. *心理护理* 对于疼痛患者，予以心理疏导，鼓励患者主动讲述疼痛，教会患者疼痛自评方法及减轻疼痛的其他方法，如音乐疗法、自我暗示法、注意力分散法等放松技巧。

3. *专科护理* ①评估原则：遵循“常规、量化、全面、动态”的评估原则是合理、有效进行镇痛治疗的前提，对患者的疼痛进行及时准确的评估，并做好记录。②给药原则：遵循口服给药、按时用药、个体化给药、注意具体细节等原则，规律用药，不宜自行调整剂量和方案。一般首选口服给药，有明确指征时选用透皮吸收途径给药，必要时选择皮下注射给药或自控镇痛泵给药。③观察用药后疗效及不良反应：确保临床安全及镇痛效果，结合病情及时调整药物剂量，避免突然中断阿片类药物而引发戒断综合征。④出院随访：采用电话随访、接受咨询、上门随诊、互联网沟通等形式，及时了解患者居家期间的服药情况和疼痛控制效果、毒副反应等，给予相关指导。

二、呼吸困难

呼吸困难是指患者的某种不同强度、不同性质的空气不足、呼吸不畅、呼吸费力及窒息等呼吸不适感的主观体验，常伴有呼吸频率、深度及节律的改变，严重时可出现端坐呼吸、发绀，是肿瘤患者临终期最常见的症状之一。

（一）评估和观察

1. 呼吸困难评估包括临床感知情况评估、呼吸困难感受严重程度评估、呼吸困难症状的影响和负担等 3 方面，但目前没有“金标准”评估工具可以同时评估以上内容。在临床中，使用最广泛的测量呼吸困难强度的工具是呼吸困难可视模拟评分（dyspnea visual analog scale）、呼吸困难量表（mMRC）、Borg 量表等。

2. 呼吸困难的严重程度很难定量描述，患者对呼吸困难的感知非常主观，不能因缺乏客观指标而排除呼吸困难。护士应密切观察患者神志、面容与表情、口唇、指（趾）端皮肤颜色，呼吸频率、节律、深浅度，体位、外周血氧饱和度、血压、心率、心律的改变。

（二）护理要点

1. *一般护理*　①保持病房环境安静舒适，适宜的开窗通风。对有哮喘的患者，避免花粉、尘螨等过敏源。②协助患者选择合适的卧位，如胸腔积液、心包积液、慢性心肺疾病的患者需抬高床头，取半卧位或端坐位，改善通气，以患者自觉舒适为原则。③指导患者进食高营养、高蛋白、清淡易消化的饮食，少食多餐，避免便秘。④在病情允许情况下，为患者提供拐杖、助行器，协助其在床边进行适当走动，提高活动耐力。

2. *心理护理*　①放松疗法：呼吸困难通常会引发患者及其照护者的烦躁、焦虑、紧张，对患者进行身体抚触按摩来减轻不适感。具体方法是双手对搓至轻微发热，轻轻按摩患者头部、前胸部、腹部、背部、双上肢，如患者感觉舒适，可以用热毛巾在前胸和背部进行湿搓。②呼吸辅助法：患者常因呼吸困难陷入恐慌情绪，应指导患者掌握正确的辅助呼吸法。具体方法是将手放在患者胸廓间，使其与患者的呼吸同步，在患者呼气末阶段，用力弯曲肘部，紧贴患者胸部，轻柔包住胸廓，将胸廓向骨盆的方向向下拉，然后在开始吸气的时候，双手在放松的状态下自然诱导吸气，不要因患者的胸廓的扩张而放开手，以充分呼气为目标，与患者同步呼吸。

3. *专科护理*　①氧疗 / 无创呼吸机通气：根据患者病情需求，必要时可进行辅助氧疗或无创呼吸机通气治疗。氧疗可改善患者的低氧血症，目前推荐每天氧疗至少 15h，可以缓解肺动脉高压进展，改善神经心理健康，甚至过早死亡等现象。②肺康复：肺康复在呼吸系统慢性病患者中被强烈推荐，但由于患者严重疲乏或活动受限，肺康复需要在专业呼吸治疗师的指导下进行。③呼吸训练：呼吸浅快会增加患者的呼吸困难感，指导患者进行有效的缩唇呼吸及腹式呼吸。 具体方法：缩唇呼吸锻炼用鼻腔吸气，然后缩唇（鼓腮缩唇）利用口腔呼气，呼气过程需缓慢，呼气时间约是吸气时间的2倍；腹式呼吸锻炼时，左右手分别放在胸前以及肋下上腹部，吸气时右手随腹部膨隆抬起，呼气时随腹部塌陷，右手给予腹部一定的压力以促进膈肌回复。④物理方法：呼吸困难时，可在床头柜上放置小风扇，借助冷风的空气流通减轻呼吸困难的感觉。

三、咳嗽、咳痰

终末期肿瘤患者因长期卧床常伴有肺部气管、支气管黏膜或胸膜感染，出现咳嗽咳痰等呼吸道症状，若不及时排除，会加重呼吸困难甚至导致窒息。咳嗽是指咳嗽感受器受刺激引起的一种呈突然、暴发性的呼气运动，以清除呼吸道分泌物。咳嗽时咽喉部、气管及大支气管内过多的分泌物或异物随之排出体外，咳嗽本质上是一种保护性反射活动。而咳痰是借助支气管黏膜上皮的纤毛运动、支气管平滑肌的收缩及咳嗽反射，将呼吸道分泌物经口腔排出体外的动作。

（一）评估和观察

1. 评估急性、亚急性、慢性咳嗽的区别很重要。急性咳嗽指3周以内发生的咳嗽，一般常见于呼吸道感染、感冒等原因；亚急性咳嗽指持续了3～8周的咳嗽；慢性咳嗽指持续发生8周以上还未治愈，且通过各种检查后仍原因不明的咳嗽。临床研究中，可采用咳嗽视觉模拟评分（VAS）量表，评估患者咳嗽症状的严重程度，且具有较高的敏感性。

2. 评估咳痰的难易程度，观察痰液的颜色、性质、量、气味和有无肉眼可见的异常物质等。

（二）护理要点

1. *一般护理* ①提供整洁、舒适、温湿度适宜的环境，适宜的开窗通风。②保持舒适体位，坐位或半卧位有助于改善呼吸和咳嗽排痰。③指导患者进食高营养、高蛋白、清淡易消化饮食。

2. *心理护理* 对于终末期患者，予以心理疏导，与患者主动交谈，耐心诱导和开解，减少其因咳嗽、咳痰带来的心理压力。

3. *专科护理* ①有效咳嗽：有效咳嗽适用于神志清楚、能够主动配合的患者。方法为患者尽可能取坐位，先深而慢的腹式呼吸5～6次，然后吸气到膈肌完全下降，屏气3～5s，继而缩唇，缓慢地经口将肺内气体呼出，再深吸一口气屏气3～5s，身体前倾，进行2～3次短促有力的咳嗽。咳嗽同时收缩腹肌，或用手按压上腹部，帮助痰液咳出。②气道湿化：包括湿化治疗和雾化治疗两种方法。针对终末期患者而言，雾化吸入能帮助患者痰液咳出，提高其舒适感，及时翻身拍背，有助于附着在气管和支气管上的痰液脱落，保持呼吸道通畅。③胸部叩击：该方法适用于长期卧床、排痰无力者。禁用于咯血、低血压及肺水肿等患者。方法为患者侧卧或坐位，叩击者两手指弯曲并拢，使掌呈杯状，以腕部力量，从肺底部自下而上，由外向内迅速而有节律地叩击胸壁。每侧肺部叩击 1 ～ 3min，每分钟叩击 120 ～ 180 次。④体位引流：适用于肺脓肿、支气管扩张症等大量痰液排出不畅时。引流原则为抬高患肺位置，使引流支气管开口向下，同时辅以拍背，借助重力作用使痰排出。⑤机械吸痰：适用于痰液黏稠无力咳出、意识不清或建立人工气道者，每次吸痰时间＜ 15s，两次间隔时间＞ 3min。⑥气道分泌物的护理：对于临终患者，常因唾液及口咽分泌物的聚集导致患者在呼吸时发出呼哧声、噼啪声，称为“死前喘鸣”，停用非必需的静脉补液或肠内营养有助于分泌物排除气道。

四、咯血

咯血是指喉及喉部以下的呼吸道任何部位的出血，经口腔排出。少量咯血有时仅表现为痰中带血，大咯血时血液从口鼻涌出，常可阻塞呼吸道，造成窒息死亡。

（一）评估和观察

1. 首先应评估患者出血部位，少量咯血者需要与口腔、咽喉、鼻腔出血相鉴别；咯血还要与呕血（上消化道出血）相鉴别。

2. 评估患者咯血的颜色、性状及量及伴随症状，如生命体征、意识状态、面容与表情等。

3. 评估患者既往史、个人史。咯血患者常有肺结核、支气管扩张、肺癌、心脏病等病史，咯血前有常伴有咳嗽，喉部痒感，胸闷感。

（二）护理要点

1. *一般护理*　①室内湿度保持在 50% ～ 60%，温度在 18 ～ 22℃，确保空气流通，周围环境安静。②小咯血患者以静卧休息为主；大咯血患者绝对卧床，取患侧卧位，出血部位不明患者取平卧位，头偏向一侧。③小咯血患者宜进温凉流质饮食，过冷过热均易诱发或加重咯血；大咯血患者应禁食。④保持口腔清洁，防止因口咽部异物刺激引起剧烈咳嗽而进一步诱发咯血。

2. *心理护理*　安排专人护理，根据患者情绪状态，进行针对性的心理疏导，调整患者紧张焦虑情绪。对于精神极度紧张的患者，建议给予小剂量镇静剂，避免因情绪激动导致血压升高而加重病情。

3. *专科护理*　大咯血是一种危及生命的紧急情况，若不及时进行处理，死亡率高达 50% ～ 85%，需要我们及时有效的给予干预：①保持呼吸道通畅：协助患者尽量采取头低足高俯卧位，及时清理口咽及气管内的血块及积血。②有效通气：必要时行气管内插管或紧急气管切开，对于已签署放弃抢救的患者，应尊重患者意愿。③做好病情观察：密切监测患者的生命体征，及时评估患者咯血后的病情变化。

五、恶心、呕吐

恶心、呕吐是较常见的化疗不良反应，轻度的恶心表现为上腹部不适感，胀满感及对食物的厌恶感；严重的恶心多伴有头晕、出汗、心率及血压的改变等自主神经功能紊乱现象。长期呕吐易造成代谢紊乱、营养失调及体重减轻，对肿瘤患者的情感、社会、身体功能都会产生明显的负面影响。

（一）评估和观察

1. 评估患者恶心与呕吐发生的时间、频率、原因或诱因，呕吐的特点及呕吐物的颜色、性质、量、气味，伴随的症状等。

2. 评估患者生命体征、神志、营养状况，有无脱水表现，腹部体征。

3. 了解患者呕吐物或细菌培养等检查结果，注意有无水电解质紊乱、酸碱平衡失调。

4. 评估患者恶心、呕吐的分级标准：① 0 级：无恶心、呕吐；② Ⅰ级：只有恶心，能够吃适合的食物；③ Ⅱ级：一过性呕吐伴恶心，进食明显减少，但能够吃东西；④ Ⅲ级：呕吐需要治疗；⑤ Ⅳ级：顽固性呕吐，难以控制。

（二）护理要点

1. *一般护理* ①保持病房通风良好，无异味，确保空气流通，温湿度适宜。②呕吐期间进食应清淡、易消化、固体食物为宜，少量多餐，饭前饭后尽量少喝水。③患者呕吐后应及时进行口鼻清洁，昏迷患者应做好口腔护理，增加患者舒适度。

2. *心理护理* 鼓励患者阅读、看电视或从事感兴趣的活动等，可以转移患者的注意力，减轻恶心、呕吐症状。对于顽固性呕吐的患者，易产生悲观失望情绪，应缓解其紧张焦虑情绪，及时处理呕吐物，更换清洁床单维护其自尊。对神经性呕吐患者，应尽量消除不良刺激，同时通过家属及朋友给予患者精神支持，从而降低迷走神经的兴奋，减轻负性情绪，必要时可用暗示、冥想等心理治疗方法干预。

3. *专科护理* ①观察与记录患者发生呕吐时，应了解呕吐前的饮食、用药情况、不适症状及呕吐的时间、方式，了解呕吐物的性质、量、色、味，判断其发病原因。②保持呼吸道通畅，窒息是呕吐最严重的并发症，发生呕吐时应保持头偏向一侧，防止呕吐物呛入气管。③剧烈呕吐时暂禁饮食，遵医嘱及时补充水分及电解质，尽早纠正诱因及对症处理药物。④胸腹部有伤口的患者，呕吐时应按压伤口，避免伤口撕裂。

六、呕血、便血

呕血是上消化道疾病（指屈氏韧带以上的消化道，包括食管、胃、十二指肠、肝、胆、胰的疾病）或全身性疾病所致的上消化道出血，血液经口腔呕出；黑便指上消化疾病的出血致使大便带血。

（一）评估和观察

1. 评估患者呕血、便血的原因、诱因、出血的颜色、量、性状及伴随症状，治疗情况，心理反应，既往史及个人史。

2. 评估患者生命体征、精神和意识状态、周围循环状况、腹部体征等。

3. 了解患者血常规、凝血功能、便隐血等检查结果。

（二）护理要点

1. *一般护理*　①保持病房通风良好，无异味，避免噪声和强光刺激，周围环境安静。②患者尽量卧床休息，呕血患者床头抬高 10°～15°或头偏向一侧；大出血时绝对卧床休息，去枕平卧或侧卧，避免引起窒息。③少量出血患者宜进温凉流质饮食，少食多餐；大出血时应禁食，出血停止后，可少量饮用牛奶、豆浆等碱性流质，忌辛辣刺激食物。

2. *心理护理*　患者出现呕血时，为保持其情绪稳定，可使用深色的毛巾擦拭并掩盖血渍，减轻其恐惧心理。及时评估患者及其家属的心理情况，及时解释及安抚，使其有一定的思想准备和心理预期，减轻其紧张、恐惧心理。

3. *专科护理*　①密切监测患者神志及生命体征变化，每 15 分钟测量生命体征一次，直至病情稳定。②记录出血量及尿量，出现大量呕血、便血时，应考虑适量输液、输血，补充血容量。对于老年患者，补液过程注意输液速度适中，避免发生肺水肿。③呕血患者常口腔中残留大量的细菌，容易造成感染，应及时清理呕吐物并用温开水漱口，做好口腔护理，早晚各 1 次。④判断有无再次出血的症状与体征：密切观察呕血、黑便的量及性状，颜色有黢黑变为暗红，呕吐物变为鲜红色，面色苍白、四肢厥冷皆提示有再出血的风险。

七、腹胀

腹胀是由于各种原因导致的腹内压增加，表现为部分或全腹部胀满，轻者仅表现为腹部稍饱胀感，重者全腹膨胀，影响呼吸。肿瘤中晚期患者常出现腹部转移、肠道转移，出现腹痛、腹胀等症状，及时进行对症治疗，可以减轻患者的不适。

（一）评估和观察

1. 根据患者腹胀持续时间，伴随症状等情况，准确评估患者的腹胀程度。①无症状；②轻度：感觉不舒服，但可以忍受；③中度：非常不舒服，但不影响日常生活；④重度：极其不舒服，难以忍受，并影响日常活动。

2. 了解患者腹胀的原因，排便、排气情况，治疗情况，心理反应，腹胀的既往史等，了解患者相关检查结果。

（二）护理要点

1. *一般护理* ①为患者提供安静、舒适的病室环境，保持病房通风良好，无异味。②根据病情协助患者采取舒适体位，若无禁忌采取半坐位，有助于改善因腹胀导致的呼吸困难。③合理饮食，鼓励患者少食多餐，多食用蔬菜、高纤维食物，限制食用易产气的食物和引起便秘的食物，如豆类牛奶、坚果等。有腹水的患者应摄入高蛋白、高热量、高维生素、低钠饮食。一般腹水患者不需限制饮水量，而当血钠在130mmol/L时，每日饮水量应控制在1500ml左右。

2. *心理护理* 减轻患者对腹胀的焦虑情绪，责任护士在给患者进行排气排便、胃肠减压、腹水引流等操作时，要与患者充分沟通语言亲切，耐心向其解释病情，增加患者的安全感。

3. *专科护理* ①排便排气：采用肛管排气、灌肠或软便剂导泻，减少肠腔内容物，缓解腹胀。②腹水引流：大量腹水时可进行腹腔穿刺引流术，每天准确记录引流液的量、性质和颜色，每次放腹水不宜过多。③腹部按摩：用手掌或大小鱼际紧贴体表，手法柔和，轻重均匀，以患者可耐受为度，自右下腹部开始，两手一前一后，顺时针沿升结肠、横结肠、降结肠和乙状结肠方向做单向旋转按摩。④腹部热敷：在腹部按摩15min后，再进行腹部热敷，腹部热敷可改善血液循环，热敷温度以50～60℃为宜，热敷时间30min内为宜。

八、水肿

水肿是指人体组织间隙有过多的液体积聚使组织肿胀。可分为全身性与局限性水肿。当液体在体内组织间隙呈弥漫性分布时呈全身性水肿；液体积聚在局部组织间隙时呈局部水肿。按压皮肤后出现凹陷为“凹陷性水肿”，按压后可恢复正常为“非凹陷性水肿”。

（一）评估和观察

1. 评估水肿的部位、时间、范围、程度、发展速度，与饮食、体位及活动的关系，患者的心理状态，伴随症状，治疗情况，既往史及个人史。

2. 评估患者水肿的类型①淋巴水肿：可发生在躯体的任何部位，通常以一侧肢体及相连躯干部位好发，伴皮肤紧绷感、肢体沉重感及疼痛感等症状。②非淋巴水肿：水肿常为对称性，下肢水肿最为常见，多数情况表现为足及足踝周围直径变大，下肢无力或沉重感，局部伴有液体渗出、皮肤损伤及显著痛感。③混合型水肿：同时具有淋巴水肿和非淋巴水肿的临床表现。

3. 评估患者生命体征、体重、颈静脉充盈程度，有无胸水征、腹水征，患者的营养状况、皮肤血供及张力变化。了解有无尿量减少、头晕、乏力、呼吸困难等症状。

（二）护理要点

1. *一般护理* ①为患者提供安静、舒适的病室环境，保持病房通风良好，无异味。②轻度水肿的患者限制活动，严重水肿的患者取适宜体位卧床休息。当患者出现明显呼吸困难或胸腔积液、腹水加重时，可给予高枕卧位或半卧位。③摄入高热量、高蛋白、高维生素的食物，少食多餐，必要时选择营养餐食谱。足够的热量可避免引起负氮平衡，每天摄入量不少于 126kJ/kg。

2. *心理护理* 水肿对于患者自尊及身体形象存在较大负面影响，应与患者充分沟通解释，减轻患者焦虑情绪，增加患者的安全感。

3. *专科护理* ①物理治疗：水肿局限于下肢且无明显呼吸困难时，可抬高双下肢，以增加静脉回流、减轻水肿，下肢抬举高度以舒适为宜，同时可配合使用抗栓（弹力）长袜减轻肿胀。②皮肤护理：水肿较重者应注意衣着柔软、宽松，必要时使用气垫床；膝部及踝部、足跟处可垫软枕以减轻局部压力，预防压疮；水肿部位皮肤菲薄，身体皮肤弹性降低，营养供给不足，骶尾部皮肤可使用减压敷料，如泡沫敷料、水胶体敷料等，保护局部皮肤。③活动指导：疾病晚期患者进行肢体锻炼的原则是维护肢体功能，而非改善肢体功能。依据患者身体综合情况，鼓励患者在床上、床边进行适量体力活动，坚持动静结合，循序渐进的方法。④用药护理：使用利尿药时，应密切监测患者血清电解质及酸碱平衡情况，必要时记录每日液体出入量，避免夜间排尿次数频繁影响患者休息。⑤限制钠盐和水分的摄入：每天钠摄入以 2 ～ 3g 为宜；若每天尿量达 1000ml 以上，一般不需严格限水，但不可过多饮水；若每天尿量小于 500ml 或有严重水肿者需限制水的摄入，应量出为入，每天液体量不要超过前一天 24h 尿量加上不显性失水量（约 500ml）。

九、发热

发热是指机体在致热源或非致热源作用下，引起体温调节中枢功能紊乱，致使产热增加，散热减少，体温超过正常范围。肿瘤患者发热，常因肿瘤细胞本身，分泌一些致热因子、抗原导致发热，我们称为肿瘤热；化疗期间肿瘤大量分解，释放一些抗原，也会引起发热的情况。

（一）评估和观察

1. 评估患者发热期的时间长短：①急性发热：发热病程少于 2 周，常见于急性感染。②长期发热：发热持续 2 周以上，常见于淋巴瘤、结缔组织疾病等。

2. 评估发热程度：体温 37.3 ～ 38℃为低热；38.1 ～ 39℃为中热；39.1 ～ 41℃为高热。

3. 评估患者意识状态、生命体征的变化，了解患者相关检查结果。

（二）护理要点

1. *一般护理* ①室内湿度保持在50%～60%，温度在18～22℃，确保空气流通，周围环境安静，地面干燥无水渍，安全标识醒目。②发热期间指导患者卧床休息，避免劳累，减少机体消耗，有利于机体康复。高热者需卧床休息，并加用床栏，防止跌倒坠床。③根据病情摄入高热量、高蛋白、高维生素的食物，宜选择流质或半流质，口味清淡易消化。少食多餐，既可补充营养物质，又可减轻胃肠负担。④发热期间机体水分大量流失，应鼓励患者多饮水，必要时行静脉补液。

2. *心理护理* ①发热期的终末期患者常有心理恐惧、紧张不安、烦躁等情绪。高热还会出现谵妄，应加强心理护理，在保障安全的情况下，尽量满足患者的需要。②及时解除患者的不适，如患者感到口干、口渴，应提供糖盐水，并鼓励多饮水，补足大量水与电解质，防止虚脱。③经常巡视病房，关心患者，随时排除患者不适因素，增加患者的舒适度。④对于躁动、出现幻觉的患者，应全程陪护，防止发生意外。

3. *专科护理* ①密切监测体温变化，观察发热的持续时间、发热程度，评估患者意识状态、生命体征的变化。②物理降温：温水擦浴法：水温应略低于患者皮肤温度（32～34℃），使用温湿毛巾擦拭患者颈部、腋下、后背、腹股沟，要避开心前区及腹部；酒精擦浴法：将75%酒精稀释成浓度25%～40%，以离心方向擦拭四肢及背部，擦拭的部位同温水擦浴法；冰袋降温法：用软毛巾包裹冰袋，避免直接接触皮肤，每次放置时间不超过20min，放置部位同温水擦浴法；医用冰毯降温法：当患者体温超过39℃时，用其他降温法效果不明显时，可采用医用冰毯全身降温仪，效果安全可靠，对于终末期患者易耐受。③口腔护理：发热患者唾液分泌减少，口腔黏膜干燥，食物残渣易发酵而促进病原体生长繁殖，较易引起口腔溃疡，应加强口腔护理，保持口腔清洁。④皮肤护理：高热患者新陈代谢加快，消耗大，进食少，体质虚弱。降温过程中出汗应及时擦干皮肤，随时更换衣物，保持皮肤和床单清洁、干燥，协助患者活动翻身，防止压力性损伤的发生。

十、厌食/恶病质

厌食是指较长期的食欲减退或消失，癌症恶病质是以身体进行性营养消耗为特点所致骨骼肌量减少，常规营养支持治疗无法完全逆转的多器官综合征。约80%晚期癌症患者会出现恶病质，20%患者直接死于恶病质。

（一）评估和观察

1. *评估恶病质的分期* ①恶病质前期：体重下降≤5%，伴有厌食症、代谢改变者。②恶病质期：6个月内体重下降＞5%，或体重指数（BMI）＜20kg/m^{2}者，出现体重下降＞2%，或四肢骨骼肌指数与少肌症相符者（男性＜7.26kg/m^2，女性＜ 5.45kg/m²）出现体重下降＞ 2%，常有摄食减少或系统性炎症。③难治性恶病质期：疾病持续进展对治疗无反应，分解代谢活跃，体重持续丢失无法纠正低体能状态评分，预计生存期＜ 3 个月。

2. *评估恶病质的分级*　恶病质的分级即恶病质的严重性，需评估以下 3 个方面。①体重丢失及蛋白质消耗的速率：对于同样的 BMI 和体重丢失程度，存在肌肉减少的患者预后更差。对于此类患者，早期发现、早期干预是延缓恶病质进程的最主要的手段。②能量储备量及摄入量：监测患者摄入量能够预测能量及营养素的摄入不足对营养状况及恶病质发展的情况，也能够直接反映恶病质的严重情况，可作为疗效指标进行评估。③炎症情况：营养干预如有效，则可能改变患者的炎症状态、厌食症状等，提高患者生存质量。

（二）护理要点

1. *一般护理*　①为患者提供安静、舒适的病室环境，保持病房通风良好，无异味。②恶病质患者要定时翻身，避免局部长期受压发生压力性损伤。③按照营养不良五阶梯治疗原则进行营养补充：第一阶梯为饮食 + 营养教育；第二阶梯为饮食 + 口服营养补充；第三阶梯为全肠内营养；第四阶梯为部分肠内营养 + 部分肠外营养；第五阶梯为全肠外营养。当下一阶梯无法满足患者 60% 的目标需要量 3 ～ 5d 时，应选择上一阶梯进行治疗（图 7-2）。

2. *心理护理*　患者处于疾病的终末期，面对死亡处于焦虑、恐惧、抑郁的精神心理状态，应对患者进行心理疏导、改善患者的心理状态，使其更加积极地面对疾病、面对治疗。取消患者饮食上的限制，允许其想吃什么就吃什么，想何时吃就何时吃，尊重患者的饮食需要。

3. *专科护理*　①肠内营养：对于可以经口进食的患者，提供患者喜爱的食物，少量多餐，将食物放在患者易拿到的位置，进餐时减少任何可能导致情绪紧张的因素；对于不能自主进食的患者，遵医嘱可给予鼻饲、胃肠造瘘等方式营养支持，营养液应现配现用，24h 内输注完毕，每 24 小时更换一次性营养输液器。②肠外营养：临床上常用的肠外营养包括能量（碳水化合物、脂肪乳）、氮源（蛋白质氨基酸）、维生素、矿物质等。肠外营养的输液速度开始时缓慢，逐渐增加滴速，保持输液速度均匀，一般首日输液速度为 60ml/h，次日 80ml/h，第 3 天 100ml/h，输液的速度及浓度可根据患者年龄及耐受情况加以调节。③根据患者的体力状态和乏力状况，可选择散步、床上肢体活动等方式，每次 20min，每天 2 ～ 3 次，但避免剧烈运动。

十一、口干

口干是生活中常见的一种主观感觉，当口腔中唾液分泌减少或消耗量增加，会出现唾液分泌和消耗的负平衡，发生口干。通常因用嘴呼吸造成，也可因分泌唾液的导管阻塞、干燥综合征、应用抗胆碱能药物和辐射作用引起，常表现为口干、口苦，或伴烦躁易怒、吞咽困难等。

（一）评估和观察

1. 评估患者的唇、舌、牙齿、口腔黏膜、唾液分泌、饮食、营养、睡眠、心理等情况，结合病史、治疗、用药和实验室检查结果，综合评估患者口干的主要原因、症状、表现与严重程度。

2. 根据唾液量评估患者口干的类型：①真性口干：由于唾液腺功能减退或者分泌受阻引起的唾液量明显减少和口腔干燥感，如头颈部肿瘤、头颈部放射治疗等。②假性口干：由于唾液成分改变。

3. 口干症的评估方法：①视觉模拟评分法（visual analogue scale，VAS）及问卷法：先让患者自我评价口干程度，在 100mm 的直线上画出代表对应程度的点线，并测量长度。然后根据问卷 [常采用 Hay 等（2006）的 11 项口干症问卷] 内容提出问题，结合患者回答，对应标准进行评分，总分表示口干症的轻重程度。②口干症综合量表（summated xerostomia inventory，SXI）：口干分为无、轻、中、重 4 级。0 ～ 5 分为无口干症，6 ～ 8 分为轻度，9 ～ 12 分为中度，13 ～ 15 分为重度。

（二）护理要点

1. *一般护理*　①为患者提供安静、舒适的病室环境，室内温度和湿度适宜，可使用空气加湿器、喷雾电风扇、氧气湿化等。②指导患者戒烟戒酒，避免饮用含酒精、咖啡因的饮料，饮食清淡，保证营养摄入的情况下优先选用半流质食物，避免过干、过硬的刺激性食物。③鼓励患者少量多次经口适量补充水分，有吞咽障碍者可含食冰块或雪糕，以防呛咳。

2. *心理护理*　患者主观的口干不适感，会减少患者社会活动及与外界环境接触的动机；同时处于焦虑、恐惧、抑郁的精神心理状态，患者由于情绪紧张，长时间经口呼吸有又会加重口干的症状。应对患者进行心理疏导、改善患者的心理状态，使其更加积极地面对疾病、配合治疗。

3. *专科护理*　①润滑口腔，刺激唾液分泌：可含食酸味的水果切片或蜜饯，口中滴入酸味滴剂或 2% 柠檬酸滴剂，咀嚼无糖或木糖醇口香糖、木糖醇含片等。②保持口腔清洁：指导清醒患者勤漱口，每天多次用清水淡盐水或淡茶水含漱；进食后使用洁牙线或牙线棒清洁牙缝，有条件者可使用电动水牙线和洗牙器冲洗牙缝；口唇涂抹润唇膏预防干燥皲裂；对于意识不清或无自理能力的患者，早晚及进食后使用棉签以淡茶水或清水清洁口腔及舌面，每小时蘸温水湿润口腔黏膜及舌体；预防口腔白念珠菌感染，对病危易感人群口腔局部使用碱性或含抗真菌药物的漱口液。③佩戴义齿的患者保持义齿清洁，勿戴义齿过夜，夜间取下泡于清水或氯己定溶液中。

十二、睡眠 / 觉醒障碍（失眠）

睡眠 / 觉醒障碍是指睡眠的时长、质量、时间异常或节奏紊乱。常表现为入睡困难、睡眠不深、易醒、多梦早醒、再睡困难、睡醒后觉得疲乏无力或白天困倦，没有精神，肿瘤患者的睡眠障碍常因担心疾病和治疗，会持续存在相当长一段时间。

（一）评估和观察

1. 评估患者性别、年龄、既往失眠史；评估患者失眠发生的药物及环境因素；评估患者有无不良的睡眠卫生习惯及生活方式；有无谵妄、抑郁或焦虑状态等情绪精神方面的障碍。

2. 主观测评工具：①睡眠日记；②评估量表：常见的有匹兹堡睡眠质量指数（PSQI）、睡眠障碍量表（SDRS）、Epworth 嗜睡量表（ESS）、失眠严重指数量表（ISI）、睡眠信念与态度量表（DBAS）。

3. 客观测评工具：①多导睡眠监测（PSG）：通过多个导联及束带连接分析仪器，对患者全夜的睡眠情况连续、同步描记，包括监测脑电、眼电、血氧鼾声、肢动等十余项指标，仪器自动分析、人工最后核实后得出患者睡眠情况分析结果。是用于记录、评估和诊断失眠的常用方法之一，能够提供睡眠质量尤其是睡眠结构最全面的信息。②多次睡眠潜伏时间试验（MSLT）是：通过白天多次固定间隔时间对睡眠监测来判断患者嗜睡程度的一种方法。本试验有助于判断失眠患者的失眠原因。③清醒维持试验（MWT）：用于评价患者症状改善保持清醒能力的试验，是对患者一定时间内保持清醒能力的有效客观评价。MWT 有 20min 和 40min 两个试验方案。④体动记录检查（actigraphy）：患者通过佩戴手表装置来监测身体运动情况，用于区分睡眠和清醒周期，并记录昼夜节律。

（二）护理要点

1. *一般护理*　①为患者提供安静、舒适的睡眠环境，室内温度和湿度适宜，减少噪声、光线柔和，护理人员操作做到“四轻”，避免各种让患者入睡困难的因素。②指导患者睡前不宜进食过饱，避免饮用含酒精、咖啡因的食物或饮料。③白天睡眠时间应该严格控制在 1h 以内，有规律地进行身体锻炼有助于提高夜间睡眠质量。④睡前半小时内不宜看手机，手机的蓝光会影响大脑分泌褪黑色素，导致入睡困难。

2. *心理护理*　①睡眠认知：纠正患者对睡眠的错误认识和不合理信念，协助改变其过度关注失眠结果的观念，避免陷入焦虑—失眠—焦虑—失眠的恶性循环。引导患者认知 8h 睡眠并不是人人都要遵守，睡眠时长小于 8h 的人群依然可以精力充沛的面对次日工作。②增加人际安全感：例如让患者知道病区 24h 都有医护人员守护照顾，房间内可播放轻柔的纯音乐（如风声、海浪声下雨滴水声、溪河流水声、虫鸣鸟叫声、马达引擎声）等，可增加患者的安全感，促进入睡。③提供情绪心理疏导，改善患者心理状态，减轻患者因焦虑和担忧导致的失眠。

3. *专科护理* ①症状控制：对于躯体症状如疼痛、呼吸困难等引发的失眠，首先应积极控制症状。②药物治疗：应用催眠药物须注意药物不良反应和多种药物同用时的相互作用，一些催眠药物可能会加重癌症患者的乏力症状。总体原则是催眠药物应短期使用，从小剂量开始，逐渐增加剂量，若与阿片类药物同时使用时，应注意过度镇静等副作用，应酌情减少剂量。③正念减压疗法：基本练习包括呼吸觉察、身体扫描、正念伸展等。其中身体扫描对帮助身体放松、舒缓身心、促进入睡、延长睡眠时长和提高睡眠质量尤为有效。④芳香疗法：芳香疗法根据国内外的多项研究结果显示，对失眠有效。针对不同失眠类型、个人喜好来选用不同的芳香精油配方。可单独或多种方式结合应用芳香精油帮助患者放松身体和情绪，促进入睡。常见方法如下：把2～3滴芳香精油与几滴椰子油或橄榄油调和，取少量置于掌心搓热，按压太阳穴和眉心位置，按摩面额、肩颈、脊椎、足底等；将芳香精油滴1～2滴到掌心，轻轻摩擦温热后，把双掌合拢呈捧水状捂住鼻周做深呼吸数次；芳香精油滴入温水中，湿热毛巾热敷配合眼周、肩颈、腰背等部位；芳香精油滴入温热水里进行足浴，同时按摩小腿和足底；使用香薰仪释放芳香精油，临睡前1h打开香薰仪，睡觉时关闭（表11-1）。

表11-1 常用芳香精油搭配使用方案

失眠特点	芳香精油搭配方案
间歇性失眠	薰衣草、岩兰草、洋甘菊、黑云杉、芳樟
易醒多梦性失眠	薰衣草、佛手柑、乳香
环境噪声性失眠	薰衣草、岩兰草、檀香
焦虑紧张心理性失眠	檀香、马郁兰、洋甘菊、黑云杉、芳樟
抑郁担忧心理性失眠	佛手柑、乳香
急躁易怒心理性失眠	岩兰草、洋甘菊、黑云杉、芳樟

十三、谵妄

谵妄是生命末期常见的一种以认知功能紊乱为主要特征的脑器质性综合征。临床表现为意识水平下降，错觉、幻觉、激越、定向及记忆障碍，伴有紧张和恐惧等不良情绪。肿瘤或肿瘤治疗相关因素会直接或间接影响中枢神经系统，引发患者出现谵妄。

（一）评估和观察

1. 评估患者意识水平、注意力、思维、认知、记忆、精神行为、情感和觉醒规律的改变。

2. 评估患者是否出现谵妄，根据《美国精神障碍诊断与统计手册》第 4 版（DSM-IV）对谵妄的诊断标准如下：①意识障碍，如对周围环境的意识清晰度降低，伴有注意的集中、保持或转移能力的下降。②认知改变，如记忆缺陷、定向不良、言语障碍或出现知觉障碍，而又不能用原先存在或正在进展的痴呆来解释。③症状在短时期（通常数小时或数天）内发生，并在一天中有波动趋势。④病史、躯体检查或实验室检查有证据表明意识障碍是躯体情况的直接后果。

3. 评估谵妄的分型：①功能亢进型（激越）：与自主神经的过度兴奋有关，特征为存在幻觉和妄想，常伴随颜面潮红、瞳孔散大、结膜充血、心悸、出汗等症状。②功能减退型（嗜睡）：为精神错乱和镇静状态。③混合型特征：为激越和嗜睡交替出现。

4. 谵妄的鉴别诊断：谵妄和痴呆很难区分，可根据意识模糊、定向力障碍及兴奋躁动行为等症状来区别诊断（表 11-2）。

表 11-2　抑郁、焦虑、谵妄、痴呆的鉴别

病种	视幻觉	发病进程	失语	意识改变	不稳定的情绪反应	影响记忆、判断和思考	睡眠 - 觉醒周期
抑郁症	–	可能急性	–	–	偶尔	–	正常
焦虑症	–	可能急性	–	–	++	–	正常
谵妄	+++	急性、可逆（生命最后几个小时不可逆）	–	++	+	+	改变
痴呆	–	逐渐发生、进展缓慢、不可逆	+	++	-	+	基本正常

（二）护理要点

1. *一般护理*　①提供合适环境：保持环境安静，避免刺激。尽可能提供单独的房间，降低说话的声音，降低照明，应用夜视灯，使用日历和熟悉的物品，较少的改变房间摆设，以免引起不必要的注意力转移。②保障患者安全：患者因意识障碍不能正确判断周围环境，受幻觉或错觉影响，有可能发生伤人或自伤。③促进患者舒适：尽量保持日常的生活作息时间，有助于患者增加安全感和稳定情绪，时常提醒正确的人、时、地信息；尊重患者，不可约束或捆绑患者，会增加患者的激惹程度，增加外伤的风险。但如果其他的方法不能有效控制患者的行为，同时患者有自伤或伤人的行为，此时可使用适当的躯体限制和活动空间限制，安全地使用床栏。

2. 心理护理　①稳定患者情绪，认真对待和解决患者恐惧或焦虑的感受，适当共情倾听，耐心安慰解释：每次遇见患者时均简单自我介绍，即便数分钟前刚遇见过，以缓解患者的紧张、茫然和心理阻抗。②病情解释及沟通：向家属解释病情变化的原因，对患者家属强调谵妄患者并非精神心理疾病或性格脾气问题，谵妄患者可间歇性清醒，重复解释重要和有帮助的信息。③跨学科团队参与：加强社会心理、精神和情感上的支持。根据个体需要，采用音乐疗法、治疗性触摸、非医学的护理措施，谨慎使用抗焦虑药。

3. 专科护理　①积极行睡眠管理，谵妄病程波动朝轻暮重，必要时遵医嘱给予药物镇静助眠。②对因处理：纠正可逆因素，如伴有颅内压增高，应给予脱水、地塞米松治疗；若存在感染和代谢性疾病，给予抗炎、吸氧、改善肝肾功能、纠正酸碱平衡、电解质紊乱等；若是药物性因素，停用或减少引起意识混乱的药物，如甾体激素，必要时考虑将吗啡改用羟考酮等。③末期镇静：疾病终末期，濒死患者偶尔会变得严重激越，兴奋躁动、神志错乱的情况，表现为烦躁不安、痛苦异常、呻吟不断，有必要向家属说明谵妄是死亡临近的标志。这种情形下需要进行末期镇静，此乃标准的姑息照护措施之一，但应与家属充分沟通并知情同意。

第三节　安宁疗护中的灵性关怀

对于病情危重、症状复杂、痛苦难忍的终末期肿瘤患者，积极的镇痛和症状控制是安宁疗护工作的核心和基础。但由于长期病痛的折磨，患者的心理状态和社会生活关系亦随之改变，进而带来灵性痛苦。工作人员应帮助患者解除灵性困扰，去领悟生命的真谛，提高生命的意义感，这也是安宁疗护工作不可忽视的重要内容。

一、灵性困扰的主要问题和原因

北美护理诊断协会（North American Nursing Diagnosis Association，NANDA）对灵性困扰的定义为："一个人生活的主要原则被打破，而这个原则贯穿了他的一生，并整合和超越了他的身体与精神社会本能。"灵性困扰来自于未满足的灵性需求，是患者灵性状态的较低端。绝大部分肿瘤患者在生病、痛苦和死亡过程中都表现有灵性困扰。同时，患者的身体症状及心理状况的治疗效果也受到灵性困扰的影响，如不及时处理，其生活质量也会受到进一步影响。

（一）对死亡的恐惧

在中国关于死亡的话题和教育内容，大众比较忌讳，接受度较低。死亡虽是人生经历的一部分，但当死亡真将来临时，无助、孤独、被抛弃感、无意义感等心理会占据全部思想，对死亡充满了恐惧。“谈癌色变”，癌症与死亡常被人们划为等号，尤其是终末期患者，他们一方面会对疼痛及其他痛苦症状产生恐惧，另一方面也会对生命即将随时终止而产生未知的恐惧，身体和心理备受煎熬，灵性需求进一步上升，表现出不甘心、放不下、不想死等心理变化。

（二）对亲人的挂念

不同年龄、不同职业、不同社会人群的肿瘤患者，各自扮演着不同的社会角色，他们对生命即将结束的“变故”会无所适从，对死后世界的未知和不确定性可能超越对死亡的恐惧，例如，对父母无人照顾、子女学习就业、伴侣重新择偶等问题。

（三）心理负担重

肿瘤治疗花费大、时间长，给家庭带来了沉重的经济负担和照顾负担。“人财两空”让终末期患者也承受着过重的心理负担，将自己视为家人的拖累，对家人满是愧疚。

（四）对自身疾病的自卑与敏感

较多肿瘤患者存在病耻感，患病后便将自己封闭起来，变得孤陋寡闻，刻意回避自己的疾病，不愿暴露患病信息，怕人询问，怕人议论自己，长此以往会变得敏感多疑，行为孤僻。同时随着疾病的进展和治疗的不良反应，患者会出现消瘦、面色改变等，会觉得失去了自我。目前社会仍存有一些封建残余思想和错误认知，认为肿瘤是上天对人们的“惩罚”和“报应”，临终患者通常比较敏感，心情会受到所处环境及周围人的影响，不愿与人交流，怕引来别人的歧视，甚至滋生出轻生念头而采取过激行为。

（五）寻找生命的完整和意义

埃里克森在人格发展理论提出，在人生的最后阶段中，个人会经常回忆和总结自己一生的活动，力图给自己的一生做出一个使自己满意的解释，而怀着充实的感情与世告别。但若个人不能找到一种满意的解释，不能给自己的人生画上一个完满的句号，心存不甘，将陷入追悔和绝望的情绪之中。

二、灵性照顾的介入方法

灵性照顾可改善终末期患者及其家属的生活质量，可使患者消除内心的绝望感，培养正确的人生观，在生命最后时刻能敞开心扉，享受余下时光；可使家属感受到心灵安慰，逐渐接受亲人即将离去的事实，走出悲伤阶段，勇敢地开始新的生活。工作人员应根据患者实际情况制订介入对象和措施，切实满足其灵性需求，解除其灵性困扰。

（一）患者层面

1. 陪伴、共同面对　给予患者灵性照顾最有效方法是陪伴与倾听，当爱与支持、信心、希望等没有得到满足时，临终患者会产生灵性困扰。他们需要亲人、朋友及医护人员给予的爱与支持，理解他们内心对于死亡及不确定未来的恐惧，接纳他们因为身体正常功能丧失而产生的失落感，帮助他们实现生命中最后的愿望。陪伴与分担、共同面对可以从一定程度上降低患者对死亡的恐惧，稳定患者的情绪，使患者获得精神上的慰藉，消除灵性层面的痛苦。

2. 处理未了事务，完成最后心愿　应尽力帮助患者完成最后心愿，重建和谐的人际关系，使患者“以超然的态度对待生活和死亡”，安宁、舒适、祥和地走完最后的时光。鼓励患者回顾生命中的伤痛或快乐过程，在回顾中重温生活/工作的痕迹。患者会觉得还有很多事情没有完成，内心充满遗憾。此时照顾者及医护人员应协助患者妥善处理各种日常事务，可能包括：希望化解和他人的矛盾和恩怨、希望见到多年没有见到的老友、希望回家、希望减除痛苦、希望不急救、希望表达爱和接受被爱，以及对亲人的希望、对死亡情境的希望、对身后事安排的希望、对器官或遗体捐赠等的遗愿。

3. 尊重患者宗教信仰　宗教信仰在灵性照顾中起到重要的作用。应绝对尊重患者的宗教信仰，表示对其宗教行为、宗教信仰的支持，尽可能维持其原有的宗教礼仪，如祷告、弥撒等日常宗教活动；鼓励宗教团体、牧灵人员的探访和支持，让患者体验到自己并没有被惩罚和抛弃，以从宗教信仰中获得力量。

（二）照顾者层面

1. 心理支持与情绪疏导　照顾者受临终患者病情进展和情绪变化的影响，常充满自责、牢骚和愤怒，对未来没有信心而悲观厌世。工作人员在沟通过程中应充分肯定照顾者的付出和努力，引导其宣泄负面情绪，协助其处理好各种负性问题。

2. 生死教育和预期性哀伤辅导　照顾者会担心或害怕患者离世，对死亡也会产生抵触和恐惧感。工作人员应保持高度的耐心、爱心和同理心，与照顾者及时沟通，进行哀伤辅导，指导照顾者在患者生命末期一同回顾人生，协助患者完成四道人生：“道歉”“道谢”“道爱”“道别”，共同面对、接受死亡。

3. 共同制订“医疗照护计划”　医疗团队可通过家庭会议等形式，与终末期患者和照顾者共同制订“医疗照护计划”，可调整患者和家属的期待，避免患者对治疗决策的不理解、不配合而产生对照顾者的怨恨，避免照顾者事后会为自己的决策而感到后悔、背负心理负担，从而促进患者与家属之间的互信和重整。

4. 协助照顾者料理后事　患者离世后，照顾者仍可能表现得手足无措。此阶段工作人员应耐心倾听照顾者的述说，疏导其负性情绪，鼓励家属间的情感支持。必要时可以协助家属料理后事，包括对墓地的选择、葬礼形式、仪表的整理等，给予一定的建议。

5. 哀伤支持　患者离世后，可帮助照顾者调整生活重心，重建社会关系，鼓励其回归自己的社会角色。尤其在特殊节日怀念故人时，应特别重视对照顾者的情绪疏导和安慰。

二、灵性关怀的其他介入形式

1. 医务社工　医务社工是安宁疗护团队的一部分，是患者社会支持的重要来源，有着其独特的角色和功能。他们对临终患者的人文关怀，弥补了医学诊疗的不足。在面对死亡与哀伤、医学伦理等敏感话题时，医务社工可以从非正式医疗团队的层面进行沟通，提出照护计划，根据不同需求开展形式多样的社工小组。

2. 志愿者　志愿者也称为义工、义务工作者或志工，指能够主动承担社会责任而不获取报酬，奉献个人时间和行动的人。在安宁疗护团队中，志愿者主要由医务社工进行组织和管理，是安宁疗护的重要辅助力量，可以弥补医护人员的人力和物力的不足，还可将照顾延伸到社区服务和生活医疗中。

3. 实质性援助　对于在经济和照顾上存在困难的家庭，可协助临终患者家属有效利用身边的合理资源，例如，申请低保、水滴筹、轻松筹等大病救助，联络慈善团体给予帮扶，组织志愿者进行服务等。也可通过媒体宣传引导社会对特殊家庭的关注，但要征得患者及其家属的知情同意，避免私人信息被曝光引发的不良影响。

4. 宁养中心　国内宁养医疗服务机构的服务对象为各种失能、半失能等居家照顾有困难、肿瘤晚期需提供临终关怀的人群。因其可有效减轻临终患者的痛苦、给予心灵慰藉，使患者获得尊严，能安详、有质量、有尊严地走完人生旅程，被誉为肿瘤患者“生命尽头的宁静港湾”。

随着中国逐步进入老龄化社会，对病危人群、临终人群最后的生命关怀也越发重要，如何让人们在生命最后一刻能够平静的离开，俨然已经成为当代社会关注的焦点。安宁疗护是一项多学科团队协作的实践模式，安宁疗护的护士作为不可缺少的一员，在安宁疗护实践中发挥着重要的角色和职能，他们是安宁疗护工作的实施者、多学科团队的协调者、终末期患者的代言者、专科领域的教育者，更是推动安宁疗护学科发展的研究者。我们应该继续努力实践，积极探索出符合中国国情的安宁疗护之路，从而提高终末期肿瘤患者的生命质量，维护他们的生命尊严。

（梁前晖　陈小丹　刘春丽　王雨竹
管　曼　胡　昀　周　娅）

第 12 章 抗肿瘤治疗相关检查的临床意义及注意事项

世界卫生组织（WHO）指出：若能早期诊断、及时治疗，90% ～ 95% 的肿瘤是可以治愈的。但肿瘤仅靠可疑症状是不能确诊的，还需要通过全面、系统的病史询问，详尽细致的查体，必要的血液检验及其他仪器辅助检查，再进行综合分析才能明确诊断。目前，临床上应用多种检查手段从不同角度、不同方面对肿瘤进行诊断、对治疗效果进行评价，以期早期发现肿瘤或及时评价疗效，为临床医师提供重要依据。

第一节 实验室检查的临床意义及注意事项

一、肿瘤标志物

（一）临床意义

肿瘤标志物（Tumor Marker，TM）是指在肿瘤的发生和增殖过程中，由肿瘤细胞本身所产生的或者是由机体对肿瘤反应而异常产生和（或）升高的一类物质，包括蛋白质、激素、酶（同工酶）、多胺及癌基因产物等。它表示肿瘤的存在并反映其一定的生物特性，借以了解肿瘤的组织发生、细胞分化、细胞功能。TM 存在于患者的血液、体液、细胞或组织中，可用生物化学、免疫学及分子生物学等方法测定，且对肿瘤的辅助诊断、鉴别诊断、疗效判断、复发监测及预后评价具有较为重要的临床应用价值。

TM 的发现和应用已经有一百多年的历史了。1846 年发现的本周（Bence-Jones）蛋白被应用于多发性骨髓瘤的诊断，成为第一个被报道的肿瘤标志物。1963 年发现了甲胎蛋白，1965 年发现了癌胚抗原，1978 年 Herberman 在美国国家癌症研究所（National Cancer Institute，NCI）召开的人类免疫及肿瘤免疫诊断会上首次提出 TM 的概念以后，TM 广泛应用于临床。

随着分子生物学和人类基因组计划的进展，越来越多的特异性 TM 被发现和应用，为肿瘤的早期诊断和治疗提供了新的途径。目前发现的具有临床意义的肿瘤标志物已达 100 多种。然而，许多研究报道过分夸大了 TM 的作用，误导了一些临床工作者和广大群众对肿瘤标志物检测意义的理解。因此，正确评价 TM 的作用并在临床工作中合理应用意义重大。

（二）分类

TM 的分类和命名尚未完全统一，体液中的 TM 一般分为胚胎抗原类、糖链蛋白类、激素类、酶和同工酶类及癌基因产物类等。

1. *胚胎抗原类* 从肝癌、结肠癌的组织中发现的，胚胎时期的肝、胃肠管组织也能合成，并存在于胎儿的血清中，因此称为胚胎抗原。如 AFP、CEA 等。

（1）甲胎蛋白（alpha-fetoprotein，AFP）：正常参考值为 0 ～ 20ng/ml。AFP 是早期诊断原发性肝癌最敏感、最特异的 TM 指标，可用于大规模普查。凡 AFP ＞ 500ng/ml 持续 1 个月或 AFP ＞ 200ng/ml 持续 2 个月，无肝脏疾病活动证据，且排除妊娠和生殖腺胚胎性肿瘤，应高度怀疑肝癌，并通过影像学检查加以确诊，一般可在肝癌临床症状出现前 6 ～ 12 个月作出诊断。

有 70% ～ 90% 的原发性肝癌患者 AFP ＞ 500ng/ml，越是晚期 AFP 含量越高，但结果阴性并不能排除肝癌。AFP 水平在一定程度上反映肿瘤的大小，其动态变化与病情有一定的关系，是显示原发性肝癌治疗效果和预后判断的一项敏感指标。AFP 值异常高者一般提示预后不佳，其含量上升则提示病情恶化；治疗后 AFP 值下降不明显或降而复升，提示治疗不彻底或有复发、转移的可能；在转移性肝癌中，AFP 一般低于 350 ～ 400ng/ml。AFP 也是非精原细胞性生殖细胞肿瘤的标志物，如生殖腺胚胎癌、卵巢内胚窦癌等。某些消化系统肿瘤如胃癌、胰腺癌、结肠癌、胆管细胞癌等 AFP 水平也有升高。

AFP 中度升高也常见于酒精性肝硬化、急性肝炎及 HBsAg 携带者。正常妊娠 3 个月后血清 AFP 开始升高，一般在 400ng/ml 以下，若血清或羊水中 AFP 异常升高则提示异常妊娠，如胎儿脊柱裂、无脑症、食管闭锁、多胎等。临床诊断时应仔细鉴别。

（2）癌胚抗原（carcino embryonic antigen，CEA）：正常参考值为 0 ～ 5ng/ml。CEA 因最初发现于结肠癌和胎儿肠组织中，故名癌胚抗原，是一种糖蛋白胚胎抗原，属于广谱性肿瘤标志物。吸烟、妊娠期和心血管疾病、糖尿病、非特异性结肠炎等人群的血清 CEA 会出现一定程度的升高，所以 CEA 不是恶性肿瘤的特异性标志，在诊断上只有辅助价值。CEA 升高常见于中晚期肿瘤患者，尤其在消化道肿瘤的阳性检出率较高，如大肠癌、胃癌、胰腺癌等，肺癌、肾癌、乳腺癌、卵巢癌、甲状腺髓样癌等肿瘤的 CEA 也可增高。此外，血清 CEA 水平与大肠癌的分期有明确关系，越晚期的病变，CEA 浓度越高。CEA 也可用于对肿瘤患者手术及化疗后的疗效观察和预后判断，一般情况下患者病情好转时血清 CEA 浓度下降，病情恶化时其浓度升高。

2. *糖链抗原类* 这类抗原是用单克隆抗体技术从肿瘤细胞系（株）中鉴定出来的，所以在特定肿瘤的诊断方面具有较高的准确性。大多为糖蛋白或黏蛋白，如 CA125，CA15-3，CA19-9 等。

（1）糖链抗原 125（carbohydrate antigen 125，CA125）：是分子量大于 20 万的糖蛋白，正常人血清中小于 35U/ml。CA125 是上皮性卵巢癌和子宫内膜癌的主要标志物，在早期筛查、诊断、治疗及预后的应用研究均有重要意义。胰腺癌、肝癌、乳腺癌及急性胰腺炎、腹膜炎、子宫内膜炎、肝炎、肝硬化腹水也可使 CA125 升高。

（2）糖类抗原 15-3（carbohydrate antigen 15-3，CA15-3）：是一种多形上皮黏蛋白，由分泌性上皮细胞（如乳腺、肺、胃肠道、子宫等）分泌，正常人排泄物中也可检出，其正常参考范围小于 25U/ml。此抗原虽然没有器官和肿瘤特异性，在乳腺癌、肺癌、前列腺癌、卵巢癌和胃肠癌中指标有明显升高（大于 30U/ml），在其他乳腺疾病和部分孕妇（约 8%）中也有升高，但可作为诊断乳腺癌的主要标志物之一和监测乳腺癌治疗后复发的最佳指标。

（3）糖链抗原 19-9（carbohydrate antigen 19-9，CA19-9）：是一种与消化系统肿瘤相关的糖类抗原，在多种腺癌血清中显示敏感。正常人血清中 CA19-9 小于 37U/ml。85%～95%的胰腺癌患者该项指标较高，是目前诊断胰腺癌灵敏度较高的肿瘤标志物。但 CA19-9 灵敏度与肿瘤的大小密切相关，因此胰腺癌早期应与 CA50 及 CEA 联合监测，可提高胰腺癌早期诊断的阳性率。此外，某些消化道炎症 CA19-9 也有不同程度的升高，应予以鉴别诊断。

（4）前列腺特异性抗原（prostate specific antigen，PSA）：正常男性 PSA 含量小于 2.5μg/L。PSA 是由人前列腺导管上皮细胞合成并分泌至精浆中的一种单链糖蛋白，是诊断前列腺癌的最佳标志物。它主要用于前列腺癌的诊断分期、病情评估和监测以及各种治疗手段的疗效评价和随访，其在血清中的浓度和阳性率随病程的进展而增减。f-PSA/t-PSA 比值对前列腺良性和恶性病变的鉴别诊断意义重大，比值越小，前列腺癌可能性越大。另外，前列腺肥大、前列腺增生及炎症也可引起患者血清中 PSA 水平增高。

3. *激素类* 正常情况下不产生激素的某些组织，在发生恶变时能产生和释放一些肽类激素（异位内分泌激素）并导致相应的综合征。因此，这些异位内分泌激素升高可作为肿瘤相关的标志物，如小细胞肺癌可分泌 ACTH，患绒毛膜上皮细胞癌时 HCG 明显升高。

（1）人绒毛膜促性腺激素（humanchorionicgonadotropin，HCG）：是由胎盘滋养层细胞所分泌的糖蛋白类激素，在妊娠和患绒毛膜上皮癌时该项指标明显增高。HCG 还会在乳腺癌、睾丸癌、卵巢癌等恶性肿瘤及子宫内膜异位症、卵巢囊肿等非肿瘤状态时增高。

（2）降钙素（calcitonin，CT）：是由32个氨基酸组成的多肽激素，甲状腺髓样癌、肺腺癌及小细胞肺癌患者的血清CT明显升高。血清CT过高应高度警惕早期肺癌的可能，乳腺癌、肝癌、肾癌、前列腺癌、胰腺癌、上颌窦癌、膀胱癌等亦可见CT升高。某些良性疾病如甲状腺功能亢进、变形性骨炎和肺部疾患亦发现CT升高。

4. *酶和同工酶类* 当机体某个部位发生肿瘤时，肿瘤细胞代谢异常，使某些酶或同工酶合成增加；或由于肿瘤组织的压迫和浸润，导致某些酶的排泄受阻，使肿瘤患者血清中酶活性异常升高。

（1）乳酸脱氢酶（lactate dehydrogenase，LDH）：LDH总活性在肿瘤患者血清中升高，在恶性淋巴瘤、白血病、卵巢癌患者血清中异常增高，经治疗病情好转时LDH下降，复发时又上升。其他疾病如心肌梗死、感染和恶性贫血也可见LDH升高。

（2）前列腺酸性磷酸酶（prostatic acid phosphatase，PAP）：已发生转移的前列腺癌患者血清中PAP活力明显增加，可达正常值的几十倍，未发生转移的前列腺癌PAP值可正常或轻度上升。霍奇金淋巴瘤、多发性骨髓瘤、结肠癌、胃癌、乳腺癌、卵巢癌、甲状腺癌等患者的血清中PAP也可有中度升高。

（3）神经元特异性烯醇化酶（neuron specific enolase，NSE）：正常参考范围为0～18ng/ml。NSE是神经组织和外周神经分泌组织糖酵解过程中的一种酶，是同工酶类肿瘤标志物，正常仅存在于神经组织和红细胞中。NSE作为小细胞肺癌和神经母细胞癌的诊断标志物，可用于小细胞与非小细胞肺癌的鉴别诊断，也用于肺部良性疾病与小细胞肺癌的鉴别，同时对神经内分泌系统肿瘤、神经细胞瘤、甲状腺髓样癌、黑色素瘤等也有重要的诊断价值。

5. *癌基因产物类* 癌基因的激活和抑癌基因的变异，可使正常细胞发生恶变，导致肿瘤的发生。因此，癌基因表达的蛋白可作为肿瘤标志物，如ras基因蛋白、myc基因蛋白、p53抑癌基因蛋白等。

（1）表皮生长因子受体（epithelial growth factor receptor，EGFR）是原癌基因C-erbB-1的表达产物，是一种跨膜蛋白，是EGFR家族第1个成员。EGFR与肿瘤细胞的增殖、血管生成、肿瘤侵袭、转移及细胞凋亡的抑制有关。其可能机制有：EGFR的高表达引起下游信号传导的增强；突变型EGFR受体或配体表达的增加导致EGFR的持续活化；自分泌环的作用增强；受体下调机制的破坏；异常信号传导通路的激活等。EGFR的过表达在恶性肿瘤的演进中起重要作用，胶质细胞、肾癌、肺癌、前列腺癌、胰腺癌、乳腺癌等组织中都有EGFR的过表达。EGFR致病性突变大多发生在非小细胞肺癌中，尤其是肺腺癌，主要发生在18-21外显子，其中19和21号外显子突变覆盖突变的90%。EGFR突变预示服用分子靶向药疗效较好。

(2) 间变性淋巴瘤激酶（Anaplastic Lymphoma Kinase，ALK）属于受体酪氨酸激酶家族的成员之一，在大脑发育与及特定的神经元中起重要作用。最初在间变性大细胞淋巴瘤发现 ALK-NPM1 融合蛋白，现已在其他肿瘤包括神经母细胞瘤和非小细胞肺癌中发现该基因出现突变、扩增或重排，其中染色体重排最为常见，导致 ALK 与其他基因产生融合。也因此 ALK 融合蛋白将持续处于激活状态，并激活其下游通路，进而造成细胞过度增殖，导致肿瘤的发生。其中 EML4-ALK 融合出现在 3% ～ 5% 的非小细胞肺癌患者中，而 ALK 抑制剂对这类患者的治疗是很有效的。

(3) 鼠类肉瘤病毒癌基因（rat sarcoma viral oncogene，ras）*ras* 基因家族与人类肿瘤相关的基因有 3 种：*H-ras*、*K-ras* 和 *N-ras*，分别定位在 11、12 和 1 号染色体上。其中，*K-ras* 对人类癌症意义最大，其机制类似分子开关：当正常时能控制调控细胞生长的路径；发生异常时，则导致细胞持续生长，并阻止细胞自我毁灭。*K-ras* 参与细胞内的信号传递，当其基因突变致永久活化时，不能产生正常的 ras 蛋白，使细胞内信号传导紊乱，细胞增殖失控而癌变。*K-ras* 基因是众多癌种的关键致癌分子，约 90% 胰腺癌、36% ～ 40% 结直肠癌、5% ～ 15% 亚洲肺癌患者携带 *K-ras* 基因突变，以及在胆管癌、子宫内膜癌、皮肤癌、肝癌和乳腺癌患者也发现 *K-ras* 基因突变。针对 *K-ras G12C* 突变，首个 *K-ras* 靶向药索托拉西布（AMG510）取得了较好的疗效。

(4) 人类表皮生长因子受体 2（*HER-2* 基因，*c-erbB-2* 基因，*neu* 基因）是一种细胞来源癌基因，在多种肿瘤中其癌基因及其蛋白产物均有过度表达和扩增。对 *HER-2* 癌基因蛋白产物的病理研究见于乳腺癌，其作用也较为明确。因而普遍认为，HER-2 蛋白产物的阳性表达可作为判断乳腺癌预后的一个独立指标。

(5) 乳腺癌易感基因（Breast Cancer Susceptibility Genes，BRCA）是重要的抑癌基因与肿瘤易感基因，包括 *BRCA1* 及 *BRCA2*。*BRCA* 基因突变会导致基因组不稳定性升高，从而显著增加了女性罹患乳腺癌、卵巢癌及其他癌症（如胰腺癌、子宫内膜癌、腹膜癌及宫颈癌等）的风险。*BRCA1/2* 基因是评估乳腺癌、卵巢癌和其他相关癌症发病风险的重要生物标志物，目前针对 *BRCA* 基因突变的靶向药主要为 PARP 抑制剂，通过对 PARP 途径的抑制来阻断 *BRCA* 突变的肿瘤细胞的存活，造成肿瘤细胞的死亡。

(6) 细胞程序性死亡受体 1（programmed death 1，PD-1，又称 CD279）是一种免疫微环境相关标志物。PD-1 是一种重要的免疫抑制分子，属于 CD28 超家族成员，是由 *PDCD1* 基因编码的跨膜蛋白，于 1992 年由本庶佑教授首次发现。其是一种诱导表达的蛋白，即 T 细胞在未活化的时候几乎不表达 PD-1，仅在 T 细胞活化之后，它们才会诱导表达 PD-1。除了在活化的 T 细胞上表达之外，PD-1 还表达于活化的 B 细胞、自然杀伤细胞（NK 细胞）、单核细胞及部分肿瘤细胞。PD-1 的天然配体有两个，分别为 PD-L1 和 PD-L2。PD-L1 在多种肿瘤细胞中均有上调表达，它与 T 细胞上的 PD-1 结合，抑制 T 细胞增殖和活化，使 T 细胞处于失活状态，最终诱导免疫逃逸。PD-1/PD-L1 抑制剂均可阻断 PD-1 和 PD-L1 的结合，上调 T 细胞的生长和增殖，增强 T 细胞对肿瘤细胞的识别，激活其攻击和杀伤功能，通过调动人体自身的免疫功能实现抗肿瘤作用。PD-L1 已被确定为预测免疫检查点抑制剂反应的分子标志物，但其表达水平在不同的检测部位和不同的检测时间也不相同，如在肺癌中其水平与活检的取材部位显著相关，在肾上腺和肝转移灶中的表达最高，在骨和脑转移灶中的表达水平最低；随着肿瘤患者治疗的进行，PD-L1 也会发生明显的变化。

（7）肿瘤突变负荷（tumor mutation burden，TMB）被定义为每百万碱基中被检测出的，体细胞基因编码错误、碱基替换、基因插入或缺失错误的总数。肿瘤的 TMB 越高，新抗原产生越多，肿瘤免疫原性越高，T 细胞抗肿瘤反应越高。研究显示，TMB 水平在多个瘤种中与 PD-1/PD-L1 抑制剂治疗的客观缓解率（ORR）高度相关；TMB 水平与免疫治疗的总生存期（OS）呈正相关。TMB 与 PD-L1 表达水平无关，但是二者联合使用可以更好地预测疗效。研究发现，PD-L1 表达与 TMB 均高的患者免疫治疗临床获益率高达 50%，而二者均低的患者临床获益率为 18.2%。TMB 检测可在多种肿瘤中进行，以筛选更有可能从免疫治疗中获益的患者，但也存在诸多不足之处，如 TMB 检测平台不统一，且 TMB 并非完全与免疫检查点抑制剂应答率相关。

（8）微卫星（Microsatellite，MSI-H/dMMR）基因组中的一类短串联重复 DNA 序列，一般由 1 ～ 6 个核苷酸组成，呈串联重复排列。由于其核心重复单元重复次数差异，MSI-H/dMMR 具有群体多态性。MSI 即微卫星不稳定（与正常组织相比，肿瘤中某个微卫星位点由于重复单元的插入或缺失而出现新的微卫星等位基因的现象），MMR 指基因错配修复功能，MSI/MMR 是美国食品药品监督管理局（FDA）批准的抗 PD-1/PD-L1 治疗的伴随诊断标志物，其中 MSI 检测是结直肠癌分子分型的基础，可用于结直肠癌的预后和化疗获益预测，还可以诊断遗传性非息肉病性结直肠癌，约 15% 结直肠癌患者是由 MSI 途径引发。MSI-H/dMMR 的实体瘤通常具有免疫原性并具有广泛的 T 细胞浸润，从而对免疫检查点抑制剂治疗有较好的临床反应。MSI-H 的肿瘤中 TMB 也高，但是高 TMB 的肿瘤不一定发生 MSI。

6. *蛋白质类*　β_2 微球蛋白、铁蛋白（Fer）等在肿瘤发生时其指标会升高；多发性骨髓瘤时本周蛋白阳性，是临床常用的肿瘤标志物。

（三）注意事项

1. TM 的器官特异性和肿瘤特异性较差，且阳性预示值较低，因此，临床上不能仅凭 TM 阳性（或升高）对肿瘤进行确诊或定位，也不提倡对无症状人群进行大规模普查。少数 TM 如 PSA、AFP、PAP 和甲状腺球蛋白等对器官定位有一定价值。大多数情况下，TM 浓度与肿瘤的大小和临床分期之间存在一定的关联，但需注意各期肿瘤的 TM 浓度变化范围较宽，会有互相重叠，应结合多项指标进行判断。

2. 肿瘤治疗后 TM 浓度的变化与疗效之间有一定的相关性。治疗前 TM 浓度增高，治疗后浓度降低，可有 3 种不同的结果：TM 浓度下降到参考范围内或下降 95% 以上，提示肿瘤治疗有效；TM 浓度下降但仍持续在参考范围以上，提示有肿瘤残留和（或）肿瘤转移；TM 下降到参考范围内一段时间后，又重新升高，提示肿瘤复发或转移。化疗后应加强 TM 的监测，进行综合性分析和判断。

3. 为提高 TM 的辅助诊断价值和确定何种标志物作为治疗后随访监测指标，可选择 2 ～ 3 项灵敏性高和特异性相对较好的 TM 进行联合检测，但联合检测的指标须经科学分析、严格筛选。同时，因每位肿瘤患者对于各种 TM 都有各自的基础水平，因此应选择各自特定的“个体参考值”，重视每例患者 TM 水平相对于其“个体参考值”的动态变化，不能仅凭常规的参考范围上限值作为判断标准。

4. TM 血清标本的采集：应在患者空腹 8h 以上，并处于相对静息状态，采血时间以上午 7 ～ 9 时较为适宜；患者输液时应在输液的另一侧手臂采集血标本，以免影响血液成分的测定；患者在采血前 24h 内应避免运动和饮酒；采集后应在 2h 内及时送检，且避免用力振动，防止较长时间保存于室温中 TM 因抗原的不稳定性而在几小时内发生降解或发生溶血，如不能及时送检应做 3000r/min 离心 5min（含分离胶），在 2 ～ 8℃的条件下冷藏保存 4h 内送检。

5. 按照肿瘤基因检测的检出率排序：新鲜组织＞石蜡切片＞胸腔积液、腹水上清＞胸腹水细胞＞外周血。肿瘤组织是基因检测的“金标准”，能送检组织的情况下组织优先，同时需考虑临床取样的便捷性。因 1 年以上的肿瘤组织有可能 DNA 降解致无法检测或检测失败，建议送检 1 年以内的肿瘤组织。如果没有 1 年内的肿瘤组织可送外周血进行检测，但需注意的是，外周血检测建议只针对Ⅲ B 和Ⅳ期的患者，同时外周血循环肿瘤 DNA（ctDNA）检测最好是在没有经过任何治疗之前进行采血检测，因放化疗、分子靶向等治疗均会对外周血 ctDNA 检测结果产生影响。

6. 治疗结束后应根据病情对患者治疗前升高的肿瘤标志物做定期随访监测。不同的肿瘤标志物半衰期不同，所以监测的时间和周期也不同。大部分国内外专家建议，治疗后 6 周做首次测定；3 年内每 3 个月测定一次；3 ～ 5 年每半年测定一次；5 ～ 7 年每年测定一次。必要时根据特定的肿瘤类型和 TM 半衰期调整随访监测时间，增加（或降低）随访的频率。随访中如发现有明显升高，应 1 个月后复测一次，连续 2 次升高可预示复发或转移，此预示常早于临床症状和体征，有助于及时处理。

7. 影响 TM 检测结果的因素较多，包括样本来源、处理时间、保存方式、操作人员的熟练程度等，应充分考虑这些因素及患者的其他疾病或症状、治疗对 TM 浓度的影响。如肝、肾功能异常、胆汁淤滞、风湿病等，以及某些药物会影响 TM 的浓度，如前列腺癌抗雄激素治疗可抑制 PSA 产生。阅读检测结果时需综合考虑。

随着肿瘤基础研究的深入和临床治疗实践经验的积累，TM 检测得到了肿瘤工作者的充分重视。同时，由于检测水平不断提高及检测方法的不断改进，TM 检测的种类、水平以及它们的灵敏度和特异性也都有了很大的提高，为肿瘤患者的早期诊断和有效治疗提供了更加确切的依据。

二、血常规

（一）临床意义

血常规是临床上最基础的实验室检查之一，是对血液中的有形成分（红细胞、血小板、白细胞）的数量和质量进行检测。包括全血细胞计数和白细胞的分类计数等，共有 10 多个项目。通过观察这些细胞数量的变化及形态的分布以了解骨髓造血功能，有助于诊断疾病和判断病情，是临床医师常用的辅助检查手段。血常规化验单上的常用符号有：RBC 代表红细胞，WBC 代表白细胞，Hb 代表血红蛋白（血色素），PLT 代表血小板。随着科学技术的飞速发展，医学检验仪器的现代化和自动化，血常规检验更为灵敏、精确且快捷。

化疗药物在肿瘤细胞与正常细胞之间缺乏选择性，即在杀灭或抑制肿瘤细胞的同时也损伤相当数量的正常细胞，尤其对增殖活跃、代谢旺盛的骨髓细胞损伤较为明显。因而，化疗后会出现不同程度的白细胞减少（尤其是粒细胞下降）、血小板低下、红细胞下降等，其中，以白细胞减少为主要表现。若白细胞的最低值在 $1 \times 10^9/L$ 持续 7 ～ 10d，尤其是中性粒细胞绝对数低于 $0.5 \times 10^9/L$ 持续 5d 以上，发生严重细菌感染的机会明显增加；当血小板少于 $50 \times 10^9/L$ 时会有出血的危险，而血小板低于 $10 \times 10^9/L$ 时，容易发生中枢神经系统、胃肠道及呼吸道系统出血，严重威胁患者的生命。因此，化疗前后定期监测血常规有助于及时掌握化疗药物对患者骨髓功能的损伤程度，评估能否继续化疗，并合理选择治疗方案。如果白细胞少于 $4 \times 10^9/L$，血小板少于 $80 \times 10^9/L$，应慎重执行化疗或调整化疗方案，必要时暂缓化疗，给予升血细胞及其他对症支持治疗。

（二）注意事项

1. 血常规的标本采集方法可分为毛细血管采血法和静脉采血法两种。为防止血样中小凝块的形成，保证仪器进样时标本能充分混匀，应以静脉血采集为首选。

2. 运动、吸烟、进食、情绪激动等生理因素可影响血液成分，导致各细胞计数在 1 日之间出现较大的波动。应尽可能避免以上干扰因素，指导患者在采集血标本前避免跑步、骑自行车、爬楼梯等剧烈运动，或者休息 15 ～ 30min 后再进行采血；寒冷季节注意保暖，促进血液循环，便于临床对比和分析检验结果。

3. 某些药物的使用也可能干扰实验，得出假象结果。因此，采血前应避免服用解热镇痛药、抗感染药物及肾上腺皮质类固醇激素等可影响血细胞计数的药物。同时，避免在静脉输液同侧手臂采集血标本，以免影响检查结果的准确性。

4. 若患者出现晕针或晕血，应立即拔出针头，让其平卧，针刺（或拇指压掐）人中和合谷穴，必要时遵医嘱口服糖水、静脉注射葡萄糖或进行其他对症治疗。

5. 采血时应严防血标本发生溶血。止血带捆扎时间过长，抽血速度过快，抽血不畅产生大量气泡，血液注入试管时用力冲击或混匀时用力振荡，均可造成血标本溶血，应注意避免。

6. 使用正确的采血试管，一般选择含有适量 EDTA 盐（EDTA-Na2，EDTA-K2，EDTA-K3）抗凝剂的一次性真空采血管。采血量应与抗凝试管上标识的采血量一致，过多或过少都可能导致血液分析参数不准确。血液沿试管壁缓缓注入抗凝管后需立即轻轻颠倒，将血液与抗凝剂充分混匀，避免出现血液凝固或产生微小凝块致无法进行血液分析。

7. 常规血液标本采集后应立即送检，不能立即送检的标本应在 4 ～ 8℃低温保存，但保存的时间不宜超过 4h。血标本标签上的各项信息应与检验申请单一致，防止标本混淆。

8. 严格遵循无菌技术操作原则，防止采血部位感染或血液污染；落实一人一针一管，杜绝交叉感染。

三、肝肾功能检查

（一）临床意义

肝肾功能检查是临床查体最常用的血液生化检查之一，由很多不同的项目组成，临床医师应根据检查的目的合理进行选择。

大多数药物进入人体需要经过肝脏代谢，然后从肾脏排泄，部分药物只在肾脏代谢和排泄。抗肿瘤药物也不例外，其毒性可直接影响肝、肾等器官的功能而造成损害，严重时可发生肝、肾功能衰竭导致死亡。肝、肾毒性通常发生在用药后数日或数周，其预防的关键在于及时发现。因此，在抗肿瘤治疗前、中、后期应分别对肝肾功能进行监测，以及时了解肝、肾的损害程度及有无病变。肝肾功能异常的患者应慎用或禁用化疗药物，或根据损伤程度调整用药剂量和方案，并给予保肝及保肾治疗。

（二）注意事项

1. 检查肝肾功能需要采集空腹血。空腹的时间一般为 8 ～ 12h，即指导患者于检查前一晚 8 时后不要再进食或饮水，以免饮食后血液成分发生改变，影响肝肾功能检查结果。

2. 指导患者在检查前一晚不可饮酒；饮食以清淡为主，不吃辛辣和油腻食物；保证充足的休息和睡眠，不可熬夜，避免做剧烈运动；尽量不服用药物，尤其避免服用可能影响转氨酶、损坏肝肾功能的药物，必须服用药物时须向医师讲明。

3. 尽量避免在静脉输液期间或用药 4h 内做肝肾功能检查，以避免药物对检查结果造成干扰。

第二节 影像学检查的意义及注意事项

影像学检查的目的是检出病变、鉴别病变的良恶性、判断病变的严重程度（TNM 分期及手术可切除性），评价临床治疗效果、判断预后、进行介入性诊断或治疗等。其中，胸部 X 线片和 CT 是肿瘤诊断及其治疗过程中最常用的检查方法。

一、X 线透视及 X 线片

（一）X 线透视检查

利用 X 线穿透人体，对被检查部位在荧光屏上显示的影像进行诊断的方法，称作 X 线透视检查。X 线透视简便易行，在检查时可以通过转动患者的身体而从不同的角度和位置来观察病变的情况，也可以观察器官的形态和功能。但透视不能看到细小的病变，也不能留下客观的记录，多用于初步诊断呼吸系统和胃肠道的肿瘤。

（二）X 线片检查

用 X 线穿透被检查部位并感光在胶片上形成的影像进行诊断的方法，称作 X 线片检查。其优点是可透视清晰，并留下客观记录，有利于后期复查对比；缺点是不能观察器官的运动功能。多用于胸部、头部、脊柱、四肢等部位的检查。

（三）X 线透视及 X 线片检查时的注意事项

1. 录入患者的资料和信息时须准确无误，避免张冠李戴。

2. 在进行检查时，应指导患者脱去外衣及带有金属的内衣，取出贴身衣袋内的杂物，摘除金银首饰；清除被检部位的膏药；摄片时避免身体移动。

3. X 线对人体细胞有一定的杀伤和破坏作用，尤其是过量照射可造成一定的伤害，应尽量减少 X 线检查的次数。特殊人群包括婴幼儿、孕妇（尤其妊娠初期 3 个月内）更应谨慎选择 X 线检查，必要时做好防护。一般性诊断检查时小剂量的接触对人体危害小，无须顾虑。

二、钼靶 X 线

（一）作用原理和临床意义

计算机乳腺钼靶 X 线摄影是诊断乳腺疾病最具价值的影像学检查。作为一种常用的无创性检查手段，它是传统放射技术与现代计算机技术相结合的一种数字化影像技术，实现了 X 线片技术及图像质量质的飞跃。它将普通 X 线摄影的模拟图像转化为可被量化处理的数字化图像，较全面准确地反映出整个乳房的结构及微小病灶和微小钙化灶，且分辨率高，重复性好，不受年龄、体形的限制，留取的图像可供前后对比，使医师更易于发现乳腺影像中可疑的病变，极大提高了乳腺癌的早期检出率。

随着高清晰度高频 X 线摄影技术的日益成熟，乳腺 X 线摄影发现病灶的敏感度和准确性也随之提高，并显著减少了进行乳腺检查时 X 线辐射对患者的损害。高质量的乳腺 X 线摄影图像加上影像医生精确的观察诊断能力，充分显示着乳腺 X 线摄影在乳腺疾病诊疗过程中的优势。乳腺钼靶常可用于观察各种生理因素（如月经周期、妊娠、哺乳及内分泌改变等）对乳腺结构的影响；且较为可靠地用于乳腺的良性和恶性肿瘤的鉴别，及时发现癌前期病变；也可对治疗后的乳腺癌患者进行随访检查，观察疗效。

（二）注意事项

1. 熟练掌握仪器的功能、性能和操作方法，提高摄像质量；了解患者的病史、临床表现及临床医师的申请内容和目的，进行必要的触诊，以获得第一手感性认识；准确录入患者的各项信息，如检查号、姓名、性别、年龄等。

2. 摄影检查前，向患者说明检查方法及注意事项，消除其紧张情绪，取得有效配合；告知患者尽量避开经期前后 3 ～ 5d；协助患者脱去上衣，充分暴露乳房，去除身上所有金属类异物；患者在检查过程中应注意保持体位，避免身体移动。

3. 协助患者摆放合适的摄影体位。常规采用头尾位（CC）及内外侧斜位（MLO），可满足约 93% 的临床诊断的需要。发现病变时或针对乳房边缘及靠近胸壁的病变，应加摄其他特殊体位，如侧位、乳沟位、局部点压放大、乳腺导管造影等。在此过程中，摄影技师协助的手法、患者摆放体位时的配合程度、摄影台的高度和机架倾角均为重要的影响因素。

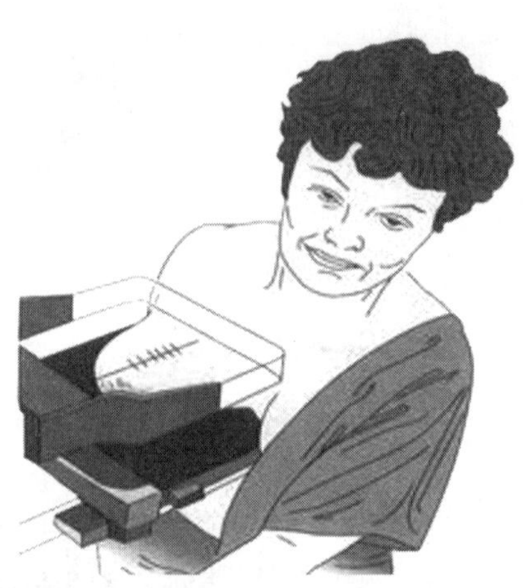

图 12-1 钼靶检查时恰当的乳房压迫

4. 摄影过程中恰当的乳房压迫（图 12-1），使乳房成扁平状，通常压迫的厚度为5cm左右，可使 X 线穿透均匀，影像密度差减小，是获取高质量影像的关键。乳腺组织每下压 1cm，对比度约增加 7%，剂量减低 14%。同时固定了乳房，减少产生运动模糊的概率，提高了照片的清晰度。恰当的压迫即乳房处于组织紧张但不致疼痛的程度，这就要求摄影技师和患者建立融洽的医患关系以使患者达到全身心的放松。同时，压迫时应尽量避免乳房皮肤产生皱褶而使其影像与皮肤局限性增厚相混淆。

5. 对于乳腺普查的患者，若发现乳腺异常需做进一步的诊断检查，避免漏诊和误诊。

6. 由于 X 线对乳腺尤其是年轻女性的乳腺有一定的损伤，所以钼靶检查频次不宜过多，一般一年 1 次为宜。女性若已经妊娠或者备孕，应提前告知医师。

三、消化道钡剂造影

（一）作用原理和临床意义

消化道钡剂检查（Upper GI series）即钡餐造影，是一种常用的消化系统疾病诊断方法，与胃镜检查起互补作用。它是经口服发泡剂并摄入造影剂，在 X 线照射下对整个消化道尤其是上消化道进行放射显影，以观察消化道有无病变。因人体腹腔内很多器官、组织的密度大体相似，必须导入对人体无害的造影剂（如医用硫酸钡，其密度大，能阻挡 X 线的通过），人为地提高显示对比度，才能达到 X 线理想的检查效果。另外，由于 X 线不能穿透钡剂，因此可以通过观察钡剂在食管、胃、十二指肠、小肠、结肠的充盈情况，从而了解其形态、弹性、活动度、黏膜皱襞情况等。

钡剂检查通常分食管、胃、十二指肠三段进行，可用于肿瘤的诊断、治疗效果的评价及随访等。但患者若伴有急性呼吸道感染，严重心、肝、肾功能不全，或碘试验阳性则不宜做此项检查；肠梗阻，消化道穿孔或大出血的患者禁用此项检查。

（二）注意事项

1. 患者宜在家属的陪同下进行检查。检查前应充分了解检查的目的、方法、注意事项及配合事宜，并签署知情同意书。

2. 硫酸钡因不溶于水和脂质，不会被胃肠道黏膜吸收，且刺激性小，对人体基本无毒性，因此，在使用时切不可与可溶性的钡化物（如硫化钡、氯化钡等）相混淆。

3. 检查前应指导患者至少禁食水（包括药物）6h 以上，必要时放置胃管将胃内容物抽吸干净；前一天的晚餐应以清淡、易消化、少渣食物为主，如稀饭、面条、豆浆等；遵医嘱服用导泻药物，排空肠道，必要时行清洁灌肠；检查前 2d 不能服用含有金属的药物（如钙片、铁剂、铋剂、镁剂等）。

4. 检查时患者应去除身上所有金属异物，包括配有金属纽扣或饰品的内衣。

5. 根据检查目的协助患者摆放合适的体位，如俯卧位、仰卧位、立位等，并适当采用压迫法，以显示器官龛影或充盈缺损边缘部位的黏膜纹理。若患者在检查过程中感觉异常不适，应警惕吸入性肺炎或胃肠管破裂等并发症，给予正确的判断和及时的处理。

6. 检查结束后的几天内患者会排解白色粪便（为钡剂的排出），属正常情况，不必惊慌。应指导患者大量饮水，多食高纤维食物，预防便秘，促进体内的钡剂尽快排出。

7. 此检查若不能确诊，可进一步行电子纤维胃镜检查，以免误诊或漏诊。

四、CT

（一）临床意义

电子计算机断层摄影（Computed tomography，CT）是将 X 线扫描检查与电子计算机结合起来，由电子计算机将扫描信号储存，转换成图像，从而判断疾病的性质。CT 能准确测出某一平面各种不同组织之间的放射衰减特性的微小差异，极其精细地分辨出各种软组织的不同密度，可显示肿瘤的大小、浸润的深度、浸润的范围以及和周围组织的关系、淋巴结有无肿大、血管内有无癌栓等。其检查特点为：图像清晰，具有高度灵敏的分辨力（较常规 X 线摄影的敏感性大 100 倍）；为横断面成像，没有影像重叠；可以发现直径 1cm 以上的病变。CT 对早期肿瘤的诊断有很大的价值，也常用于部分肿瘤的分期及肿瘤治疗后的效果评价。

CT 检查一般分为平扫 CT、增强 CT 和脑池造影 CT，可根据患者的检查目的进行选择。

（二）注意事项

1. 检查前收集患者病史及疾病相关信息，包括以往的 X 线片、CT 报告等资料，为放射科医师提供参考。并告知患者 CT 检查的目的和方式，根据不同检查项目交代注意事项。

2. 放射线可导致早期妊娠的胎儿畸形，故妊娠妇女在检查前需提前告知，若确因病情危重必须检查时，需签署知情同意书。

3. 检查前，患者须去除身上的金属物品，包括带有金属物质的内衣、皮带和各种饰品等。

4. 腹部CT检查前患者需禁食4h，最好前一天晚餐后开始禁食，在等待检查时若因饥饿出现头晕、出冷汗等低血糖症状可以饮少量糖水；前2d内少食水果、蔬菜、豆制品等多渣、易产气的食物，不要服用含金属或含碘的药物；1周内进行过消化道造影检查的患者，不宜进行腹盆部CT检查。头部、颈部、胸部及四肢CT检查前无须做类似准备。

5. 进行增强CT检查时，患者需有家属陪同。检查前需询问患者有无药物过敏史，是否患有哮喘、荨麻疹等过敏性疾病，同时还进行碘过敏试验，20min后无反应方可静脉注射造影剂进行检查。若碘过敏试验阳性则不能进行增强CT检查。心功能不全者亦慎行该项检查。检查前须准备好抢救器械和药物，如氧气、听诊器、心电监护仪、简易呼吸气囊、开口器及肾上腺素、利多卡因等。

6. 检查时患者需保持体位不动，避免身体移动，并配合医师进行平静呼吸、屏气等事宜。检查过程中若出现任何不适应立即使用对讲机告知医师。

7. 儿童、高龄、体弱、精神异常、神志不清的患者进行检查时需有家属于室内陪同，避免发生意外。陪同者应穿好X线防护服。

（三）发生造影剂过敏反应的临床表现及抢救措施

增强CT是指经静脉给予碘造影剂后再行扫描，病变组织与邻近正常组织间的密度差会增加，从而提高病变显示率，以显示平扫上未被显示或显示不清的病变，对病变作出定性诊断。部分患者注射碘造影剂后可发生过敏反应，表现出不同程度的症状：轻度反应的患者有全身热感、发痒、结膜充血、头痛、头晕、恶心、轻度呕吐等症状；中度反应者可出现全身荨麻疹样皮疹、眼睑、面颊、耳部水肿、轻度喉头水肿和支气管痉挛，伴随胸闷、气短、呼吸困难、腹痛腹泻等症状，血压也呈短暂性下降；重度反应者出现面色苍白、四肢厥冷、血压下降、心搏骤停、小便失禁、知觉丧失等循环衰竭、呼吸衰竭、过敏性休克表现。

一旦发生过敏反应，应立即给予处理：轻者应使患者安静，密切观察生命体征变化，可给予抗组胺药物以防病情进展。中、重度反应者应立即停止检查，积极进行就地处理和抢救，给予氧气吸入；遵医嘱皮下注射肾上腺素0.5～1.0mg和肾上腺皮质激素、抗组胺药物；血压低下者应用血管活性药物如多巴胺、间羟胺等，补充血容量；呼吸、心搏骤停者立即行人工呼吸及胸外心脏按压；同时密切观察生命体征及神志的变化，并做好记录。未脱离危险患者不宜搬动。

五、MRI

（一）临床意义

磁共振又称磁共振成像（Magnetic Resonance Imaging，MRI），是利用原子核在磁场内共振所产生的信号经重建成像的一种成像技术。MRI 最大的优点是没有电离辐射，成为目前少有的对人体没有任何伤害的安全、快速、准确的临床诊断方法。MRI 能获得原生三维断面成像而无须重建就可获得多序列、多方位的图像，无骨伪影，无须对比剂即可进行心脏和大血管成像，对神经系统病变包括肿瘤、梗死、出血、变性、先天畸形、感染等，以及心脏大血管的病变、关节软组织病变等几乎成为确诊的手段。尤其可以明确清晰地了解肿瘤与周围组织的关系、肿瘤的浸润范围等，不易漏诊。

（二）注意事项

1. 收集患者疾病相关信息以及以往的影像资料；告知 MRI 检查的目的和方式，做好相应准备。

2. 由于在 MRI 机器及检查室内存在非常强大的磁场，因此，装有心脏起搏器者及体内留有金属夹、金属支架者，绝对严禁做 MRI 检查，否则，可能产生严重后果以致生命危险。在进入 MRI 检查室之前，患者应去除手机、磁卡、手表、硬币、钥匙、打火机、金属皮带、金属纽扣及其他金属饰品或金属物品。

3. 新生儿、婴幼儿、昏迷、神志不清、精神异常、病情危重、易发癫痫或心搏骤停者、严重外伤、幽闭症、妊娠期及不配合的患者，需慎行此项检查，必须进行时应在患者或家属签字同意后方可进行检查。

4. 检查过程中患者须保持体位不动，呼吸均匀、不咳嗽；对儿童等不合作者可根据医嘱采用镇静催眠措施。检查过程中如有任何不适请及时告诉医务人员。

5. 行腹部、盆腔检查时应空腹。盆腔检查前需适当憋尿。

六、ECT

（一）临床意义

发射单光子计算机断层扫描（Emission Computed Tomography，ECT）是在 CT 的基础上发展起来的核医学检查新技术，又称为放射性核素扫描。ECT 的基本原理是将放射性核素或放射性药物引入人体作为放射源，经代谢后在脏器内外或病变部位和正常组织之间形成放射性浓度差异，将探测到的这些差异通过信息采集、计算机处理、重建图像，显示“靶器官”的血液动态变化几个断面的影像。

ECT 检查时患者完全处于生理状态下，可更为直观地显示脏器的形态、位置、大小，确定脏器内有无肿瘤存在，其准确位置、大小、范围如何，血流供应、功能及组织形态有无变化，能重建横断面、冠状面、矢状面图像，具有图像清晰、对人体无损害、检查范围广等优点。临床上常应用于肿瘤诊断及病程分期、治疗方案拟订、疗效随访、预后评估等，可以多次重复检查，具有较大的实用价值。

（二）注意事项

ECT检查是一项较为特殊的检查方法，所有的检查项目均需经静脉注射药物。根据检查项目的不同，其注射的药物不同，注意事项和检查所需等待的时间也有所不同。妊娠及哺乳期妇女禁止做 ECT 检查。

1. ECT 检查一般不需空腹，患者可正常进食。

2. 行脑血流断层显像时，患者应于检查前 1 ～ 2d 尽量停服扩脑血管药，以增加检查的灵敏性。注射显像剂前 30 ～ 60min 应遵医嘱口服过氯酸钾，以封闭脉络丛及甲状腺，减少干扰。注射前后 5 ～ 10min，患者尽量卧床休息，减少声光刺激，保持平静并戴上眼罩及耳塞，直到注射显像剂后 10min 左右。ECT 检查过程中头部不能移动，以保证图像的真实性。

3. 行心肌灌注显像时，患者于检查前 1d 应停用硝酸甘油、地奥心血康等药物。如进行运动负荷试验者最好在检查前 2d 停用普萘洛尔、普罗帕酮、美托洛尔、维拉帕米、阿替洛尔等药物；进行心肌药物负荷试验者应于 24h 前停用双嘧达莫、多巴酚丁胺及氨茶碱等药物。在 ECT 检查的过程中应保持呼吸平稳，以减少膈肌运动对心肌显像的干扰。安装心脏起搏器者应告知医师，以供影像分析参考。

4. 行全身骨显像时，患者在检查前 2d 不宜做钡剂灌肠等检查，以免钡剂滞留于肠道影响影像观察。注射显像剂后的 2h 内尽量多饮水，达 500ml 以上。ECT 检查前排空小便，更换被尿液污染的衣裤，并擦洗皮肤后方可行 ECT 检查。有置入金属假肢、假乳房的应告知医生所置入的部位。

5. 进行食管运动功能显像及胃排空测定时，患者应于 ECT 检查前禁食 6 ～ 12h，并按医嘱停用阿托品、硝苯地平、得舒特、西咪替丁、法莫替丁及胃动力药，如多潘立酮、莫沙必利等。

6. 进行肾小球滤过率测定时，患者尽可能在检查前 3d 停用利尿药，如氢氯噻嗪、呋塞米等。检查前 30min 饮水 300ml 左右，检查时排空小便。

7. 进行甲状腺显像时，患者应按医嘱停用含碘的药物及富碘的食物，如海带、紫菜、海鱼、虾等，并停用甲状腺片。使用碘造影剂者至少 3 周后才能做此检查。

8. ECT 检查中如遇小儿或不能合作的患者，检查前可遵医嘱使用镇静药。因疼痛不能配合检查的可于检查前服用镇痛药。检查前应除去受检部位所佩戴的金属物品，如首饰、金属纽扣、皮带、钥匙、硬币等。

9. 因用于 ECT 检查的大部分药物都由尿排泄出体外，所以，检查后患者应多饮水以加速药物的排出。

七、PET-CT

（一）临床意义

PET-CT 全称为正电子发射计算机断层扫描 /X 线计算机体层成像，是一种无创性的分子显像技术。它是将反映人体功能、生化代谢及进行分子影像研究的 PET（功能显像）与反映人体解剖结构的高分辨 CT（形态显像）有机地结合在一起，所形成的全新高档的功能分子影像设备。

PET-CT 不仅可以通过 CT 解剖影像学变化评价肿瘤治疗疗效，而且可通过肿瘤组织代谢的变化来早期判断存活肿瘤组织、失活坏死肿瘤组织及有无残存肿瘤组织，为临床提供更准确的全身代谢和解剖信息，有助于对肿瘤患者进行整体情况的判断及为治疗方案的选择提供依据。

（二）注意事项

1. 患者做 PET-CT 检查时，需带齐疾病相关资料，包括病史记录、治疗有关情况，以及以往影像学检查资料如 CT、MRI、超声、骨显像等。

2. 指导患者检查前 1d 按高蛋白、低碳水化合物食谱进食，可食用牛肉、猪肉、鸡肉、鱼或海鲜、蛋及蛋制品，限制面包、谷类食品、米饭、面条、水果、蔬菜和果汁、糖果及含酒精的饮料等；检查前禁食 4 ～ 6h（预约上午检查者不吃早餐，下午检查者不吃午餐，包括不能饮用或输注含糖液体）；并常规测空腹血糖，了解血糖水平是否达到检查要求，若血糖过高则需延长等候时间或作相应处理。

3. 为了减少肌肉摄取量，检查前 24h 内避免剧烈或长时间运动；显像前需完全休息半小时，避免走动、嚼口香糖等，避免紧张情绪。

4. 检查前排空小便，避免尿液污染体表或衣裤，如有污染须告知医师。并按医嘱要求饮水或饮料，或服用葡萄糖（如心脏检查时），除去身上所有的金属物，如手机、手表、皮带、钥匙、牙套、首饰、硬币等。

5. 妊娠及哺乳期妇女、情绪不稳定或急性持续痉挛者禁做 PET—CT 检查。因疼痛不能平卧或不能保持体位不动的患者（如儿童）检查前可使用镇痛药或镇静药，以使疼痛暂时缓解或待小儿入睡后再行检查。

6. 检查完毕后，患者需尽量多喝水，促进体内的放射性药物尽快代谢排出体外。排尿后，卫生间要及时冲洗干净，带尿管者或使用接尿器者需及时倾倒、清洗，以免造成放射性环境污染。有特殊不适者严密观察，及时向医务人员反映。

八、超声检查

（一）临床意义

超声检查是一项安全、简单、迅速、经济的诊断方法，是利用肿瘤组织与正常组织或者其他病变组织对声阻抗和衰减率的不同，以取得不同的超声反射波型来进行诊断。它可以结合多普勒技术监测血液流量、方向，可连贯地、动态地观察脏器的运动和功能，辨别脏器的受损性质与程度，以追踪病变、显示立体变化，而不受其成像分层的限制。

超声检查对鉴别实质性、液体性及气体性肿块的准确率高，广泛应用于眼、腮腺、甲状腺、乳房、肝、胆、胰、肾、肾上腺、腹膜后、子宫体、卵巢等多种脏器肿瘤的诊断，亦成为临床肝胆系统疾病的首选诊断方法。但超声不能穿透含有空气的肺组织，因此超声对肺肿瘤的检查意义不大；对胃肠道肿瘤的检查效果不如钡剂 X 线检查和内镜检查理想；同时对局限性慢性乳腺炎、硬化性乳腺炎与早期乳腺癌的鉴别诊断、早期乳腺癌与包膜不完整的纤维腺癌的鉴别诊断，则有待进一步的研究和提高。

（二）注意事项

1. 肝、胆、脾、胰、肾上腺、肾脏超声检查前准备：①应在胃肠及胆道造影前进行或于胆道造影、钡剂检查后 3d 进行；②检查前禁食 8h 以上（前 1d 晚餐不吃高油、高脂食物，包括牛奶、鸡蛋、油条等）；③胰腺检查前 3d 禁食一切易发酵的食物，如豆制品、牛奶、面食等，检查前 1d 晚餐进少渣流食（如稀饭等）；检查时若显示不清可饮水 500ml，使胃充满液体作为透声窗，便于显示胰腺。

2. 胃肠超声检查前准备：①应安排在 X 线钡剂检查 3d 后或于钡剂检查前进行；②检查宜上午进行。检查前 1 天晚餐后禁食，检查前 4h 禁水；③胃液大量潴留者应在检查前洗胃，必要时可肌注低张药物（如山莨菪碱）再饮温水 500 ～ 700ml，以观察胃型，排除因痉挛造成的假象。

3. 泌尿生殖系统检查前准备：①肾脏检查前不宜大量饮水，以免造成肾积水假象；②肾上腺检查最好空腹进行，以胆囊作为检查标记；③经腹壁检查膀胱时，膀胱应充盈，故在检查前嘱患者饮水 500 ～ 700ml，待患者有憋尿感时方可进行。如经直肠检查膀胱时，患者于检查前应排便，必要时清洁肠道后进行。

4. 小儿或不合作者可酌情给予镇静药，在睡眠或安静状态下进行检查。心脏、血管、甲状腺、乳腺、软组织及眼睛检查前无须特殊准备。

第三节　内镜检查的意义及注意事项

内镜是一种常用的医疗器械，由可弯曲部分、光源及一组镜头组成。内镜检查是将内镜通过人体的天然孔道导入至预检查的器官，或者是经手术做的小切口进入人体内，直接窥视有关部位的变化或取活检进行组织病理学检查的方法。其图像质量的好坏直接影响着检查效果，也标志着内镜技术的发展水平。常用的内镜有支气管镜、胃镜、结肠镜、膀胱镜、纤维鼻咽镜、喉镜等。

内镜检查在肿瘤的诊断、预后观察、治疗效果评价中均占有非常重要的地位。同时，与超声波、微波、激光等高新技术的结合，进一步提高了内镜检查在肿瘤诊断中的作用。

一、支气管镜检查

（一）临床应用

支气管镜检查（图 12-2）是 20 世纪 70 年代应用于临床的一项内镜检查技术，可以使隐藏在气管、支气管及肺内深部难以发现的疾病在没有体表创伤的情况下得以诊断及治疗。它是将细长的支气管镜经口或鼻置入到患者的下呼吸道，即经过声门进入气管和支气管以及更远端，直接观察气管和支气管的病变，并根据病变进行相应的检查和治疗。广义上包括经支气管镜病灶活检、支气管黏膜活检、经支气管镜透壁肺活检及经支气管镜针吸活检。

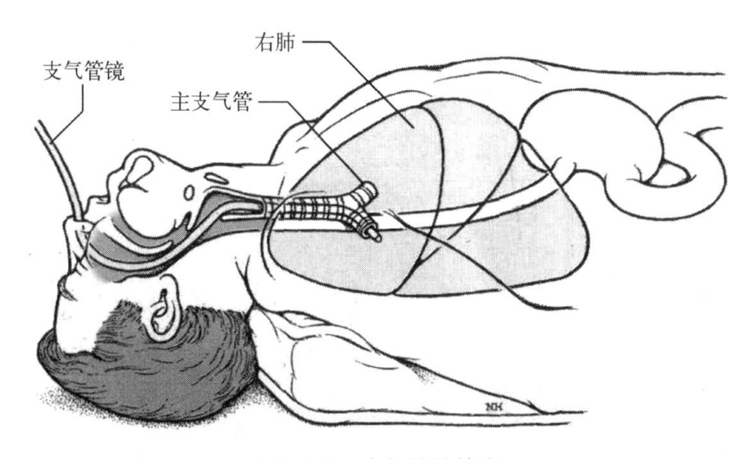

图 12-2　支气管镜检查

大多数肺部及气道疾病，如肿瘤、间质性肺病、肉芽肿性疾病及某些感染性疾病需要通过支气管镜检查来确定诊断；同时，通过支气管镜检查也可了解病变范围、评价肿瘤治疗后的疗效和预后；并可用于呼吸道分泌物的移除、局部止血，而达到治疗和解除症状的目的。但以下情况不宜选择此项检查：患者一般情况差、体质衰弱、精神异常不能配合或耐受检查者；有不稳定型心绞痛、心肌梗死、严重心律失常、严重心功能不全、高血压（检查前血压仍高于160/100mmHg）、动脉瘤等心血管疾病患者；有严重呼吸功能不全，需持续机械通气的患者；有急性哮喘发作、咯血、严重出血倾向及凝血机制障碍者；麻醉药物过敏，不能用其他药物代替者等。

（二）注意事项

1. 做此项检查之前，需了解患者的病史，并进行必要的检查，如血小板、出凝血时间、心电图（45 岁以上者列为常规）等，排除禁忌证。

2. 告知患者检查的目的及注意事项，并做好心理护理，使患者全身心放松，消除顾虑。患者需签署知情同意书。

3. 患者于检查前需禁食 4 ～ 6h，取下义齿。

4. 指导患者取仰卧位：肩部略垫高，头部略向后仰，鼻孔向上，必要时可取坐位或半卧位；术中配合医师进行深呼吸，避免咳嗽和紧张。

5. 年龄较大且有心脏疾病的患者应在心电监护下进行检查，并做好必要的急救准备。

6. 检查完毕，患者需就地观察半小时，无异常情况方可离开；鼻咽喉部疼痛、声嘶、痰中带血等症状可于短时或数日内自愈，告知患者无须紧张；若同时取了活检，应注意观察患者有无气胸或活动性出血，一旦发生须立即处理；指导患者 2h 后开始进食，首先以半流质为宜，并加强口腔卫生。

二、胃镜检查

（一）临床应用

通过胃镜检查（图 12-3），病变组织被放大，医师在视野非常清晰的情况下，可以顺次地、一览无遗地观察食管、胃、十二指肠球部甚至降部的黏膜状态和微小病变，而且可以进行活体的病理学和细胞学检查。一般情况下，胃镜检查诊断率高且安全可靠，是上消化道疾病的首选检查方法，与细胞学和病理学检查联合应用可大大提高胃癌诊断的阳性率，也可用于病情的判断及肿瘤治疗的选择和评价。

（二）注意事项

1. 收集患者病史及疾病相关情况，协助医师排除胃镜检查的禁忌证，如：极度衰弱、严重心肺疾病、昏迷、休克、精神异常，无法配合或耐受检查的患者；严重食管狭窄致胃镜难以插入的患者；口、咽、喉、食管或胃急性腐蚀性炎症；消化道大出血，胃、十二指肠穿孔的患者等。

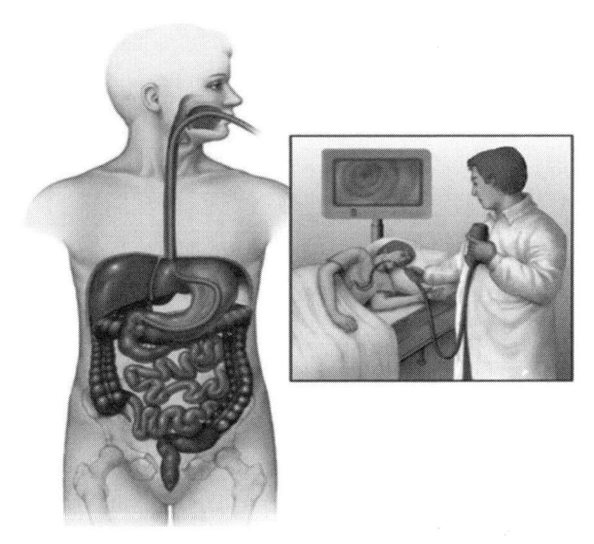

图 12-3　胃镜检查

2. 为避免交叉感染，患者在检查前需完善 HBsAg、抗 HCV、抗 HIV 等检查，并将有关的病史资料，如胃镜、心电图、X 线检查报告等带上，以备医师检查时参考。

3. 检查前患者需禁食（包括服药）6 ～ 8h，幽门梗阻者禁食 2 ～ 3d，必要时进行洗胃，以清除胃内积存的食物，避免影响术中观察。已做钡剂检查者须待钡剂排空（通常为 3d）后再做胃镜检查。

4. 检查前做好健康宣教和心理指导，消除患者的顾虑和恐惧心理，能积极配合医师完成检查过程；指导患者松解领口及裤带，取下眼镜和义齿，取左侧卧位，头部略向前倾，双腿屈曲，使身体尽量放松。

5. 术中指导患者轻轻咬住牙垫，切忌吐出，以防咬损胃镜；改用鼻做平稳呼吸，如有口水应自然流出，切勿屏气、吞咽或频繁打嗝；若感疼痛、恶心等不适，可做深呼吸加以缓解，不可发出声音或拉扯导管。

6. 术中密切观察患者的呼吸、面色及生命体征的变化，发现异常立即做相应处理。

7. 由检查引起的咽喉痛、声嘶和异物感，以及钳取胃黏膜标本后出现的少量出血，大多在 1 ～ 2h 后自愈，应耐心告知，避免患者紧张。但术后若出现便血、呕血或突然出现腹部剧痛或原有症状加重应立即告知医师处理。

8. 常规检查完毕 1 ～ 2h（喝水无呛咳）后方可进食、进水，其后可根据情况逐渐进温凉流食、半流食、软食，避免进食粗糙及刺激性食物而引起出血及不适。检查完不宜立即下床活动，防止呕吐等不适造成晕倒。

9. 无痛胃镜检查完毕需完全清醒后在家属陪同下离开，6h 后方可进食、进水；

3d 内不得驾驶机动车辆、进行机械操作和从事高空作业等，以防意外发生。

三、结肠镜检查

（一）临床应用

结肠镜检查（图 12-4）是经肛门将肠镜循腔插至回盲部，从黏膜侧观察结肠病变的检查方法。它是通过安装于肠镜前端的电子摄像探头将结肠黏膜的图像传输于电子计算机处理中心，后显示于监视器屏幕上，视野清晰且直观，能够清楚地观察到大肠黏膜的细微变化，如肿瘤、息肉、溃疡、糜烂、出血、水肿等。根据需要，可行病变部位的活检病理学检查，对黏膜病变的性质进行组织学定性，如炎症程度、肿瘤的分化程度等。同时，结肠镜检查也常用于肿瘤治疗后的定期复查，指导制订正确的治疗方案或判断治疗效果。

结肠镜检查是诊断肠道肿瘤及评价治疗效果最便捷、最有效的方法，但由于其操作的侵入性可造成一定痛苦，较多患者存有畏惧心理，致使延误病情、丧失最佳治疗时机。随着麻醉药品和医疗监护技术的进步，无痛技术在结肠镜检查中得到应用，解除了患者在检查时的不适和痛苦感觉，且整个过程患者呈清醒状态，能进行语言交流和检查中的配合，极大提高了患者的生活质量。但无痛肠镜检查也存在一些不足之处，如麻醉意外、麻醉复苏过程较长、费用较贵等。

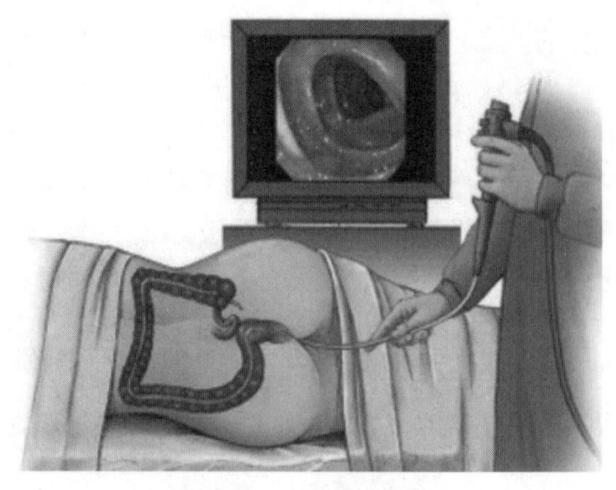

图 12-4　结肠镜检查

（二）注意事项

1. 协助医师收集疾病相关信息，以下情况不宜或禁忌选择结肠镜检查：年老体衰、严重心脑血管疾病、严重缺血性疾病、心肺功能不全者；腹膜炎或广泛腹腔粘连者；腹部大动脉瘤及癌肿晚期伴有腹腔内广泛转移者；肛门、直肠有严重的化脓性炎症或疼痛性病灶，如肛周脓肿、肛裂；肠道出血、肠穿孔、肠瘘、肠腔狭窄、肠管高度异常屈曲者；妇女月经期或妊娠期等。

2. 向患者介绍检查的目的、方法以及术中配合、术后注意事项，做好健康宣教和心理护理，使患者解除思想顾虑，消除恐惧，并签署知情同意书。服用阿司匹林等可能导致出血的药物时需停药 3 ～ 5d 后再进行检查。

3. 肠道残留粪便会影响进镜和观察，甚至不能完成检查。因此，肠道的清洁度是肠镜检查成败的关键因素之一。应指导患者配合做好肠道准备：检查前 3 天，停服含有铁剂的药品；前 1 天开始进食半流质或低渣饮食，如稀饭、面条、牛奶、香蕉、冬瓜、马铃薯等；上午检查者，当日禁食早餐，下午检查者，中午禁食；一般首选口服泻剂如硫酸镁粉、聚乙二醇溶液等，于术前 4h 开始服用，并多饮水、增加活动、轻揉腹部以加快排泄速度，直至排出清水样便（肠道基本排空），无效时可给予清洁灌肠。

4. 检查时协助患者取左侧卧位，屈膝使腹部放松，并配合医师及时更换体位，以利于观察。

5. 检查后出现的腹胀不适感会在数小时后逐渐消失，但若出现剧烈腹痛、腹胀、便血等症状，应立即告知医师予以对症处理；若进行活组织检查或息肉电切除，在术后 3d 内勿做剧烈活动，且不能做钡灌肠检查；常规半小时后即可进少渣软食。

6. 术前若注射镇静剂，术后 24h 内勿驾驶车辆及任何器械，且勿饮用含酒精成分的饮料。

四、膀胱镜检查

（一）临床应用

膀胱镜检查（cystoscopic examination）（图 12-5）是将有特殊照明装置的膀胱镜经尿道插入膀胱，以直接观察膀胱和尿道内病变的检查方法。根据检查情况的需要，医师还可以通过膀胱镜检查进行组织取样活检或其他治疗（如取石或逆行插管等），也可用于泌尿系肿瘤治疗效果的评价和预后随访。

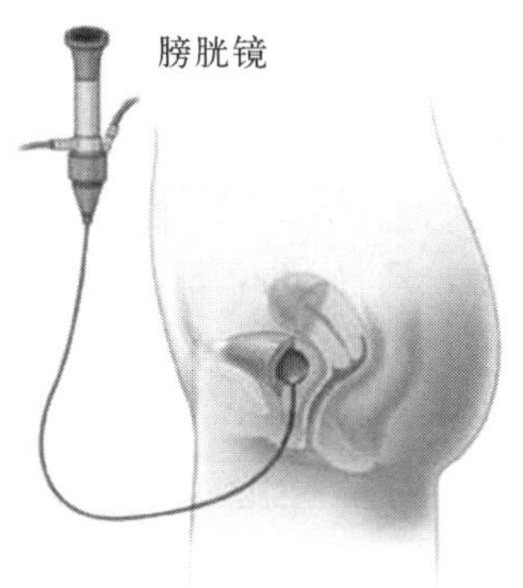

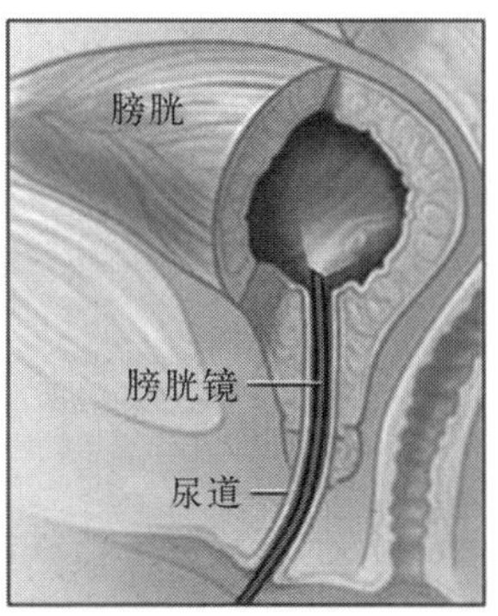

图 12-5　膀胱镜检查

（二）注意事项

1. 以下情况不适宜做膀胱镜检查：泌尿生殖系统急性感染时；包茎并包皮外口狭窄、尿道狭窄、尿道内结石嵌顿等无法插入膀胱镜者；因其他疾病不能配合或耐受检查的患者。以下情况属于相对禁忌：妊娠 3 个月以上、体质衰弱、肾功能严重减退有尿毒症征象、高血压、心功能不全、膀胱容量＜ 60ml 等。

2. 检查前做好患者的健康宣教和心理护理，使患者充分认识膀胱镜检查的重要性，消除恐惧心理以配合检查，按要求签署知情同意书。并嘱患者仔细清洗外阴部，尽量排空膀胱内尿液，避免过多饮水。

3. 采用局部麻醉时患者无须禁食，但若使用脊髓腔麻醉或全身麻醉，应在检查前至少禁（饮）食 8h。检查前还需取下患者身上的活动性义齿、手表、眼镜及首饰等活动性物品，避免脱落或丢失，以利于检查的顺利进行。

4. 检查时指导患者避免臀部扭动，以防膀胱黏膜损伤、出血影响检查。

5. 术中患者应取截石位（图 12-6），尽量放松骨盆肌肉，有助于内镜的顺利插入。

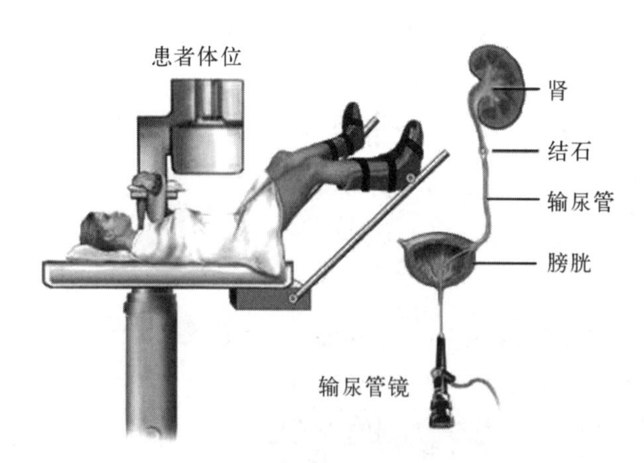

图 12-6　膀胱镜检查体位 - 截石位

6. 检查后部分患者可出现尿道疼痛、尿频、轻微血尿或尿道口少量出血，为术中损伤黏膜或发生尿路感染所致，一般 1 ～ 3d 可逐渐消失。应指导患者加强外阴清洁，禁止性生活 2 周，并多饮水（一般至少 2500ml/d）增加尿液以减轻尿道刺激症状。若出现剧烈疼痛、出血多、发热、8h 后仍不能排尿等症状，需立即向医师反映，及时进行处理。

（刘静兰　李代龙　官昌艳　龚　梅
孙　薇　夏杨成　廖　蓉）

第 13 章 抗肿瘤药物临床试验

恶性肿瘤已成为较多国家（包括我国）的主要死亡原因之一，因此，寻找有效的抗肿瘤药物和治疗方法成为目前医学界最活跃的研究领域之一。如何确定一种抗肿瘤新药的疗效和价值是受到广泛关注的重要课题。

第一节 药物临床试验的发展

肿瘤内科治疗在不断进步。100 多年前，德国细菌学家保罗·艾利克（Paul Ehrlich）提出了“化学治疗”这一名词，从而开创了寻找“魔弹”的时代。20 世纪 40 年代青霉素的发现成为抗感染化学治疗的一个重要里程碑。其后，人们根据同样的设想，针对肿瘤细胞在生物化学、免疫学和分子生物学方面的特点开始了对有效新药的不断寻找和探索。但现有药物攻击的靶点多集中于细胞的活跃增殖或导致异常增殖的物质如 DNA、蛋白质和基因等，尚未达到抗感染化疗的水平。但多数学者认为：通过不懈的努力，抗肿瘤药物达到抗感染化疗的水平是可能的。

临床治疗的不断进步与临床试验是分不开的，若没有新药和新方案的不断研发，临床治疗就会停留在半个世纪以前的水平。然而，青霉素、天花疫苗、维生素等新药的发现，在拯救生命的同时也由于对药物的安全性和有效性认识不够而致使许多人受到了无法挽回的损害乃至失去了生命。这些在新药发展中所经历的惨痛教训使人们逐步认识到一种新药在进入临床应用前必须经过科学规范的药物临床试验，以充分证明其安全性和有效性。同时，这种认识极大推动了医学研究和制药工业的发展，也促进了世界各国对药物临床试验的规范化管理日臻完善。

20 世纪 50 年代，我国抗肿瘤药物的研究刚刚起步，一些科研院所、药厂致力于开发新药，但由于不正确的方法学，经历了许多失败。20 世纪 60 年代，提出了抗肿瘤新药试用的方法及原则，各省市陆续建立了肿瘤医院并开展临床试验，开始了药物新适应证的研究，淘汰了许多无效的药物。同时，药物临床试验管理和监督体系也在逐步完善中。1985年药品法颁布以来，我国政府对新药的发展十分重视，制定了相应的法规。1998年卫生部发布了《药品临床试验管理规范（试行）》，1999年国家药品监督管理局以法规形式正式执行，并强调不断与国际接轨，参加国际多中心研究。可见，实施药物临床试验规范已成为今后开发新药必须遵循的原则。但我国是一个大国，由于各方面的原因，特别是肿瘤治疗的复杂性，总的成效还不尽人意，各地发展很不平衡。所以，考核新药中严格实施GCP准则成为当前一项具有现实意义的重要任务。

目前，药物临床试验质量管理规范（Good Clinical Practice，GCP）在很多国家已作为法规颁布执行，并成为各国政府及药品监督管理部门的重要职责之一，美、法、德等13个国家已将其列为法律。

作为肿瘤专业的医护人员，必须不断学习本专业新知识、新技术，掌握GCP相关理论，提高药物临床试验水平。

第二节　药物临床试验相关概念及分期

一、相关概念

1. 药物临床试验质量管理规范（GCP）　GCP是对药品的临床试验进行管理和规范的要求，是药品临床试验全过程的标准规定，包括方案设计、组织、实施、监查、稽查、记录、分析总结和报告。它是由国家食品药品监督管理总局（CFDA）根据《中华人民共和国药品管理法》《中华人民共和国药品管理法实施条例》《药品注册管理办法》，参照国际公认原则制定的以文件形式发布的标准化要求，起着新药临床试验规范的作用。凡进行药品的各期临床试验、人体生物利用度或生物等效性试验，均须按照本规范执行。其目的是保护受试者的权益并保障其安全，保证药物临床试验过程规范、结果科学可靠。

医疗机构开展临床试验具有评价新药的安全性、有效性；促进合理用药，提高医疗质量；开展循证医学研究；提升科研水平，开展国际合作；开展医疗器械临床试验等重要意义。

2. 临床试验（Clinical Trial）　指任何在人体（患者或健康志愿者）进行药物的系统性研究，以证实或揭示试验药物的作用、不良反应和（或）试验药物的吸收、分布、代谢和排泄。其目的是确定试验药物的疗效和安全性。

3. 试验用药品（Investigational Product）　临床试验中用作试验或参比的任何药品或安慰剂。

4. 研究护士（Research Nurse）　参与某项药品临床试验，负责实施临床试验方案的部分工作，包括了解受试药理、病情观察以及各种相关的护理工作；负责填写病例报告表（CRF），随访受试者。

5. 不良事件（Adverse Event，AE）　患者或临床研究受试者在接受药物治疗或研究时所发生的不能预见的医疗事件，但与所用药物不一定存在因果关系。事件可以是症状、体征和试验室异常。与药物不良反应的区别关键在于是否与试验用药物有关。

6. 严重不良事件（Serious Adverse Event，SAE）　临床试验过程中发生的需住院治疗，延长住院时间、伤残、影响工作能力、危及生命或死亡、导致先天畸形等事件。

二、临床试验分期

新药临床试验研究可分为以下四个步骤。

1. Ⅰ期临床试验（Phase Ⅰ clinical trial）　即新药试验的起始期，为完成实验后、临床使用前在人体中首次进行的研究。包括耐受性试验、药代动力学研究、生物利用度测定。其主要目的是寻找并确定新药可用于临床的安全有效剂量，观察人体对于新药的耐受程度和药代动力学，为制订给药方案提供依据。

2. Ⅱ期临床试验(Phase Ⅱ clinical trial)　治疗作用初步评价阶段,为大规模、随机对照Ⅲ期试验前所进行的临床研究，是对新药的疗效、适应证、不良反应进行详细考察，通过随机对照临床试验对新药的安全性做出确切评价，也包括为Ⅲ期临床试验研究设计和给药剂量方案的确定提供依据。分为剂量探索与疗效确定两个阶段。

3. Ⅲ期临床试验（Phase Ⅲ clinical trial）　治疗作用确证阶段。其目的是进一步验证药物对目标适应证患者的治疗作用和安全性，评价利益与风险关系，最终为药物注册申请的审查提供充分的依据。Ⅲ期临床的本质是比较，即一组患者接受新的治疗，另外一组患者进行标准治疗或空白对照。

有效结合基础研究和临床Ⅰ、Ⅱ、Ⅲ期试验才能将新的治疗方法迅速推广到临床，研究结果必定会使临床出现变化。因此，需要应用恰当的方法使临床研究结果明确、结论可靠。

4. Ⅳ期临床试验（Phase Ⅳ clinical trial）　新药上市后由申请人进行的应用研究阶段。包括新适应证的开发、给药途径及联合用药等方面的研究，但最重要的是观察可能发生的某些发生率很低的不良反应。如氟尿嘧啶的神经毒性是在上市很多年才发现的。此外，还应进一步考察对患者的经济与生活质量的影响。

第三节 药物临床试验的基本原则和要求

一、药物临床试验的原则与必要条件

每一种新药在上市前，不管经过多少体外和动物实验，最终依然要在人体内进行临床试验才能确定药物的疗效和安全性。因此，进行药物临床试验必须注重科学性，也必须保证对人体没有损害，这是GCP的核心。

1. 临床研究必须由CFDA审查批准，并在CFDA认证的药物临床试验机构进行。

2. 进行药物临床试验必须有充分的科学依据。临床试验开始前，研究者和申办者应就试验方案、试验的监查、稽查和标准操作规程及试验中的职责分工等达成书面协议。申办者必须提供试验药物的临床前研究资料和临床资料，作为科学依据。

3. 试验方案应具有详细的规定和描写，并需经伦理委员会批准。在进行人体试验前，必须周密考虑该试验的目的及要解决的问题，预期的受益应超过可能出现的损害，应确定能作为观察指标的客观表现。临床试验方法必须符合科学和伦理要求。

4. 临床试验用药品由申办者准备和提供。临床试验药物的制备，应当符合《药品生产质量管理规范》（GLP）的要求。药物临床试验机构的设施与条件应满足安全有效地进行临床试验的需要。

5. 临床试验必须由有资格的医学专家主持，只有经过培训，对药物及临床试验规范有相当了解的医师才能担任主要的研究者（PI），并具备足够的从事临床试验的时间。我国目前的法规规定只有经批准的药理基地才有资格组织临床试验和担任主要研究者。

6. 所有研究者都应在合法的医疗机构中具有任职行医资格，具备承担该项临床试验的专业特长和能力，熟知并严格遵守试验方案、GCP原则和有关法规。

7. 所有临床试验文件应完整记录、处理及保存。

8. 受试者参加新药临床研究前，都有充分的知情权，并签署知情同意书。

9. 受试者的个人权益、安全应得到最大程度的保护，试验过程中应受到充分关爱。

二、临床试验对所选药物和病例的要求

1. 对试验抗肿瘤药物的化学结构、成分、性质、质量控制及在体外和动物内的抗肿瘤作用、毒性、体内代谢等必须有一定的了解。

2. 所选病例必须有可靠的诊断。一般要求参与肿瘤药物试验的肿瘤患者有病理细胞学诊断，确定原发及转移的部位，注意病理类型、分化程度、临床分期和其他必要的条件，如乳腺癌患者的雌激素受体情况、基因表达等。

3. 排除以往治疗的影响。在试用新药时一般要求两种治疗最好间隔 1 ～ 2 个月，以避免以往治疗结果的影响。

4. 减少试验的干扰因素。如：在临床试验的第 I、II 期为使各方面条件尽量一致，减少一些未知因素的影响，最好采用单一药物治疗。

5. 试验机构具备可靠的受试者来源，应合理选择进行药物临床试验的患者。对手术或放射治疗可以取得良好根治性疗效的早期患者不能单独用未知疗效的药物进行试用，以免延误患者治疗；对病程急剧发展必须及时控制的肿瘤如急性白血病、肺癌或淋巴瘤引起的严重上腔静脉综合征等不能冒险试用新药，以免给患者带来不可挽救的伤害；对一般肿瘤只有在常规治疗手段不能解决患者问题，或治疗后复发及无效的病例才能试行药物治疗。

第四节　受试者的权益保障

在药物临床试验过程中，必须对受试者的个人权益给予充分的保障，受试者的权益、安全和健康必须高于对科学和社会权益的考虑。知情同意书与伦理委员会是保障受试者权益的主要措施。

一、知情同意书

知情同意书（Informed Consent Form，ICF）是指向受试者告知一项试验的各方面情况，并让其充分了解后，由受试者自愿确认其同意参加该项临床试验的过程，须以签名和注明日期的知情同意书作为自愿参加试验的文件证明。

人们普遍认为进行药物临床试验是充当试验品，从而采取抵制的态度和行为，这种个体的态度和行为不仅会影响到其他的患者，还将影响到临床试验的进程。所以研究人员首先应与患者进行交流沟通，阐明临床试验是医学发展的必要，需要对患者及其家属做大量的解释工作，纠正其对临床试验的误解。

一般分为以下两个步骤来完成知情同意书这个过程。

步骤一：研究者或其指定的代表须向受试者详细说明并使受试者充分了解临床试验的有关情况。

1. 受试者参加试验应是自愿的，而且有权在试验的任何阶段随时退出试验而不会遭到歧视或报复，其医疗待遇与权益不会受到影响。

2. 告知试验的目的、过程、参与时间、检查操作、受试者预期可能的受益和风险、可供选用的其他治疗方法，以及符合《赫尔辛基宣言》规定的受试者的权利和义务等，并告知受试者可能被分配到试验的不同组别等试验方法。

3. 必须使受试者了解，参加试验及在试验中的个人资料均属保密，不会外泄。必要时，药品监督管理部门、伦理委员会或申办者，可以按规定查阅参加试验的受试者资料。

4. 必须给受试者充分的时间以便考虑是否愿意参加试验，对无能力表达同意的受试者，应向其法定代理人提供上述介绍与说明。知情同意过程应采用受试者或法定代理人能理解的语言和文字，试验期间，受试者可以随时了解与其有关的信息资料。

5. 如发生与试验相关的损害时，受试者可以获得治疗和相应的补偿。

步骤二：经充分和详细解释试验的情况，使受试者充分了解并表达其同意后获得知情同意书。

1. 由受试者或其法定代理人在知情同意书上签字并注明日期，执行知情同意过程的研究者也需在知情同意书上签署姓名和日期。

2. 对无行为能力的受试者，如果伦理委员会原则上同意、研究者认为受试者参加试验符合其本身利益时，则这些患者也可以进入试验，同时应经其法定监护人同意并签名及注明日期。

3. 儿童作为受试者，必须征得其法定监护人的知情同意并签署知情同意书；当儿童能做出是否同意参加研究的决定时，还必须征得其本人同意。

4. 病情紧急时，若缺乏切实有效的治疗方法，而试验药物有望挽救生命、恢复健康或减轻病痛，虽然无法取得本人及其合法代表人的知情同意书，也可将其列为受试者，但需要在试验方案和有关文件中详细说明此受试者纳入试验的原因和方法，并事先取得伦理委员会同意。

5. 若试验药物的相关资料必须更新时，则必须将知情同意书的相应内容做书面修改并送伦理委员会批准后，再次取得受试者同意。

二、伦理委员会

参加新药临床试验的医疗机构内应成立伦理委员会（Ethics Committee，EC），以提供公众保证。EC 是由医学专业人员、法律专家及非医学专业人员（可为管理人员和具有较广泛代表性的群众代表）组成的至少 5 人（有不同性别）的独立组织，其职责为核查临床试验方案及附件是否合乎道德，并为之提供公众保证，确保受试者的安全、健康和权益受到保护。该委员会的组成和一切活动以赫尔辛基宣言为指导原则，受中国有关法律、法规的约束，不受临床试验组织和实施者的干扰或影响。伦理委员会应从保障受试者权益的角度严格按下列各项审议试验方案进行工作。

1. 研究者的资格、经验、是否有充分的时间参加临床试验，人员配备及设备条件等是否符合试验要求。

2. 试验方案是否充分考虑了伦理原则，包括研究目的、受试者及其他人员可能遭受的风险和受益及试验设计的科学性。

3. 受试者入选的方法是否合理，向受试者（或其家属、监护人、法定代理人）提供有关本试验的信息资料是否完整易懂，获取知情同意书的方法是否适当。

4. 受试者因参加临床试验而受到损害甚至发生死亡时，给予的治疗和（或）保险措施是否得当。

5. 对试验方案提出的修正意见是否可接受。

6. 定期审查临床试验进行中受试者的风险程度。

第五节 药物临床试验中护士的职责与作用

一、研究护士概述

临床试验是评价新的治疗、干预方法安全性和有效性的金标准，其设计、实施、协调和分析需要各学科专家组成研究团队。临床试验的全过程由项目负责人即主要的研究者（PI）、研究员、研究护士、药剂师、实验员、受试者、申办者、稽查员、检查员、统计人员、档案管理人员和伦理委员会等共同完成，其共同的职责是保护受试者的生命和健康，维护其隐私和尊严。

在传统理念中，护士的工作被界定为单纯的执行药物治疗和症状处理，不参与制定医疗方案。而药物临床试验拓宽了护理工作的范畴。临床研究协调员（clinical research coordinator，CRC）又称研究护士（study nurse/research nurse）、研究协调员 / 机构协调员（study coordinator/site coordinator）、临床试验协调员（clinical trial coordinator）等，是指经主要研究者授权并受相关培训后，在临床试验中协助研究者进行非医学性判断的事务性工作人员，是临床试验实施过程中的参与者及主要协调者。CRC 的主要职责包括：试验的前期准备、协助主要研究者进行受试者的管理、病例报告表（case report form，CRF）填写、试验标本采集和处理、试验过程中资料收集和管理、药品管理、试验各方（与伦理委员会和申办者等）的沟通工作、试验完成后相关资料的归档及协助必要的监查、稽查与视察等。

20 世纪 GCP 实施以来，对临床试验的伦理、科学与效率等各方面的要求在日益提高，药物临床试验机构中需要有人从整体上协调试验。研究医师、护士、药剂师、检验师及试验机构的管理人员除履行自身职责以外兼任临床试验的协调工作，因为职责不明，分身乏术等原因而带来各种问题，CRC 正是为了顺应这种需要而产生的。CRC 最早出现于大学附属医院和大型公立医院及研究机构，在欧美 CRC 作为临床研究中的一员和一项专门的职业已有 30 多年的历史，主要作用是在临床试验中发挥协调作用，重点是加强与医师与患者之间的沟通以及试验过程中细节工作的协调，有效提高临床试验的质量。CRC 在临床试验中的地位也已稳固，占据着不可或缺的中心与协调地位，是药物临床试验质量的保障，是试验成败的关键。

二、研究护士的工作内容

作为药物临床试验研究团队的重要组成部分，CRC 在研究全过程中负责协调和沟通团队所有成员的工作，管理和协调临床研究的细节部分，除不能直接对患者进行临床诊断与治疗以外，其工作范围涉及临床试验的其他各个方面。国际性组织“临床研究专业学会”（Association of Clinical Research Profession，ACRP）在 1995 年作的一项 CRC 分析调查结果显示，CRC 的工作涉及 11 大类 128 项任务，主要工作内容分阶段总结如下。

（一）临床试验的准备阶段

1. 临床试验前的各项准备，临床试验事务办公室及相关设备的到位，药剂科、检验科、门诊部、住院部等人员的协调与培训等。

2. 协调各方面的关系，例如伦理委员会、主要研究者和申办方等，从而顺利完成临床试验的审批、启动工作。

3. 参与研究者会议，熟悉并充分理解试验方案的要求和流程，充分了解受试者入组与方案实施过程中可能存在的问题，对方案实施提出意见及建议。

4. 接受系统的集中培训，统一规范操作程序。了解标准操作程序（SOP）；掌握试验药物的药理作用、药物的特殊性质及保存条件；掌握药物已知的毒副作用和不良反应，学习识别不良事件，并掌握及时处理不良反应和不良事件的方法；掌握标本的采集方法和仪器设备的使用方法等。

5. 参与知情同意书的制作，充分理解并能解释说明试验相关内容，获取受试者口头和书面形式的知情同意书。

6. 参与对患者及其家属实施的各种健康教育，以及相关联络、咨询与商谈。

7. 参与 CRF、SOP 的制定，拟订部分工作表格（如抽血表、生命体征记录表、用药信息表等），与研究员及受试者共同制定试验时间表等，遵守试验原则的同时还需注重其可行性和可操作性。

8. 建立健全临床试验管理制度，如人员管理制度：在每个试验中，研究护士与受试者固定配备，确保人力与技术的支持；以及各种查对制度、上报制度、药品管理制度、登记制度等。

9. 建立专用的试验资料文件夹。准备项目实施所需的必备文件，备好实验室正常值范围、实验室质控证明、各种检查设备的参数等资料。

10. 对临床护士进行授课和培训，提高其对临床试验的理解和认知度，让临床护士能正确使用试验药物、做到规范操作。

11. 试验病房的设置及专业技术准备：临床试验必须在保证受试者安全的条件下进行，试验病房内除了原有的基本设施外，还应配置抢救设施，如呼吸机、除颤仪、氧气、吸引器、心电监护仪、心电图仪等，以及实验室装备和足够的医护人员、办事员以支持试验，且人员均应掌握相关技能，满足安全有效地进行临床试验的需要。

（二）临床试验的实施阶段

1. 参加启动会议，熟悉试验小组成员及其授权范围。进一步协调医院相关科室的工作，包括检验科、影像科、病理科、财务科等。并做好与申办者（包括合作研究组织）之间的联络与接待工作。

2. 协助研究者筛选、入组受试者：登记受试者基本情况，填写项目筛选表、入组表；核对入组标准，取得试验编码和随机编码（盲法试验）；核对是否按要求签署知情同意书，副本是否已交受试者等。

3. 按照方案规定的就诊时间协调、安排受试者的检查、治疗和随访时间，并做好相关记录。

4. 及时准确填写 CRF，协助解决差异报告。

5. 临床试验文件是用于证明临床试验数据及临床操作的真实、准确、可靠的证据，因此，必须做好试验过程中所有资料的接收、保存、销毁等管理工作，并积极配合监查员的督查。

6. 密切观察受试者用药后的情况，如受试者主诉、生命体征、心电图监测等，识别药物不良反应、不良事件或严重不良事件。对于未知的不良反应不应擅自处理，而应报告研究员予以相应处理。一旦发生严重不良事件时，应立即报告研究者，在 24h 内报告药品监督管理部门、卫生行政部门、申办者和伦理委员会，作紧急处理，并详细记录、留下标本，以取得第一手资料。处理后还应继续追踪观察，密切观察药物不良反应或不良事件的转归或进展，及时记录后作为评价药物安全性的重要指标。

7. 根据试验规范和方案采集试验标本。按照试验要求制定标本采集时间表，正确采集、运送和管理标本，尤其注意特殊血标本的管理，避免溶血或污染造成标本浪费或影响检验结果；发现异常检查结果或异常变动，及时报告研究者。

8. 与受试者及其家属加强沟通，实施健康教育，使其对临床试验过程有正确的认识，消除紧张和恐惧心理，以良好的心态顺利完成试验。

9. 做好试验药物的使用和管理。

（1）试验药物的供给、使用、储藏及剩余药物的处理过程均按照规范执行。

（2）试验药物由专人负责管理，按照保存条件将药物存储于专柜或冰箱并专锁保管，且设专用表格登记药物的存储、使用和回收情况。

（3）遵照试验方案和研究者医嘱正确使用试验药物。使用前严格执行查对制度，确保正确的药物和准确的剂量、浓度、用法、使用时间，这是保障药物临床试验质量的关键措施。

（4）不得把试验用药品转交任何非该临床试验的人员或受试者。

（5）做好门诊口服药物的领取、发放、回收工作，并指导受试者正确服药，增加受试者服药的依从性，避免错服、漏服现象。

（6）药物使用后根据需要回收剩余药物或空瓶、外包装，药瓶上注明受试者的入组编号及给药日期。

（7）定期对以上内容进行督查。

10. 试验结束时，与监查员共同清点、整理研究资料，做好试验相关文件的回收、销毁和保存、归档工作；所有的原始文件均应完整保存，并按照《药物临床试验质量管理规范》保存至临床试验终止后至少 5 年，部分申办者可能要求保存期更长；清点试验过程中有关物资，退还申办者；协助研究者完成研究总结报告。

三、研究护士的工作要求

1. CRC 应具备爱岗敬业、诚实守信的职业素质以及严谨求实的科学态度和工作作风，具有高度的责任心和慎独精神，确保临床试验的科学性和有序性。

2. 具有扎实的医学理论基础和护理技能以及丰富的抗肿瘤药物实践经验，并参加 GCP 统一、系统的培训，掌握 GCP 相关知识和技能以及医学伦理学、药学等相应知识，规范标准操作程序，确保临床试验质量。在 CRC 执业生涯中还应参加各类学习班、研修班等继续教育，以不断提升业务素质。

3. 充分理解并能严格执行实验方案，甚至对研究者工作起到督促和提醒作用。

4. 应急能力强，能应对试验终止、中断、病例脱落等意外情况。

5. 掌握丰富的健康教育知识、有效的沟通技巧，在临床试验的各个阶段协调好与受试者及其家属的关系、与研究成员和辅助科室的关系；并具有全力维护受试者权益的义务，充当受试者权益的保护伞。

6. 具备较强的临床科研能力，掌握临床试验科研方法，增强护理科研意识，适应医学科学的不断发展。

7. 具有一定的评判性思维能力，能根据自己的临床经验和医学理论基础知识以及伦理知识对研究方案进行可行性评价，并提出自己的意见。

8. 在临床试验的各个阶段能担任好各种角色，如教育者、辩护者、服务者、协调者、联络者、资料收集员、照顾者、咨询师、技术顾问等。

9. 确保临床试验数据质量的可靠性和可信度。

（1）保证试验数据的统一性。让受试者尽可能在同一条件下接受物理或实验室检查；对于主观评价项目如疼痛程度、受试者日志等，由经过统一培训的 CRC 进行指导填写。

（2）保证试验数据的完整性。如严格按照就诊流程安排受试者及时就诊，并详细记录好诊疗表，与 CRF、原始病历、原始检验结果报告单等一起作为原始资料贴于病历上，保证数据无遗漏的收集。

（3）保证试验数据转录的及时与正确性。将原始资料及时地转录到书面或电子 CRF，转录过程中发现的问题及时与研究者商讨，减少日后对数据发出的疑问。

（4）支持和配合对试验数据的监查。CRC 准备好监查资料，陪同监查人员进行现场督查，针对问题及时沟通、解答，确保数据的科学性。

四、我国研究护士现存问题的探讨

（一）我国抗肿瘤药物临床试验发展中的问题

我国的抗肿瘤药物临床试验还处于起步阶段，现阶段存在的问题主要表现在以下几个方面。

1. 存在试验方案设计不合理、不严格遵守试验方案，甚至随意改变试验方案，或改变试验方案后不经过伦理委员会同意和告知申办者。

2. 存在临床试验未经伦理委员会批准的现象，部分临床试验基地甚至没有建立伦理委员会。

3. 多数申办者不了解自己在临床研究中的责任和义务，在临床研究中缺乏主动性，对研究者过分依赖，缺乏对数据的监查等现象。

4. 缺乏临床试验的标准操作规程，缺乏质量监督和保障机制，缺乏正确的数据分析方法以及对数据可靠性的核查，极大地影响了临床试验结果。

5. 病例报告设计不合理、记录不准确甚至缺乏，存在随意更改病历的情况。

6. 部分临床研究人员对 GCP 的内容不熟悉，存在违反试验原则、随意操作等问题。

7. 未向受试者告知试验内容或告知不充分，甚至未得到知情同意书就开始试验，或知情同意书流于形式、难以保证知情同意的可靠性。

8. 未进行试验药品的发放、回收、销毁记录，或存在漏记、记录不全等现象。

9. 研究资料保存不充分、不完整，没有按规定时间保存。

10. 缺乏对受试者依从性监控的有效方法和制度，容易出现失访、病例中途脱落等现象。

（二）我国研究护士现存的问题

在欧美及亚洲很多国家和地区已开展研究护士的资格认证体系，我国仍处于起步和探索阶段，如何选拔、培养、使用和管理CRC，使其积极投入到临床试验工作，提升临床试验水平，紧跟医学研究前沿，满足当今社会日益增长的新药研发需求，是临床试验管理者需要探讨和研究的重要课题。我国有关CRC的论述一般来自于护士到日本和香港地区进修培训之心得，缺乏基于中国政策法规（护士无处方权）、医疗条件和临床实践要求的相关研究。有很多研究中心仍然是由科室护士长或年资高的护士参与试验药品管理和输液等CRC的工作，没有形成系统的工作模式。除此之外，我国CRC在发展中还面临以下问题。

1. 没有诊疗权和处方权，是否可以作筛选标准的评估。

2. 是否可以成为临床试验中知情同意的主要讨论者。

3. 不良事件的判断和合并用药应该是医师的职责还是CRC的职责。

4. 病例报告表CRC应该全部填写，还是部分填写（仅填写研究护士所做的操作）。

5. 在职称评定方面有无倾向性条件。

6. CRC与临床护理专家的工作性质有无界定标准。

总之，随着WHO、GCP的不断进步和国际多中心临床试验的开展，以及抗肿瘤新药的不断开发和涌现，GCP对临床试验实施、数据质量管理、知情同意过程、标本管理等方面提出了越来越高的要求，期待适应我国国情的职业研究护士应运而生，以加快我国GCP系统化、规范化的进程，加快我国新药临床试验水平与国际接轨的步伐。

（李道俊　祁　媛　周芙蓉　廖常云　周群梅）